养生百科

于雅婷 高海波 主编

江苏凤凰科学技术出版社

上篇　养生经典

第 1 章 | 内经养生

第 2 章 | 本草养生

第 4 章 | 道家养生

第 5 章 | 养生名家

下篇 养生实践

第 1 章 | 药补

第3章 | 药膳

第4章 | 针刺

第5章 | 拔罐

上篇

养生经典

传统养生学是中国传统医学的重要组成部分，是民族文化的瑰宝。本篇主要梳理了中国传统养生精华，包括《黄帝内经》《本草纲目》和《易经》的养生观点，重点介绍了《老老恒言》和《遵生八笺》两本养生专著中的养生观。

第1章

内经养生

《黄帝内经》是中国传统医学经典著作之一，是我国现存医学著作成书最早的一部典籍，是一部研究人的生理学、病理学、诊断学、治疗原则和药物学的医学巨著，为我国中医学的“阴阳五行学说”“脉象学说”“藏象学说”“经络学说”“病因学说”“病机学说”“病症”“诊法”“论治”及“养生学”“运气学”等学说建立了理论基础，反映了我国古代天人合一思想。

何为养生之道?

上古时期的人，懂得养生之道，能按照天地间阴阳变化的规律来调整自身阴阳的变化；使用一些正确的养生方法，饮食有节制，生活作息有一定的规律，不过度地劳累。因此能够使精神与形体相互协调，健康无病，活到人类应有的寿命以后才去世。现在人就不是这样了！他们把酒当作汤水贪饮不止，生活毫无规律，喝醉酒后行房；尽其所有的欲望，耗竭他的精气；纵情色欲以致精竭阴枯，用不正当的嗜好将体内的真气耗散殆尽。不知道应当谨慎地保持精气的盈满；不善于调养自己的精神，贪图一时的快乐；无规律地进行生活作息，所以活到五十岁左右就显得衰老了。

远古时候的圣人教导人们说：必须避开自然界致病因素的侵袭，思想上要保持清心寡欲，人体真气才能正常运行，精气和神气固守于内，像这样，病邪又怎么会侵犯人体呢？所以那时的人们都能够志意安闲而少有嗜欲，心情安逸而不受外界事物的干扰，身体虽然在劳动却不觉得疲倦，人体正气调顺，因为少欲，所以每个人的要求都能得到满足，每个人的愿望都可以实现。这样才能达到精气运行通顺，每个人都能根据需要满足自己的愿望。在饮食方面，不论是粗糙的还是精致的，人们都觉得味美可口；无论穿什么样的衣服，都觉得很满意；对自己的生活习惯，总是顺心的；对别人的一切都不羡慕，思想达到淳朴境界。正因为如此，不良的嗜好就不能吸引他们的视听，淫念邪说就不能动摇他们的意志。

养生有哪四种境界？

养生的四种境界

在中国的传统文化中，寿命超出普通人水平的有四种人，分别是真人、至人、圣人和贤人。

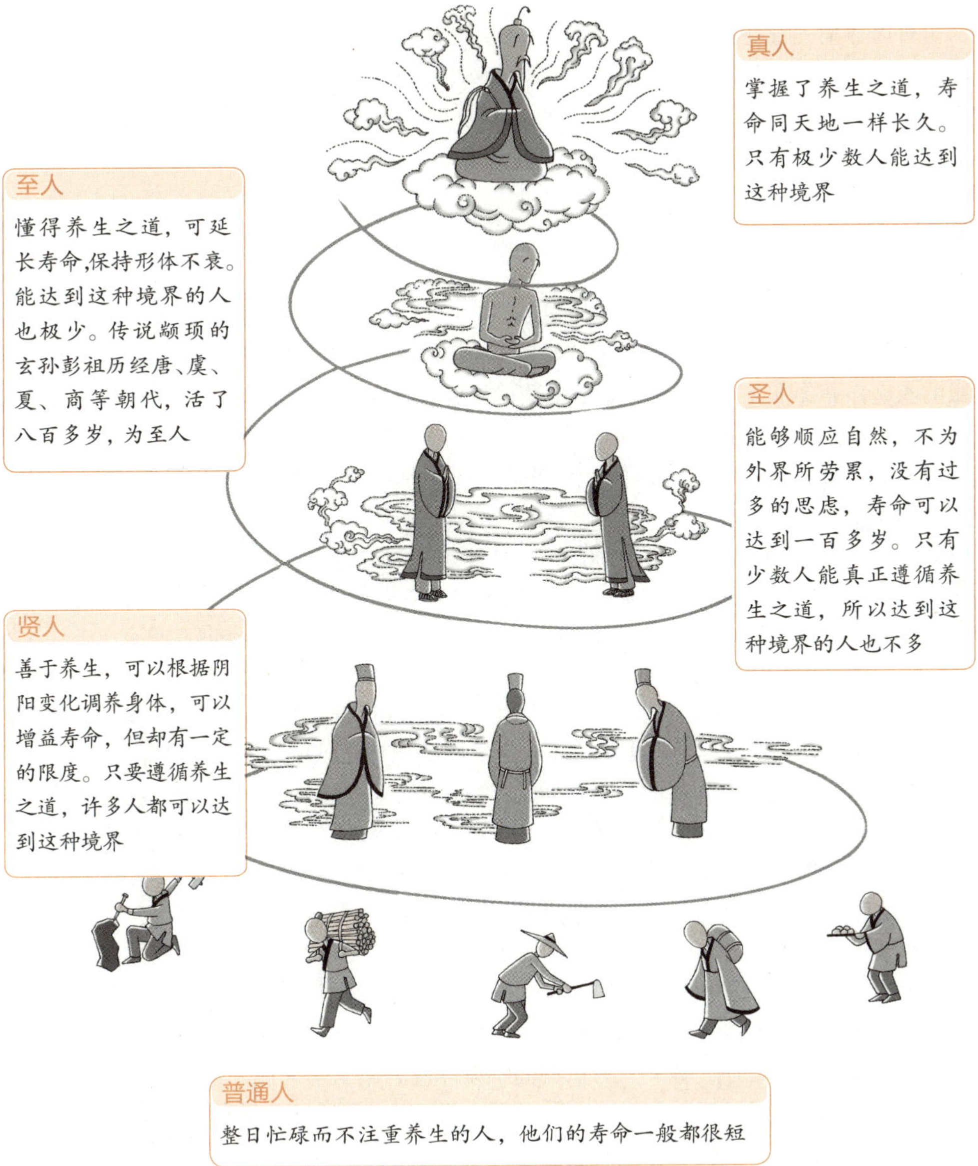

远古时候，有被叫作真人的人，能够把握天地阴阳的变化，呼吸自然清净之气，心神内守而不弛散，形体肌肉协调统一。所以，他们的寿命能够同天地一样长久，没有终了，这是他们掌握了养生之道的结果。中古时候，有被称为至人的人，道德淳朴，养生之道周全，能调和人体，使之与四时阴阳寒暑的变化相协调，远离世俗的干扰，积蓄精气，保全神气，能够潇洒自如地生活在自然界之中，视、听远达八方之外。他们可以延长寿命，形体不衰，获得与真人相同的结果。其次，还有略逊于“至人”，被叫作“圣人”的人，能安然地生活于自然界之中，顺从八方之风的变化，生活在世俗社会之间，没有恼怒怨恨之心，行动不离开世俗之间，举止也与世俗没有什么不同，外不为事务所劳累，内无过多的思虑，致力于安静愉快的生活，努力保持自得其乐的心情，形体不过于疲惫，精神不过于外散，所以，他们的寿命也可以达到一百多岁。还有善于养生而德才兼备的人，被称为“贤人”。他们能够根据天地的变化、日月的升降运行、星辰的位置来顺从自然界阴阳变化、四时寒暑变迁的规律，调养身体，以求符合远古时代的养生之道，这样的人也能增益寿命，但却有一定的限度。

四季养生规律是什么？

春季是万物复苏的季节，自然界生机勃发，故称其为发陈。在自然界呈现出一种新生的状态，万物欣欣向荣。在此时，人们应该晚睡早起，起床后到庭院里散步，披散头发，穿着宽敞的衣物，不要使身体受到拘束，以便使精神随着春天万物的生发而舒畅活泼，充满生机。这是适应春季养生法则及方法。如果违背了这种法则、方法，就会伤损肝脏，到了夏天容易出现寒冷性病变。因为春天温暖的阳气，是夏天阳气“长”的基础。夏天阳气应当长而不能长，就会产生虚寒病证。

夏季的三个月，万物生长华丽茂盛，故称其为蕃秀。天地阴阳之气相互交通，植物开花结果。当此之时，人们应当晚睡早起，切莫厌恶白天过长，保持心情舒畅，使精神之花更加秀丽，使阳气宣泄通畅，对外界事物有浓厚兴趣。这是适应夏季养长的法则及方法。如果违背了这种法则、方法，就会伤损心脏，到了秋天还会发生痃疾。因为夏天的“长”，是秋季“收”的基础。若“长”气不足，供给秋天收敛的能力差了，就会发生痃疾，到冬至时，病情可能加重。

秋季的三个月，自然界呈现出一派丰收而平定的景象。秋风劲疾，秋高气爽，景物清明。在这个季节里，人们应如同鸡的活动一样，早睡早起，促使精神情志安宁，以缓和秋季初凉的伤伐，收敛精神情志而不使其外散，使秋气平定，肺气清肃。这就是与秋季相适应的，可以保养人体“收”气的原则及方法。如果违背了这种法则、方法，就会伤损肺脏，到冬天阳气应当“藏”也不能“藏”，就会出现阳虚腹泻的病证。

冬季是生机潜伏、万物蛰藏的季节，自然界中的阳气深藏而阴寒之气很盛。风寒凛冽，水结成冰，大地冻裂。在此时，人们应当早睡晚起，必待太阳升起时起床，使精神情志安宁而不妄动，如同潜伏起来一样，离开寒冷气候的刺激，尽量保持温暖，不要过多地出汗，损伤正气。这就是适应冬季“藏”气特点的养生原则及方法。如果违背了这种法则、方法，就会伤损肾脏，到了春季，阳气应当“生”而不能“生”，便会出现萎厥一类的疾病。

四季养生

《内经》认为，天地是按照阴阳消长的规律运转不息的，我们养生也必须按照这个规律适时调节。违反了这一规律，必将导致体内的阴阳失调，使身体发病。

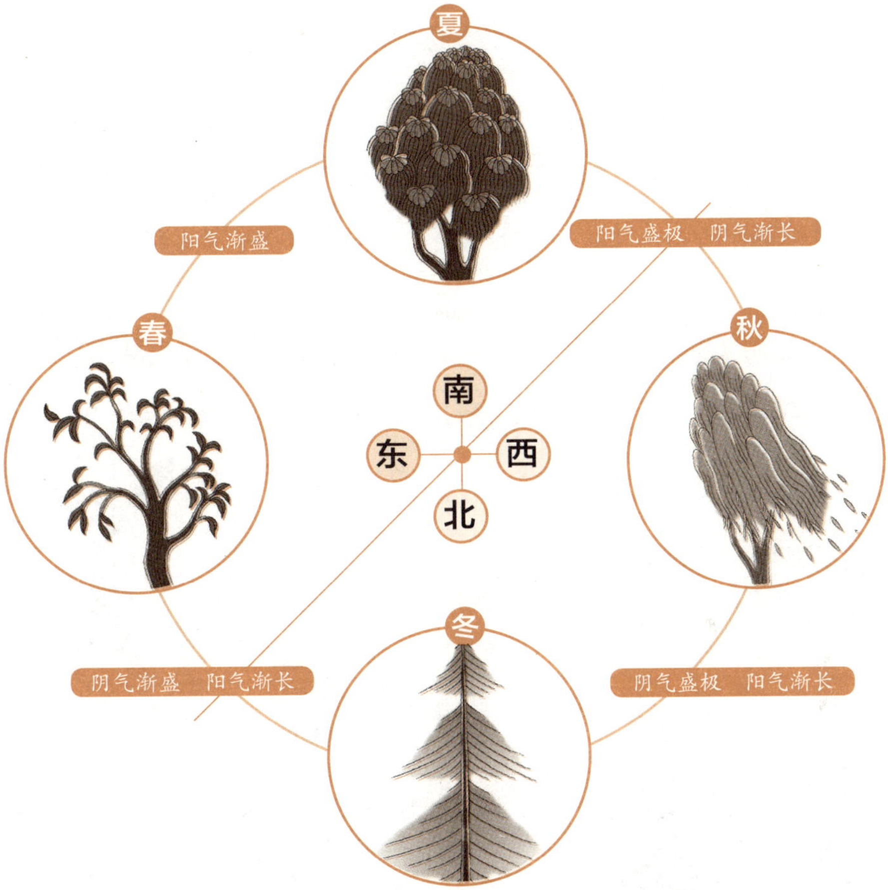

春季 万物发陈，人气在肝。养生要晚睡早起，起床后要散步，呼吸新鲜空气，穿着要宽松。
夏季 万物生机勃勃的季节，人气在心。养生要晚睡早起，保持心情舒畅。
秋季 阳气渐收，人气在肺。养生要早睡早起，收敛精神而不使其外散，并且要适时进补，以缓和阴气的伤伐。
冬季 万物潜藏，人气在肾。养生要早睡晚起，远离寒冷的刺激，注意保暖。

养生的根本是什么？

黄帝说：自古以来人类就与自然界息息相关，维持生命活动的根本，就在于把握生命之气与自然相通的规律，而其关键又在于掌握阴阳的变化。大凡天地之间，六合之内，无论是地之九州岛，还是人体之九窍、五脏及十二肢节，都是与自然界阴阳之气相贯通的。人赖金、木、水、火、土及三阴三阳之气而生存，如若经常违反这些原则，则邪气就会伤及人体，这是寿命减损的根本原因。

风和日丽，人们便神清气爽，心情舒畅。顺应自然界的变化，就能固守阳气，虽然遇到了外界的致病因素，也不会伤害人体，这是顺应时序变化调养的结果。所以圣人能精神专一，顺应阴阳之气，而与神明通达。如果违逆了自然界的清净之气，就会内使九窍闭塞，外使肌肉壅滞，保卫身体的阳气就涣散了，这样就会伤害到自己，阳气也因此受到削弱。

阴阳平衡是养生的根本

阴阳是自然界存在的基础，阴阳平衡是确保自然万物不受损害的根本，人类养生也必须以调和阴阳为基础。

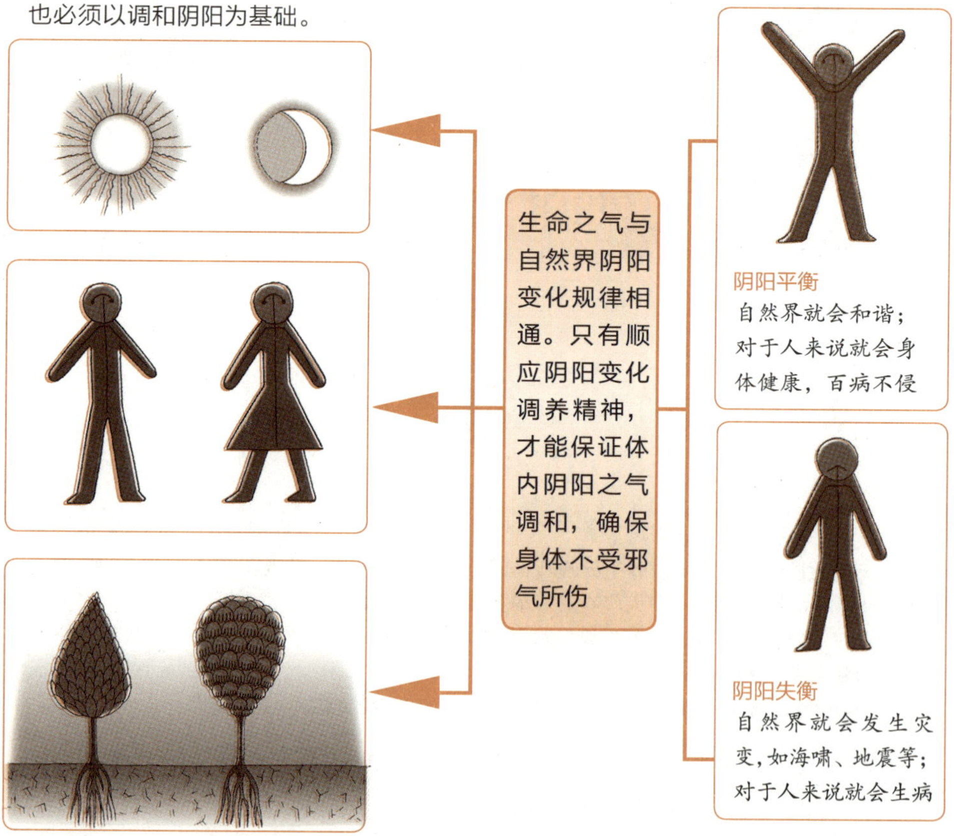

为什么要顺应四时阴阳来养生？

天气是清净光明的，天的规律含蓄而不显露，运转不息，因此长存。如果天气不露光明，则日月失去光辉，邪气乘虚而入，充斥天地之间，酿成灾害。阳气闭塞于上，地气蒙蔽于下，天地阻隔；云雾缭绕，雨露不降；地气不升，天气不降，阴阳升降交通失常，自然界万物的生命就不能延续。生命不能延续，则高大的树木也要干枯而死。自然界邪气不散，风雨不调，白露不降，则草木枯槁不荣。邪风常起，暴雨常作，天地四时的变化失去了秩序，违背了正常的规律，致使万物的生命未及一半便夭折。圣人却能顺应自然界的这种变化，所以没有疾病。万物不背离养生之道，那么它的生气就不会失去。

违反了春季的气候，少阳之气就不能生发，容易引起肝脏的病变；违背了夏季的夏长之令，则太阳之气不能盛长，就会导致心气虚弱；违背了秋季气候的要求，太阴之气便不会收敛，肺脏焦热胀满；违背了冬季的冬藏之令，则少阴之气不能潜藏，肾气下泻成病。

四时阴阳是自然界万物赖以生长的根本，因此懂得养生之人在春夏时节保养阳气，秋冬两季养收、养藏，所以能同自然界其他的万物一样，维持着春生、夏长、秋收、冬藏的规律。如果违背了这个基本规律，就会伤伐到人的根本，损坏人的天真之气。所以说四时阴阳的有序变化，是世间万物的终始，是死与生的根本。违背这个根本，就会灾害丛生，顺从它便不会产生疾病，也就是掌握了养生之道。对于养生之道，圣人遵循它，愚昧的人则违背它。

疾病的隐和显

人体感受了外邪，有时候并不会马上表现出来，而是经过一段潜伏期之后才显现出来。人体在四季感受外邪和发病的规律如下图所示：

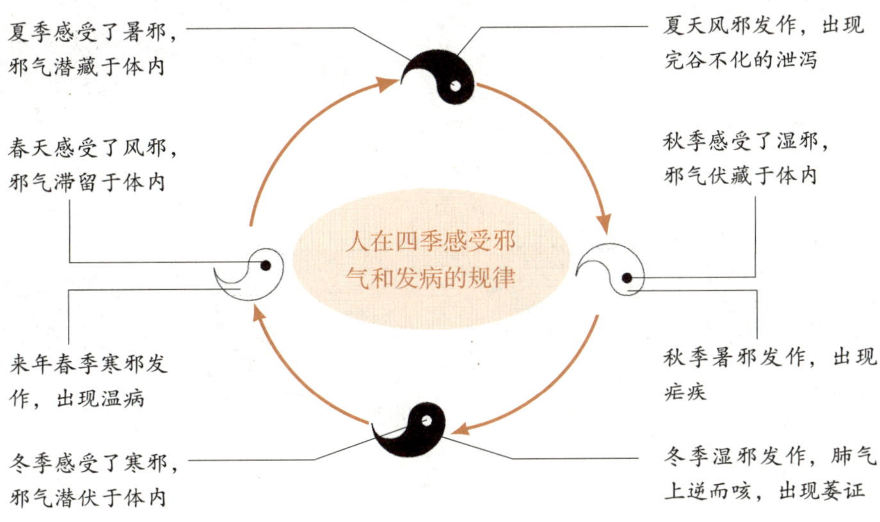

天地背离与养生

阴阳是自然界的根本规律，人类养生就是要以阴阳为基础。下图所示为天地背离导致阴阳格拒时所出现的情景，能顺应自然的人是懂得养生的人，方可称为圣人。

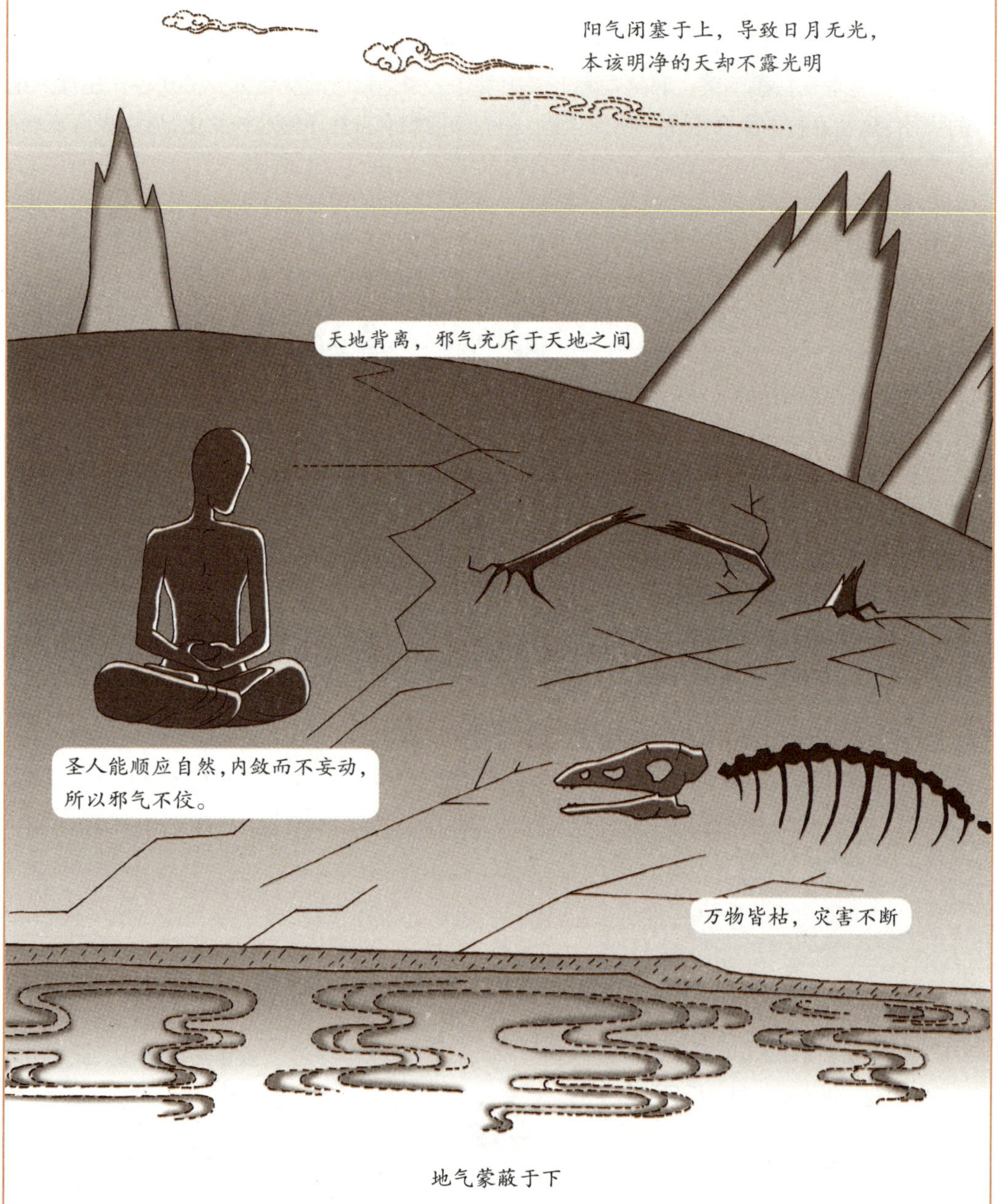

阳气有什么重要性？

阳气就像天上的太阳一样，如果运行失常，轻则折损寿命，重则造成死亡。自然界的运行是借助太阳的光明，因此人体的阳气也会随着太阳之出而向上浮表体，以保卫肌肤不受风寒。

如若受到寒邪，那么杂乱的欲念就会像转动的轴轮一样翻来覆去，日常的起居就会像受到了惊吓一样坐卧不安，神气也会因此而浮越不固。如果身体被暑邪所伤，就会出汗、躁动不安，甚至喘粗气。倘若暑热之气内攻，会出现多言多语，身体热得像燃烧的炭火一样，必须发汗才能退热。感受了湿邪，就会出现头部沉重、肿胀如物蒙裹一样。如果湿邪长期未能清除，就会出现大、小筋脉的收缩变短，或者松弛变长，收缩变短就形成拘挛的病证，松弛变长就形成痿证。如果感受了风邪，就会导致浮肿。如果上述寒、暑、湿、风四种邪气更替伤害人体，人体的阳气就会渐趋衰竭。

繁劳过度，人体阳气便弛张于外，而必然导致阴精衰败于内，再遇到炎热夏暑，更伤人体阴精，阴虚阳浮，于是就形成昏厥病。其症状为：双眼视物不清，双耳闭塞失聪。当其发作时突然昏厥倒地，如江堤崩倒一样来势凶猛，像江水横流一样很难得到控制。

怎样运用阴阳来解释疾病？

黄帝问：如何将阴阳变化的法则运用于医学上呢？岐伯回答说：阳气偏胜，则表现出热象，腠理闭塞，喘息气粗而使身体前俯后仰，汗不出，身体发热，牙齿干燥，烦闷，如果再出现脘腹胀满，病情就很凶险。这种病冬天还好过，在炎热的夏天就不能耐受了。阴气偏盛，则表现出寒象，身冷汗出，全身常觉得发冷，时常战栗恶寒，手足逆冷，如果再有腹满的症状，则病情凶险，这种病夏天还好过，在寒冷的冬天就不能耐受了。这就是阴阳偏盛各自的主要临床表现。

四时、五方、五味对人体有什么影响？

黄帝说：我听说远古时代对医学有很高修养的人，注重讨论人的形体，分别陈述五脏六腑的生理功能；理顺经脉的次序，融会贯通十二经脉的六种表里关系，并分辨各条经脉的走行路线；每条经脉的穴位，都有一定的部位和名称；肌肉交会处及骨骼连接处，都有一定的起止点；络脉、皮肤的分布有顺有逆，但各有一定的条理；四时阴阳的变化，有一定的规律；外界环境与人体内部的脏腑经络，相互对应，也都有表里相合的关系。以上这些说法是否都是真的呢？

岐伯回答说：东方应春而生风，风和促进草木生长，木气生酸味，酸味滋养肝精，肝精又濡养筋，肝木生心火，肝开窍于目。这种阴阳五行的变化，深远微妙而无穷，在天为无边的宇宙，在人为认识事物的规律，在地为万物的生化。造化生五味，道化生才智，幽冥生神明。变化在天为风，在地属木，在五体为筋，在五脏为肝，在五色为青，在五音为角，在声音为呼，

阴阳变化与养生

自然界阴阳之气是在不断变化的，但是这种变化是有规律的：阳气轻清上升，阴气重浊下降。天地的运动就是以阴阳变化为纲领的。所以，明智之人，应顺应这种变化，调养身体。

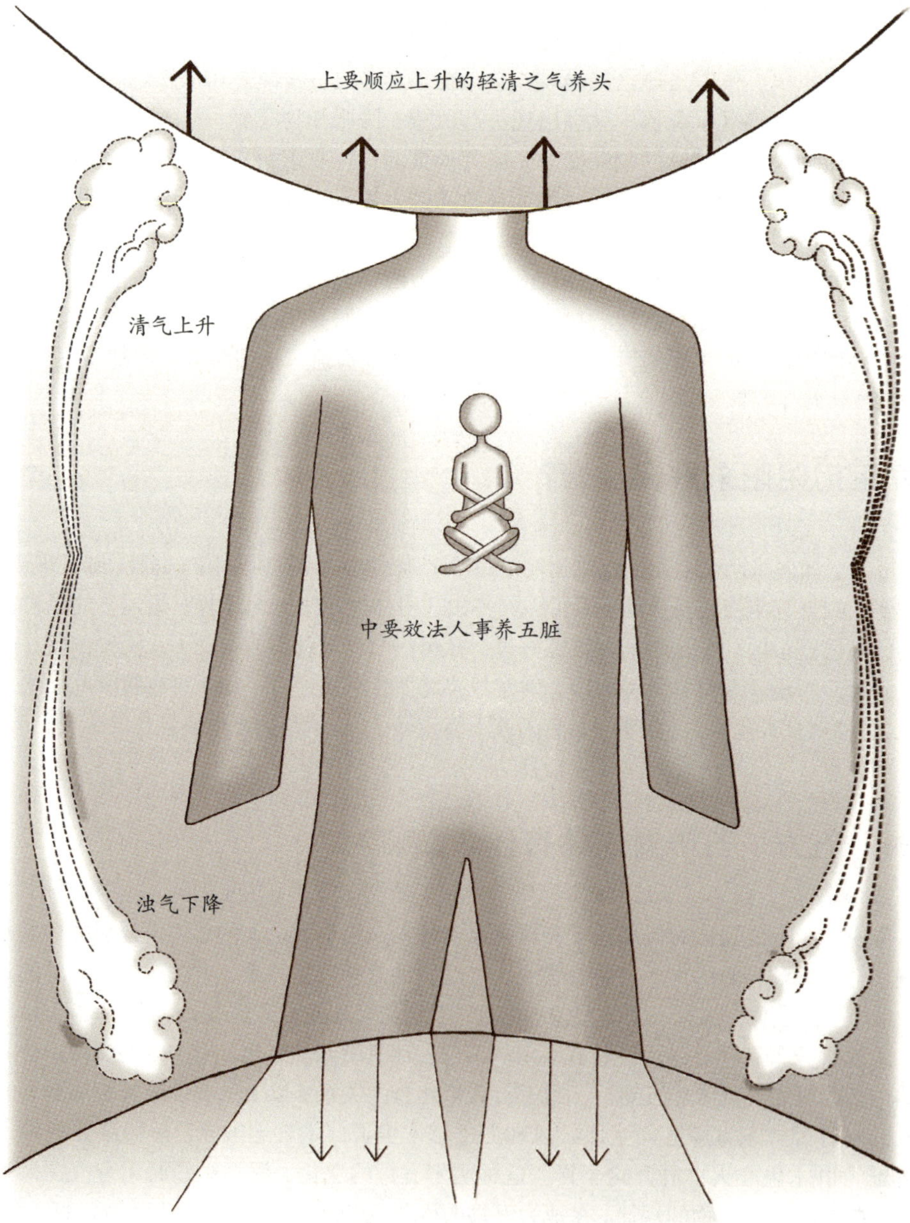

在病变为拘急，在孔窍为目，在五味为酸，在五志为怒。根据情志与五脏的相应关系及五行生克的规律，大怒伤肝，悲能抑制怒；风邪易伤筋，燥能抑制风；酸味伤筋，辛味能制约酸味。

南方应夏而生热，热盛生火，火生苦味，苦味滋养心精，心精生养血，心火生脾土，心开窍于舌。在天为暑热之气，在地属火，在五体为脉，在五脏为心，在五色为红色，在五音为徵，在声音为笑，在病变为忧心忡忡，在孔窍为舌，在五味为苦，在五志为喜。根据情志与五脏的相应关系及五行生克的规律，暴喜伤心，恐能抑制喜；热邪伤气，寒能抑制热；苦味伤气，咸味能制约苦味。

中央应长夏而生湿，湿气生土，土生甜味，甜味滋养脾精，脾精生养肌肉，脾土生肺金，脾开窍于口。在天为湿气，在地属土，在五体为肉，在五脏为脾，在五色为黄色，在五音为宫，在声音为歌，在病变为呃逆，在孔窍为口，在五味为甜，在五志为思。根据情志与五脏的相应关系及五行生克的规律，思虑过度伤脾，怒能抑制思；湿邪伤肌肉，风能抑制湿；甘味伤肌肉，酸味能制约甘味。

西方应秋而生燥，燥气生金，金生辛味，辛味滋养肺精，肺精生养皮毛，肺金生肾水，肺开窍于鼻。在天空为燥气，在地属金，在五体为皮毛，在五脏为肺，在五色为白色，在五音为商，在声音为哭，在病变为咳嗽，在孔窍为鼻，在五味为辛，在五志为忧。根据情志与五脏的相应关系及五行生克的规律，忧愁过度伤肺，喜能抑制忧；热邪伤皮毛，寒能抑制热；

阴阳之气过盛对人体的影响

《内经》中用阴阳属性的原理诠释了人发热和发冷的原理。阳属热，阴属寒，如果阳气太盛，人就会发热，如果腠理闭塞，人有汗而不能出，人就会烦闷；相反，如果人体内阴气太盛，就会恶寒、发冷。

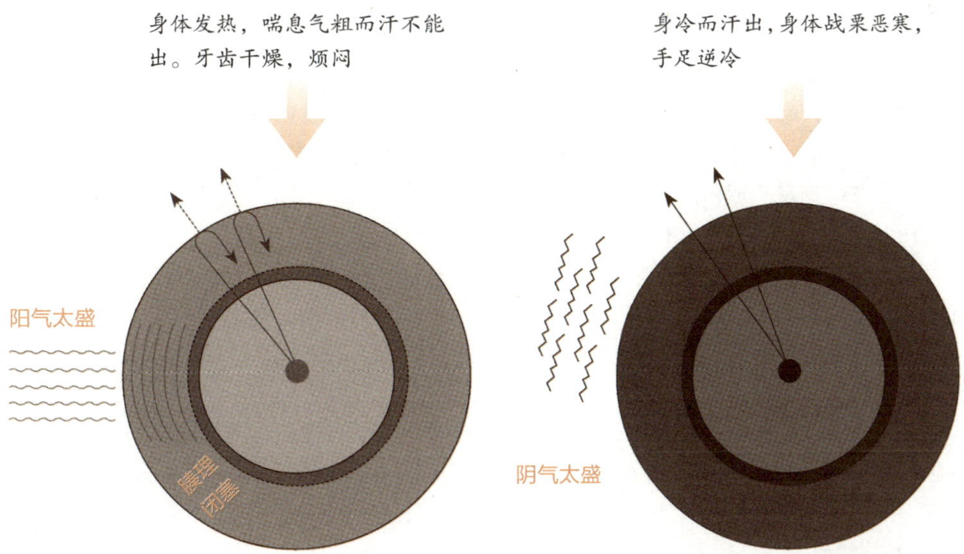

辛味伤皮毛，苦味能制约辛味。

北方应冬而生寒，寒气生水，水生咸味，咸味滋养肾精，肾精生养骨髓，肾水生肝木，肾开窍于耳。在天空为寒气，在地属水，在五体为骨，在五脏为肾，在五色为黑色，在五音为羽，在声音为呻，在病变为战栗，在孔窍为耳，在五味为咸，在五志为恐。根据情志与五脏的相应关系及五行生克的规律，恐惧过度伤肾，思虑能抑制恐惧；寒邪伤血，燥能抑制寒；咸味伤血，甘味能制约咸味。

所以说，天为阳，地为阴，万物便产生于天地之间；气属阳，血属阴，气与血是由阴与阳相互作用而生成的；左为阳，右为阴，左与右是阴阳运行的道路；火为阳，水为阴，水与火是阴阳的征象；阴阳是万物的起源。阴阳两者既相互对立，又相互为用，阴气静而藏于内，为阳气所镇守；阳气动而居于外，为阴气所役使。

过食五味对身体有什么伤害?

酸、苦、甘、辛、咸五味，既能滋补五脏，又能伤害五脏。正因为如此，所以过食酸味的食物，则肝脏津液过盛，会使脾气衰竭；过食咸味食物，腰部的大骨受伤，肌肉萎缩，心气被抑制；过食甜味食物，便出现烦闷不安，喘闷，色黑，肾脏失去平衡；过食苦味食物，脾气失去濡润，胃气壅滞不行；过食辛味食物，筋脉纵弛不收，神气涣散不敛。正因为这样，所以应当注重调和五味，如此则骨骼坚强，筋脉调和，气血畅流，肌肤致密，骨气精纯。因而人们应当谨慎地如法修炼，生命才能长久。

五脏与五方、四季、五行、五畜如何对应?

黄帝问：五脏与自然界四时阴阳相对应，都各有所用吗?

岐伯回答说：有。东方青色，与肝相应，肝开窍于目，藏着精神意识中的“魂”，肝病则魂不安，多见惊骇。肝在五味为酸，在五行属木，在五畜为鸡，在五谷为麦，在四季与春季相应，在天体中与岁星相应。因此，春季得病多在头部，又因肝主筋，所以病变多累及筋脉。再有，肝在五音为“角”，在五行生成数为“八”，在五气为“燥”。

南方红色，与心相应，心开窍于耳，藏着精神意识中的“神”，心病可影响到五脏，因为心统率着其他的脏腑。心在五味为苦，在五行属火，在五畜为羊，在五谷为黍，在四季与夏季相应，在天体中与荧惑星相应。因心主血脉，故夏季得病多在血脉。再有，心在五音为“徵”，在五行生成数为“七”，在五气为“焦”。

中央黄色，与脾相应。脾开窍于口，藏着精神意识中的“意”，故脾病多反映于舌上。脾在五味为甘，在五行属土，在五畜为牛，在五谷为稷，在四季与长夏季节相应，在天体中与镇星相应。因脾主管肌肉，故病变多在肌肉。再有，脾在五音为“宫”，在五行生成数为“五”，在五气为“香”。

五行配象图

古人用五行来解释宇宙间一切问题，用五脏与五行、五色、五味、五音等对应，来解释疾病产生的原因，判断在外界因素的影响下，五脏六腑所出现的变化。

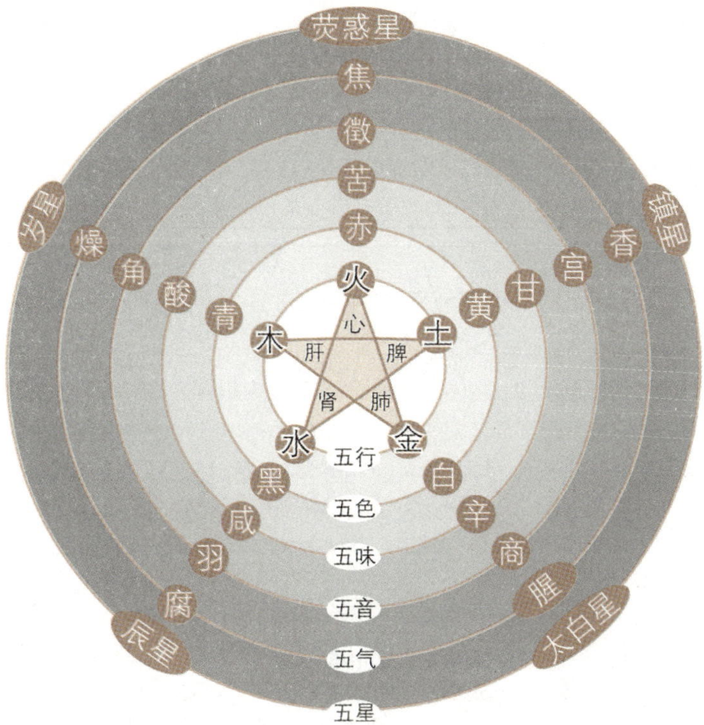

名词解释

长夏

指从立秋到秋分的时段，这是中医学的范畴。

西方白色，与肺脏相应，肺开窍于鼻，藏着精神意识中的“魄”，疾病多表现于背部。肺在五味为辛，在五行属金，在五畜为马，在五谷为稻，在四季与秋季相应，在天体中与太白星相应。因肺主皮毛，故病多在皮毛。再有，肺在五音为“商”，在五行生成数为“九”，在五气为“腥”。

北方黑色，与肾脏相应，肾开窍于前后二阴，藏着精神意识中的“志”，疾病多在四肢关节。肾在五味为咸，在五行属水，在五畜为猪，在五谷为豆，在四季与冬季相应，在天体中与辰星相应，因肾主骨，故病多在骨。再有，肾在五音中为“羽”，在五行生成数为“六”，在五气为“腐”。

总之，善于诊治疾病的医生，能够谨慎地观察五脏六腑的一切变化，以逆顺、阴阳、表里、

五行配象图

五行学说认为宇宙由木、火、水、土、金五种最基本的物质构成，并以五行之间的相生相克规律来认识世界，解释和探求自然规律。

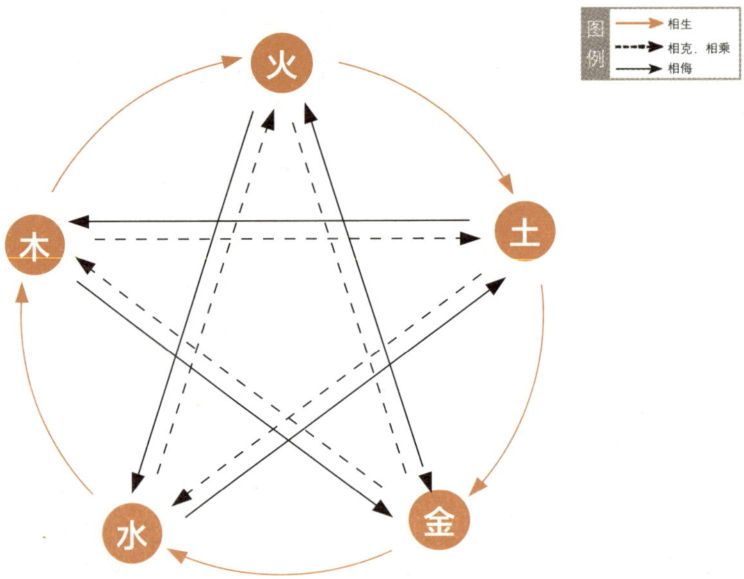

相生 木生火，火生土，土生金，金生水，水生木。
相克 木克土，土克水，水克火，火克金，金克木。
相乘（五行中的一行对另一行克制太过）：木乘土，土乘水，水乘火，火乘金，金乘木。
相侮（五行中的一行对克己者反克）：木侮金，金侮火，火侮水，水侮土，土侮木。

雌雄为纲领，并将这些精妙的理论藏于心中，对于那些不是真心实意学习，不具备医生应有的高尚品德和才智的人，是不能随便传授的，这才是对医学的正确态度。

人为什么一定要阴阳调和才健康？

黄帝说：阴阳，是自然界的一般规律，是万事万物的纲领，是事物变化的起源，也是新生与消亡的根本，自然界的无穷奥秘都在其中，所以诊断和治疗疾病也务必求之于阴阳这一根本。

自然界的轻清之气上升形成天，重浊之气下降成为地。阴性柔和而安静，阳性刚强而躁动；阴阳的相互作用，形成了生、长、收、藏的过程，阳施化清气，阴凝聚成形；寒到了极点就转化成热，热到了极点就转化成寒；寒气凝敛，能生浊阴；热气升散，能生清阳。在人身中，清气不升而滞于下，就产生顽固不化的泄泻；若胃中的浊阴之气堵塞在上而不降，就会产生胃脘胀满类疾病。这就是阴阳运行失常表现出来的一种病理现象。

清阳之气上升蒸腾为天，浊阴之气下降凝聚为地；地面上的水湿之气蒸腾上升成为云，天空中的云雾之气凝聚下降成为雨；雨是由地气上升之云转变而成的，云是由天气下降之雨蒸发而成的。所以，在人身之中，清阳之气上出于眼、耳、口、鼻诸孔窍；而浊阴之气从下窍而出，如大小便等秽浊之物从前后二阴排出。清阳之气向外开发肌肤腠理，浊阴之气，向内归藏于五脏；浊阴之气内走于六腑，饮食水谷中的营养才能被消化吸收，糟粕才能排出体外。

水的性质属阴，火的性质属阳，气的性质属阳，味的性质属阴。药物饮食的五味滋养了形体，而形体又仰求元气的充养；药物饮食之气生成人体的阴精，人体的阴精又依赖气化而产生。五味太过则损伤形体，阳气太过则耗损阴精，阴精能化生人体的元气，药物饮食的五味太过又

阴阳之气调和是人体健康之本

在人的身体中，阳主外，开发肌肤腠理；阴主内，游走于六腑，归藏于五脏，帮助身体吸收营养，排出糟粕。

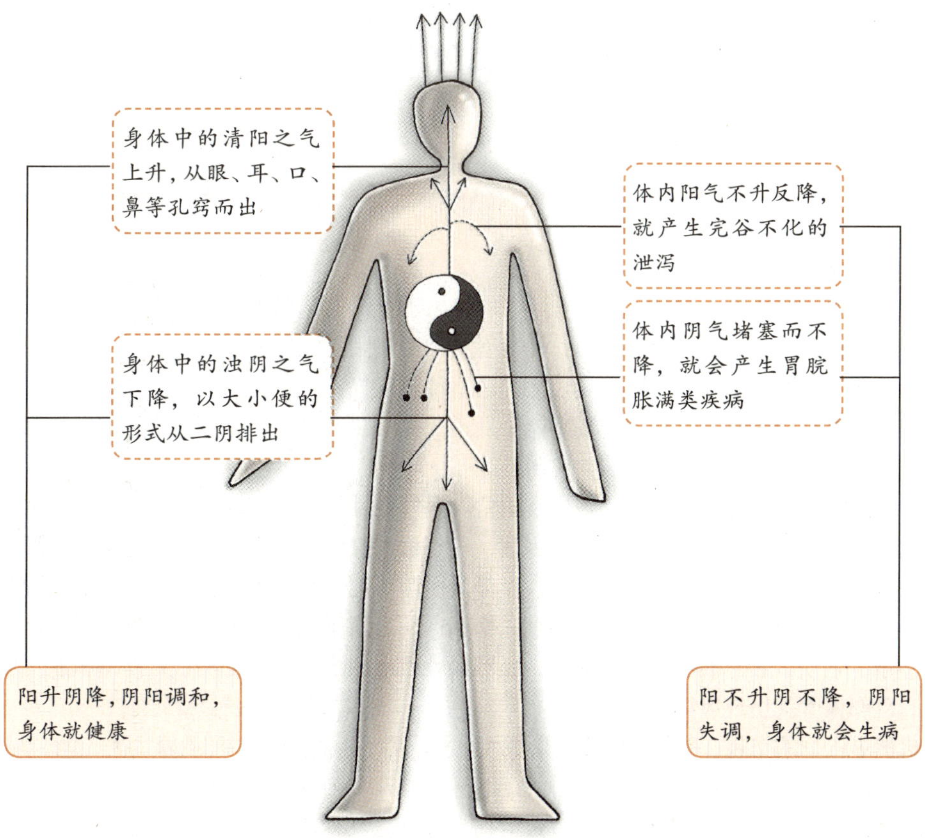

阴阳的消长

阴阳不是一成不变的，无论是阴还是阳，都是按照“始微—渐—旺盛—盛极—始衰—来复”这样一种模式不断地变化。当阳发展到极点必然会向阴的一面转化；同样，当阴发展到极点，也必然会向阳的一面转化。所以，养生必须善于调节自己的七情六欲，并根据寒暑变化调节自己的养生方式，以维持体内的阴阳调和。

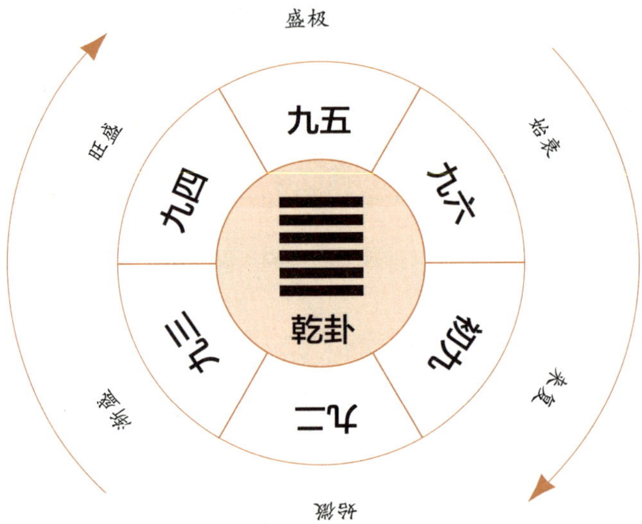

耗伤人体的元气。

阴性沉下，故味出于下窍；阳性升浮，故气出于上窍。味属阴，味厚者为纯阴，而味薄者为阴中之阳；气属阳，气厚者为纯阳，气薄者为阳中之阴。味厚者能泻下，味薄者则通利；气薄者能宣泄，气厚者则令人发热。热性大的药物耗散正气，气味温和的热物则可使正气壮盛。这是因为大热消耗正气，温和的阳气则能生发正气。气味辛甘，具有发散作用的药物属阳；气味酸苦，具有涌吐、泻下作用的药物属阴。

阴气偏胜则伤阳气，阳气偏胜则伤及阴精。阳气偏胜，病人表现出发热；阴气偏胜，病人表现出寒冷。如果寒到极点则出现热的表现，热到极点又会出现寒的表现。寒邪伤人形体，热邪伤人气分；气分受伤则使人感到疼痛，形体受伤则引起肿胀。疾病先出现痛而后出现肿，是先伤于气而后涉及形；先肿而后痛的，是先伤于形而后及于气。风邪偏胜就会引起头晕目眩、肢动痉挛、晃动，热邪偏胜就出现痈肿，燥邪偏胜就出现干枯少津的病证，寒邪偏胜可以导致水肿，湿邪偏胜就出现泄泻。

自然界四季的交替、五行的演变，形成生、长、收、藏的过程，产生寒、暑、燥、湿、风。人有心、肝、脾、肺、肾五脏，化生心气、肝气、脾气、肺气、肾气，从而产生喜、怒、悲、忧、恐五种情志。所以，喜怒等情绪太过会伤人五脏之气，寒暑等气候太过会伤人形体。暴怒会损伤人的阴气，暴喜会损伤人的阳气。情绪太过，会使气血突然紊乱上冲，充满上部的经络，于是阳气脱离形体，从而出现昏厥甚或死亡。所以对喜怒等七情不加节制，对寒暑变化不加以调摄，生命就不能长久。因物极必反，故阴气过盛则转化为阳，阳气过盛则转化为阴。所以说，冬季感受了寒邪，到第二年春季会出现温病；春天感受了风邪，到了夏天就容易发生腹泻；夏季感受了暑邪，到了秋季就容易发生疟疾；秋天感受了湿邪，到了冬天就容易发生咳嗽。

脏腑各有什么功能？

黄帝问道：我想听一听人体十二脏腑的各自作用以及它们之间的相互关系，有没有主次之分呢？

岐伯回答说：您问得真详细呀！请让我谈谈吧。心相当于人身体中的君主，主管精神意识、

五脏六腑图

五脏即肝、心、脾、肺、肾；六腑即胆、小肠、胃、大肠、膀胱、三焦。它们之间互为表里，各有所主，并与五行相对应。中医常依据五行生克关系来诊断和治疗疾病。

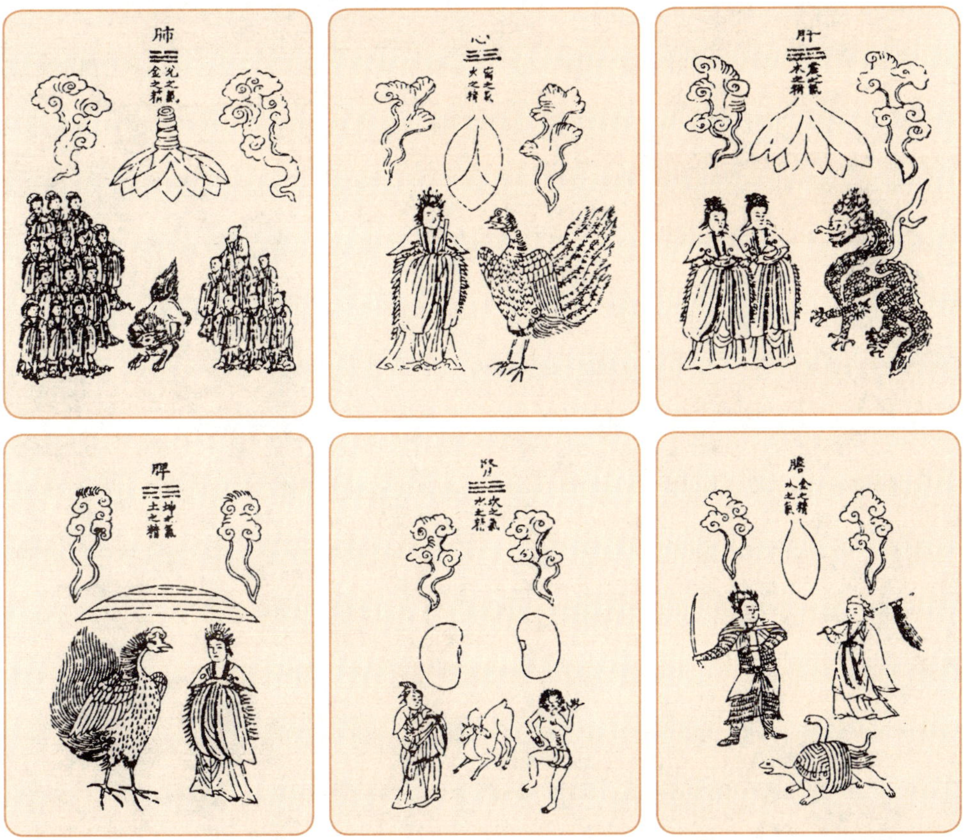

脏腑的功能

人体各脏腑器官就像金銮殿上的皇帝与大臣之间的关系一样，互相协调，又各有分工，共同维持着人体的阴阳调和。正是各脏腑器官在人体内不停地工作，才使得我们能够正常吃饭，正常睡觉，正常工作。

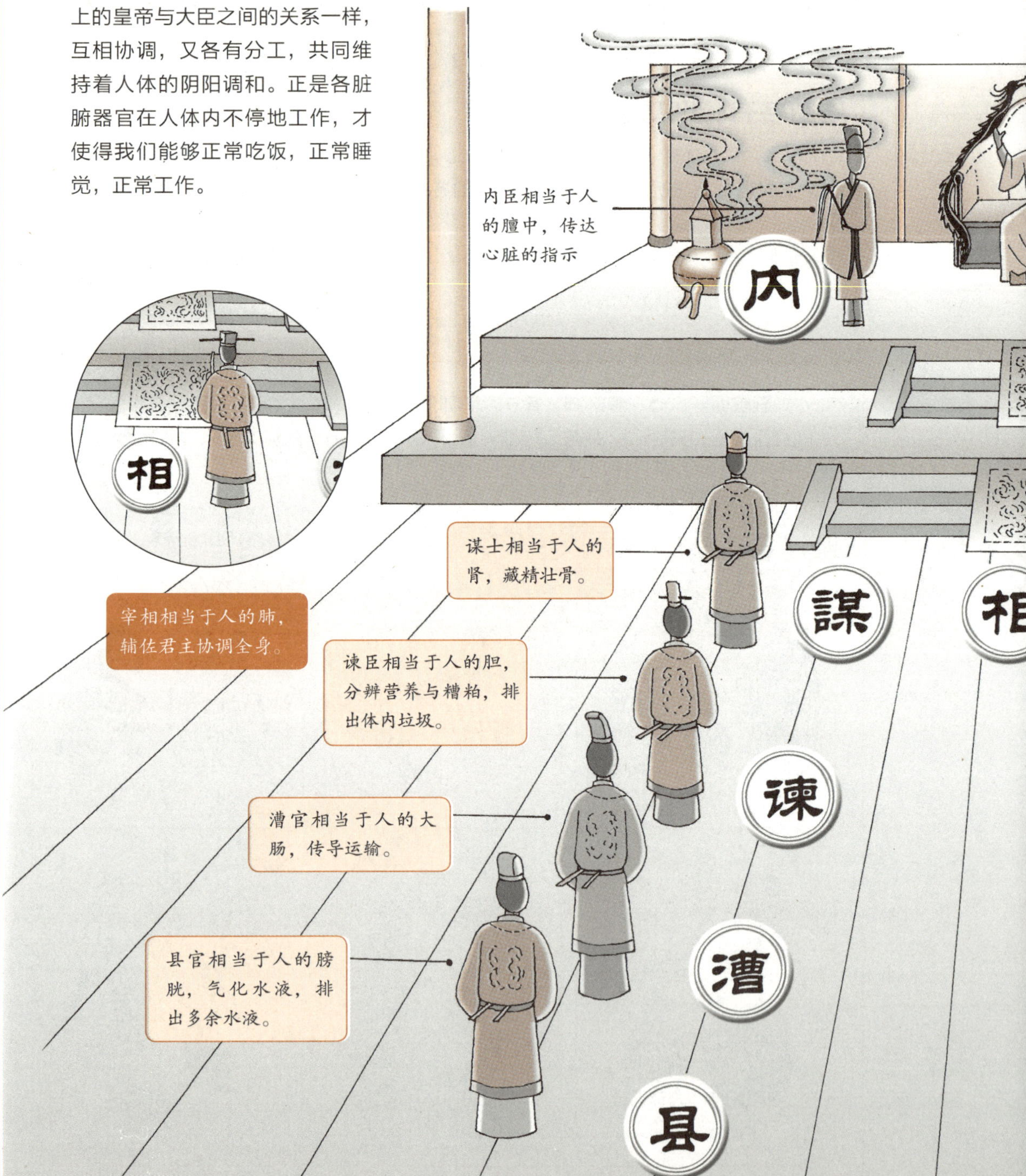

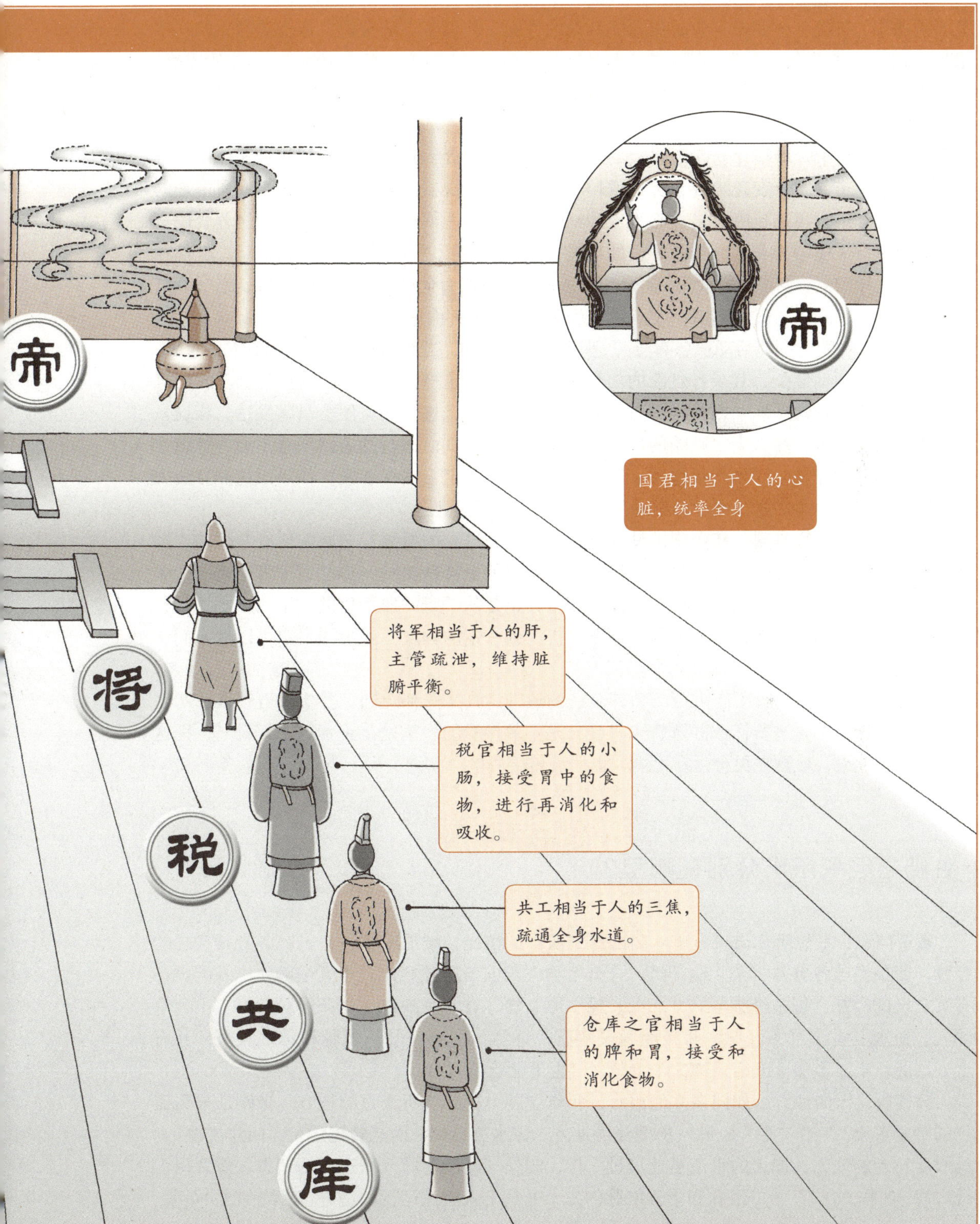
帝
帝
国君相当于人的心脏，统率全身
将
将军相当于人的肝，主管疏泄，维持脏腑平衡。
税
税官相当于人的小肠，接受胃中的食物，进行再消化和吸收。
共
共工相当于人的三焦，疏通全身水道。
库
仓库之官相当于人的脾和胃，接受和消化食物。

思维活动等，有统率协调全身各脏腑功能活动的作用。肺位于心的旁边，像辅佐君主的“宰相”一样，主一身之气，协助心脏调节全身的功能活动。肝相当于人身体中的将军，主管谋略。胆的性格坚毅果敢，刚直不阿，因此可以把它比作“中正”之官，具有决断力。膻中相当于君主的内臣，传达心的喜乐情绪。

脾和胃相当于管理粮食仓库的官，主管接受和消化饮食，化为营养物质供给人体。大肠相当于传输通道，主管变化水谷，传导糟粕。小肠相当于受盛这样的官，主管受盛胃中来的饮食，对饮食进行再消化吸收，并将水液和糟粕分开。肾能藏精，精能生骨髓而滋养骨骼，故肾脏有保持人体精力充沛，强壮矫健的功能，是“作强”之官，主管智力与技巧。三焦相当于决渎这样的官，主管疏通水液，使全身水道通畅。膀胱为全身水液会聚的地方，是“州都”之官，只有通过膀胱的气化作用，才能使多余的水液排出，而成为小便。

以上十二脏腑的功能活动虽各有分工，但不能失去协调。当然，作为君主的心脏尤为重要，只有心的功能活动健全，其余各脏腑的功能活动才正常。这样保养身体，就可以长寿，而且终生不会患上严重的疾病。用同样的道理去治理国家，那么这个国家便会昌盛发达。相反，如果心的功能失常，那么十二脏腑的功能必将发生紊乱，气血运行的道路闭塞不通，脏腑之间失去协调，形体就会受到严重危害。用这种方法养生，定会灾祸不断；如果用这种方法去治理国家，那么他的宗庙社稷便会出现危险，实在值得警惕呀！

高深的道理微妙莫测，其变化也没有穷尽，谁能知道它的根源？玄妙啊！有学问的人勤勤恳恳地探讨研究，可是谁能说自己已经掌握了其中的全部精要呢？那些道理晦暗难明，哪一个才是最好的呢？极其微小、似有似无的数量，也是从一毫一厘产生的；毫厘虽小，若积少成多，也可以用尺来度，用斗来量，再继续扩大到一定的程度，就会明显得可以被人们认识和掌握。

黄帝说：好啊！我听了您讲授的精粹晓畅的道理，真是安邦定国、养生长寿根本。对这些宏伟的理论，不先进行斋戒并选择吉日良辰是不敢接受的。于是，黄帝选了好日子，把这些理论记录下来，珍藏在灵台兰室之内，以便流传给后世。

脏腑之经气所出分别在哪里？

黄帝问道：我想听你讲讲五脏六腑的经气所出的情况。岐伯回答说：五脏各有其自己的经脉，每条经脉各有井、荥、输、经、合五个腧穴，五条经脉共计二十五个腧穴；六腑也各有其自己的经脉，每条经脉各有井、荥、输、原、经、合六个腧穴，六条经脉共计三十六个腧穴。脏腑共有十二条经脉，每条经脉又各有一络脉，加上任脉、督脉和脾之大络，共有十五络脉，十二经加十五络，这二十七脉之气上下循行于全身。

脉气所发出的地方，如同泉水的源头，叫作“井”；脉气所流过的地方，像刚从泉眼流出的微小水流，叫作“荥”；脉气所灌注的地方，像水流会聚，而能转输运行，叫作“输”；脉气所行走的地方，像大的水流迅速流过一样，叫作“经”；脉气所进入的地方，像百川汇合入海，叫作“合”。十二经脉和十五络脉的二十七气出入流注运行的地方，就是在这井、荥、

五脏六腑之经气所出

人体五脏每条经脉都有井、荥、输、经、合五个腧穴，如同自然界之水流、江河、湖海。

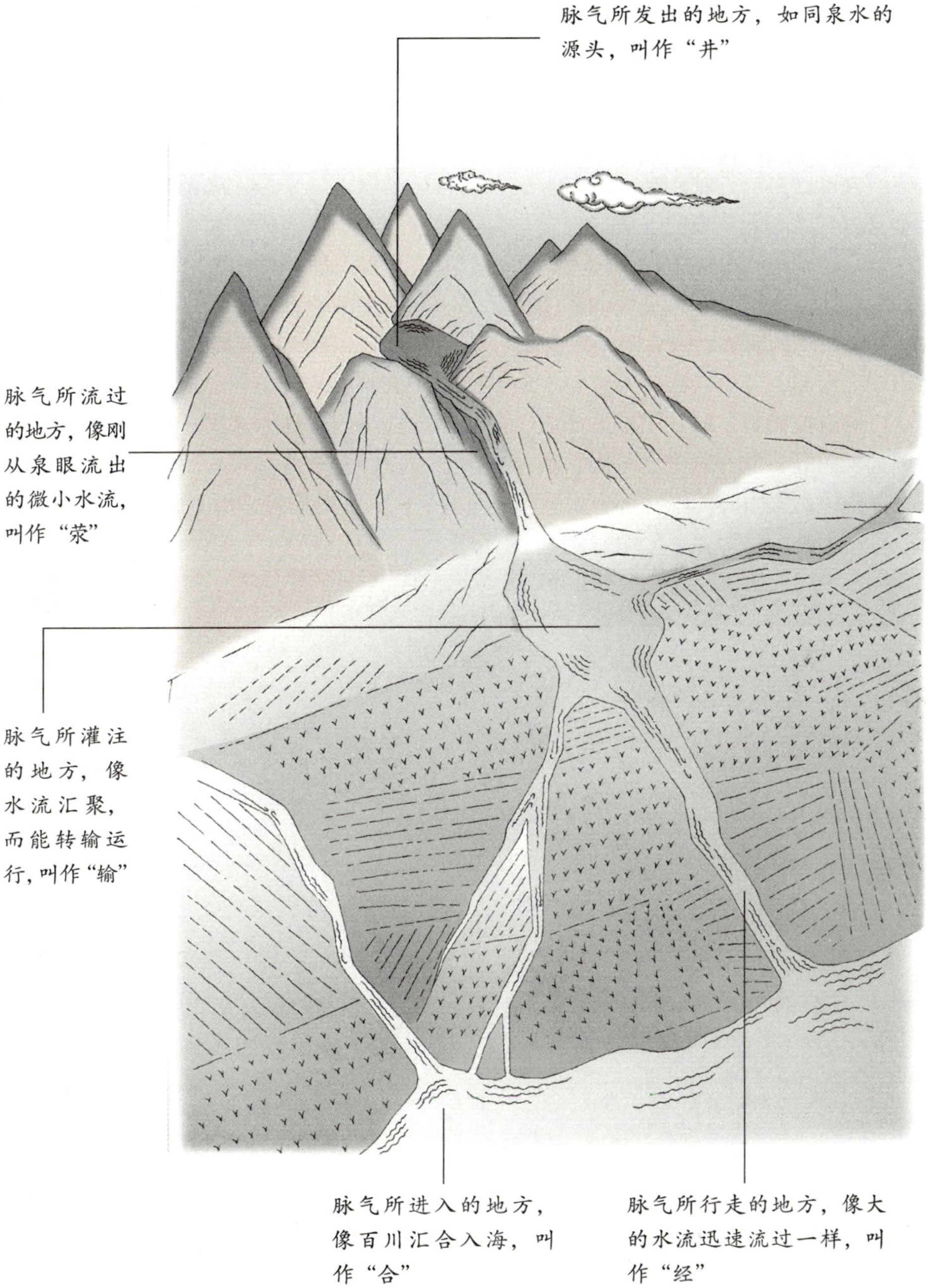

输、经、合的五腧穴之中。人体关节交接部位，共有三百六十五个会合处，如果掌握了它的特点，懂得了其中的要领，用一句话就可以说明；如果不懂得其中的要领，就会漫无边际抓不住头绪，从而对这么多腧穴也就无法完全了解。需要指出的是，这里所说的关节部位的空隙处，是指神气游行出入的地方，不是指皮肉筋骨的局部形态。

脏腑之十二原穴在哪里?

五脏之表有六腑，六腑有十二原穴，十二原穴多出自两肘两膝的四肢关节部位。四肢肘膝关节原穴可以主治五脏疾病，所以五脏有病就应当取十二个原穴来治疗。因为这十二个原穴是全身三百六十五节禀受五脏的气化与营养而精气注于体表的部位。所以五脏有病，其变化往往会反映到十二个原穴的部位上，而十二原穴也各有所属的内脏，了解原穴的性质，观察它们的反应，就可以知道五脏的病变情况了。五脏中的心肺位于膈上，膈上属阳。就心肺而言，肺是阳部的阴脏，故为阳中之少阴，其原穴出于太渊，左右共二穴；心是阳部的阳脏，故为阳中之太阳，其原穴出于大陵，左右共二穴。五脏中的肝、脾、肾三脏位于膈下，膈下属阴。三脏对比而言，肝是阴部的阳脏，故为阴中之少阳，其原穴出于太冲，左右共二穴；脾是阴部的阴脏，故为阴中之至阴，其原穴出于太白，左右共二穴；肾居最下，是阴部的阴脏，故为阴中之太阴，其原穴出于太溪，左右共二穴。膏的原穴，出于胸部之鸠尾，属任脉，

十二经脉之原位

手三阴经	
肺经	太渊
心经	神门
心包经	大陵

手三阳经	
大肠经	合谷
小肠经	腕骨
三焦经	阴池

足三阴经	
脾经	太白
肾经	太虚
肝经	太冲

足三阳经	
胃经	冲阳
膀胱经	京骨
胆经	丘虚

名词解释

原穴

十二经脉在腕踝关节附近各有一个重要经穴，是脏腑原气经过和留止的部位，又名“十二原”。“原”为本原、原气（元气）之义。

只有一穴。肓的原穴，出于小腹之气海，也只有一穴。

以上五脏共十穴，加上膏和肓的各一穴，合计十二穴。这十二个原穴，都是脏腑经络之气输注于体表的部位，所以可以用它们来治疗五脏六腑的各种疾病。凡是腹胀的病，都应当取足的三阳经经穴进行治疗；不化的泄泻，应当取足的三阴经经穴进行治疗。

五脏有病，就好比人的身上扎了刺，物体上有了污点，绳子上打了结，江河中遭淤塞一样。刺扎的时间虽然很久，但还是可以拔除的；污垢沾染的日子虽然很久，但还是可以洗掉的；绳子打上结扣的时间虽然很久，但还是可以解开的；江河淤塞的日子虽然很久，但还是可以疏通的。有人认为病久了就不能治愈，这种说法是不对的。善于用针的医生，其治疗疾病，就好像拔除扎刺，洗去污垢，解开绳结，疏通淤塞一样。病的时间虽然很久，但依然能够治愈。

脏腑功能如何在体表上显现？

黄帝问道：藏象有一些什么内容？岐伯回答说：处于人体内脏腑的功能活动情况可以从体表反映出来。具体地说：心是生命的根本，主宰着精神意识。心的荣华反映在面部，其功能是充实和温煦血脉。心气旺盛，则面色荣润。心位于膈上面，为“阳中之太阳”，与阳气

五色、五味、五声

五运之气的阴阳变化，在不断地影响着自然界的万事万物。阴阳变化所生之五色、五味、五声随时都在影响着人身体的健康程度。

五色

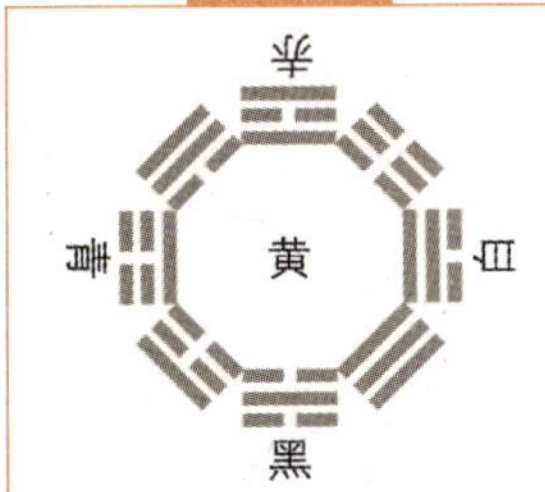

五色即青、赤、黄、白、黑。五色分别与人体内的五脏对应。其中，青色与肝对应，赤色与心对应，黄色与脾对应，白色与肺对应，黑色与肾对应

五味

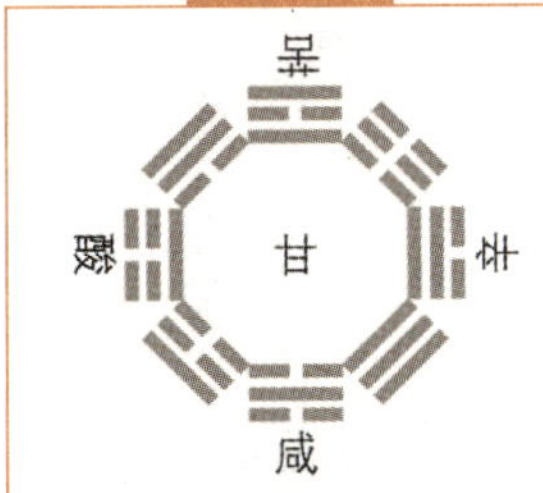

五味即酸、甘、苦、辛、咸。五味可以养五脏，但过食则伤五脏

五声

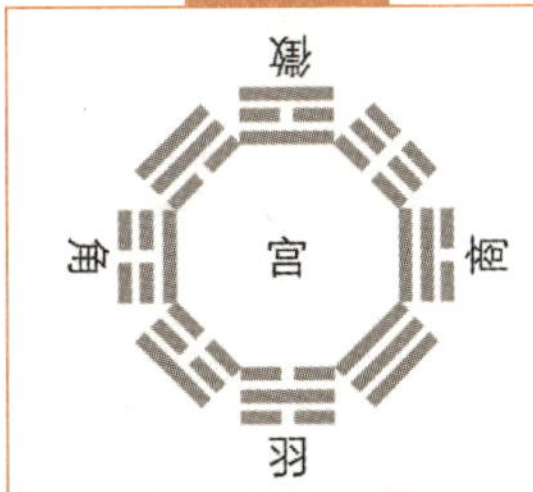

五声即宫、商、角、徵、羽。五声分别对应人体内的五脏。肝对角，心对徵，脾对宫，肺对商，肾对羽

最盛的夏季相通。肺是人身之气的根本，是藏魄的地方。肺的荣华反映在毫毛，其功能是充养皮肤。肺气旺盛，则皮肤毫毛健康润泽。

肺也位于膈上面，为“阳中之少阴”，与秋季下降的阳气相通。肾是密封和潜藏的根本，是藏精的地方。肾的荣华反映在头发，其功能是充养骨骼。肾气旺盛，则头发光泽，骨骼坚韧。肾位于膈以下的腹腔，为“阴中之太阴”，与阴气最盛而阳气闭藏的冬季相通。肝是人体耐受疲劳的根本，是藏魂的地方。肝的荣华反映在爪甲，其功能是充养筋膜，能生养血气。肝血充足，则爪甲坚润，筋柔韧有力。肝位于膈下阴位，为“阴中之少阳”，与春季初生的阳气相通。脾为人体饮食的根本，是产生营气的地方。脾的荣华反映在口唇四周，其功能是充养肌肉，其味甘，其色黄。脾处于从阳到阴的位置，为“至阴”，与长夏季节的土气相通。胃、大肠、小肠、三焦、膀胱像人身体中的容器，储运饮食水谷，也是营气产生的地方。它

人体藏象的对应

藏（同“脏”），是指藏于体内的脏器；象，是指表现于外的生理、病理现象。藏象学说，就是通过对人体生理、病理现象的观察，研究人体各个脏腑的生理功能、病理变化极其相互关系的学说。

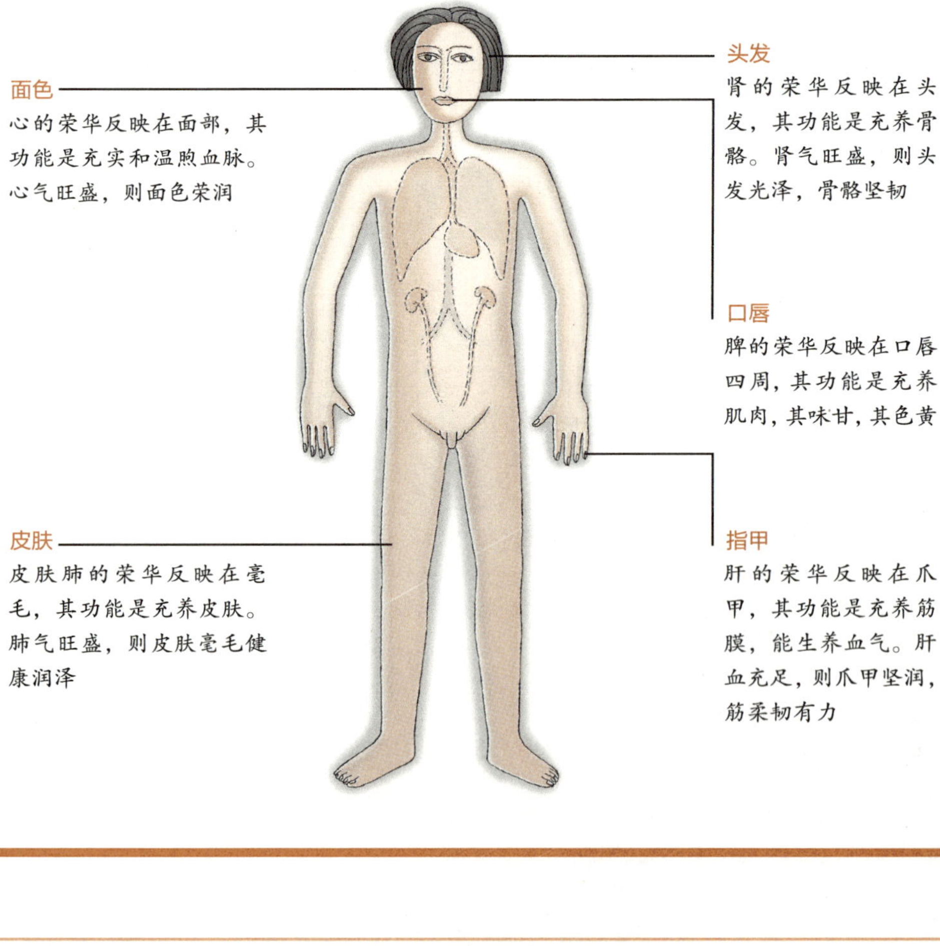

们能转变糟粕，传输水谷五味，进而排泄糟粕，吸收精华。而五脏功能的发挥，又都取决于胆的少阳之气。

酸甜苦辣咸跟五脏有什么关系？

咸味属水，过食咸味，会导致血脉凝涩不畅，面色改变；苦味属火，过食苦味，会导致皮肤枯槁，汗毛脱落；辛味属金，过食辛味，会导致筋脉拘急，爪甲枯槁；酸味属木，过食酸味，会导致皮肉粗厚皱缩无弹性，口唇干裂掀起；甘味属土，过食甘味，会导致骨骼疼痛，头发脱落。以上是五味偏嗜所导致的损害。所以，五味与五脏相关，心喜欢苦味，肺喜欢辛味，肝喜欢酸味，脾喜欢甘味，肾喜欢咸味，这是五味与五脏之气相对应的关系。

怎样“看脸色”知健康？

五脏的荣枯都表现在面部，如果面部表现出的青色像死草，黄色像枳实，黑色像煤烟，赤色像凝血，白色像枯骨，这些没有光泽的颜色，是五脏之气败绝的反映，为死亡的征兆。

如果面部表现出的青色像那翠鸟的羽毛，青绿有光泽；红色像鸡冠，红而润泽；黄色像熟的螃蟹腹壳，黄而明润；白色像猪油，白而有光泽；黑色像乌鸦的羽毛，黑而透亮，这些有光泽的颜色，是五脏之气有生机的表现，预后较好。

在面部，心脏有生气，则色泽就像用白色的绸子裹着朱砂；肺脏有生气，则色泽就像用白色的绸子裹着红色的东西；肝脏有生气，则色泽就像用白色的绸子裹着绀色的东西；脾脏有生气，则色泽就像用白色的绸子裹着栝楼实；肾脏有生气，则色泽就像用白色绸子裹着紫色的东西，这是五脏之气充盛的外在表现。

眼睛的神采和面部的五色，是五脏的精气在外部所表现出来的光华。面部的五色，赤色应像用白色缎子裹着朱砂一样鲜艳明润，而不应像赭石那样虽然色红，但却枯槁；白色应像白而有光泽的鹅毛，而不应像白而灰暗的食盐；青色应像青而莹润的碧玉，而不应像青而沉暗的靛青；黄色应像用丝绸包裹的雄黄那样黄而明润，而不应像黄而焦枯无华的黄土；黑色应像黑而光润的重漆，不应像黑而枯暗的炭。如果五脏真色暴露于外，且无光泽，那是五脏真气外脱的表现，人的寿命也就不长了。人的眼睛是用来观看万事万物，辨别各种颜色，审察物体长短的。如果长短不分、黑白颠倒，这就表明五脏精气已经完全衰败了。

五脏的功能是藏精守内，使精气不外泄。出现腹脘胀满，气胜而喘，容易恐惧，说话声音重而混浊，就像从密室中发出的一样，这是由于脾胃中有湿邪之气滞留。说话声音微弱，总是重复，或说话断断续续，这是中气虚弱的表现，说明肺脏的功能失常。不知收拾衣被，言语不分好坏，不避亲疏远近的，是心神错乱的表现，说明心脏的功能失常。脾胃不能储藏水谷，腹泻不止，是肛门不能约束之故，说明肾脏的功能失常。小便失禁，是由于膀胱不能藏津液，失去了约束。总之，五脏精气强盛并能内守的为生；五脏精气衰弱而不能内守的则

五脏荣枯在面色上的表现

一个人五脏的荣枯会在面色上有所表现，而五色又对应身体的五脏，所以，观察面部颜色的变化可以推测这个人五脏的健康状况。

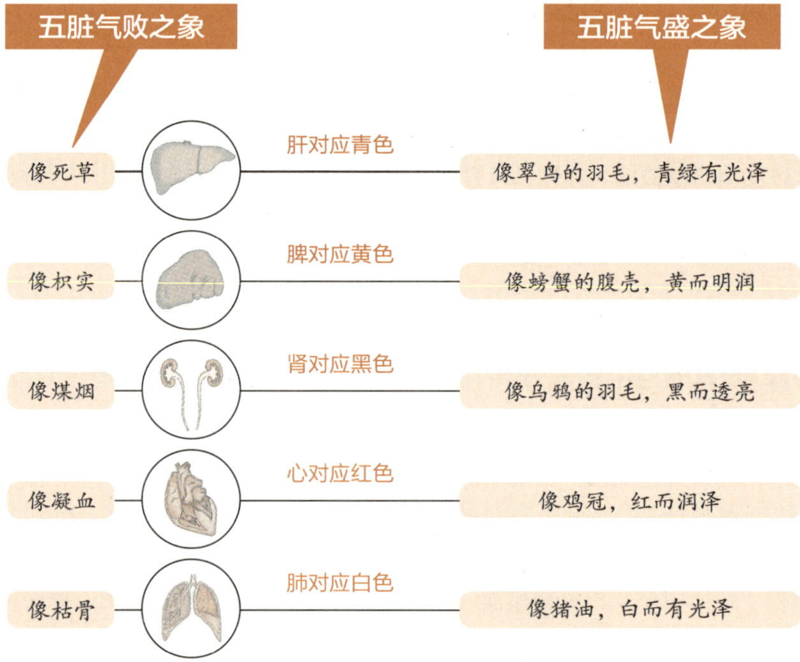

死。五脏精气充足，是身体强健的根本。头是精气神明会聚的地方，如果低垂着头不能抬举，两眼凹陷无光，就说明精神即将衰败。背，称为胸中之腑，一旦背弯曲，两肩下垂，则表明胸中脏气将要衰败。肾脏附于腰部，一旦腰部不能随意左右转动，则说明肾脏的精气将要衰败。膝部是筋会聚的地方，一旦膝关节不能屈伸自如，行走时又躬腰俯身，还要拄着拐杖行走，则表明筋将要衰败了。骨藏髓，为髓之府，一旦不能长久站立，行走时摇摇晃晃，则表明骨骼将要衰败。五脏的精气没有衰败，则疾病预后良好；五脏的精气如果衰败，就会死亡。

死亡的大概时间能预先知道吗？

黄帝说：观察面部气色的变化，就可以判断出死亡的大概时间。雷公说：好啊！我愿意听您全面地讲一遍。黄帝说：脏腑肢节与面部各位置的关系是：天庭对应头面；眉心之上对应咽喉；眉心对应肺脏；两眉之间对应心脏；由此直下的鼻柱部位对应肝脏；鼻柱左边对应胆；鼻头对应脾脏；鼻翼两旁对应胃；面部中央位置对应大肠，面部大肠所主部位的外侧对应肾脏；肾与脐相对，因此肾所属颊部的下方对应脐；鼻头上方的两侧，两颧以内的部位对应小肠；鼻头以下的人中穴处对应膀胱和胞宫；颧骨处对应肩；颧骨的后方对应臂；臂下部对应手；内眼角以上的部位对应胸与乳房；颊的外部上方对应背；沿颊车以下对应股；两牙床的中央对应膝；膝以下的部位对应小腿；小腿所主部位以下对应足；口角大纹处对应股的内侧；颊下曲骨的部位对应膝盖。这些是五脏六腑肢体分布在面部的部位。五色主病也是各有一定对应部位的。脏腑肢节在颜面的分属部位已经决定了，阴阳也就明确了。治疗时，阴衰而致阳盛的，应该补阴以配阳；阳衰而致阴盛的，应该助阳以和阴。只要明确部位和五色的关系、阴阳盛衰，就能恰当地进行辨证治疗。左右者，阴阳之道路，阴气右行，阳气左行。能辨别左右，就能知道阴阳运动的规律。男女病色的转移，位置是有所不同的。男子左为逆，右为从；女子右为逆，左为从。这是由于男子属阳，女子属阴，男女阳阴不同的缘故。能掌握阴阳的演变规律并根据所属部位去审察面色的润泽和晦暗，诊察出疾病的善恶逆从，这才是一个高明的医生。

面色沉滞晦暗的，是在里在脏的病；浮露而鲜明的，是在表在腑的病。色黄赤主风；色青黑主痛；色白主寒证；色黄，局部软如膏，皮肤润泽的，是痈脓已成的表现；赤色深的是有血肿；疼痛剧烈的主要是筋脉发生挛急；寒伤皮肤，寒邪较甚的会使皮肤麻痹无感觉。五色在面上各有一定的表现部位，可以从色的浮沉中，来诊察出病邪的浅深：色浅的病轻，色深的病重。通过对病色的润泽与晦暗的观察，可以判断疾病的预后的吉凶。色润泽的预后好，

鼻穴与身体的对应

诊断疾病时，观察鼻部周围颜色的变化是其中重要一环，要想诊断准确，首先必须明确鼻部不同穴位与身体的对应关系。图中左侧穴位与右侧相同。

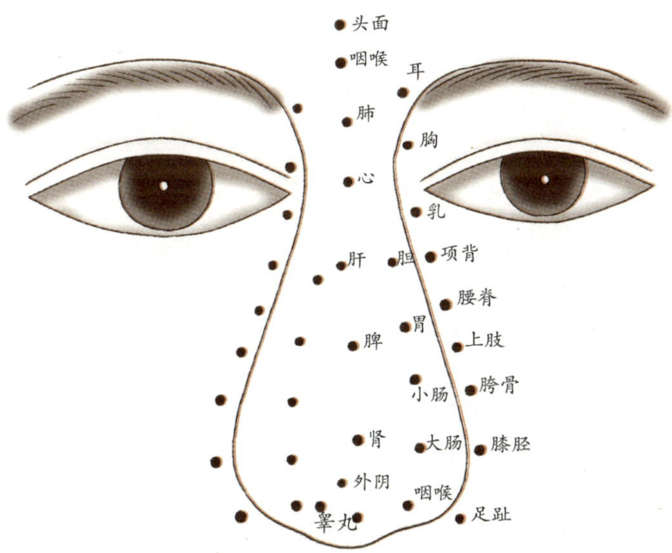

色晦暗的预后差。通过对病色的消散与聚结的观察，可以知道病程的长短。色散漫的病程短，是刚刚生病；色聚结的病程长，是生病很久了。通过观察病色出现在上下脏腑肢节的部位，就能知道病在哪里。医生聚精会神地望色辨证，就能正确地分析和判断已往疾病情况和当前疾病的发展变化。所以，对于气色的变化，如果不作精微细致的观察，就判断不出疾病的是非。必须专心致志地分析研究，才能知道新病、旧病之间的关系以及发展变化的规律。面色显现不出应有的明亮，而沉滞、晦暗的，主病重。面色不明亮、不润泽的，只要没有晦暗的现象，其病就不会趋向严重。色散而不聚的，那么其病势也将分散，即使有疼痛症状，也仅仅是由气滞不通所引起的，而不是积聚的疾病。

肾邪侵犯心脏是因为心先病，心虚，因此肾邪乘虚而入，这时肾主黑色就会出现在心所属的部位上。病色的出现，如果不是某一部位上应见的本色，都可以以此类推。

例如，男子病色出现在鼻头上的，主小腹痛，向下牵引到睾丸也会痛。如果病色出现在人中沟上，主阴茎痛；病色出现在人中沟上半部的主茎根痛；出现在下半部的主茎头痛。这些都属于狐疝和阴囊肿大之类的疾病。女子病色出现在鼻头上的，主膀胱和胞宫的病，如果色散不聚是无形之气，色聚而不散的，是有形之血凝，是积聚病，且积聚或方或圆，或左或右，都和病色的形态相似。如果病色一直下行到唇部，表明有白淫、带下污浊病。唇色润泽如膏状，多因暴饮暴食、饮食不洁所致。

色的表现和病的部位相一致，色现于左的病在左，色现于右的病在右。色斜，或聚或散而不端正的，就像面色所指，可以知道病变所在。以上所说的色，就是青、黑、赤、白、黄五种颜色，都应端正盈满地表现在所出现的部位上。如赤色不是出现在心的部位，而是出现在鼻准的部位，又大如榆荚，这是女子经闭的征象。如病色的尖端向上的，这是头面部的正气空虚，病邪有乘机向上发展的势头；病色尖端向下的，病邪有向下的趋势；在左在右都与这一辨认方法相同。以五色与五脏相应的关系来说，就是青为肝色，赤为心色，白为肺色，黄为脾色，黑为肾色。肝合于筋，心合于脉，肺合于皮，脾合于肉，肾合于骨。依据这种内外相应的关系，就能诊察出疾病所在的内脏和组织。

如何从梦境推算健康?

邪从外侵入人体，有时没有固定的侵犯部位，而淫溢于内脏，与营气、卫气一起流动运行，没有固定的处所，致使魂魄不能安定，使人睡卧不宁而多梦。如果邪气侵犯六腑，就会使在外的阳气过盛而在内的阴气不足；如果邪气侵犯五脏，就会使在内的阴气过盛而在外的阳气不足。

如果阴气偏盛，就会梦见渡涉大水而感到恐惧不安；如果阳气偏盛，就会梦见大火而感到灼热难忍；如果阴气和阳气都亢盛，就会梦见相互之间杀戮；人体上部邪气偏盛，就会梦见身体向上飞腾；下部邪气偏盛，就会梦见身体向下坠堕；过度饥饿的时候，就会梦见向别人索取东西；过度饱食的时候，就会梦见给予别人东西；肝气偏盛，就会有发怒的梦境；肺气偏盛，就会有恐惧、哭泣和飞扬腾越的梦境；心气偏盛，就会有喜笑、恐惧和畏怯的梦境；脾气偏盛，就会有歌唱、娱乐或身体沉重难举的梦境；肾气偏盛，就会有腰脊分离而不相连接的梦境。以上所谈的这十二种气盛的病证，可根据梦境分别查出病邪所在，针刺相应部位时使用泻法，疾病很快就能痊愈。

由于正气虚弱而邪气侵入心脏，就会梦见山丘烟火弥漫；邪气侵入肺脏，就会梦见飞扬腾越，或看到金属类奇形怪状的东西；邪气侵入肝脏，就会梦见山林树木；邪气侵入脾脏，就会梦见连绵的丘陵和巨大的湖泽，以及风雨之中被毁坏的房屋；邪气侵入肾脏，就会梦见站在深渊的边沿或浸没在水中；邪气侵入膀胱，就会梦见到处游荡不定；邪气侵入胃中，就会梦见食物；邪气侵入大肠，就会梦见身在田间野外；邪气侵入小肠，就会梦见身在许多人聚集的交通要道；邪气侵入胆腑，就会梦见与人争斗、诉讼或自杀；邪气侵入阴器，就会梦见性交；邪气侵入项部，就会梦见斩首示众；邪气侵入足胫，就会梦见想走路却不能向前，或梦见被困在地窖、苑囿之中；邪气侵入大腿和上臂，就会梦见行礼跪拜；邪气侵入尿道直肠，

邪气侵犯人体不同部位造成的不同梦境

人体各脏腑器官属性和特点不同，所以邪气入侵不同的部位时，所见的梦境也不同。

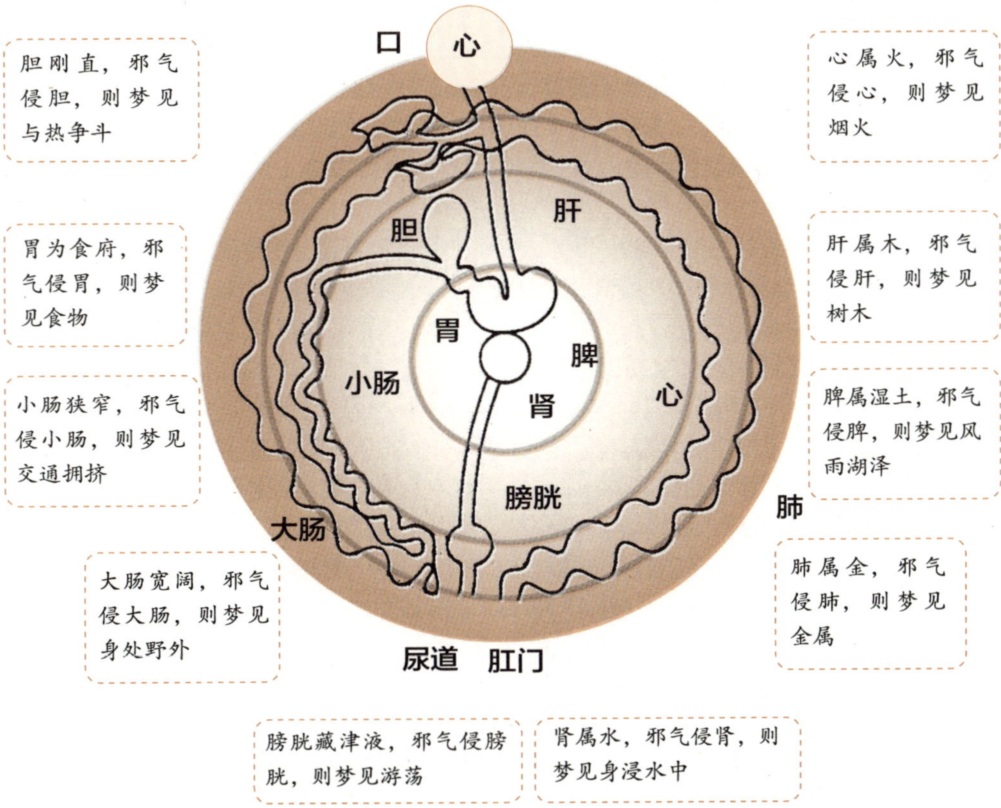

梦与阴阳

中医认为，人体阴阳之气的变化会在梦境中有所体现，通过分析梦境可以了解自己的身体状况。下图所示为身体的不同变化导致的不同梦境。

阴气旺盛

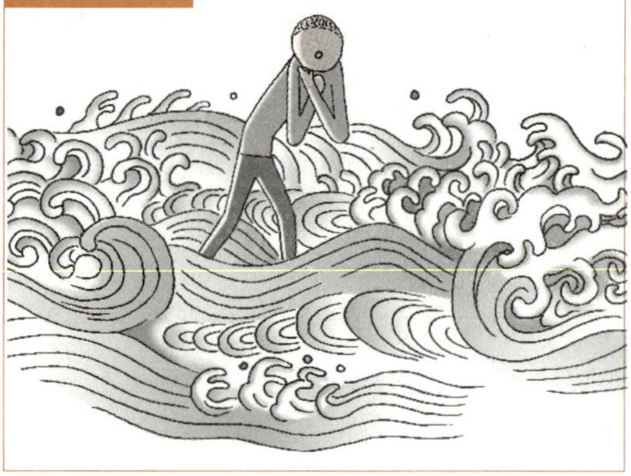

阳气亢盛

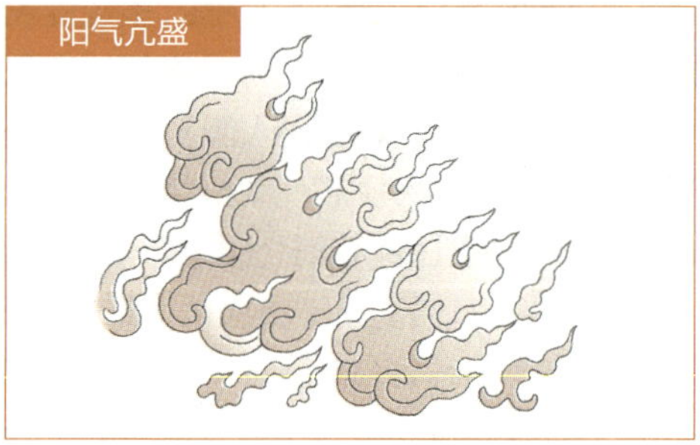

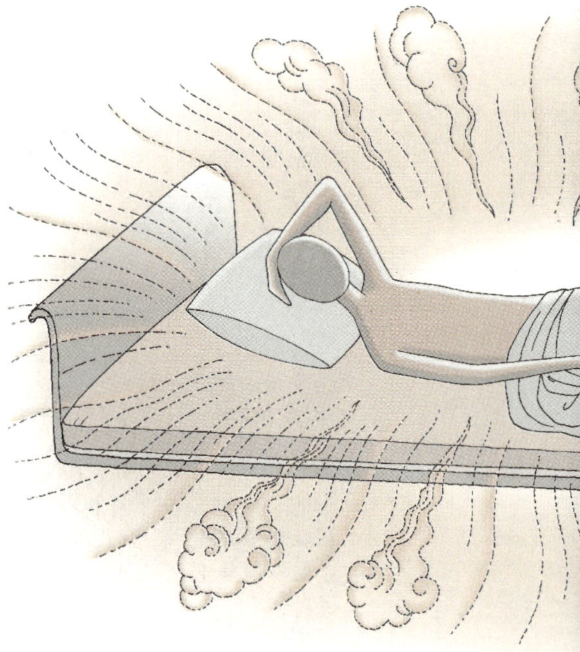

腹部多短虫

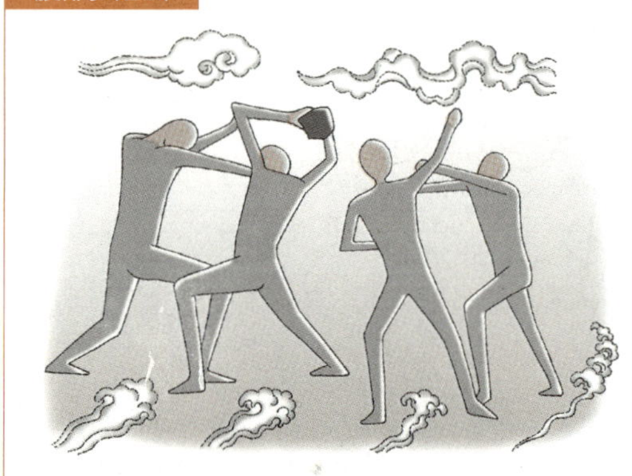

腹部多长虫

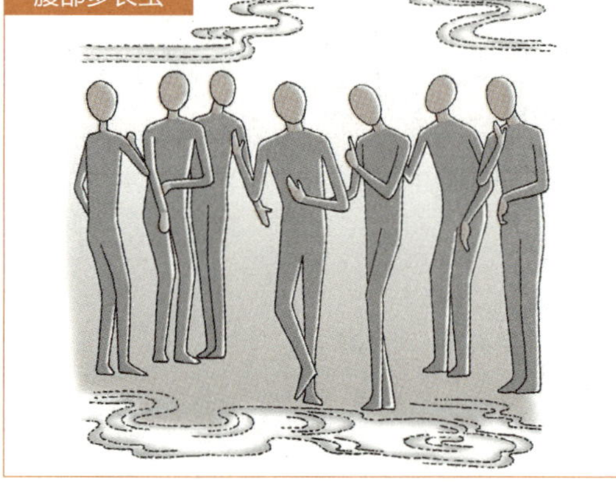

肺气旺盛

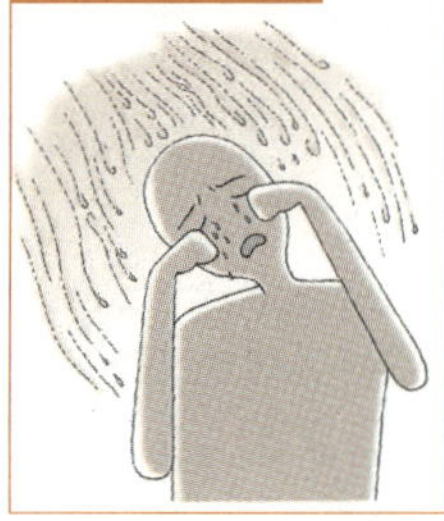

肝火旺盛

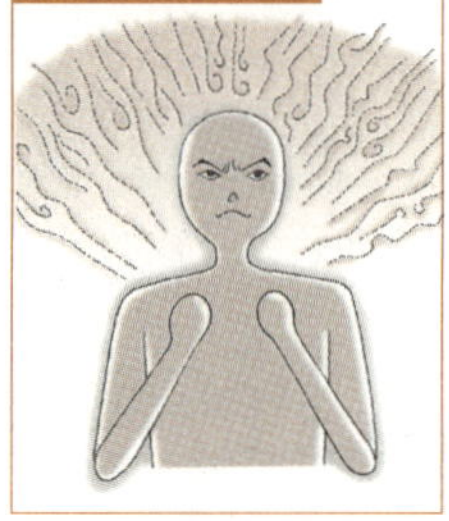

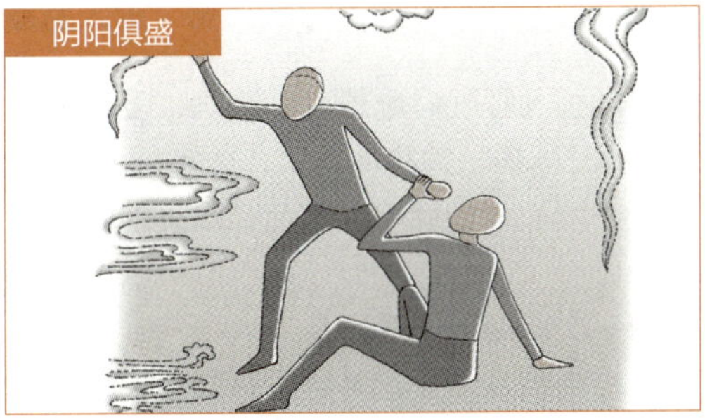
阴阳俱盛

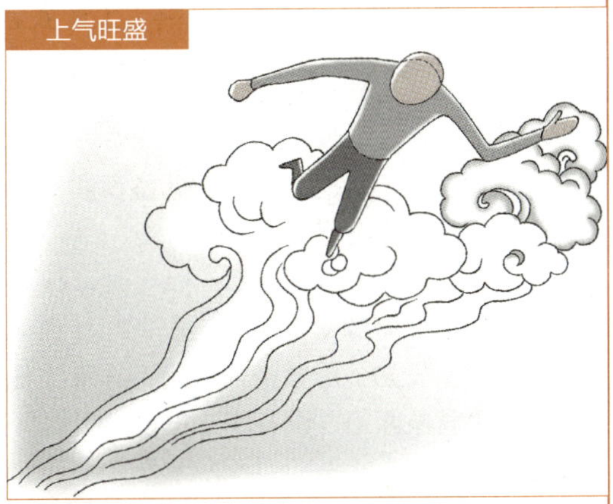
上气旺盛

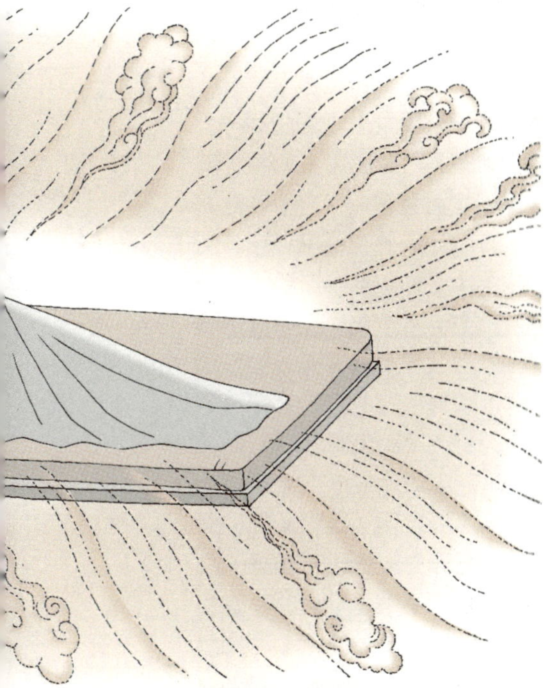

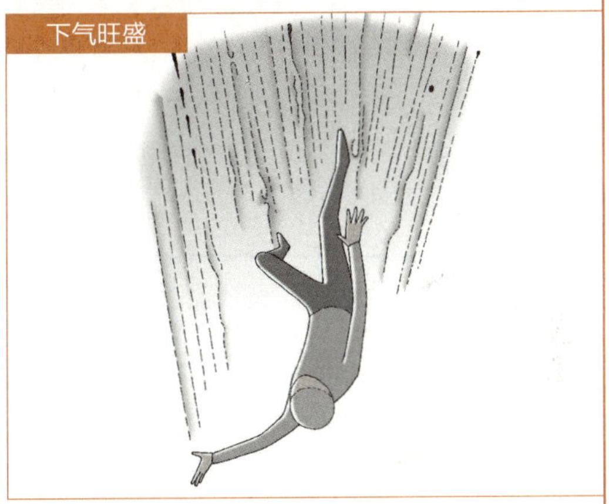
下气旺盛

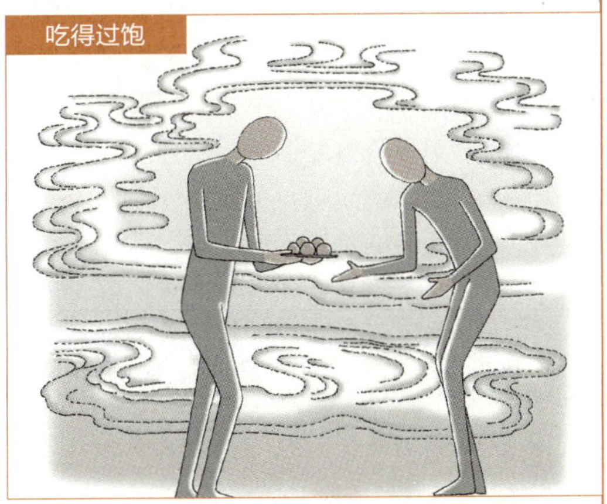
吃得过饱

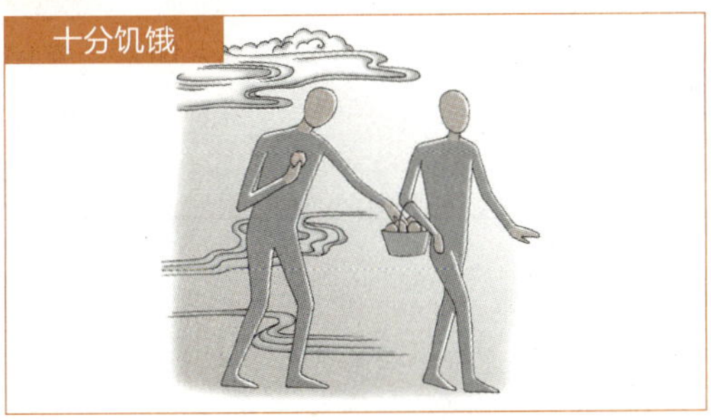
十分饥饿

就会梦见解小便和大便。以上所谈这十五种正气不足而邪气侵袭的情况，可根据梦境分别查出疾病所在的脏腑或部位，针刺相应部位时使用补法，疾病很快就能痊愈。

如何从脉象和呼吸推算健康？

黄帝问道：正常人的脉象是什么样的？岐伯回答说：人呼气时脉搏跳动两次，吸气时脉搏跳动两次，呼气与吸气之间脉搏跳动一次，这样呼吸时脉搏一共跳动五次，这就叫正常人。正常人是指没有疾病的人。常常调整没病的人的呼吸去测病人的脉搏，因此，没病的医生调匀自己的呼吸，去测病人的脉搏。

人呼气时，脉搏跳动一次，吸气时，脉搏也跳动一次，是因为气不足。人呼气时，脉搏跳动三次，吸气时脉搏也跳动三次，并且躁动、上肢的内侧发热，这是种温热性疾病。如果上肢的内侧不发热，脉象滑是风病，脉象涩是痹病。人呼气时，如果脉搏跳动四次以上就会死亡，如果脉象断绝并没有了迹象也会死亡，如果脉搏突然快突然慢也会死亡。

从脉象和呼吸看人的健康程度

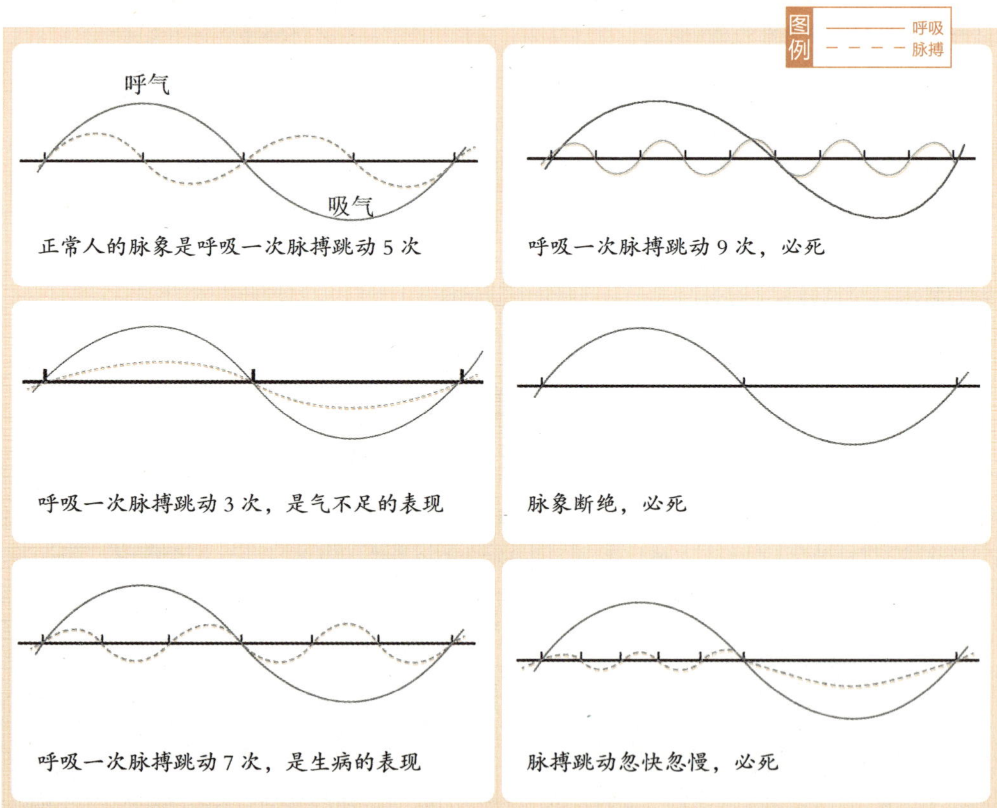

正常人的脉象是呼吸一次脉搏跳动 5 次

呼吸一次脉搏跳动 9 次，必死

呼吸一次脉搏跳动 3 次，是气不足的表现

脉象断绝，必死

呼吸一次脉搏跳动 7 次，是生病的表现

脉搏跳动忽快忽慢，必死

疾病在五脏中是如何传播的？

五脏中的每一脏器，都是从其所生处接受病气，后又传给其所克的脏器，并将病邪留在生己的脏器，死于克己的脏器。当病到要死的时候，必须要等到邪气传到胜其的脏器，病人才会死亡。这就是所说的病邪逆传，从而引起死亡。例如，肝脏从心脏处接受病气，又将病气传于脾脏，停留在肾脏，当邪气传到肺脏时，病人就要死亡了。心脏从脾脏处接受病气，又将邪气传于肺脏，停留在肝脏，当邪气传到肾脏时，病人就要死亡了。脾脏从肺脏处接受病气，又将病气传到肾脏，停留在心脏，当邪气传到肝脏时，病人就要死亡了。肺脏从肾脏处接受病气，又将病气传到肝脏，停留在脾脏，当邪气传到心脏时，病人就要死亡了。肾脏从肝脏处接受病气，又将病气传到心脏，停留在肺脏，当邪气传到脾脏时，病人就要死亡了。这都是病邪逆传而死的例子，如将一天一夜划分为五等份，并分别归属于一定的脏腑，就可以推测出病人死亡的大概时间了。

黄帝说：人体内的五脏之气是相互贯通的，五脏病气的转变也有一定规律，五脏病气的转变是按照五脏相克的规律进行转变的。如果不及时治疗，时间长的话或三个月内，或六个月内，短的话或三天内，或六天内，当传遍五脏时，病人就会死亡，这是病在五脏内顺传的次序。所以说，能辨别疾病在表，就能判断疾病是从哪来的；能辨别疾病在里，就能推测出病人死亡的大概时间，也就是说，到了不胜的日子时就要死了。

风是造成很多疾病最首要的邪气。风寒侵袭人体时，会使人的汗毛竖直，皮肤毛孔闭塞，

疾病的乘传

五脏中的任何一脏感受了邪气都可能会传给其他脏，根据传播的距离长短可以表现出五种疾病。除此之外，忧、恐、悲、喜、怒五种情志因素也会引起五脏气虚，其中一个脏器因为情志影响而气虚，相克的脏气会乘其虚。所以疾病的转变一共有五五二十五种变化。

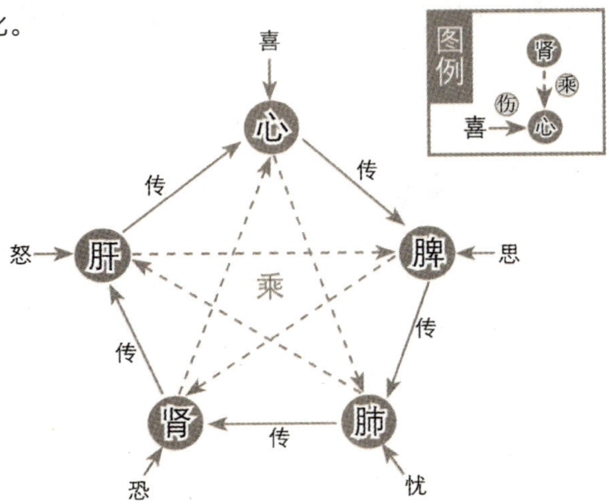

病邪在五脏中的传播

病邪的发生并不会马上导致人的死亡，而是先按照一定的路径传播，当传到相应的脏器时，这人也就要死了，具体传播路径如下：

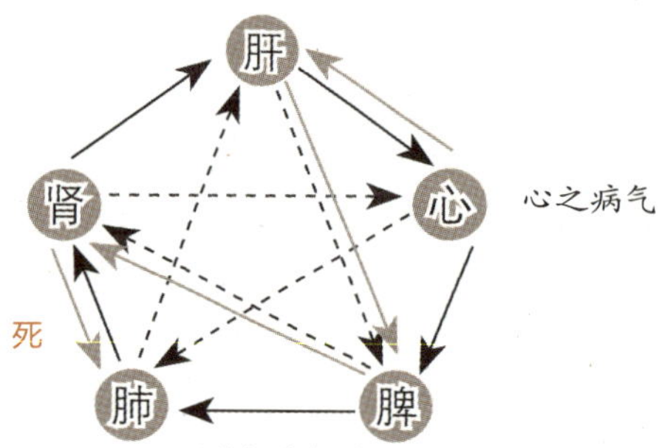

心之病气传播路径

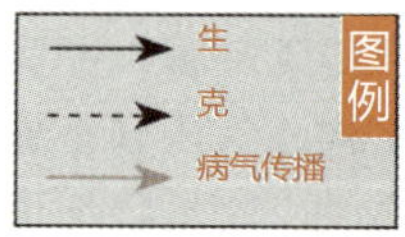

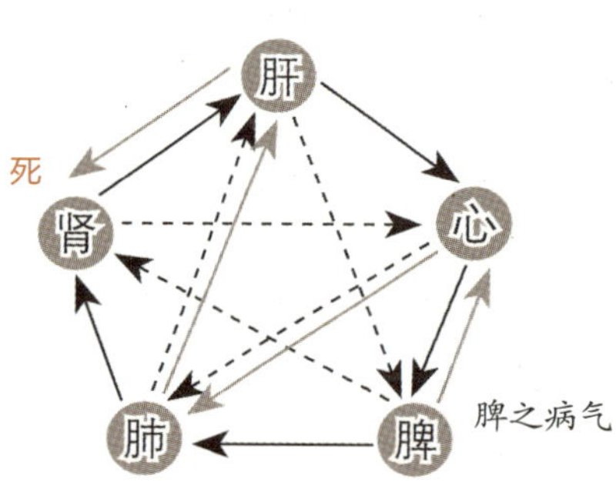

脾之病气传播路径

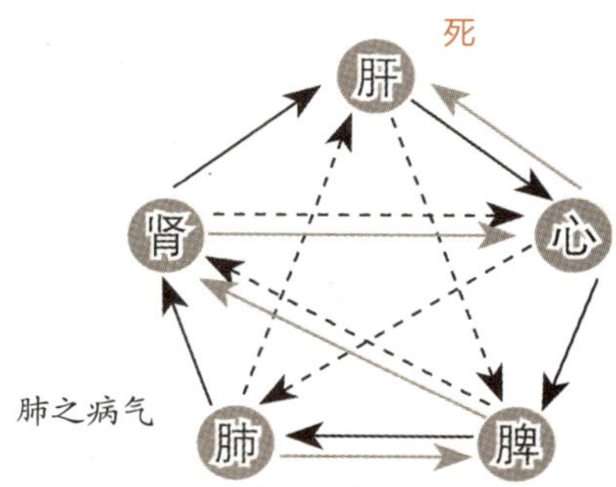

脾之病气传播路径

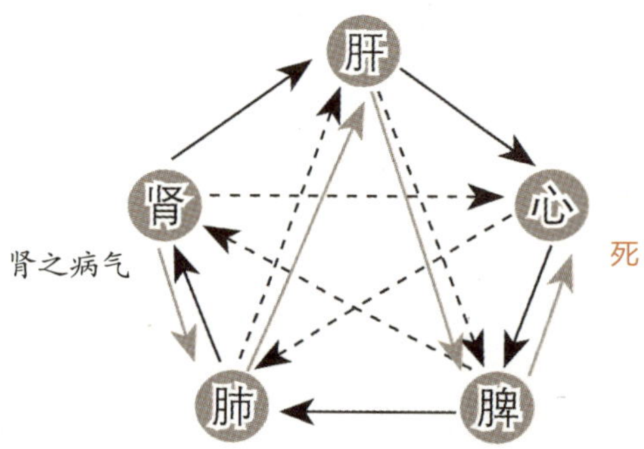

肾之病气传播路径

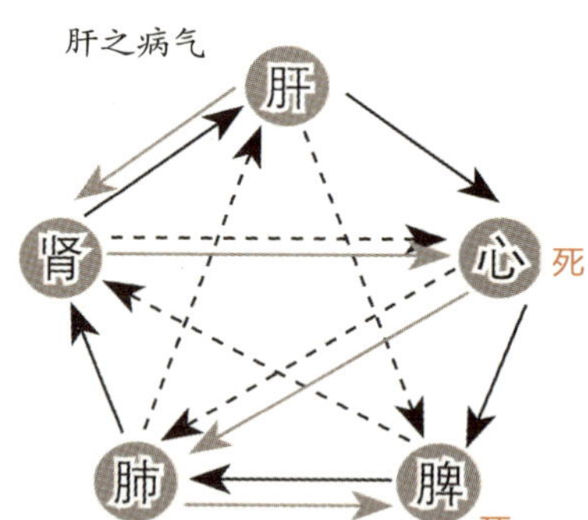

肝之病气传播路径

所以，身体有病时必须及时治疗，否则，等病气传遍五脏时，人也就没救了。

阳气被阻塞而引起发热，这时可用发汗之法治疗。如出现痹证，肌肤麻木不仁，形体浮肿疼痛，这时可用热水熨、艾灸、针刺等法治疗。如果不及时治疗，病邪向里传到肺脏，就叫肺痹，会出现咳嗽、上气等病症；如果不及时治疗，病邪从肺脏传到肝脏，引起肝病，就叫肝痹或厥病，会出现胁痛及呕吐等症状，这时可用按摩或针刺之法治疗；如果还不及时治疗，病邪从肝脏传到脾脏，就叫脾风，出现黄疸、腹中发热、心烦、小便黄等症状，这时可用按摩、药物、汤浴等法治疗；如果还不及时治疗，病邪从脾脏传到肾脏，就叫疝瘕，会出现小腹烦热疼痛，小便白浊，这个病又叫蛊病，这时可用按摩或药物治疗；如果照样不及时治疗，病邪从肾脏传到心脏，出现筋脉牵引拘急，就叫瘛证，这时可用艾灸或药物治疗；如果继续不及时治疗，病满十天，病人就会死亡。肾脏将病邪传给心脏，心脏又将邪气传给肺脏，便会出现恶寒、发热的病症，这样三年就会死亡，这就是疾病按五脏相生规律转变的次序。

胃有什么重要性？

黄帝问道：出现真脏脉就要死亡，这是什么原因？岐伯回答说：人的五脏要从胃脏里获

胃是五脏精气衰、旺的根本

人体要靠五脏之气营养全身，但五脏之气必须依靠胃气才能运营。否则，如果胃气不能与脏气一并运行，呈现出真脏脉，人就会死亡。

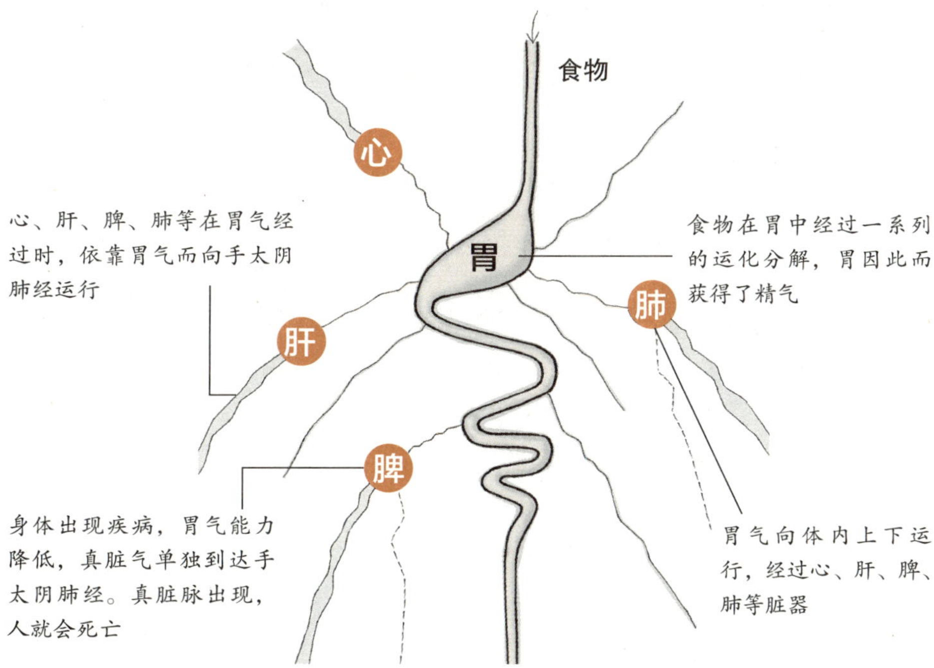

得水谷精气的滋养，因此胃脏是五脏精气衰、旺的根本。五脏的脏气自身不能到达手太阴肺经的脉口，要到达就必须依靠胃气，所以五脏之气分别于其所主的时令，在胃气的作用下，到达手太阴肺经，并呈现出相应的脉象。因此邪气胜的，脏的精气就衰弱，在疾病严重时，胃气就不能与脏气一并到达手太阴肺经，于是真脏脉气单独地表现出来，真脏脉独现，是病气胜过了脏气，人就会死亡。

食物在体内如何运化？

饮食进入胃中，经过消化，将一部分营养物质散布到肝脏，然后再将精气扩散到筋。所饮食物进入胃中，经过消化，部分营养物质转输到心脏，后又将精气输入脉中。精气沿着经脉运行，归于肺脏中，这时百脉会聚于肺脏，脉与皮毛相应，精气就输送到皮毛。皮毛与经脉、精气相合，精气流于经脉中，经脉中精气旺盛，精神的活动正常，精气均匀地散布到心肝脾肺四脏，于是精气在全身分布平衡，寸口就具备了诊断疾病的条件，凭借其判断是生是死。

五脏与五体

中医将皮毛、血脉、肌肉、筋、骨称为五体，并认为五脏与五体有着一一对应的关系，五体的表现能反映五脏的病变。

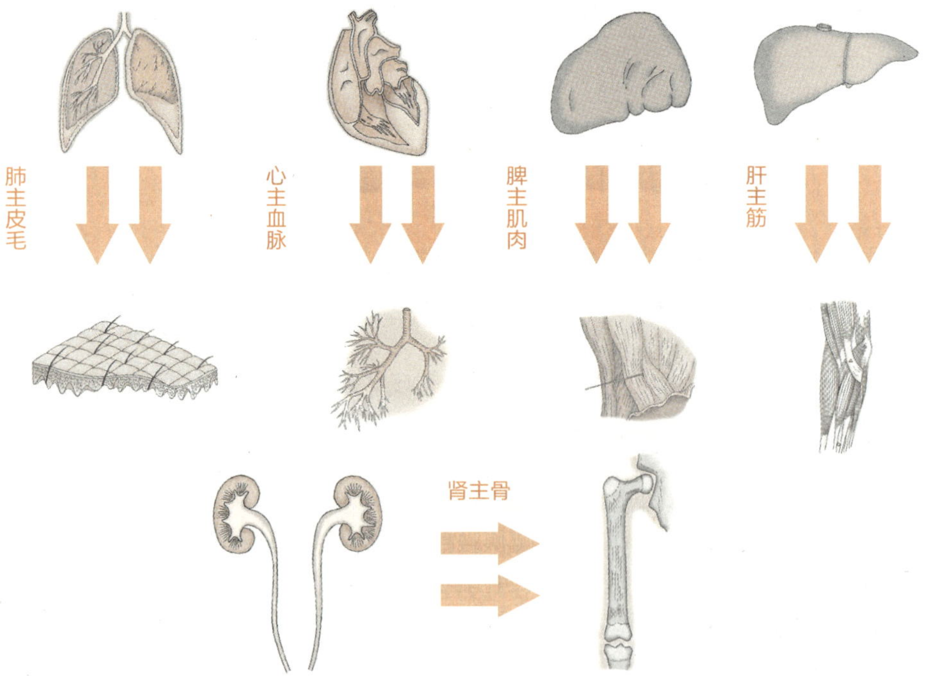

食物进入胃中，经消化后，分离其中的精气，再输送到脾脏，脾脏布散精气向上到达肺脏，肺脏调通水液运行的道路，向下输送至膀胱。这样水精四散布于全身，与五脏经脉并行，且运行规律与四季及五脏的阴阳变化相应。推测其中变化规律，应属于正常生理现象。

胃，是五脏六腑营养物质的化生处，所食的水谷之物都是从口中进入到胃腑，胃腑所化生的精微物质，被五脏六腑所禀受。所入五味又各自归走于同性所喜之脏器，谷味酸的，先走于肝脏；谷味苦的，先走于心脏；谷味甘的，先走于脾脏；谷味辛的，先走于肺脏；谷味咸的，先走于肾脏。水谷精气，津液及营卫，已输布运行，而营养脏腑四肢百骸。所剩糟粕，依次向下传送到大肠、膀胱，成为二便而排出体外。

水谷刚一开始进入到胃中，通过脾胃中焦的作用，所化生的精微部分，从胃出至上、中

谷气归走五脏

水谷以食物的形式进入胃，经过胃的消化转化为精微物质，然水谷精微中的五味依五脏所喜归走于其所喜之脏。

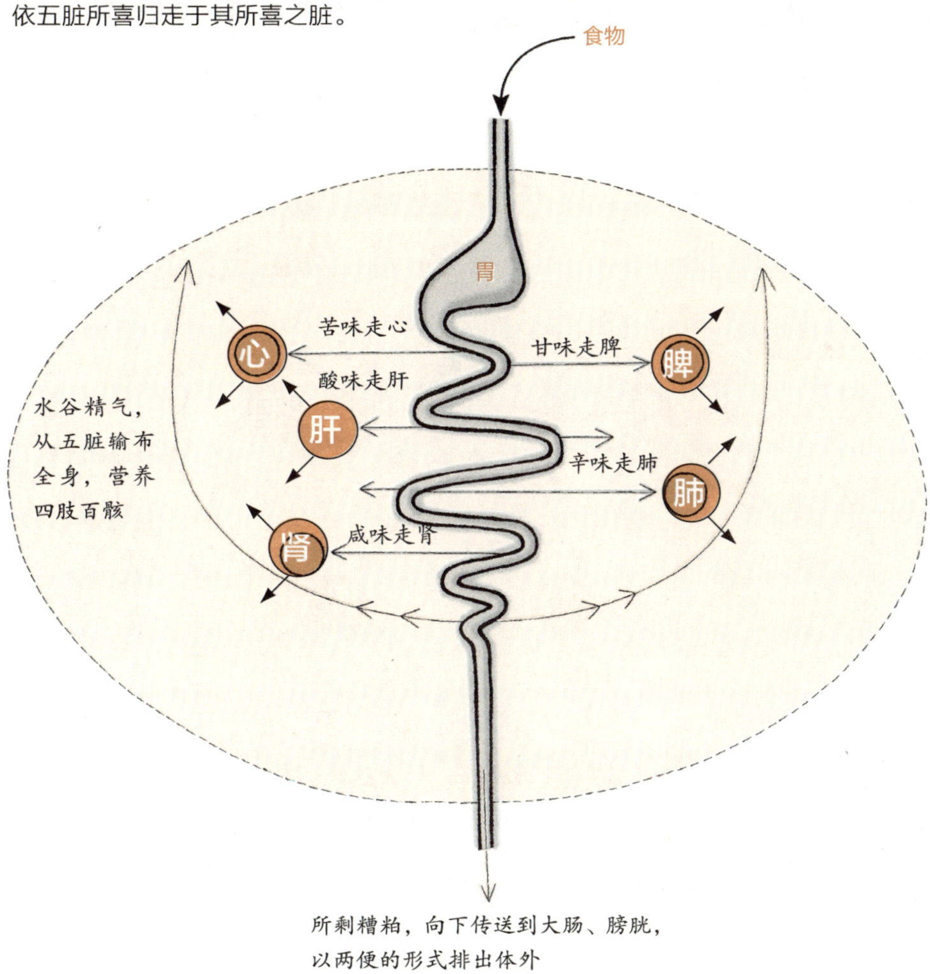

二焦，经过肺脏的输布，灌溉五脏，从中分出两条道路：清纯的化为营气，浊厚的化为卫气，而分别行于经脉内外，成为营卫运行的道路。产生的宗气集于人体胸中，叫作气海。它出于肺而沿循于咽喉，所以行呼吸。天地的精气，在人体内代谢的大致情况是分宗气、卫营和糟粕三部分输出，但另一方面又要从天地间吸入空气与摄取饮食物的精微，以补给全身营养的需要。因此半天不吃饭就会气衰，一天不吃饭就会气少。

怎样根据五脏与四时、五味、五行的对应关系来治疗疾病？

黄帝问道：结合人的形体并按照四时五行的变化来治疗疾病，怎样做才是顺从了自然界的规律？什么是逆，什么是得，什么是失？希望听您讲讲这方面的情况。岐伯回答说：五行

无味与五脏疾病的治疗

中医认为，五脏与五味有一一对应的关系，当某一脏发生病变时，就是根据五脏所喜之味采取或补或泻的方法。

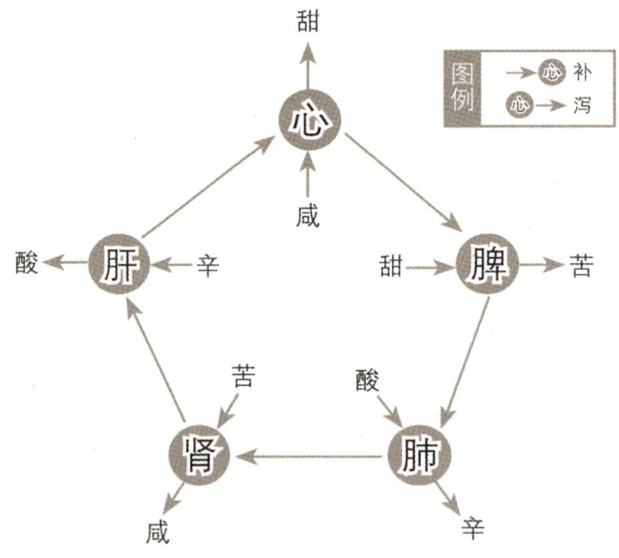

中医认为

肝气喜散，应服用辛味药物促其散，用辛味药补，用酸味药泄。
心适宜软，应服咸味药使其软，用咸味药补，用甜味药泄。
脾喜弛缓，应服甜味药使其缓，用甜味药补，用苦味药泄。
肺喜收敛，要服酸味药使其收，用酸味药补，用辛味药泄。
肾喜坚实，应立刻服苦味药使其坚实，用苦味药补，用咸味药泄。

是指金、木、水、火、土。病人的生死是据根五行的旺衰推测的，并决定治疗是否成功或失败，以确定五脏之气的盛衰、疾病减轻或加重的时间、死生的日期。

黄帝说：希望您全面地讲讲。岐伯回答说：肝脏属木，旺于春季，在经是足厥阴肝经和足少阳胆经，旺日是甲日乙日，肝最怕拘急，当肝筋拘急时，要立刻服用甘味的药缓和拘急。心脏属火，旺于夏季，在经是手少阴心经和手太阳小肠经，旺日是丙日丁日，心气最怕弛缓，当心气涣散时，要立刻服用酸味药收敛涣散。脾脏属土，旺于长夏季节，在经是足太阴经和足阳明经，旺日是戊日己日，脾最怕湿气，当脾为湿困时，要立刻服用苦味药祛除湿气。肺脏属金，旺于秋季，在经是手太阴经和手阳明经，旺日是庚日辛日，肺最怕气机上逆，当气机上逆时，要立刻服用苦味药泄其气。肾脏属水，旺于冬季，在经是足少阴经和足太阳经，旺日是壬日癸日，肾脏最害怕干燥，当肾干燥时，要立刻服用辛味药濡润，因为辛味能宣通肌肤腠理，畅达气血并能促使津液产生。

肝与青色相合，肝病宜吃甜食，粳米、牛肉、大枣、葵菜都是甜的。心与红色相合，心病宜吃酸物，小豆、狗肉、李子、韭菜都是酸的。肺与白色相合，肺病宜吃苦食，小麦、羊肉、杏、薤都是苦味的。脾与黄色相合，脾病宜吃咸食，大豆、猪肉、板栗、藿都是咸味的。肾与黑色相合，肾病宜吃辛食，黄黍、鸡肉、桃、葱都是辛味的。

辛味有发散作用，酸味有收敛作用，甘味有弛缓作用，苦味有坚燥作用，咸味有软坚作用。用毒药攻伐邪气，以五谷为滋养，五果为辅助，五畜肉为补益，五菜为补充。用谷肉果菜气味调和服食，可以补益精气。五谷、五肉、五果、五菜，都有辛酸甘苦咸味，五味各有作用，有的可发散、有的可收敛、有的可松缓、有的可坚燥、有的可软坚，治病时根据四时五脏的具体情况，适当选用五味。

五脏病变时分别有怎样的症状？

肝脏病的表现为两胁下疼痛，甚至疼痛牵引小腹部，病人常常易发脾气，这是肝实证。虚证：两眼视物不清，两耳听觉失聪，非常害怕，总是疑心有人要抓他，取足厥阴肝经或足少阳胆经的穴位进行治疗。如气机上逆，出现头痛，耳聋听不清声音，两颊部肿大，针刺厥阴经和少阳经的穴位出血。

心脏病的表现为胸中疼痛，两胁下支撑胀满，疼痛，胸背部、肩胛间、两臂内侧疼痛，这是心实证。虚证：胸腹胀大，胁下与腰部牵引疼痛。取手少阴心经及手太阳小肠经穴位针刺，并针刺舌下出血；如疾病发生变化，取委中穴针刺出血。

脾脏病的表现为身体沉重，常感饥饿，肌肉萎缩，两足弛缓不收，走路时脚抽筋，脚底疼痛，这是脾实证。虚证：腹部胀满，肠鸣，不容易消化，腹泻，夹有未消化食物。取足太阴脾经及足阳明胃经穴位针刺，刺足少阴肾经的穴位出血。

肺脏病的表现为喘息，咳嗽，气上逆，肩背疼痛，出汗，尾椎部、大腿内侧、大腿外侧上部、膝、小腿前后、脚等处痛，这是肺实证。虚证：气少不够喘，耳聋，咽喉干燥。取手太阴肺经的穴位针刺，刺足太阳经外侧，足厥阴经内侧即少阴经穴位出血。

肾脏病的表现为腹部胀大，足胫肿，喘息，咳嗽，身体沉重，睡眠出汗，怕风，这是肾实证。

虚证：胸中疼痛，小腹部疼痛，脚冷，心中不乐。取足少阴经和足太阳经穴位针刺出血。

五脏与五味、经脉的对应关系

五脏	肝	心	脾	肺	肾
对应季节	春	夏	长夏	秋	冬
对应经脉	足厥阴、足少阳经	手少阴、手太阳经	足太阳、足阳明经	手太阴、手阳明经	足少阴、足太阳经
对应五味	酸	苦	甜	辣	咸
适宜食物	粳米、牛肉、大枣	赤小豆、狗肉、李子	大豆、猪肉、栗子	小米、鸡肉、桃子	鸡肉、桃、黄黍

五脏病变在四季会有什么变化吗？

肝脏的病变，一般到夏季就能痊愈，如果夏季不能痊愈，到了秋季就会加重，如果秋季不死，冬季疾病会处于相持阶段，到了第二年春季才有起色。肝病要防止再感受风邪。肝脏疾病遇到丙日、丁日就可痊愈，如果丙日、丁日没有痊愈，到了庚日、辛日时就会加重，如果庚日、辛日没有死亡，壬日、癸日时处于相持阶段，到了下一甲日、乙日时病情才会有起色。肝脏病变一般在早晨时轻爽，日西时加重，夜半时平静。肝气喜散，应立即服用辛味药物促其散，用辛味药补，用酸味药泻。

心脏的病变，一般到长夏季节就能痊愈，如果长夏季节不能痊愈，到冬季就会加重，如果冬季不死，第二年春季时疾病会处于相持阶段，到了夏季才有起色。心病禁温热饮食和穿过厚衣服。心脏疾病一般遇到戊日、己日时就能痊愈，如果戊日、己日不愈，到壬日、癸日就会加重，倘若壬日、癸日不死，甲日、乙日就处于相持阶段，到了丙日、丁日疾病就会有起色。心病一般在中午轻爽，夜半加重，早晨平静。心适宜软，应立即服咸味药使其软，用咸味药补，用甜味药泻。

脾脏的病变，一般到秋季就能痊愈，如果秋季不能痊愈，到第二年春季就会加重，如果春季不死，到夏季便处于相持阶段，到了长夏季节才有起色。脾脏病要忌温热饮食，不能吃得过饱，生活在水湿之地，穿湿衣服。脾脏病一般遇到庚日、辛日就能痊愈，如果庚日、辛日不能痊愈，到甲日、乙日就会加重，如果甲日、乙日不死，丙日、丁日会处于相持阶段，到了戊日、己日疾病就有起色。脾脏病下午轻爽，日出时加重，日西时平静。脾喜弛缓，应立即服甜味药使其缓，用苦味药泻，用甜味药补。

肺脏病变，一般到冬季就可痊愈，如果冬季不能痊愈，到第二年夏季就会加重，如果夏季不死，长夏季节疾病会处于相持阶段，到了秋季疾病才有起色。肺病忌寒冷饮食、衣服穿得过薄。肺脏病一般遇到壬日、癸日疾病可痊愈，壬日、癸日不愈，到丙日、丁日就加重，如果丙日、丁日不死，戊日、己日处于相持阶段，到了庚日、辛日疾病有起色。肺病日西时轻爽，日中时加重，夜半平静。肺喜收敛，要立即服酸味药使其收。用酸味药补，用辛味药泻。

肾脏病变，一般到春季能痊愈，如果春季不能痊愈，到长夏季节就会加重，倘若长夏季节不死，秋季就处于相持阶段，到了冬季疾病才有起色。肾脏病忌吃煎炸的热食物，穿过暖的衣服。肾脏病一般遇到甲日、乙日疾病就能痊愈，如果甲日、乙日不愈，到戊日、己日就加重，如果戊日、己日不死，庚日、辛日就处于相持阶段，到壬日、癸日疾病有起色。肾脏病半夜轻，一日中辰戌丑未四个时辰病情加重，日西时平静。肾喜坚实，应立刻服苦味药使其坚实，用苦味药补，用咸味药泻。

邪气侵袭人体时，总是按照五行相克的规律伤害人体。每脏的疾病，当遇到所生的那一脏所主时日时，病就痊愈，遇到所不胜的那一脏所主时日时，病就加重；遇到生的那一脏所主时日时，病处于相持阶段；遇到本脏所主时日时，病就有起色。必须先熟悉五脏正常的脉象，才可能根据异常脉象，判断疾病加重、减轻、生或死的日期。

五脏所藏，所主，所伤分别是什么？

五味入胃后，先入所喜脏腑，酸味入肝脏，辛味入肺脏，苦味入心脏，咸味入肾脏，甜味入脾脏，这就是五味所入。

五脏气的病证，心气失常会出现嗳气，肺气失常会出现咳嗽，肝气失常会出现多言，脾气失常会出现吞酸，肾气失常会出现呵欠、喷嚏。胃气失常时气机上逆，出现呕吐或恐惧，大肠、小肠功能失常泄泻；下焦水气泛溢形成水肿病，膀胱气化不利，小便不通，膀胱失去约束，遗尿；胆气失常出现发火，这些就是五病。

五脏精气相并所形成的疾病是：精气并于心就喜，精气并于肺就悲，精气并于肝就忧，精气并于脾就畏惧，精气并于肾就恐，这些就是五并。脏气乘虚就相并。

五脏各有厌恶：心恶热，肺恶寒，肝恶风，脾恶湿，肾恶燥，这是五恶。

五脏化生五液：心脏津液为汗，肺脏津液为涕，肝脏津液为泪，脾脏津液为涎，肾脏津液为唾，这是五液。

五味各有所禁：辛味走气，不要多吃辛味食物；咸味走血，不要多吃过咸的食物；苦味走骨，不要多吃苦味药物；甜味走肉，不要多吃甜味食物；酸味走筋，不要多吃酸味食物，这些是五禁，让病人不要吃得过多。

五种疾病发生：阴病发于骨，阳病发于血，阴病发于肉，阳病发于冬，阴病发于夏，这些是五病所发。

五邪伤人的病症是：邪气入于阳分出现狂证，邪气入于阴分出现痹证，邪气内搏阳分出现癫顶疾病，邪气内搏阴分出现声音嘶哑，邪气由阳分进入阴分病人安静，邪气由阴分出于阳分病人多怒，这些是五乱。

五脏所藏

人体的精神气都被五脏所藏，具体到五脏，所藏也有不同。治疗疾病时要想达到预期的效果，必须以此为依据。

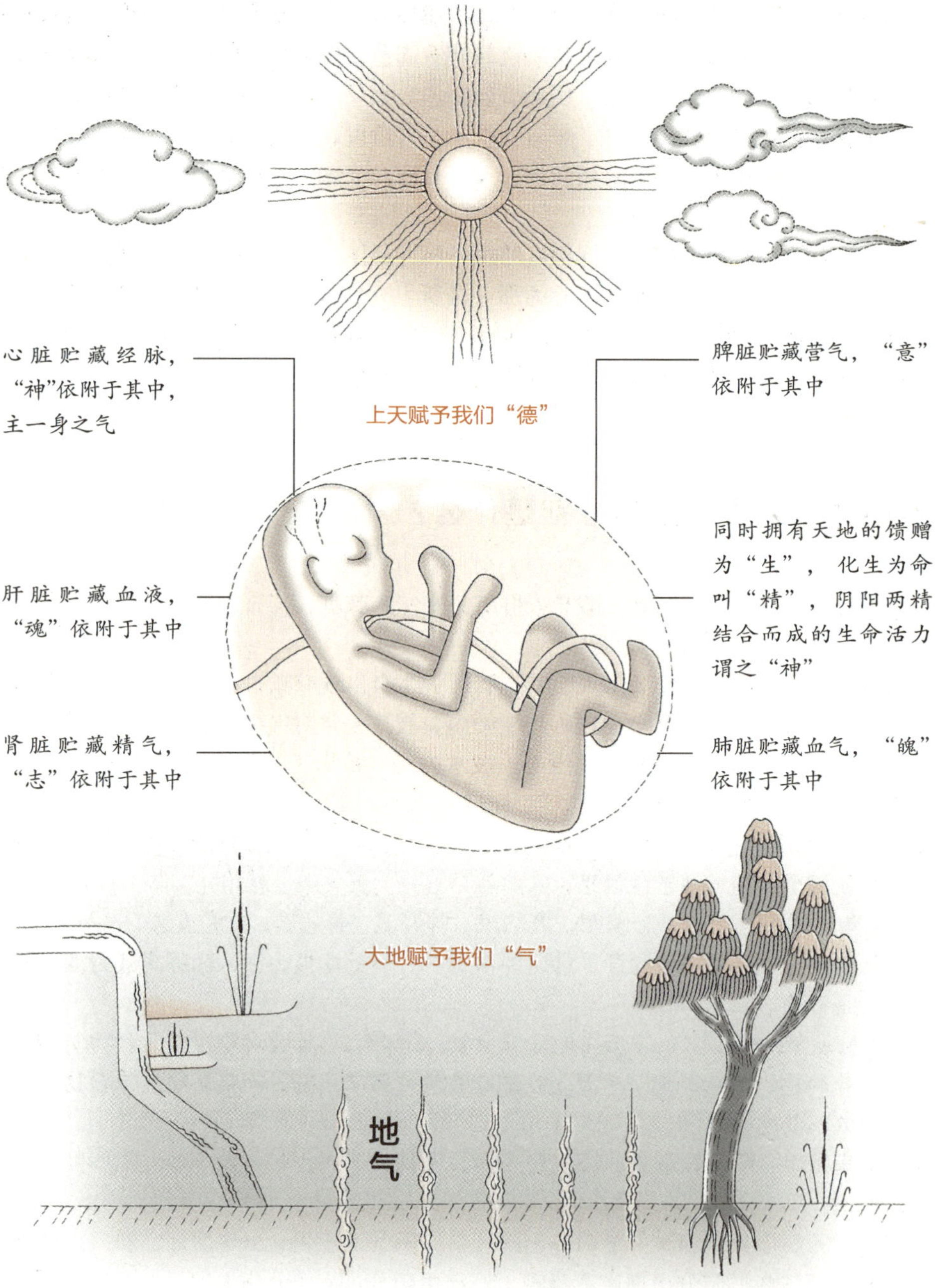

五邪所见的脉象分别是：春季见秋季脉象，夏季见冬季脉象，长夏见春季脉象，秋季见夏季脉象，冬季见长夏季节脉象，这些是五邪脉，都是不治之症。

五脏各有所藏：心藏神，肺藏魄，肝藏魂，脾藏意，肾藏志，这是五脏所藏。

五脏各有主宰：心血脉，肺皮毛，肝筋膜，脾肌肉，肾骨髓，这些是五脏所主。

五种过度劳累有所伤：过久视物伤血，过久躺卧伤气，过久坐伤肉，过久站立伤骨，过久行走伤筋，这些是五劳所伤。

五脏脉与四时相应关系：肝脉与春季相应是脉弦，心脉与夏季相应是脉钩，脾脉与长夏相应是脉代，肺脉与秋季相应是脉毛，肾脉与冬季相应是脉石。这些是五脏正常的脉象。

脾有什么作用？

黄帝问道：脾发生了病变，四肢功能会失常，这是什么原因？岐伯回答说：四肢功能正常必须依赖胃中水谷精气的滋养，但胃脏中水谷精气必须靠脾脏的传输才能到达四肢。现在脾脏发生了病变，不能替胃传输水谷精气，四肢得不到水谷精气的滋养，经气日渐衰弱，脉道不畅，筋骨肌肉都得不到滋养，久而久之四肢便失去了正常的功能。

黄帝问道：脾脏不主管具体的时令，这是什么原因？岐伯回答说：脾脏在五行属土，位于四方的中央，分别于四时以长养四脏，即通过其他四脏来实现其主管时令的功能，这在每个季

脾的运化与升清

进入胃中的食物被腐熟，然后由脾将胃中的水谷精气运送到五脏六腑，这是五脏六腑的营养来源。

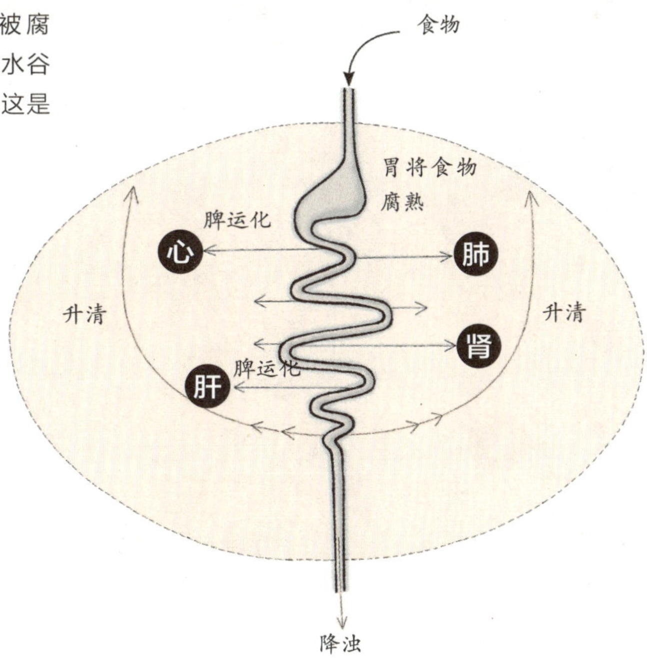

节的后十八天最为明显，因而脾脏不单独地主管某个具体的季节。脾脏为胃传输散布水谷精气，在身体中的作用犹如天地生养万物，转输精气到全身各处，无时不可缺少，因而不能主管某个具体时令。

黄帝问道：脾与胃仅以一膜相连，为什么脾能替胃传输散布水谷精气呢？岐伯回答说：足太阴脾经属三阴，贯穿于胃，隶属于脾，上络于咽喉，所以足太阴经能替胃将水谷精气传输到手足三阴经。足阳明胃经与足太阴脾经互为表里，是五脏六腑营养的来源，能够将脾经之气传输到手足三阳经。五脏六腑都依靠脾经的输送以获得胃的水谷精气，所以脾能替胃输送水谷精气。如果脾脏病了，四肢得不到水谷精气的滋养，经气日渐衰弱，脉道不畅，筋骨肌肉都得不到滋养，日久，四肢便失去了正常的功能。

四季脏腑血气是怎样分布的？

人体脏腑和经脉之气是随着四时气候的变迁而发生相应的变化的。所以，在春季，人的血气多分布在经脉里；在夏季，人的血气多分布在孙脉中；在长夏季节，人的血气多分布在肌肉中；在秋季，人的血气多分布在皮肤里；在冬季，人的血气多分布在骨髓中。黄帝说：

四季脏腑血气的分布

人体气血的分布与季节有关，气候湿和时，气血外溢；气候凉爽时，气血伏匿于内，如图

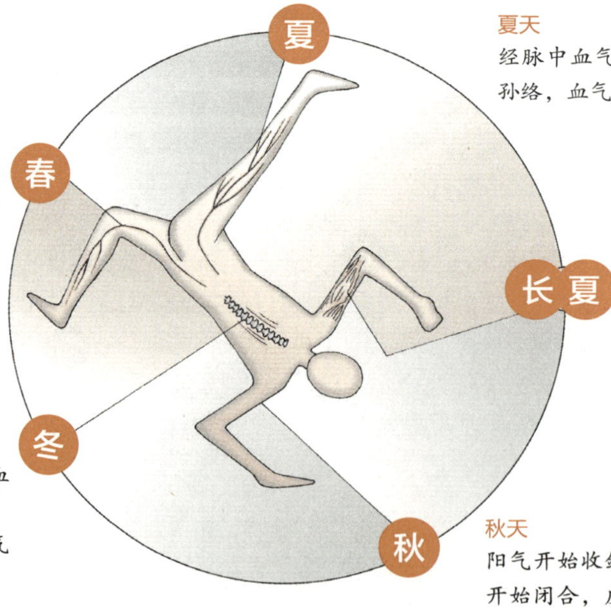

夏天
经脉中血气充盈，满溢至孙络，血气多分布在孙脉

春天
阴消阳长，万物生发，人体经脉中的血气开始畅行，血气多分布在经脉

长夏
经脉和孙脉血气都很充盛，血气充溢于肌肉，人的血气多分布在肌肉

冬天
万物潜藏，人的血气也伏藏于体内，潜伏于骨髓，血气多分布在骨髓

秋天
阳气开始收敛，人体肌腠也开始闭合，皮肤收缩，血气多分布在皮肤

我很想听您讲讲其中的道理。

岐伯回答说：在春天，天地之间的阳气开始生发，阴气开始衰弱，气候逐渐变暖，冰也开始融化，河水流通，与之相应的，人体经脉中的血气开始畅行，所以人的血气多分布在经脉里。在夏季，经脉中的血气充盈，血气满溢到孙络中，孙络得到了血气的滋养，因而人体皮肤变得丰满坚实。在长夏季节，经脉和络脉中的血气都很充盛，血气充溢于肌肉之中，使肌肉得到营养滋润。在秋季，自然界的阳气开始收敛，人体皮肤和腠理也相应地开始闭合，皮肤收缩。在冬季，自然界万物深伏潜藏，与之相应的，人身的血气也伏藏于体内，潜伏于骨髓中，流通于五脏。所以，自然界的致病邪气，总是随着四时之中人体血气的不同情况侵袭人体的不同部位，引起不同的病变。但是它们的变化是不容易预测的。在治疗时，必须依据四时之中人体经气的不同变化，采用适当的治疗方法，以清除邪气，邪气被清除了，则血气调和，就不会有紊乱的现象发生。

六气与人体及万物有何联系？

黄帝问道：寒、暑、燥、湿、风、火六气是如何与人体的生理和病理相应和的呢？六气与自然万物的生化又有什么联系呢？岐伯回答说：

东方产生风气，风能使草木欣欣向荣，木类生酸味，酸味能滋养人体的肝脏，肝脏的气血能滋养筋膜，筋膜精气又滋养心脏。六气的变化，在天空为玄远，在人体为道化，在地为生化，生化而成五味，道化生智慧，玄远生神奇，变化产生物质。神明在天为风气，在地为木气，在人体为筋，风木之气可使万物柔和，其在内脏为五脏中的肝。风木之气性质温暖，它的德性属于平和，它的功能特点为主动，它的颜色为苍青，它的变化结果是使万物繁荣。和风木之气相对应的动物为毛虫，它的作用是升散，它所主的时令气候特点是宣发。它的异常变动会摧折自然界万物，它所产生的灾害，可以使草木折损败坏。它在滋味上为酸，在情志上为怒，大怒会伤肝脏，但悲伤能克制大怒。风气太过会伤肝脏，燥气能克制风气。酸味太过会伤筋，辛味可克制酸味。

南方阳气旺盛而产生热气，热盛则生火，火气能生苦味，苦味可滋养心脏，心脏能生血脉，血脉可滋养脾脏。它在天为六气中的热气，在地为五行中的火气，在人体为脉，火热之气可使万物生长繁茂，在脏腑为中心。它的性质为暑热，它的德性属于光华显明，它的功能特点为躁动，它的颜色为红色，它的变化结果是使自然界万物繁茂。和火热之气对应的动物为羽虫，它的作用是光明普照，它所主的时令气候特点为蒸腾。它的变动属炎热，它所产生的灾害是大火焚烧。它在滋味上为苦，在情志上为喜，过喜会伤心脏，惊恐能克制过喜。大热会耗损正气，寒能克制大热。苦味太过会伤气，咸味可中和苦味。

中央气候多雨而产生湿气，湿气能助长滋养万物的土气，土气能生甜味，甜味可滋养脾脏，脾脏能使肌肉生长旺盛，肌肉可滋养肺脏。它在天为六气中的湿气，在地为五行中的土气，在人体为肌肉，湿气可使自然界万物充实，在内脏为五脏中的脾脏。它的属性为沉静、兼容，它的品德为濡润，它的功能特点为化生万物，它的颜色为黄色，它的变化结果是使万物盈满。和湿土之气相对应的动物为裸虫，它的作用是安静，它所主的时令气候特点是布云施雨，它

五气对人的影响

自然界中的风、热、湿、燥、寒五气依次交替主时。气的来临，如果与时令之气相一致，则为正气；与时令之气不一致，则为邪气。五气对人的影响如图所示。五气对疾病变化的影响是，如果来气与时令之气相一致的，则病轻微；来气与时令之气不相合的，则病严重。

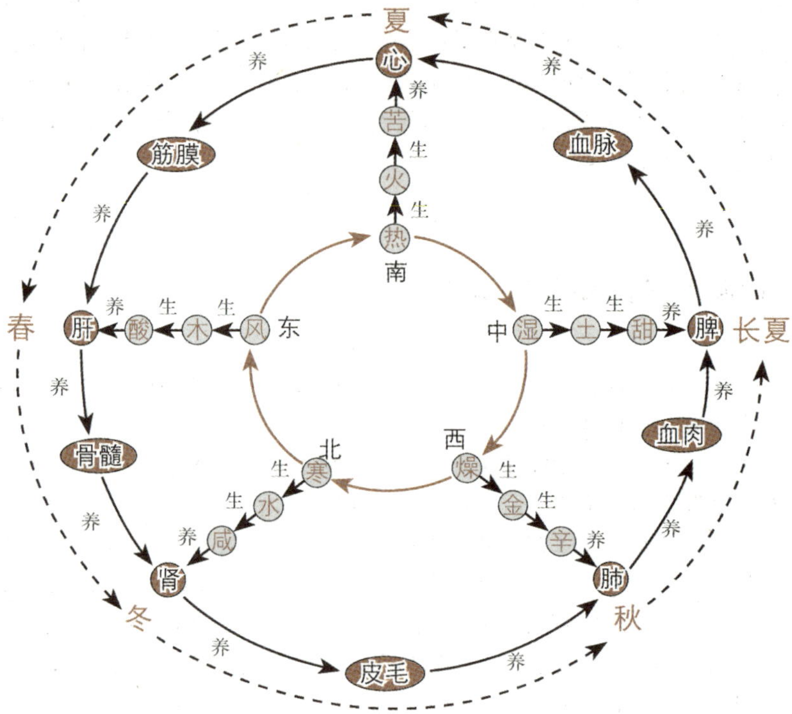

的异常变动为久雨不停，它所产生的灾害为暴雨土崩而洪水泛滥。它在滋味上为甜，在情志上为思，过思会伤脾脏，大怒能克制过思。湿气太过会伤肌肉，风能克制湿气。甜味太过会伤脾脏，酸味能中和甜味。

西方产生燥气，燥气能助长清凉的金气，金气能生辛味，辛味能滋养肺脏，肺气能滋养皮肤和毫毛，肺气可滋养肾水。它在天为六气中的燥气，在地为五行中的金气，在人体为皮毛。燥金之气可使自然界万物收成，其在内脏为五脏中的肺脏。它的属性为凉爽，它的品德为清静，它的功能特点为坚固，它的颜色为白色，它的生化为收敛。和它相对应的虫为介虫，它的作用为刚强迅疾，它所主的时令多雾露，它的变化结果是使自然界万物收敛，它所产生的灾害为草木苍老凋零。它在滋味上为辛，在情志上为忧，过忧会伤肺脏，喜能克制过忧，热气太过会伤皮肤和毫毛，寒能克制过热。辛味太过会伤皮肤和毫毛，苦味能中和辛味。

北方阴气旺盛而产生寒气，寒气能助长水，水能生咸味，咸味能滋养肾脏，肾脏生骨髓，骨髓滋养肝脏。它在天为六气中的寒气，在地为五行中的水气，在人体为骨骼，寒水之气可使自然界万物坚凝，其在内脏是五脏中的肾脏。它的属性为凛寒，它的品德为寒凉，它的功能特点为闭藏，它的颜色为黑色，它的变化结果是使自然界万物肃静。和寒水之气相对应的动物为鳞虫，它的作用是清冷，它所主的时令气候特点为寒凝，寒水之气的异常变动是寒甚冰冻，它所产生的灾害为冰雹逆时而降。它在滋味上为咸，在情志上为恐，恐惧会伤肾脏，思能克制恐惧。寒气太过会伤血脉，燥能克制寒气。咸味太过会伤血脉，甜味能中和咸味。

上面所述的五气，依次交替主时，各有先期而至之气。气的来临，如果与时令之气不相符合，则为邪气，与时令之气相一致，即为正气。

来气与时令之气相一致的，则病轻微；来气与时令之气不相合的，则病严重。若五行之气中的某一行的气太过，不仅加重克制它本来所胜的气，而且还反侮本来是克制自己的气；反过来，若五行之气中的某一行的气不足，就使它进一步受到本来能克自己的气的克制，而它本来能胜过的气，又反过来欺侮它。但是，欺侮别行之气的，也往往会受到邪气的侵害，这是由于它肆无忌惮地横行，而削弱了自身的防御力量所造成的。

服用药物时应遵循什么原则？

黄帝问道：对于气味厚且作用峻猛的有毒药物与气味薄且作用缓和的无毒药物，在服用时有一定的遵循规则吗？岐伯回答说：疾病按病程有新久的不同，方剂也相应地有大小的区

服用药物时应遵循的规则

药可以用来治病，但要适可而止，对于不同毒性的药物，要在适当的时候及时停药，否则，就会对人体造成伤害。

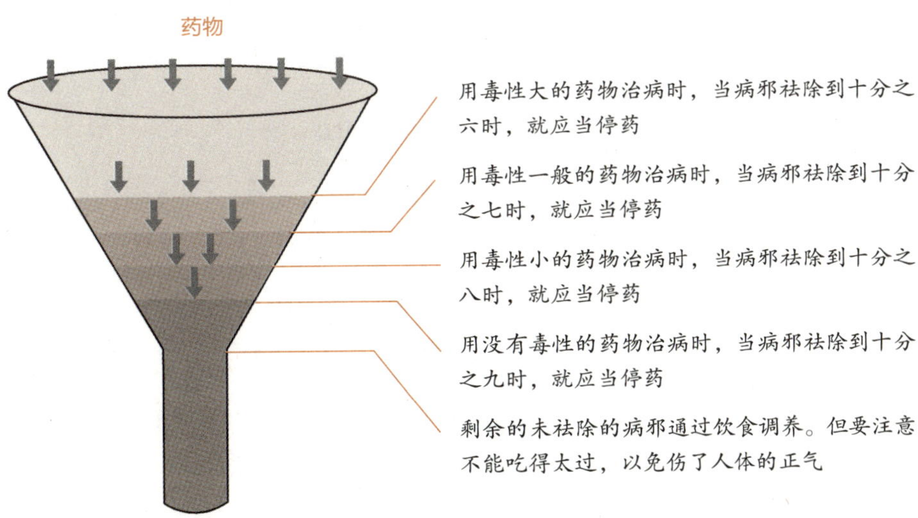

别。无论是有毒的药物还是无毒的药物，在服用时都遵循以下规则：用毒性大的药物进行治病，当病邪祛除到十分之六时，就应当停药；用毒性一般的药物进行治病，当病邪祛除到十分之七时，就应当停药；用毒性小的药物进行治病，当病邪祛除到十分之八时，就应当停药；即使是用没有毒性的药物进行治疗，当病邪祛除到十分之九时，也应当停药。剩余的未祛除的病邪用五谷、肉类、果品、蔬菜等饮食调养，但也要注意不能吃得太过，以防伤了人体的正气。假若病邪不能靠饮食调养完全祛除，再按上面所说的给药方法进行治疗。在治疗时，必须首先明确当年岁气是太过还是不及，注意不要违背天人相应的规律。不要用补法去治疗邪气旺盛的疾病，也不要用泻法去治疗正气空虚的疾病，否则会使实邪更盛，正气更虚，给病人带来死亡的灾难。施用补法时不要招致邪气侵入，施用泻法时不要外泄人体的正气，否则就会断送病人的性命。

药物的性味与五脏、五气有什么关系？

黄帝说：我已经知道治寒证用热药，治热证用寒药，主客之气相顺就逆其胜气治疗，主客之气相逆就从其不胜之气治疗，但怎样运用药物的性味与五脏、五气的关系来治病呢？岐伯回答说：厥阴风木主气胜所引起的病症，泻用酸味药，补用辛味药；少阴君火、少阳相火主气胜所引起的病症，泻用苦味药，补用咸味药；太阴湿土主气胜所引起的病症，泻用苦味药，

药物的性味与五脏、五气的关系

五脏、五气和五味都有一一对应的关系（如图所示），治疗疾病时要以此为依据进行补和泻。

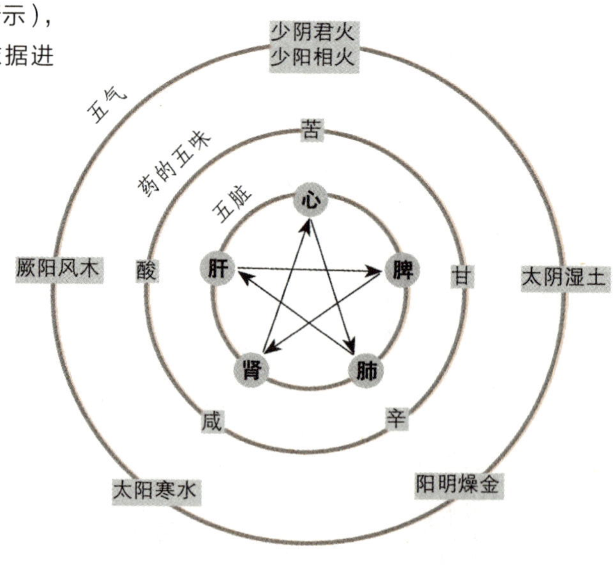

补用甘味药；阳明燥金主气胜所引起的病症，泻用辛味药，补用酸味药；太阳寒水主气胜所引起的病症，泻用咸味药，补用苦味药；厥阴客气胜所引起的病症，补用辛味药，泻用酸味药，缓解挛急用甘味药；少阴客气胜所引起的病症，补用咸味药，泻用甘味药，收敛用酸味药；太阴客气胜所引起的病症，补用甘味药，泻用苦味药，缓解挛急用甘味药；少阳客气胜所引起的病症，补用咸味药，泻用甘味药，软坚用咸味药；阳明客气胜所引起的病症，补用酸味药，泻用辛味药，发泄邪气用甘味药；太阳客气胜所引起的病症，补用苦味药，泻用咸味药，坚其气用苦味药，润其干燥用辛味药。这些方法都是为了疏通肌肤的腠理，布散津液，宣通气血。

什么是药物的君臣佐使？

黄帝说：制方分君药、臣药，是什么意思？岐伯回答说：君药是对疾病起主要治疗作用的药物，臣药是辅佐君药发挥治疗作用的药物，使药是协助臣药的药物，并不是指药物的上、

药物的君、臣、佐、使

君、臣、佐、使是《内经》提出的中医药处方原则，是对处方用药规律的高度概括，是从众多方剂的用药方法、主次配伍关系等因素中总结出来的带有普遍意义的处方指南。

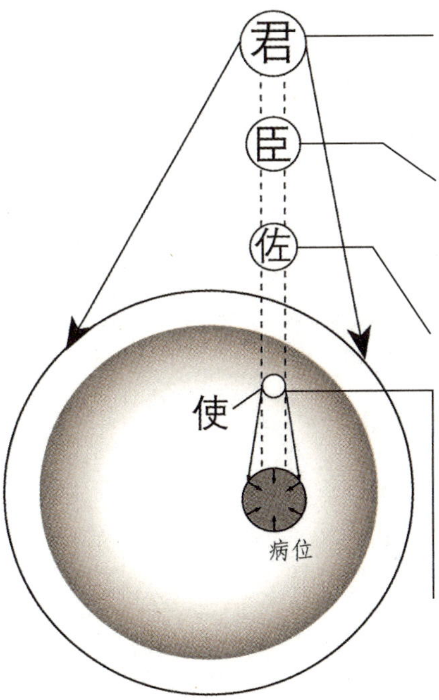

君药就是在治疗疾病时起主要作用的药。其药力居方中之首，用量也较多。在一个方剂中，君药是首要的、不可缺少的药物

臣药有两种含义

1. 辅助君药发挥治疗作用的药物
2. 针对兼病或兼证起治疗作用的药物

佐药有三种含义

1. 佐助药：协助君臣药加强治疗作用，或直接治疗次要兼证
2. 佐制药：消除或减缓君臣药的毒性和烈性
3. 反佐药：与君药性味相反而又能在治疗中起相成作用

使药有两种含义

1. 为引经药，将各药的药力引导至患病部位
2. 为调和药，调和各药的作用

中、下三品。黄帝进一步问道：三品是指什么？岐伯回答说：三品是针对药物毒性大小而言的。黄帝说：讲得很好！怎样治疗疾病的内外证？岐伯回答说：调气的方法，必须首先分辨阴阳，确定疾病是属内还是属外，各守其位，病在内则内治，病在外则外治。病情轻微的，进行调理，稍重的则平治，较严重的则劫夺。在表的用汗法治疗，在里的用下法治疗。根据疾病寒、热、温、凉偏胜的不同，应用不同属性的药物治疗。总之，要选用对疾病有利的治疗方法。谨慎遵循上述治疗方法，就会万治万全，从而使人血气平和，寿命长久。黄帝说：讲得真好。

十二经脉的起止点分别在哪里？

黄帝向岐伯问道：凡是运用针刺治病，都必须精通十二经脉循行的起点和终点，络脉别出的地方，井、荥、输、经、合五腧穴留止的部位，六腑与五脏相合的表里关系，四季时令气候影响人身所出现的气血盛衰出入变化，五脏经络之气的流行灌注，经脉、络脉、孙络的宽窄程度，分布的深浅情况，上到头面、下至肢末的联系，对于这些问题，我想听一听您的讲解。

经脉在人体的走向

人体十二经脉都有一定的循行方向，如图所示：手三阳经由手到头，足三阳经由头至足，手三阴经由胸到手，足三阴经由足到腹、到胸。

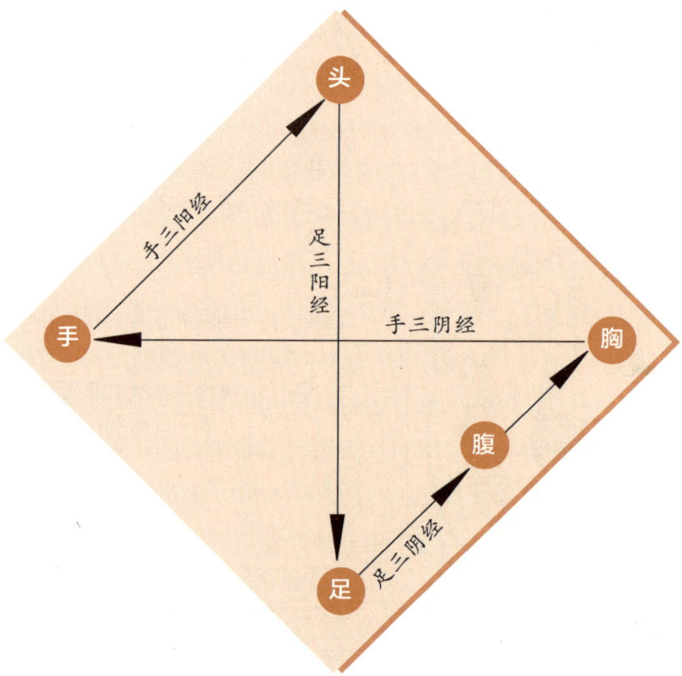

岐伯说：让我按各经的次序来说吧。肺的脉气出于少商穴，少商穴在手拇指末节桡侧，距指甲角一分许的地方，称之为井穴，在五行归类中属木；脉气尚微而流行于鱼际穴，鱼际穴在手掌大鱼际的中后方，称之为荥穴；脉气渐盛而汇注于太渊穴，太渊穴在腕掌侧横纹桡侧，动脉应手处，称之为腧穴；脉气旺盛，行于经渠穴，经渠穴在腕横纹上一寸，桡骨茎突与桡动脉之间的凹陷处，即诊脉时中指所着之处，该处桡动脉跳动不止，像江河水流一样动而不止，称之为经穴；脉气壮大，入归于尺泽穴，尺泽穴在肘横纹中央，肱二头肌腱桡侧的凹陷处，称之为合穴。这是手太阴肺经所属的五腧穴。

心的脉气出于心包经的中冲穴，中冲穴在手中指的尖端中央，称为井穴，在五行中属木；脉气尚微，流于劳宫穴，劳宫穴在手掌心，掌心横纹中第三、第四掌骨之间（即握拳屈指时中指尖处），称为荥穴；脉气渐盛，灌注于大陵穴，大陵穴在腕掌横纹的中央部，掌长肌腱与桡侧腕屈肌腱间的凹陷中，称为腧穴；脉气旺盛，行于间使穴，间使穴在腕后三寸内侧两筋之间的凹陷中（即腕横纹上三寸，当掌长肌腱与桡侧腕屈肌腱之间），当本经有病时，此处脉气会出现一定的反应，无病则脉气平静，称为经穴；脉气大盛，入于曲泽穴，曲泽穴在肘内侧凹陷中（即肘横纹中，肱二头肌腱的尺侧缘），屈肘可得，称为合穴。这是手少阴心经的五腧穴。

肝的脉气出于大敦穴，大敦穴在足大趾外侧与三毛中间（足大趾外侧，距趾甲角一分许的地方），称为井穴，在五行中属木；脉气尚微，流于行间穴，行间穴在足大趾与第二趾的趾缝间，称为荥穴；脉气渐盛，灌注于太冲穴，太冲穴在行间穴后二寸处的凹陷中（足第一、第二跖骨连接部位之前的凹陷中），称为腧穴；脉气旺盛，行于中封穴，中封穴在内踝前一寸五分处的凹陷中（内踝前方，在商丘与解溪二穴连线之间），针刺该穴时，如果违逆经气运行的方向，就会使气血淤滞，如果顺应经气运行的方向，就会使气血通畅，伸足可得此穴，称为经穴；脉气壮大，入于曲泉穴，曲泉穴在股骨内侧髁之下，大筋之上（膝关节内侧横纹头上方），屈膝才能取准此穴，称为合穴。这是足厥阴肝经的五腧穴。

脾的脉气出于隐白穴，隐白穴在足大趾末节外侧，距趾甲角一分许，称为井穴，五行属木；脉气尚微，流于大都穴，大都穴在足内侧缘，第一跖趾关节前下方赤白肉际凹陷处，称为荥穴；脉气渐盛，灌注于太白穴，太白穴在足内侧缘，第一跖趾关节后下方赤白肉际凹陷处，称为腧穴；脉气旺盛，行于商丘穴，商丘穴在足内踝前下方的凹陷中，舟骨结节与内踝尖连线之中点，称为经穴；脉气大盛，入归于阴陵泉穴，阴陵泉穴在小腿内侧，胫骨内侧髁后下方凹陷处，伸足取之即得，称为合穴。这是足太阴脾经的五腧穴。

肾的脉气出于涌泉穴，涌泉穴在足心（足心前三分之一的凹陷中），称为井穴，五行属木；脉气尚微，流于然谷穴，然谷穴在足内侧缘，足舟骨粗隆下缘凹陷中，称为荥穴；脉气渐盛，灌注于太溪穴，太溪穴在足内踝后跟骨上方凹陷中（足内踝与跟腱之间的凹陷中），称为腧穴；脉气旺盛，行于复溜穴，复溜穴在太溪上二寸，跟腱的前缘，称为经穴；脉气大盛，入归于阴谷穴，阴谷穴在腘窝内侧，半腱肌腱与半膜肌腱之间，按它有动脉跳动应手，屈膝即可取此穴，称为合穴。这是足少阴经的五腧穴。

膀胱的脉气出于至阴穴，至阴穴在足小趾末节外侧，距趾甲角一分许，称为井穴，五行属金；脉气尚微，流于通谷穴，通谷穴在足外侧，足小趾本节前方的凹陷中，称为荥穴；脉气渐盛，注于束骨穴，束骨穴在足外侧，足小趾本节后的凹陷中，称为腧穴；脉气通过

经气在人体的运行

人体的经脉之气在体内不断循环往复，从头到脚，从脚到头，一昼夜循行50个周次。且白天循行于阳经的时间3倍于阴经，夜晚循行于阴经的时间3倍于阳经。阴阳的共同作用，保证了机体的正常。

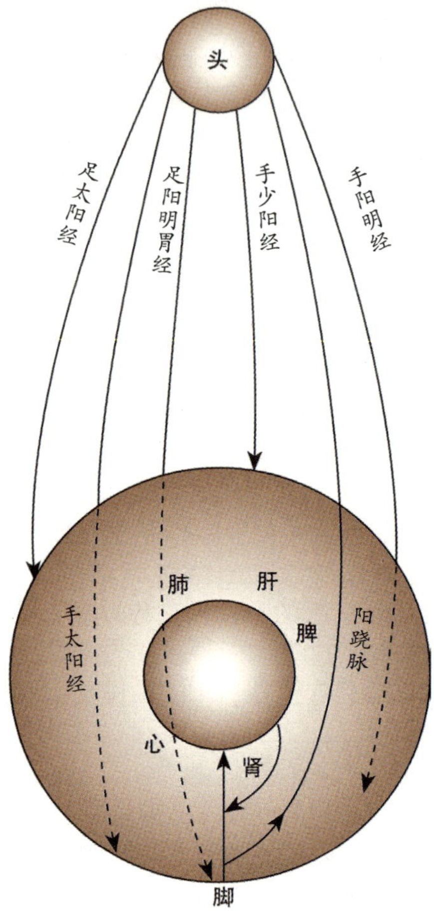

京骨穴，京骨穴在足外侧，第五跖骨粗隆下方，称为原穴；脉气旺盛，流于昆仑穴，昆仑穴在足外踝后方、跟骨上方，称为经穴；脉气大盛，入于委中穴，委中穴在膝弯中央，称为合穴，俯卧屈膝才能取准它的位置。这是足太阳膀胱经的五腧穴和原穴。

胆的脉气出于窍阴穴，窍阴穴在足第四趾末节外侧，距离趾甲一分许的地方，称为井穴，五行属金；脉气尚微，流于侠溪穴，侠溪穴在足背外侧，足小趾与第四趾之间，称为荥穴；脉气渐盛，注于临泣穴，临泣穴在侠溪上一寸半处凹陷中，称为腧穴；脉气通过丘墟穴，丘墟穴在足外踝前下陷中，称为原穴；脉气旺盛，行于阳辅穴，阳辅穴在足外踝上四寸，腓骨前缘稍前方，称为经穴；脉气大盛，入于阳陵泉穴，阳陵泉穴在膝下一寸处，腓骨头前下方的凹陷中，称为合穴，要伸展下肢才能取准此穴。这是足少阳胆经的五腧穴和原穴。

胃的脉气出于厉兑穴，厉兑穴在足第二趾末节外侧，距趾甲角一分许，称为井穴，五行属金；脉气尚微，流于内庭穴，内庭穴在足背，第二趾与第三趾之间赤白肉际处，称为荥穴；脉气渐盛，灌注于陷谷穴，陷谷穴在足二趾和三趾之间，内庭上二寸，本节后方的凹陷中，称为腧穴；脉气通过冲阳穴，冲阳穴在足背最高处，自趾缝向上约五寸凹陷中（即足背动脉搏动处），取穴时要摇动足部，称为原穴；脉气旺盛，行于解溪穴，解溪穴在冲阳后一寸半，足背与小腿交界处横纹中央的凹陷中，称为经穴；脉气大盛，入于下陵穴，下陵穴即足三里穴，位于膝下三寸胫骨外缘，称为合穴。在足三里穴下三寸，是上巨虚穴，大肠脉气寄于此穴；从上巨虚穴再下行三寸，是下巨虚穴，小肠脉气寄于此穴。由于大肠小肠在体内联属于胃腑之下，因而在经脉上也有联属足阳明胃脉之处。这是足阳明胃经的五腧穴和原穴等。

三焦的脉气，上合手少阳经，其脉气出于关冲穴，关冲穴在手无名指末节尺侧，距指甲角一分许，称为井穴，五行属金；脉气尚微，流于液门穴，液门穴在手背，小指与无名指之间，称为荥穴；脉气渐盛，注于中渚穴，中渚穴在手背，掌指关节的后方，第四、第五掌骨间凹陷处，称为腧穴；脉气通过阳池穴，阳池穴在手腕背侧横纹的凹陷中，称为原穴；脉气旺盛，行于支沟穴，支沟穴在腕背横纹上三寸，两骨之间的凹陷中，称为经穴；脉气大盛，入于天井穴，天井穴在臂外侧，屈肘时肘尖直上一寸处的凹陷中，称为合穴，屈肘时取穴。三焦经有一个与它脉气相通，位于足部的下合穴，其脉气在足太阳膀胱经之前，足少阳胆经之后，出于腘窝外侧两筋间的凹陷处，为委阳穴。委阳穴也是足太阳膀胱经的络穴及络脉所别出的地方。这是手少阳三焦经的五腧穴、原穴和下合穴。三焦经的脉气和足少阳、太阳两经并行，自足踝上方五寸处入腿肚，再从委阳穴出于体表，并由此进入足太阳膀胱经的本经，然后进入腹腔内与膀胱相连，以约束下焦。因此，三焦的实证，会出现小便不通的癃闭病；三焦的虚证，会出现小便失禁的遗尿病。属虚的当用补法治之，而属实的当用泻法治之。

小肠，上合手太阳经脉，其脉气出于少泽穴，少泽穴在手小指末节尺侧，距指甲角一分许，称为井穴，五行属金；脉气尚微，流行于前谷穴，前谷穴在手小指外侧本节前的凹陷中，称为荥穴；脉气渐盛，灌注于后溪穴，后溪穴在手小指外侧本节后的凹陷中，称为腧穴；脉气由此通过腕骨穴，腕骨穴在手外侧腕骨前方（腕前方，三角骨的前缘，赤白肉际处），称为原穴；脉气旺盛，行于阳谷穴，阳谷穴手腕尺侧，尺骨茎突与三角骨之间的凹陷中，称为经穴；脉气大盛，由此进入小海穴，小海穴在肘内侧，尺骨鹰嘴与肱骨内上髁之间的凹陷中，取穴时要伸展手臂，称为合穴。这就是手太阳小肠经的五腧穴和原穴。

大肠，上合手阳明经脉，其脉气出于商阳穴，商阳穴在手食指末节桡侧（距指甲角一分许），称为井穴，五行属金；脉气尚微，流行于二间穴，二间穴在第二掌指关节前桡侧凹陷中，称为荥穴；脉气渐盛，由此灌注于第二掌指关节后的三间穴，称为腧穴；脉气通过合谷穴，合谷穴在手背第一、第二掌骨之间，第二掌骨桡侧的中点处，称为原穴；脉气旺盛，经行于阳溪穴，阳溪穴在腕背横纹桡侧、两筋之间的凹陷中，称为经穴；脉气大盛，由此行于曲池穴，曲池穴在肘横纹外侧端，屈肘横肱取此穴，称为合穴。这是手阳明大肠经的五腧穴和原穴。

以上所说的就是五脏六腑的脉气出入流注所经过的主要腧穴。五脏各有井、荥、输、经、合五个腧穴，五五共有二十五个腧穴；六腑各有井、荥、输、原、经、合六个腧穴，六六共有三十六个腧穴，六腑的脉气都出于足三阳经脉，在上与手三阳经相合。

营气在体内是如何循环的？

黄帝说：营气能在人体内发挥重要的作用，以摄入的食物最为关键。我们吃的食物进入胃里以后，再经脾胃运化，其间生成的水谷精微之气传到肺里，通过肺的输布作用充溢在体内，营养脏腑。同时，还分散地充溢在四肢百骸及皮肤肌表，以滋养形体。而水谷精微中最精纯的部分则运行于人体的经脉通路之中，流动不息，就这样周而复始地循环，就如同天地日月运转的道理一样。

营气的运行，起始于手太阴经脉，流注到手阳明经脉，沿其上行到面部，在面部进入足阳明经脉，再从足阳明经脉下行，到达足背，行至足大趾间，与起始于这里的足太阴经相合，然后再上行到达脾脏。从脾注入心中，沿着手少阴经脉，从腋窝往下，沿臂的内侧后缘注入手的小指，会合于手太阳经。然后沿着手太阳经上行，过腋窝，向上出于颧骨的内侧，经过

营气的循行

营气即营养全身之气，必须不断循行于人体才能保证生命的持续。营气的循行与经气在人体的循行一样，也是一昼夜50个周次，且日行于阳，夜行于阴。

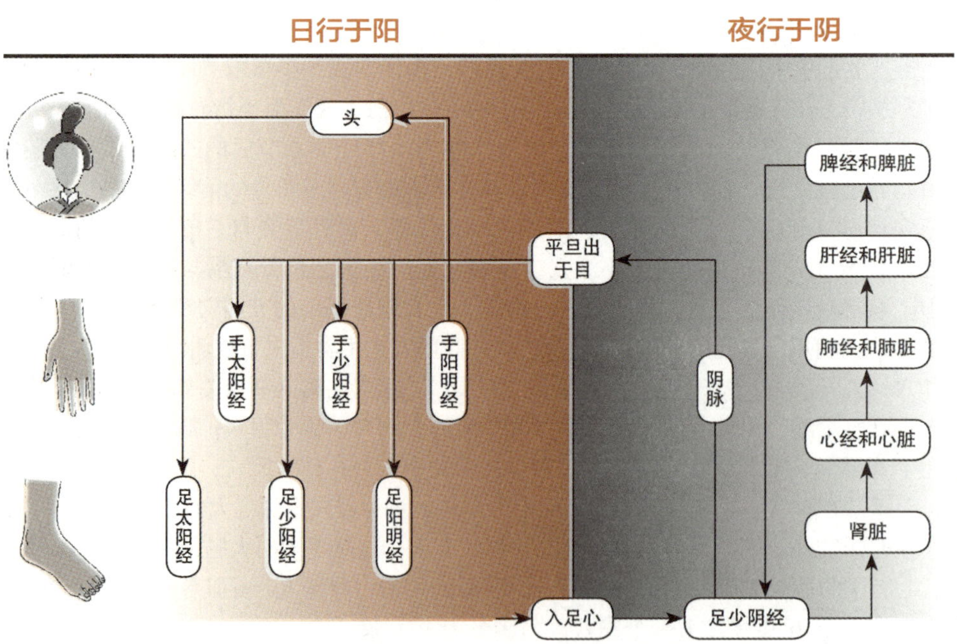

眼睛的内眼角，再上行至头顶中央，向下行至项部，在此与足太阳经脉相合。接着沿着脊柱向下经过尻部，一直到达足小趾尖，斜入足心，注于足少阴经脉，并沿其到达肾脏。再经过肾脏注入心包络中，并向外散布于胸中，沿着心包络经的主脉——手厥阴经从腋下出，循臂下行，从小臂内侧的两条大筋之间进入手掌中，到达中指的指端，并转回流到无名指的指端，在此与手少阳经脉结合，由此上行注入两乳正中的膻中穴，并散布于上、中、下三焦，从三焦注入胆，出胁部，注入足少阳经脉，向下行至足背上，再由足背注入足大趾间，合于足厥阴经。然后循经上行至肝，从肝上行注入肺中，向上沿着喉咙的后面，进入鼻的内窍，终止于鼻的外孔。而其分支另行的，则上行于额部并沿着额部上行至头顶，再沿项部下行，循脊柱两侧继续向下进入骶骨，这正是督脉的循行路线。而后由此通过任脉环绕阴器，经过阴部的毛际，上行进入脐中，再向上进入腹中，上行进入缺盆，然后向下注入肺中，再次进入手太阴经脉，并由此出发开始下一个循环周流。这就是营气的循行路线，是气血循行的常规。

营卫二气在体内是怎样运行与相会的?

岐伯说：人体的精气是由水谷产生的，水谷进入胃中，经过脾的消化吸收，化生为水谷精气并向上传至肺，再借肺气的输布功能传送到全身百脉，从而五脏六腑都可接受水谷精气。其水谷精气中，轻清而富于营养作用的是营气，重浊而剽悍的是卫气。营气在经脉之中循行，卫气则在经脉之外运行，营卫二气没有休止地在全身循行运转，一昼夜在人体内各运行五十周次，然后会合一次。由此，阴经阳经互相贯通，交替循环运转，没有终止。卫气在夜间循行于内脏二十五周次，在白天循行于阳经也是二十五周次，以此划分出昼夜。因而气循行到阳经时，人便醒来开始活动；夜间气循行于内脏时，人体就进入睡眠状态。所以，白天的时候，卫气都从内脏运转到了阳经；到了中午，阳经的卫气最盛，称为“重阳”；夜晚时，卫气都从阳经转运到了内脏；夜半时内脏的卫气最盛，而称为重阴。营气循行于脉中，起于手太阴经又终于手太阴肺经，因此说太阴主持营气的运行；卫气循行于脉外，起于足太阳经又终于足太阳经，所以说太阳主持卫气的运行。营气周流十二经，昼夜各二十五周次，卫气在白天循行于阳经，在夜间循行于阴经，也是各二十五周次，营卫二气各循行五十周次，划分昼夜各为一半。夜半阴气最盛为“阴陇”，夜半过后则阴气渐渐衰退，等到黎明的时候阴气已衰尽，而阳气渐盛。中午阳气最盛为“阳陇”，夕阳西下之时则阳气渐渐衰退，到黄昏的时候阳气已衰尽，而阴气渐盛。半夜的时候，营气和卫气都在阴分运行，是二者相互会合的时候，这时人们都已经入睡了，营卫二气在半夜会合，称为“合阴”。到第二天黎明的时候，阴气衰尽，而阳气开始运行。就是这样循环不息，如同天地日月运转一样有规律。

黄帝说：老人在夜里不能熟睡是什么原因造成的？年轻人白天精力充沛，夜晚熟睡难醒，又是什么原因？岐伯回答说：年轻力壮的人气血旺盛，肌肉滑利，气道通畅，营气和卫气就能很正常地运行，因此在白天能精力充沛、精神饱满，夜里就熟睡难醒。而老年人的气血已经衰弱，肌肉枯萎，其气道也就艰涩难通，五脏便不能相互沟通和协调，营气衰少，卫气内扰，营卫失调，不能以正常规律运行，因此使得白天的精力不充沛，夜里又难以熟睡。

营卫气血的循行对人睡眠质量的影响

营卫二气在体内不断循环，白天循行于阳经，夜晚循行于阴经，人才能正常作息。如果营卫二气失常，人的睡眠就会受到影响。

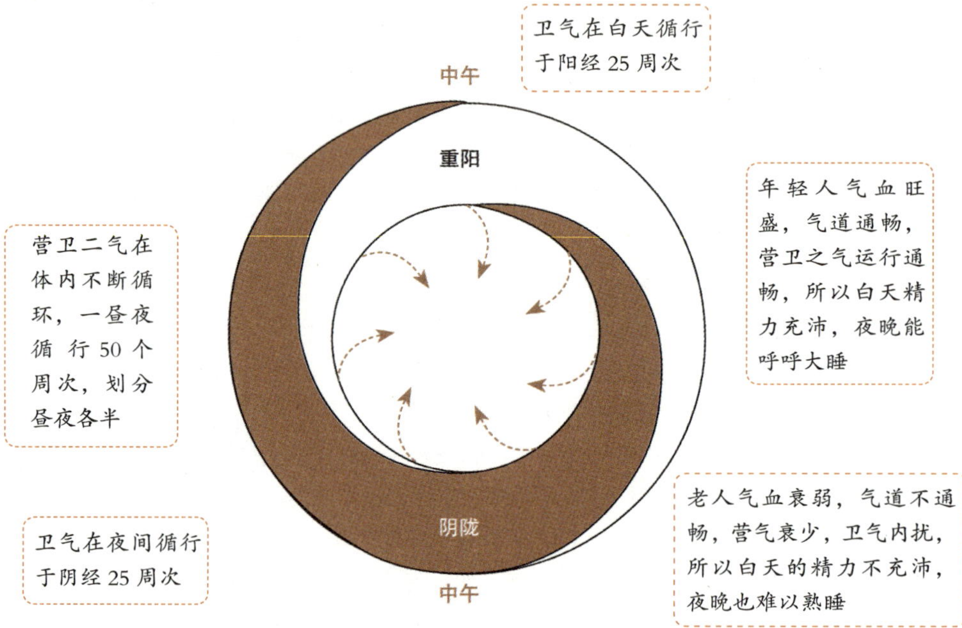

病邪侵入孔窍会造成哪些疾病？

黄帝说：人打哈欠是什么气所造成的呢？岐伯回答说：卫气白天运行于阳分，夜晚运行于阴分。阴气主要存在于夜间，夜晚则多睡眠。阳气主升在上，阴气主降在下。因此夜晚来临之时，阴气下沉积聚于下，阳气开始入于阴分，但尚未尽入时，阳气引阴气向上，阴气引阳气向下，阴阳上下相引，人即哈欠不断。等到阳气尽入阴分，阴气充盛时，就能安然入睡。到黎明时，阴气尽而阳气盛，人就醒了。对于此病的治疗，可泻足少阴经以抑制其阴气，补足太阳经以充盛其阳气。

黄帝说：人发生呃逆是什么气所造成的呢？岐伯回答说：食物进入胃中，化生为胃气将水谷精气上注到肺。若胃本已感受寒邪，与新入的谷气不相调和，二者皆留滞于胃中相互扰乱，真气和邪气相互攻击并同时上逆，从胃口上冲而发生呃逆。治疗时，可补手太阴经，泻足少阴经。

黄帝问：人发出哀叹又是什么气所造成的呢？岐伯说：这是由于阴气充盛而阳气空虚，

人打哈欠的原因

阴阳之气的运行决定了人精力是否充沛。一般情况下，卫气在阳则人精力充沛，卫气在阴则人没精神。如果睡眠充足仍哈欠不断，则说明体内阴气太重。对于此病的治疗，可泻足少阴经以抑止其阴气，补足太阳经以充盛其阳气。黎明时，阳气尽而阴气盛，人就会醒来。

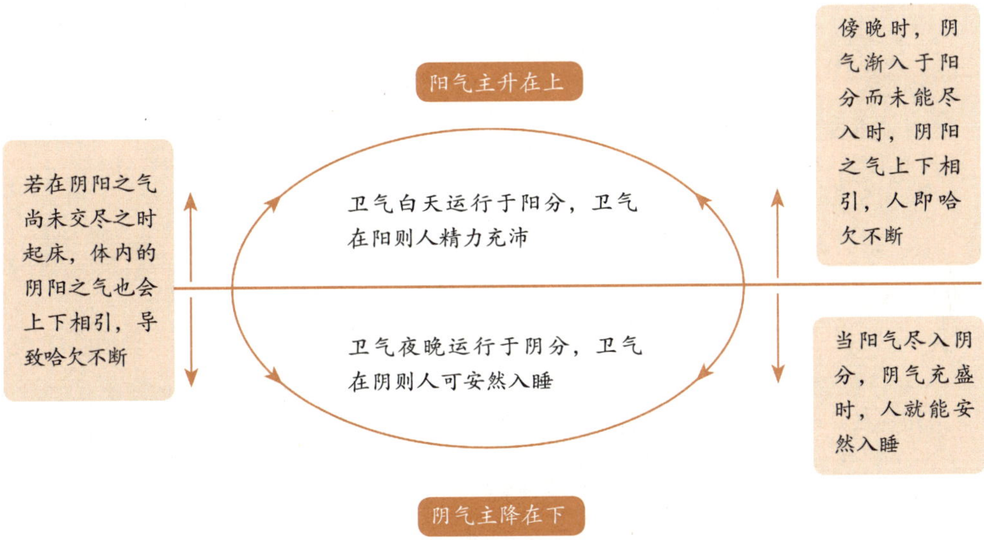

故阴气运行急速而阳气运行缓慢，进一步加剧了阴气的旺盛和阳气的衰微，因此而生哀叹。治疗时，可补足太阳经，泻足少阴经。

黄帝问：人发生振寒是什么气造成的呢？岐伯说：寒邪侵入皮肤，阴邪之气过盛，体表阳气偏虚，所以出现发冷、战栗的症状。治疗时，温补各阳经即可。

黄帝问：人发生嗳气是什么气造成的呢？岐伯说：寒邪侵入胃内，使胃气上逆，逆气从下向上扩散，又从胃中冲出，所以会发生嗳气。治疗时，应补足太阴经和足阳明经。

黄帝问：人打喷嚏是什么气造成的呢？岐伯回答说：阳气顺和充满于心胸而溢出于鼻，所以出现了打喷嚏的情况。治疗时，可补足太阳经的荥穴通谷，以及眉根部的攒竹穴。

黄帝问：人出现了全身无力、四肢酸软的症状，是什么原因造成的呢？岐伯回答说：胃气虚而不实，则全身各经脉都虚，各经脉空虚就导致筋脉懈惰无力，筋脉懈惰，阳气力行，则元气不能恢复，于是就出现了这种症状。治疗时，应根据其发病部位，在分肉间施以补法。

黄帝问：人在悲伤时涕泪都流出来，这是什么原因造成的呢？岐伯回答说：心脏是五脏六腑的主宰，眼睛是许多经脉聚集的地方，也是眼泪外泄的必经之道，口鼻是经气出入的门户。所以人悲哀忧愁则心神不宁，心神不宁则影响到其他脏腑，脏腑不安则又影响到其他经脉，进而使眼及口鼻的液道张开，鼻涕、眼泪就由此而出。人体的津液，有渗灌精微物质濡养孔窍的作用，所以上液道开则泪流，泪流不止则精液耗竭，不能渗灌精微以濡养孔窍，所以两

呃逆的产生

呃逆，即常说的“打嗝”。以气逆上冲，喉间呃呃连声，声短而频，令人不能自制为主要症状，因属胃气上逆，呃呃有声，故称呃逆。

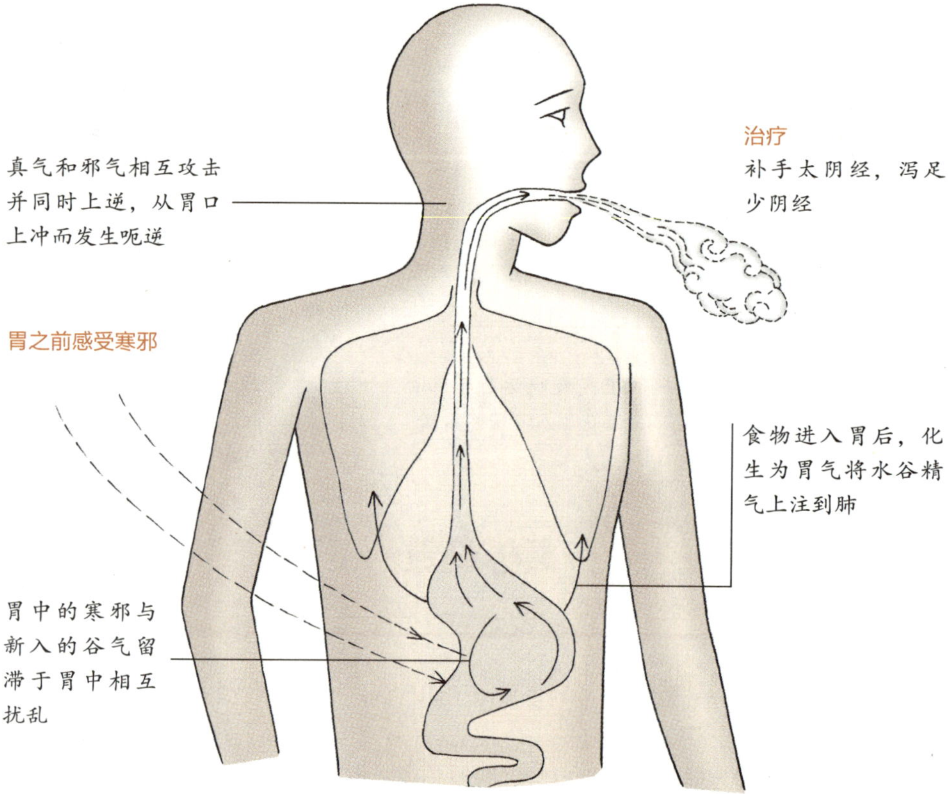

名词解释

嗳气

俗称“打饱嗝”，是各种消化道疾病常见的症状之一。嗳气是胃中气体上出咽喉所发出的声响，其声长而缓，亦属胃气失和而上逆的一种表现。与短促冲击有声的呃逆不同。饱食之后，偶有嗳气，无其他兼证，不属病态，多可自愈。

眼看不清东西，这叫作“夺精”。治疗时，应补颈项后的天柱穴。

黄帝问：人长声叹气，是什么原因造成的呢？岐伯回答说：忧愁思虑则围系心脏的络脉拘急，经络拘急则经气运行的通道受到约束，气道受约则呼吸不顺，所以深呼吸以舒展其气。治疗时，应补手少阴经、手厥阴经、足少阳胆经，并且留针。

黄帝问：人流口水，是什么原因造成的呢？岐伯回答说：食物进入胃中，若胃中有热，

口水的生成

人都会有口水产生，但是口水多了就是一种病了。这种病是由于胃中多热，胃中寄生虫扰动导致胃气运动迟缓，舌下廉泉穴张开所致。

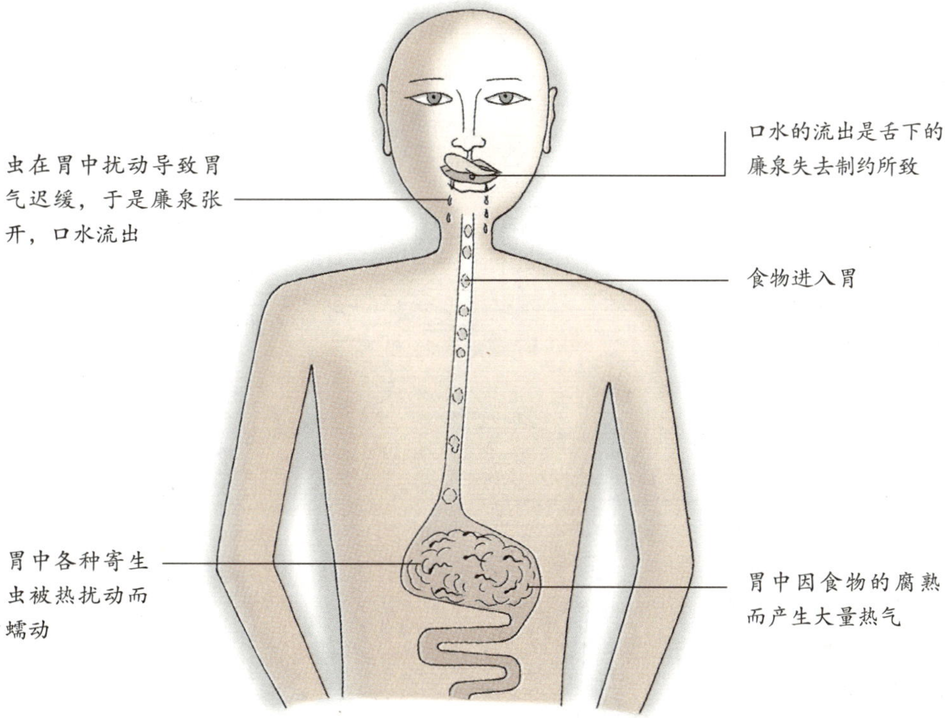

则寄生虫被热所扰而蠕动，虫动则胃气弛缓，胃气弛缓则舌下廉泉开张，进而口水流出。治疗时，可补足少阴肾经。

黄帝问：人发生耳鸣，是什么原因造成的呢？岐伯回答说：耳朵是许多经脉聚集的地方，若胃中空虚，则其余经脉必虚，经脉虚则阳气不升而下滑，致使入于耳部的经脉气血不充而耳部失养，所以出现耳鸣。治疗时，可补足少阳经的客主人穴及位于手大指指甲上的手太阴肺经的少商穴。

黄帝问：人有时自咬其舌，是什么原因造成的呢？岐伯回答说：这是由于厥逆之气上行，波及各经脉之气分别上逆而造成。如少阴脉气上逆，就会咬舌；少阳脉气上逆，就会咬颊部；阳明脉气上逆，就会咬唇。治疗时，应根据所咬的部位来确定属于何脉气上逆，而后据症施以相应的补法。

以上所说的这十二种病邪，都是病邪侵入孔窍所造成的。因此病邪所侵犯的部位，一般都是正气不足的地方。所以上部的正气不足，就会出现脑髓不充、耳鸣、头倾、目眩等症状；

中部的正气不足，就会出现大小便失禁、肠鸣的症状；下部的正气不足，就会出现两脚痿软无力、厥冷、心中烦闷的症状。

经气逆行导致自咬

当你吃饭正津津有味时，“啊”的一声，不小心咬了自己的舌头！好郁闷啊。这种情况被称为“自咬”，是由于经脉之气上逆导致的。

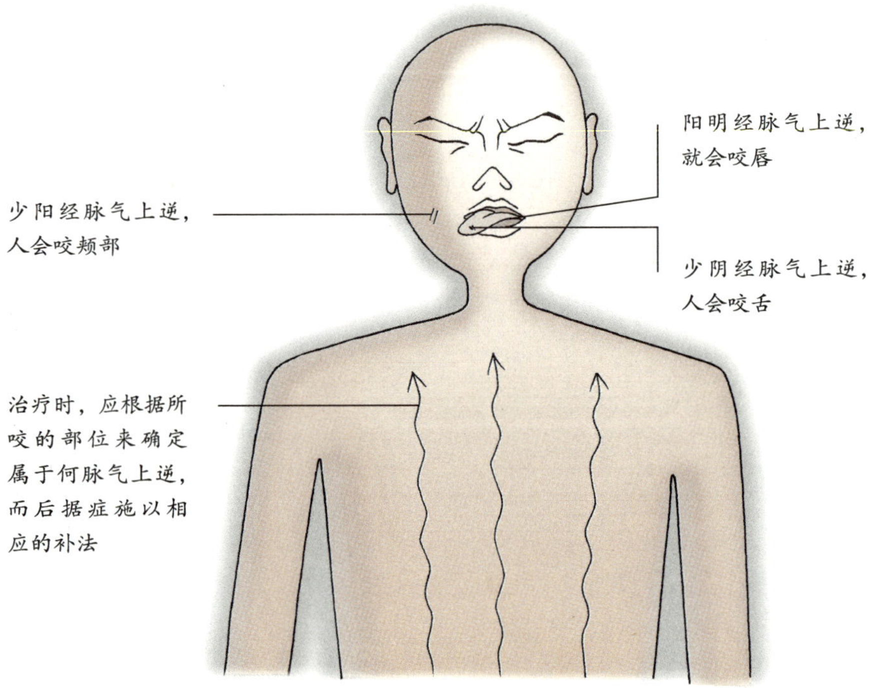

你知道自己脏腑的大小吗？

黄帝说：观察面色以知五脏精气之虚实的方法，我已懂得了，但以观察形体、四肢、骨节等来推知内脏的情况，是怎样的呢？岐伯回答说：五脏六腑之器官，肺所处的部位最高而称为“盖”，根据肩骨的高突及咽喉的下陷情况可测知肺部是否健康。黄帝说：讲得好。岐伯继续说：五脏六腑之心为身体的主宰，以缺盆作为血脉运行的道路，观察缺盆两旁肩端骨距离的远近，再结合胸骨剑突的长短，就可以测知心脏的大小坚脆。

黄帝说：很好。岐伯接着说：肝在五脏六腑中为将军之官，开窍于目，要从外面推测肝的坚实情况，可依据眼睛的大小来判断。

黄帝说：有道理。岐伯又说：脾脏，主管运化谷气，使之周行于全身，在饮食时观察其唇舌胃口的好坏，可以预测脾脏的吉凶。

黄帝说：对。岐伯说：肾脏气通于耳而主外，能听到远处的声音，所以根据人耳听力的强与弱可测候肾脏的实与虚。

黄帝说：讲得好。我还想听你讲一下关于测候六腑的方法。岐伯说：六腑之中，胃内水谷最盛，凡颊部肌肉丰满、颈部粗壮、胸部宽阔之人，其容纳五谷就多。依据鼻窍隧道的长短，可以测候大肠的情况。唇厚且人中沟长，可以测候小肠的情况。下眼袋肥大，可测知其胆刚强。鼻孔外翻的，可知其膀胱不固而小便漏泄。鼻柱中央隆起的，可知其三焦是固密的。这就是用来测候六腑的方法。人体之外在的形体与面部的上中下三部均匀称的，其内脏一定良好。

口水的生成

《内经》认为，人体五脏的大小、坚厚、高低等与人的性格有一定的关系。

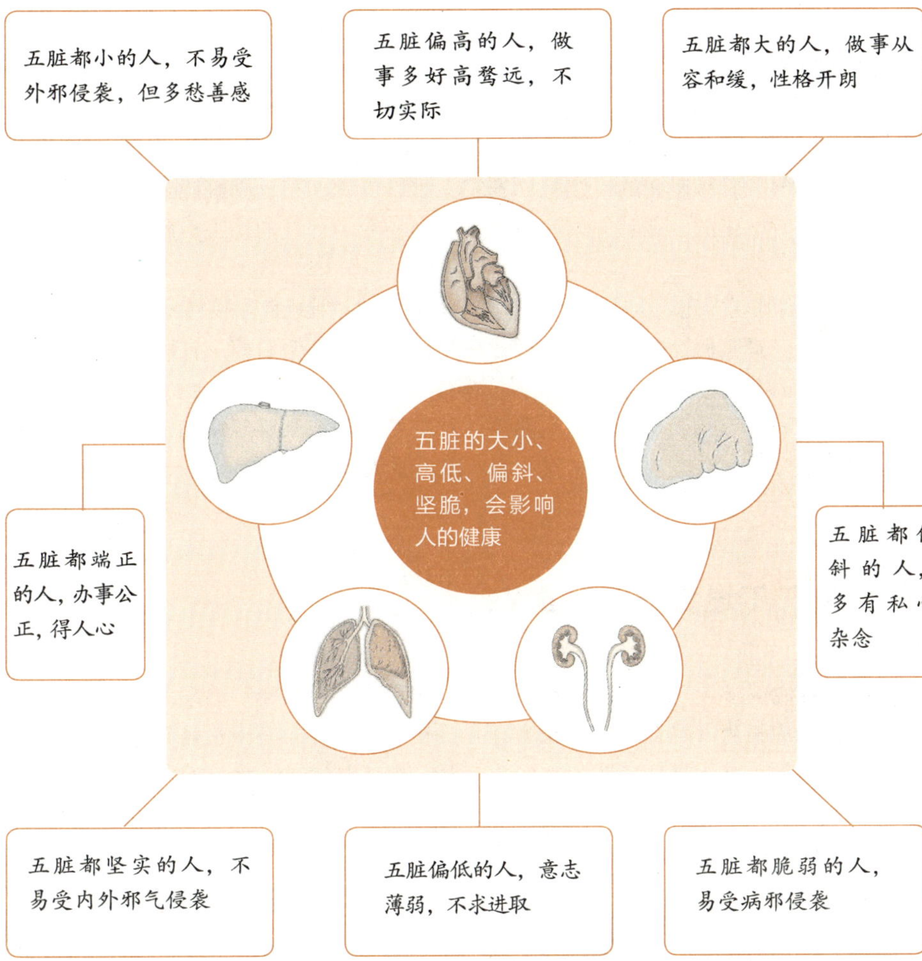

心脏小的，则神气安定，外邪不能伤害它，但容易受到忧患等情志变化的伤害；心脏大的，则不能伤其忧患，却容易被外邪所伤。心位偏高，则易使肺气壅满，郁闷易于忘事，难以用言语开导；心位偏低，则脏气涣散于外，容易被寒邪所伤，容易被言语恐吓。心脏坚实的，则功能活动正常，脏气安定固守致密；心脏脆弱的，则经常患消渴、热中之类的病证。心脏端正的，则脏气血脉和利，难以受到邪气的伤害；心脏偏倾不一的，则功能活动失常，神志不定，操守不坚，遇事没有主见。

肺脏小的，则少有饮邪停留，不易患喘息病证；肺脏大的，则多有饮邪停留，经常患胸痹、喉痹和气逆等病证。肺位偏高的，则气易上逆而抬肩喘息、咳嗽；肺位偏低的，肺体靠近胃上口，则致肺的气血不通，所以经常胁下作痛。肺脏坚实的，则不易患咳嗽、气逆等病证；肺脏脆弱的，则易伤于热邪而患消渴病证。肺脏端正的，则肺气和利宣通，不容易受到邪气的伤害；肺脏偏倾的，则易出现一侧胸痛。

肝脏小的，则脏气安定，没有胁下病痛；肝脏大的，则逼迫胃部与咽部，若压迫食道便会造成胸膈苦闷、胁下作痛。肝位偏高的，则向上支撑膈部，且胁部闷胀，成为息贲病；肝位偏低的，则逼迫胃脘，胁下空虚，容易遭受邪气。肝脏坚实的，则脏气安定，邪气难以伤害；肝脏脆弱的，则经常受伤而易患消渴疾病。肝脏端正的，则脏气调和通利，难受邪气的伤害；肝脏偏倾的，则常胁下疼痛。

脾脏小的，则脏气安定，不容易被邪气损伤；脾脏大的，则胁下空软处经常充塞而疼痛，不能快步行走。脾位偏高的，则胁下空软处牵连季胁疼痛；脾位偏低的，则向下加临于大肠，经常容易遭受邪气。脾脏坚实的，则脏气安定，难以受到伤害；脾脏脆弱的，则经常受伤而患消渴疾病。脾脏端正的，则脏气调和通利，不容易受到邪气的伤害；脾脏偏倾的，则易发生胀满病症。

肾脏小的，则脏气安定，不易被邪气所伤；肾脏大的，则经常患腰痛病，不可以前俯后仰，容易被邪气所伤。肾脏偏高的，则经常脊背疼痛，不可以前俯后仰；肾脏偏低的，则腰部尻部疼痛，同样不可以前俯后仰，且易形成狐疝疾病。肾脏坚实的，则不会发生腰背疼痛的疾患；肾脏脆弱的，则经常容易受伤害而患消渴病。肾脏端正的，则脏气调和通利，难以受到邪气的伤害；肾脏偏倾的，则经常腰部尻部疼痛。以上是人体经常发生的二十五种病变。

为什么 7 天不进食就会死亡？

黄帝说：听说正常人七日不进食就会死亡，这是什么原因呢？伯高说：请让我来说说其中的缘故。胃的周长为一尺五寸，直径为五寸，长二尺六寸，呈横状且有弯曲，可容纳水谷的容量为三斗五升，其中食物二斗，水一斗五升，胃就装满了。食物经消化而生成的精微，通过上焦之气的宣泄而布散于全身，其中有一部分转化为剽悍滑利的阳气，其余各物便由下焦之气渗灌到所有的肠道中。

小肠的周长为二寸半，直径略小于八分，长三丈二尺，能容纳食物的容量为二斗四升，水为六升三合半稍多一点。回肠的周长为四寸，直径略小于一寸半，长二丈一尺，能容纳食物的容量为一斗，水为七升半。大肠的周长为八寸，直径二寸半稍多点，长二尺八寸，能容

一般人 7 天不进食就会死亡

肠胃的容量是有限的，但人的排泄却是每天都在进行。所以，人如果不吃不喝，坚持不了多久就会死亡。一般情况下，人只能坚持7天。

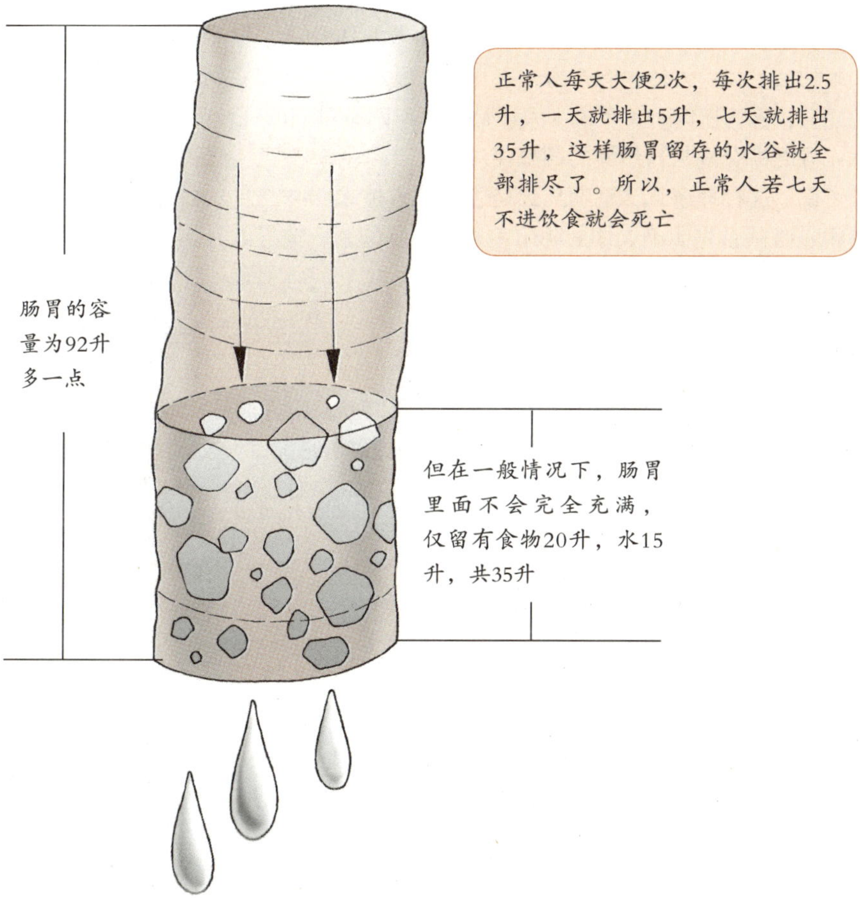

纳食物的容量为九升三合又八分之一合。肠胃的总长度为五丈八尺四寸，可容纳水谷的容量为九斗二升一合半稍多，这是肠胃所能容纳的水谷的总量。

正常人在日常生活中却不是这样的，当胃中食物充满时肠却是空虚的；当食物由胃下渗到肠，肠满时则胃是空虚的。这样肠胃虚满交互出现，人的气机才能升降正常，上下通畅，五脏才能安和，血脉运行才能畅通无阻，精神才能旺盛，所以说，人的神气是由水谷精气化生而来的。一般情况下，肠胃里面留有食物20升，水15升。正常人每天大便2次，每次排出2.5升，一天就排出5升，7天就排出35升，这样肠胃留存的水谷就全部排尽了。所以，正常人若7天不进饮食就会死亡，这是由于水谷、精气、津液都已消耗竭尽。

人体中的四海是怎样的？

黄帝问岐伯说：我听你讲述刺法，所说内容皆离不开营卫气血。人体中运行营卫气血的十二经脉，在体内属于五脏六腑，在体外联络着肢体骨节，你能将它们与四海联系起来讲一讲吗？岐伯回答说：人体也有四海，也有十二经水。十二经水都流注于海，自然界有东、西、南、北之分，称为四海。黄帝说：人体是如何与四海对应的呢？岐伯说：人体有髓海、血海、气海和水谷之海分别与自然界的四海相应。

黄帝说：这种理解真深远啊！你是怎样把人体之四海与自然界之四海对应起来的呢？岐伯回答说：必须首先明确人体的阴阳表里及经脉的荥、输等的具体分布部位，人身的四海就

人体中的四海

人体中的四海包括髓海、气海、水谷之海、血海，这四海分别与自然界的四海对应。四海主持全身的气血、津液，是人体十二经脉之所归。

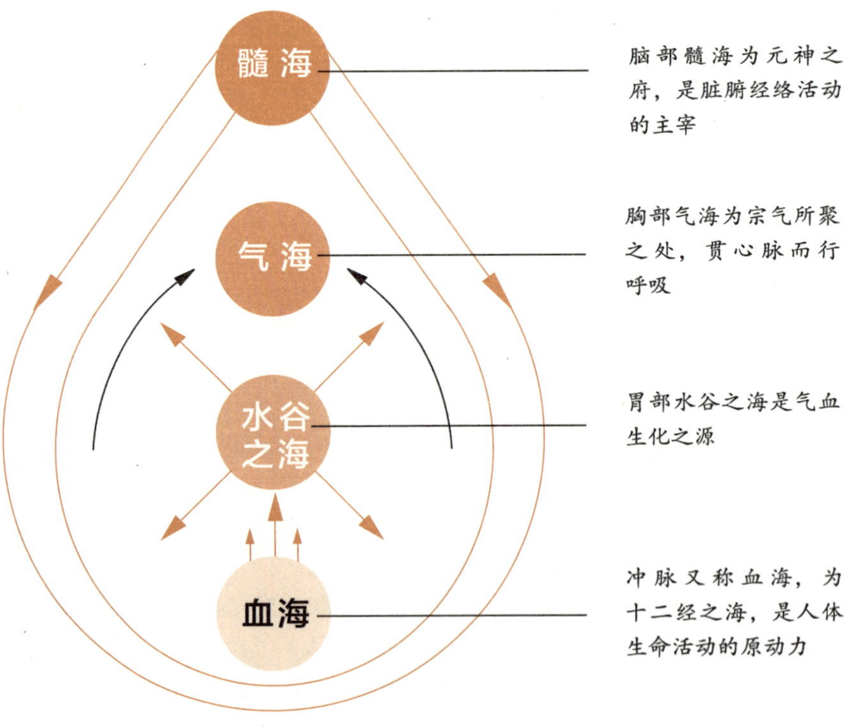

可以确定了。

黄帝说：那么怎样确定四海及其经脉重要穴位的位置呢？岐伯回答说：胃乃水谷之海，其气血向上输注至气冲穴，向下输注至足三里穴；冲脉乃十二经之海，其气血向上输注至大杼穴，向下输注至上巨虚与下巨虚两穴；膻中乃宗气之海，其气血向上输注至天柱骨上的哑门穴和天柱骨下的大椎穴，向前输注至人迎穴；脑为髓之海，其气血向上输注至脑盖中央的百会穴，向下输注至风府穴。

黄帝说：人体之四海，是怎样滋补和损害人体的呢？又是怎样促进和耗败人体的生命活动的呢？岐伯回答说：四海之功能正常，就会促进人体的生命活动；四海功能失常，就会耗败人体的生命。懂得调养四海的就会使人体得到滋补，不懂得调养四海的就会有害于人体健康。

黄帝说：人身之四海的正常与反常情况会出现什么症状呢？岐伯回答说：气海内邪气有余的，就会感到胸中憋闷，呼吸急促，面色发赤；气海内正气不足的，就会出现气息缺少以至于无力说话。血海内邪气有余的，则常常觉得身体有膨胀感，郁闷不爽但说不出自己有什么病；血海内正气不足的，就会常常觉得身体在缩小，无精打采但也说不出自己有什么病。水谷之海内邪气有余的，则出现腹中胀满的症状；水谷之海内正气不足的，就会常感到饥饿但又无食欲。髓海内邪气有余的，动作就会表现为过于轻健有力，行动无度；髓海内正气不足的，则表现为头晕耳鸣，腿酸无力，两眼昏花而视物不清，倦怠嗜睡。

黄帝说：我已了解了四海正常与失常的症状，可如何来调治呢？岐伯回答说：仔细审察四海输注的重要穴位，据此来调节其虚实，但不要违反虚补实泻的治疗原则，以免造成危害。顺从这些法则治疗的就可恢复健康，违背此法则的就会有死亡的危险。黄帝说：讲得好。

人体的五种津液是如何生成的？

黄帝问岐伯道：水谷进入口中传输至肠胃，最后变成的津液有五种：天冷衣薄时，就变为尿与气；天热衣厚时，就变为汗水；心情悲哀时气并于上，就变为眼泪；中焦有热而胃弛缓时，就变为唾液；邪气内侵且在脉内逆行，致使经气阻塞而不行，就会成为水胀病。我已经知道这些道理，但不知这五种津液是怎样生成的，我很想听你讲讲其中的缘由。岐伯回答说：水谷从口进入体内，有酸、苦、甘、辛、咸五味，且分别注入相应的脏腑及人体四海，水谷所化生的津液，分别沿一定的脉络布散于周身。由三焦输出其气，用来温润肌肉，充养皮肤的就成为津；留在体内固定位置而不周行于全身的就成为液；天热且衣厚，腠理就会开张，所以汗出；如果寒气滞留在分肉之间，津液凝聚为沫，就会产生疼痛；天气寒冷则腠理紧闭，气湿不能外泻，就向下流于膀胱，成为尿与气。

五脏六腑之中，心为主宰，耳主听觉，眼司视觉，肺辅助心脏，肝主谋虑，脾主护卫，肾主骨。所以五脏六腑的津液，都向上渗注于眼睛，心情悲哀时，五脏六腑之气都上并于心，使心脏的经络变得拘紧，经络拘紧则肺叶上举，肺叶上举则水液就随气上溢。如果心脏经络拘紧时，肺叶不是经常上举，而是时上时下，就会引起咳嗽而涕泪俱出的症状。中焦有

五脏所藏

津液来源于饮食水谷，是通过脾胃、小肠和大肠吸收饮食水谷中的水分和营养而生成的。

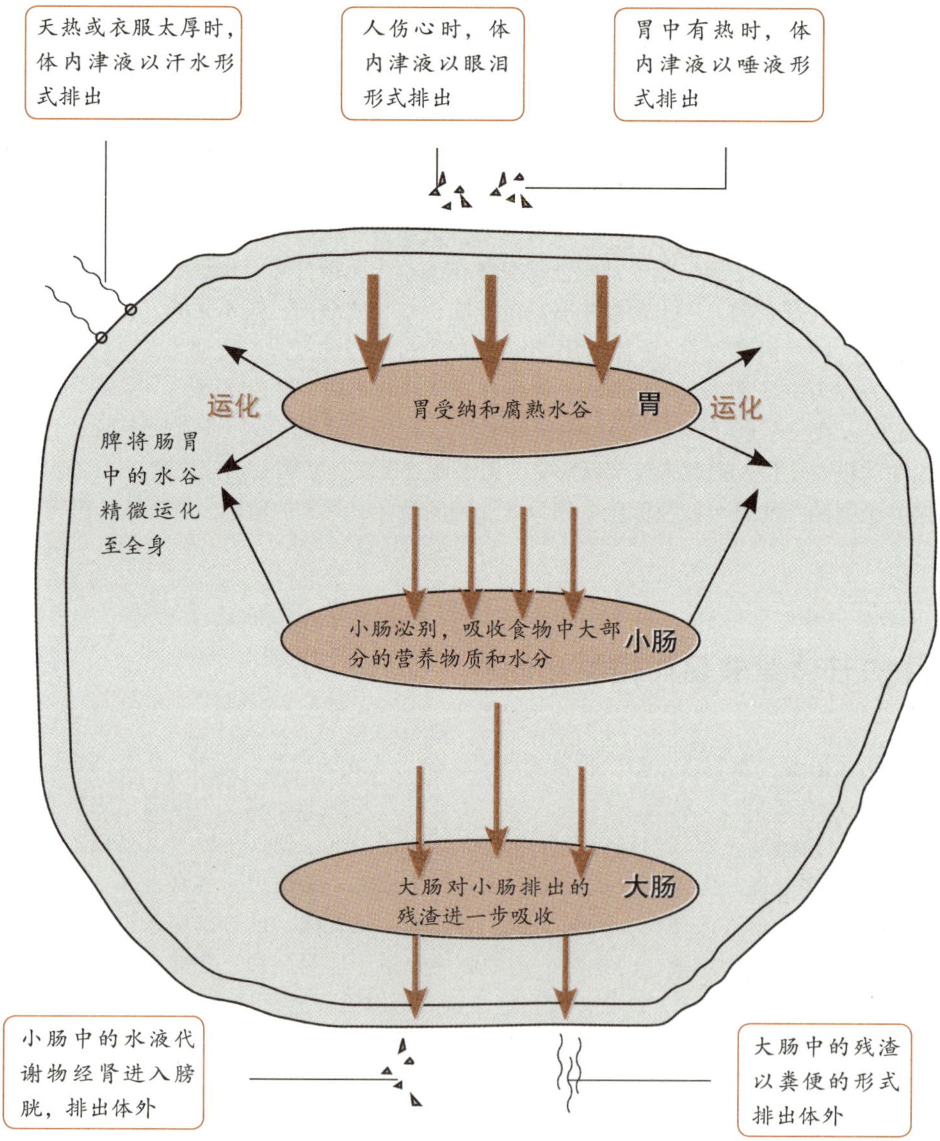

热，则胃中的食物消化快，导致肠中的寄生虫追寻着食物上下窜动，使得胃扩张，胃部弛缓；胃弛缓则气上逆，所以唾液出。

五谷的津液化合而成膏状，向内渗入骨腔，营养脑髓，向下流于阴中。如阴阳失调，就会使津液下溢于阴窍，髓液也随之向下而减少，下泄过度则使真阴亏虚，就会出现腰酸背痛和足胫无力的症状。如果阴阳气道不通，四海闭塞，三焦经不能疏泻，津液不能正常地循行于周身，饮食物并存于肠胃之中，积聚在回肠内，水液停留在下焦，不能渗入膀胱，下焦就会胀满，水液泛溢于外则为水胀。这就是津液分为五道后运行的正常和异常的情况。

如何根据五官变化来诊断疾病？

黄帝问岐伯道：我听说在针刺治疗疾病时，通过观察五官的五种气色的变化，有助于对五脏病情的诊断。所谓五气，是五脏的内在变化反映于体表的现象，又与五时气候相配合。我想知道五脏的变化是怎样表现于外的？岐伯回答说：五官的变化就是五脏在身体外部的反映。

黄帝说：我想了解五脏反映于外部五官所表现的征象，并将它当作诊断治疗的常理。岐伯说：脉象反映在寸口，气色表现于鼻部，五色交替出现，与五时相应，且各有一定的规律。邪气循着经络入于内脏，则必须先治疗其内脏。

黄帝说：讲得好。五色只能表现于鼻部吗？岐伯说：正常人的五官能辨别颜色、气味、味道、声音等，天庭眉宇开阔饱满，就可以观察鼻部的情况。若鼻部宽阔，颊侧至耳门部肌肉结实，下额高厚，耳垂凸露于外，面部五色正常，五官开阔高起且匀称，寿命就可达百岁。观察到以上这些表现，即使得病，针刺也一定能治好。因为像这样的人，血气充足，肌肉结实，所以可以忍受针刺之苦。

黄帝说：我想了解一些关于五官的知识。岐伯说：鼻子是肺脏的官窍；眼睛是肝脏的官窍；口唇是脾脏的官窍；舌是心脏的官窍；耳朵是肾脏的官窍。

黄帝说：根据五官的表现，怎样推测得了什么疾病呢？岐伯说：从五官可以测知五脏的病变。出现喘息、鼻翼煽动症状的表明肺脏有病；出现眼角发青症状的表明肝脏有病；出现口唇发黄症状的表明脾脏有病；出现舌卷而短、两颧红赤症状的表明心脏有病；出现两颧及额部发黑症状的表明肾脏有病。

黄帝说：有的人平时五脏的脉象及五色的表现都正常，但一旦患病就很严重，这是什么道理？岐伯说：五官的功能失常不能辨别颜色、气味、味道、声音等，天庭眉宇不开阔，鼻子也小，颊部和耳门部瘦小不显，肌肉瘦削，耳垂和耳上角向外突出，这样的人即使平时脉色正常，但也说明其禀赋不足，平时体质就差，何况再加上疾病呢？

黄帝说：五色表现于鼻部，据此可观察五脏之气的内在变化，那么在鼻部的左右上下，五色的出现各有一定的部位吗？岐伯说：五脏六腑深居于胸腹之中，按照顺序各有所属的位置，所以五色表现于鼻部，在面部的左右上下各有一定的位置。

五脏开窍

五脏虽然深居体内，但它们都在面部开有官窍。通过观察五脏官窍的变化，可以推测身体的健康状况。

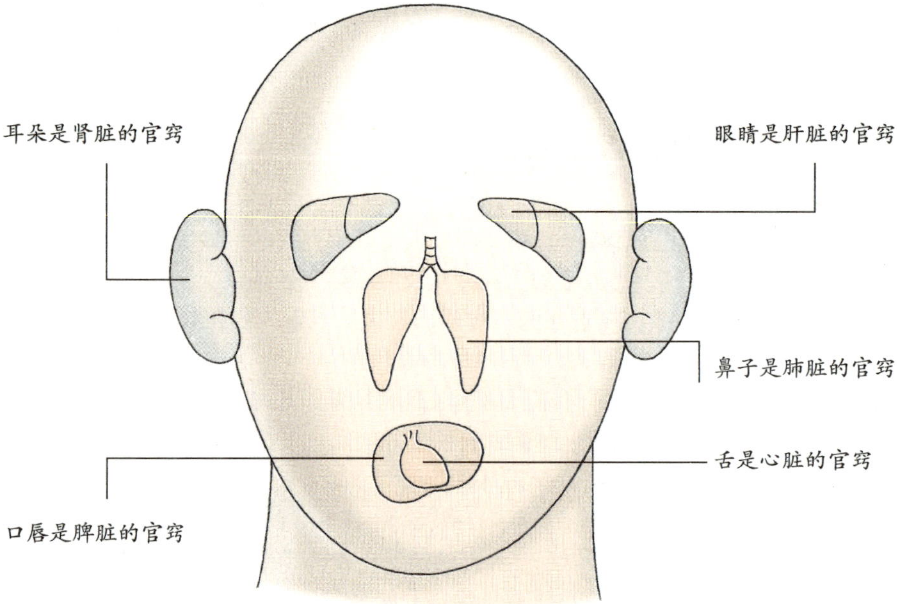

五脏的五种变化对应的不同针刺法有哪些？

黄帝说：我想了解五脏的五种变化是什么。岐伯说：肝是属阳的内脏，它在五色是青色，在五季是春季，在日次是甲乙，在五音是角音，在五味是酸味；心是属阳的内脏，它在五色是赤色，在五季是夏季，在日次是丙丁，在五音是徵音，在五味是苦味；脾是属阴的内脏，它在五色是黄色，在五季是长夏季，在日次是戊己，在五音是宫音，在五味是甘味；肺是属阴的内脏，它在五色是白色，在五季是秋季，在日次是庚辛，在五音是商音，在五味是辛味；肾是属阴的内脏，它在五色是黑色，在五季是冬季，在日次是壬癸，在五音是羽音，在五味是咸味。这就是五脏的五种变化。

黄帝说：怎样根据五脏及其五种变化来选用五腧穴呢？岐伯说：五脏与冬季相应，所以冬季针刺井穴；五色与春季相应，所以春季针刺荥穴；五时与夏季相应，所以夏季针刺腧穴；五音与长夏相应，所以长夏季针刺经穴；五味与秋季相应，所以秋季针刺合穴。这就是五脏

五脏的五种变化在针刺上的应用

古人在针刺时有很多讲究，疾病的表现不同，对针刺的穴位和针刺的深浅要求也不同。

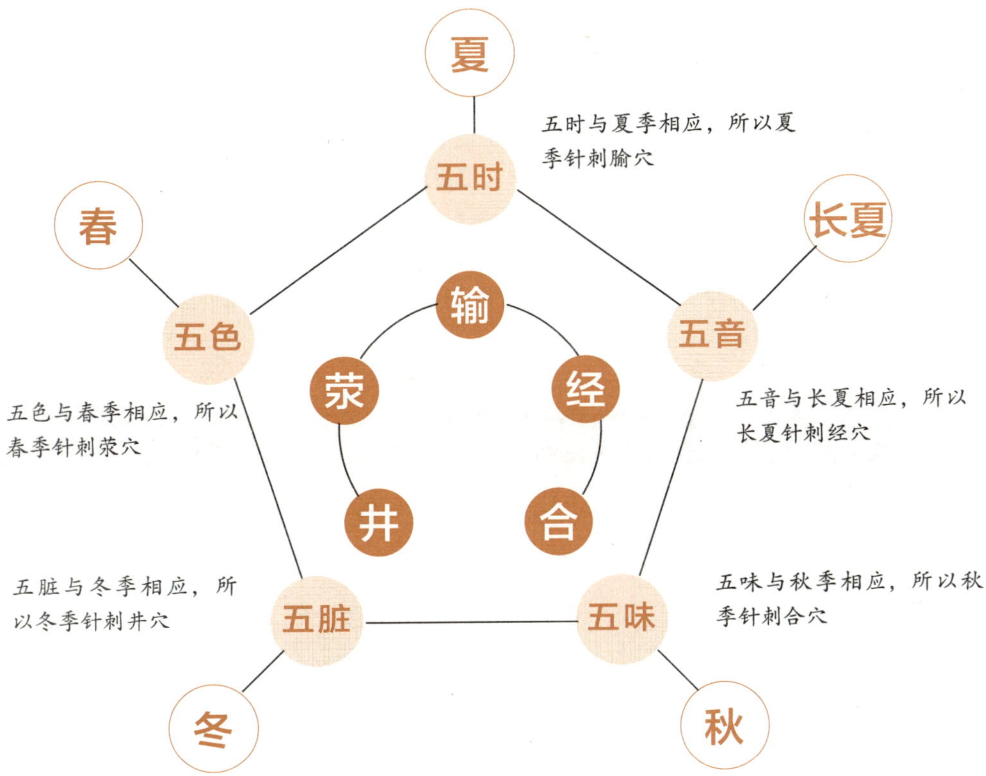

及其变化所选用的五腧穴的情况。

黄帝说：在井、荥、输、经、合五腧穴之外，六腑阳经中还各有原穴，它是如何配合五时而形成六腧穴的呢？

岐伯说：六腑的原穴并不单独与五时相配合，而是与经穴规律相同，把它归在经穴之中来配应五时，以应五时六腧之数，这样六腑各有井、荥、输、原、经、合六穴，六六就成了三十六个腧穴。

黄帝说：什么叫作脏主冬，时主夏，音主长夏，味主秋，色主春呢？我想知道这其中的道理。

岐伯说：疾病在脏器的，邪气深，应取用井穴治疗；疾病变化在面色的，应取用荥穴治疗；疾病病情时轻时重的，应取用腧穴治疗；疾病出现声音变化的，应取用经穴治疗；经脉满盛而血淤的，病变发生在胃以及由于饮食不节而得的病，应取用合穴治疗，所以叫作味主合。这就是五变所表现的不同特征以及五腧穴相应的针刺治疗法则。

脏腑与各组织之间是什么关系？

黄帝说：我想知道六腑与其他部位的相应关系。岐伯回答说：肺脏与大肠相合，大肠与皮毛相应；心脏与小肠相合，小肠与脉相应；肝脏与胆腑相合，胆腑与筋相应；脾脏与胃腑相合，胃腑与肌肉相应；肾脏与三焦、膀胱相合，三焦、膀胱与腠理毫毛相应。

黄帝说：脏腑与各组织之间如何相应呢？岐伯说：肺脏与皮毛相应，又与大肠相合。皮肤厚的人，大肠就厚；皮肤薄的人，大肠就薄；皮肤弛缓，肚腹胀大的人、大肠松弛而且长；皮肤绷紧的人，大肠也紧而短；皮肤滑润的人，大肠就通顺；皮肤干燥脱屑，与肌肉不相附的人，大肠多结涩不畅。心脏与脉相应，又与小肠相合。皮肤厚的人，脉体厚，脉体厚的，小肠就厚；皮肤薄的人，脉体薄，脉体薄的，小肠就薄；皮肤松弛的人，脉体弛缓，脉体弛缓的，小肠就粗大而长；皮肤薄而脉虚小的人，小肠就小而短；三阳经脉的部位多见弯弯曲曲的人，小肠就结涩不畅。

脏腑的表里关系

对于脏腑来说，心、肝、脾、肺、肾五脏属阴，主里；胆、胃、大肠、小肠、三焦、膀胱六腑属阳，主表，通过经络联系，构成心与小肠、肝与胆、脾与胃、 肺与大肠、肾与膀胱的表里配合关系。

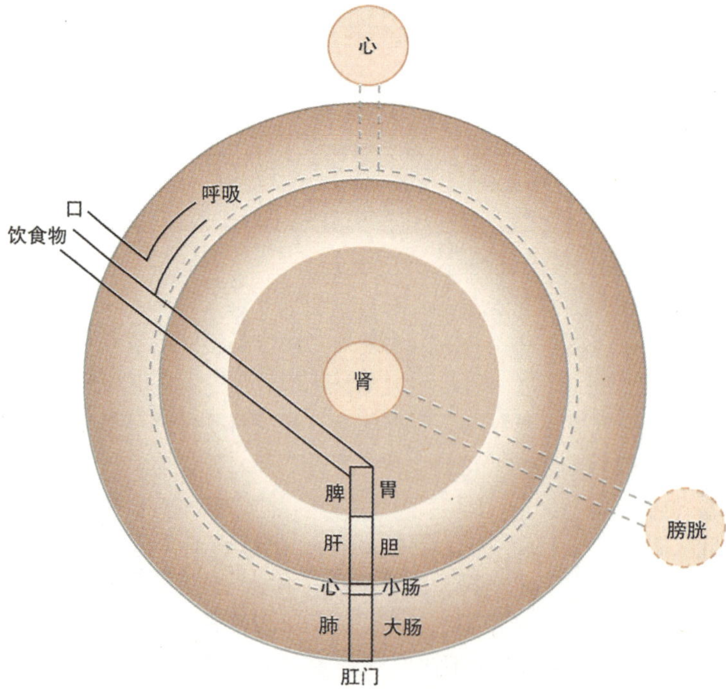

脾脏与肌肉相应，又与胃腑相合。肌肉聚处坚实而壮大的人，则胃腑厚实；肌肉聚处细薄的人，则胃腑瘦薄。肌肉聚处细小薄弱的人，则胃腑不坚实；肌肉瘦薄与身体不相称的人，则胃体下垂，胃体下垂，则胃下口约束不利。肌肉聚处不坚实的人，则胃体弛缓；肌肉聚处没有小颗粒状物累累相连的人，则胃气急迫；肌肉聚处多有小颗粒状物累累相连的人，胃气结涩，胃气结涩，则胃上口约束不利。

肝脏与指爪相应，又与胆腑相合。指爪厚实而色黄的人，则胆腑厚实；指爪薄弱而色红的人，则胆腑薄弱。指爪坚硬而色青的人，则胆气急迫；指爪濡软而色赤的人，则胆气弛缓。指爪直正而色白无纹理的人，则胆气舒畅和顺；指爪异常而色黑多纹理的人，则胆气郁结不畅。

肾脏与骨骼相应，又与膀胱、三焦相合。皮肤纹理致密而厚实的人，则三焦与膀胱也厚实；皮肤纹理粗糙而瘦薄的人，则三焦与膀胱也瘦薄。皮肤纹理疏松的人，则三焦与膀胱弛缓；皮肤紧敛而没有毫毛的人，则三焦与膀胱也紧敛。毫毛润泽而粗的人，三焦与膀胱通畅；毫毛稀疏的人，则三焦与膀胱之气就郁结不畅。

黄帝说：脏腑的厚薄、好坏都有一定的表现，我想知道它们所产生的病变是怎样的。

岐伯回答说：脏腑与体表组织是内外相应的，观察外在的体表组织就可以知道它们内部脏腑的变化情况，从而也就可以知道内脏所产生的病变了。

阴阳 25 种人分别是怎样的？

黄帝说：我希望听你详尽地讲解。岐伯道：一定要慎而又慎啊！就让我给你讲讲吧。木形的人，属于木音中的上角，他的特征是：皮肤苍色，像东方的苍帝一样，头小，面长，肩背宽大，身直，手足小，有才智，好用心机，体力不强，多忧劳于事物，对时令季节的适应是，耐受春夏不耐秋冬，秋冬季节容易感受病邪而发生疾病。这一类型的人，属于足厥阴肝经，其特征是柔美而安重，是禀受木气最全的人。另外还有四种禀受木气不全的人，分左右上下四种：左上方，在木音中属于大角一类的人，类属于左足少阳经之上，其特征是逶迤而美长。右下方，在木音中属于左角一类的人，属于右足少阳经之下，其特征有过于随和顺从、唯唯诺诺的缺点。右上方，在木音中属于鈦角一类的人，类属于右足少阳经之上，其特征是努力向前进取。左下方，在木音中属于判角一类的人，类属左足少阳经之下，其特征是刚直不阿。

火形的人，属于火音中的上徵，类似赤帝。其特征是皮肤呈红色，齿根宽广，颜面瘦小，头小，肩背腰腹及两腿发育匀称，手足小，步履急速，心性急，走路时身体摇晃，肩背部的肌肉丰满，有气魄，轻财，但少守信用，多忧虑，对事物观察和分析很擅长和明白，容颜美好，性情急躁，不长寿而多暴死。这种人对时令的适应，多能受耐春夏的温暖，不耐秋冬的寒冷，秋冬容易感受外邪而生病。火形人在五音中比为上徵，属于手太阴心经，是秉承火气最全的一类人，其外形特征是：对事物认识深刻，讲求实效，雷厉风行。禀火气之偏的有上下左右四种类型。左之上方，在火音中类属于质徵，归左手太阳经之上，火气不足，其性格特征是，光明正大而通晓事理。右之下方，在火音中属于少征一类的人，类属于右手太阳经之下。这一类型人的特征是多疑。右之上方，在火音中类属于右徵，归于右手太阳经之上，火气不足，

阴阳二十五种人（1）

《内经》认为，人禀受五行之气而生，有禀受五行之气全者，有禀受五行之气不全者，每一行各有五种人，所以，依据五行来划分，人有五五二十五种。

木形的人

禀受木气而生的人五官瘦长。这种人智力过人，好用心机，能耐春夏不能耐秋冬

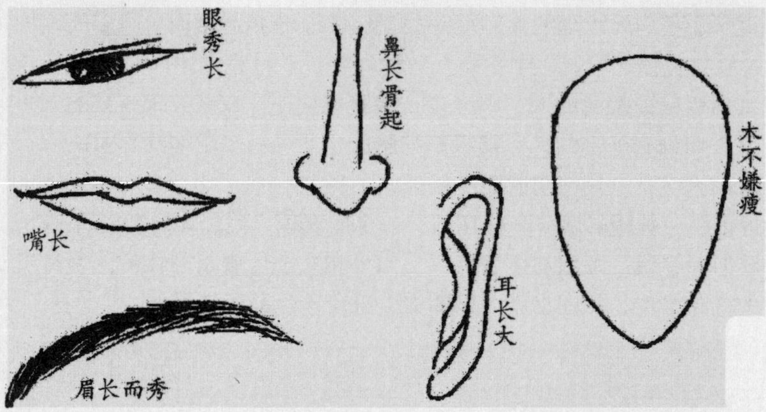

火形的人

禀受火气而生的人五官尖。这种人擅长观察和分析，性情急躁，能耐春夏不能耐秋冬，一般短寿

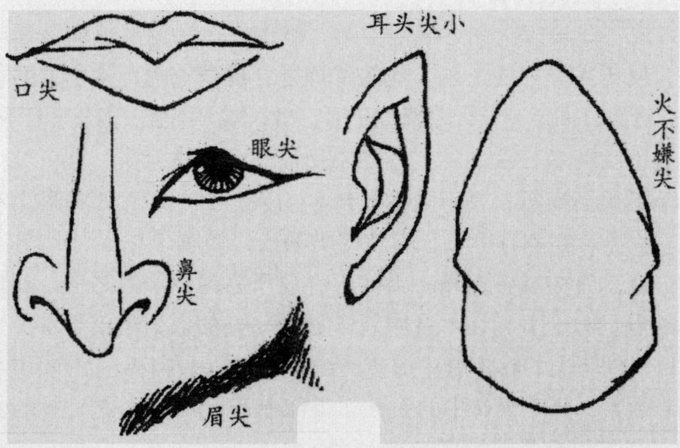

名词解释

五天帝

对于五天帝有一些不同的说法，《国语》："苍帝灵威仰，赤帝赤熛怒，白帝白招矩，黑帝睹光纪，黄帝含枢纽。"《尚书》："苍帝名灵威仰，赤帝名文祖，黄帝名神斗，白帝名显纪，黑帝名玄矩。"

阴阳二十五种人（2）

土形的人

禀受土气而生的人五官厚。这种人诚恳而忠厚，能耐秋冬不能耐春夏

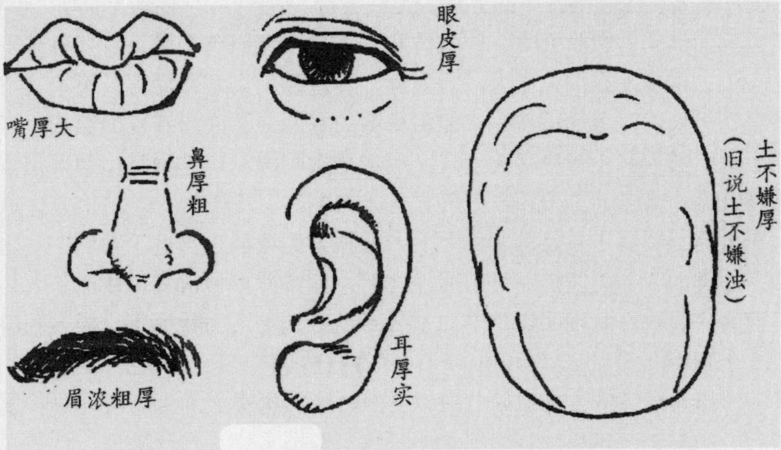

金形的人

禀受金气而生的人五官方。这种人有领导才能，但刻薄寡恩，能耐秋冬不能耐春夏

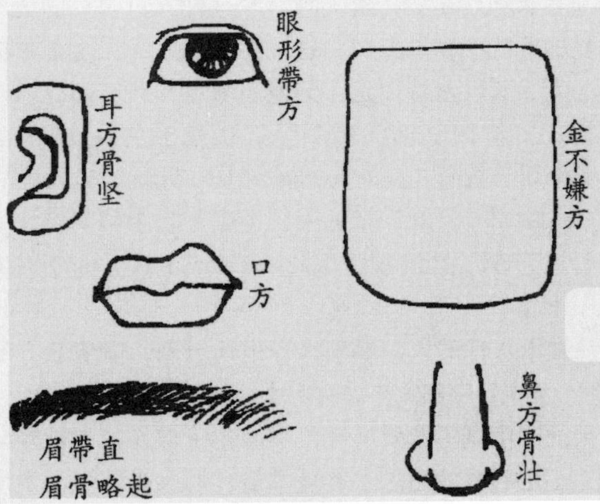

水形的人

禀受水气而生的人五官圆。这种人人格卑下，能耐秋冬不能耐春夏

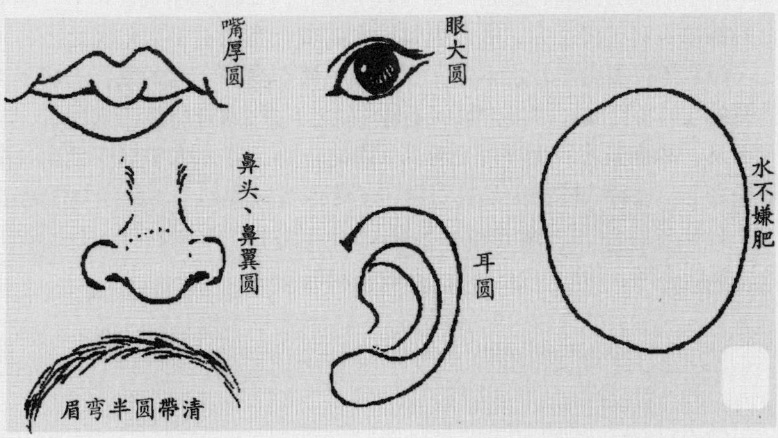

其特征是，做事不甘落后，但行事鲁莽。左之下方，在火音中属于判徵一类的人，类属于左手太阳经之下，这一类型的人的特征是乐观，怡然自得而无忧愁烦恼。

土形的人，属于土音中的上宫，类似黄帝。这类人的形态特征是：黄色皮肤，大头圆脸，肩背丰满而健美，腰腹壮大，两腿健壮，手足小，肌肉丰满，身体各部发育匀称，步态轻盈而又稳健。做事足以取信于人，人安静，不急躁，喜好帮助人，不争逐权势，善于团结人。这种类型的人对时令的适应是，能耐秋冬的寒凉，不能耐春夏的温热，春夏容易感受外邪而生病。这一类人在土音中称为上宫，属于足太阴脾经，这种类型的人是禀受土气最全的人。性格特征是：诚恳而忠厚。禀土气之偏的有左右上下四类：左之上方，这一类型的人在土音中属于大宫，类属于左足阳明经之上，这种人的特征是，过于柔顺。左之下方，在土音中属于加宫一类的人，类属于左足阳明经之下，其特征是神情喜悦快活。右之上方，土音中类属于少宫者，属于右足阳明经之上，土气不足，这类人的特征是，为人圆滑，左右逢源。右之下方，土音中类属于左宫者，属于右足阳明经之下，土气不足，其特征是神情呆滞。

金形的人，属于金音中的上商，类似白帝，这类人的形态特征是：皮肤白，小头方脸，小肩背，小腹，手足小，足跟部骨骼显露，行走轻快，禀性廉洁，性急，平常沉静，行动迅猛，强悍异常，具有领导才能，善于判断。这种人对时令的适应，能耐受秋冬，不能耐受春夏，感受了春夏的邪气就容易患病。这一类型的人，在金音中称为上商，属手太阴肺经，是禀受金气最全的人，其性格特征是：刻薄而寡恩，严厉而冷酷。禀金气之偏的有上下左右四类。左之上方，在金音中属于商一类的人，类属于左手阳明经之上。其特征是，廉洁自律。左之下方，金音中属于右商一类的人，属左手阳明经之下，金气不足，其特征是，清俊洒脱。右之上方，在金音中属于大商一类的人，类属于右手阳明经之上，这一类型的人的特征是善于明察是非。右之下方，在金音中属于少商一类的人，归于右手阳明经之下，金气不足，其特征是严肃而庄重。

形体与性情秉承水性的人，属于水音中的上羽，就像北方的黑帝。他们的特征是：皮肤黑色，面多皱纹，大头，额部宽广，两肩小，腹部大，手足喜动，行路时摇摆身体，尻骨较长，脊背亦长，对人的态度既不恭敬又不畏惧，善于欺诈，常被刺杀身死。在对时令的适应上，耐秋冬的寒冷，不耐春夏的温热，春夏季节容易感受邪气而发病。这一类型人在水音中称为上羽，属于足少阴肾经，这是禀水气最全的人，其特征是人格卑下。还有左右上下禀受水气不全的四种人：右之上方，水音中属于大羽者，类属右足太阳经之上，水气不足，其性格特征是，经常扬扬自得。左之下方，在水音中属于少羽一类的人，类属于左足太阳经之下。这一类型的人的特征是心情经常郁闷不舒。右之下方，水音中属于众羽者，类属右足太阳经之下，水气不足，其特征是，文静而又清高。左之上方，在水音中属于桎羽一类的人，类属于左足太阳经之上。这种人的特征是很安定，就好像身被桎梏，不能随便活动一样。

以上木、火、土、金、水五种形态的人，由于各自的不同特征，又分为二十五种不同的类型。因为禀赋的不同，所以才有这二十五种不同的变化。

气血对毛发有怎样的影响？

黄帝说：您所说的，手足三阳经脉循行于人体的上部和下部，根据其气血的多少变化，反映到体表的现象又是怎样的呢？岐伯回答说：循行于人体上部的足阳明经脉，如果气血充盛，两侧面颊的胡须美好而长。血少气多的髯就短；气少血多的髯就稀少；血气均少则两颊部完全无胡须，而口角两旁的纹理很多。循行于人体下部的足阳明经脉，若气血充足，下部的毫毛美好而长，可上至胸部亦生毛；血多气少则下部的毫毛虽美，但较短少，毛可上至脐部，走路时喜欢高抬脚，足趾的肌肉较少，足部常觉寒冷；血气皆不足，则下部不生毛，即便有亦甚稀少，而枯槁，并且易患痿、厥、痹等病证。

循行于人体上部的足少阳经脉，若气血充盛，面颊两侧胡须连鬓而生、美好而长；若血多气少则生于两颊连鬓的胡须虽美而短小；血少气多则少胡须；血气皆少则不生胡须，感受寒邪湿气容易患痹证、骨痛、爪甲干枯等病证。循行于下部的足少阳经脉，若血气充盛，则腿胫部的毛美好而长，外踝附近的肌肉丰满；如果血多气少则腿胫部的汗毛虽美好但较短小，外踝周围皮坚而厚；若血少气多则腿胫部的毛少，外踝处皮薄而软；血气都少则不生毛，外踝处瘦而没有肌肉。

气为血之帅，血为气之母

古人在针刺时有很多讲究，疾病的表现不同，对针刺的穴位和针刺的深浅要求也不同。

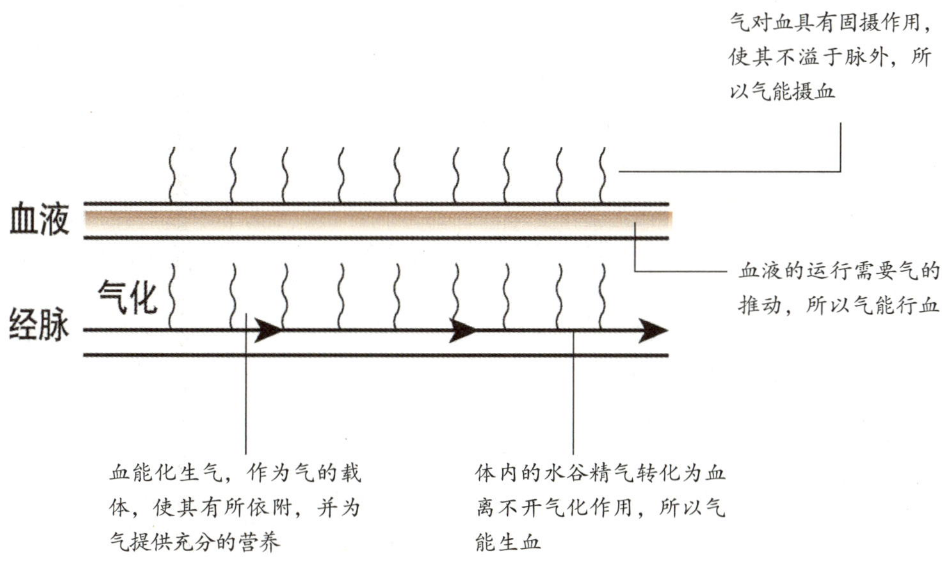

任、督二脉决定胡须的有无

男人长胡子而女人不长胡子，与人的气血有关，气血都充足才会长出好看的胡子。

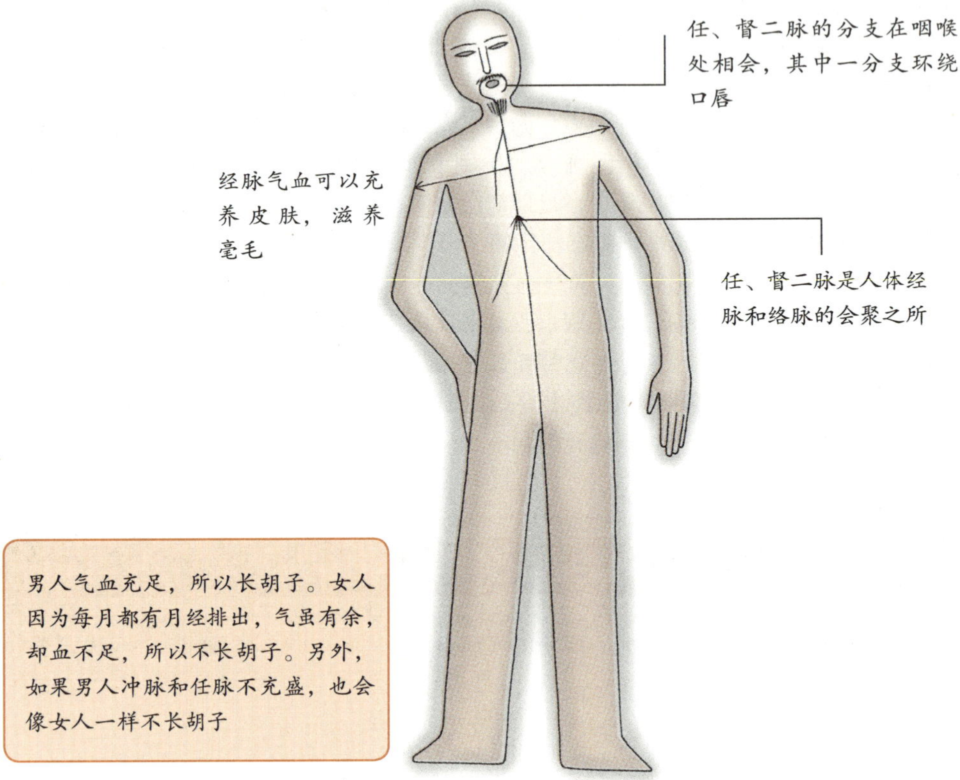

循行于上部的足太阳经脉，若气血充盛，则眉毛清秀而长，眉毛中并见长的毫毛；若血多气少，则眉毛稀疏干枯，脸面部多细小皱纹；血少气多，面部的肌肉就丰满；气血调和则颜面秀丽。循行于下部的足太阳经脉，若气血充盛则足跟部肌肉丰满、坚实；如果气少血多则足跟部肌肉消瘦；气血都少的，易发生转筋、足跟痛等症。

手阳明经脉的上部气血充盛，则唇上胡须清秀而美；若血少气多则胡须粗疏无华；血气都少则唇无胡须。手阳明经脉的下部气血充盛，腋毛秀美，手部肌肉经常是温暖的；若气血皆不足则手部肌肉瘦削而寒凉。手少阳经脉的上部气血充盛，则眉毛美而长，耳部的色泽明润；血气都少则耳部焦枯无光泽。手少阳经脉的下部气血充盛，则手部的肌肉丰满，并且常觉温暖；气血都不足的，则手部肌肉消瘦且寒凉；气少血多则手部肌肉消瘦，并且络脉多浮显而易见。

手太阳经脉的上部血气充盛则须多而美，面部丰满；血气少则面部消瘦无光华。手太阳经脉的下部气血充盛则掌肉充实而丰满；气血少则掌部肌肉消瘦而寒凉。

黄帝说：妇人没有胡须，是没有血气吗？岐伯答道：冲脉和任脉都起于胞中，沿脊背里侧向上循行，是经脉和络脉气血会聚的场所。其浮行在体表的，沿腹部上行，在咽喉部相交会，其中的一条分支，从咽喉部别行环绕于口和唇的周围。血气充盛则肌肤得到气血温煦和濡养而肌肉丰满，皮肤润泽，只有营血亢盛且渗灌到皮肤中，毫毛才会生长。妇人的生理特征是气有余、血不足，其原因是每月均有月经排出，冲任之脉的血气，不能营养口唇，所以妇人不生胡须。

黄帝又问道：男性中有人损伤了阴器，造成阳痿而不能勃起，丧失了性功能，但他的胡须仍然继续生长是什么原因呢？而宦官的胡须因受阉割便不再生长了，这又是什么原因呢？请你让我听听这其中的缘故。岐伯说：宦官的外生殖器官均已去掉了，冲脉受伤，血泻出后不能复行于正常的循行路径，皮肤被伤后伤口干结，唇口得不到冲、任脉气血的营养，所以胡须就不生长了。黄帝问：有人是天阉，宗筋没受外伤，也不像女性那样定期排出月经，但是也不长胡须，这是什么原因呢？岐伯说：这是先天生理上的缺陷，其任、冲二脉不充盛，生殖器发育也不健全，虽然有气，而血不足，不能上行营养唇口，所以不能生长胡须。

黄帝说：讲得太好了！具有高度智慧的人能通晓万事万物，就像日月的光芒，立其竿就能见其影，擂鼓作响，听到声音就能知道它的形状，由此可以知彼，除你之外，谁还精通这些事理呢？所以有才智的人看到人的容颜和气色的变化，就可以知道体内气血的盛衰。如面色黄赤，便知体内气血有热。青白色出现，就知其气血寒。面现黑色，就知其多血少气。眉毛秀美的，是太阳经多血。须髯很长的，是少阳经多血。胡须美好是阳明经多血。这是一般的规律。人体的气血多少是有一定规律的。太阳经通常是多血少气，少阳经一般是多气少血，阳明经多血多气，厥阴经多气少血，少阴经多血少气，太阴经也常是多血少气。这是人体生理的正常规律。

积病是如何产生的？

黄帝说：积病刚开始发生，一直到它已经形成是怎么样的情况呢？岐伯答道：积病的起始，是受到寒邪的侵害而发生的，主要是寒邪厥逆上行而生成积病。黄帝说：成为积病是怎样的呢？岐伯答道：寒邪造成厥逆之气，先使足部阳气不通，血液凝涩，逐渐又导致胫部寒冷，胫部寒冷进而使血脉凝滞，久之，寒冷之邪上逆进入肠胃，导致气机不通而腹胀，腹胀则肠道外组织间的水液汁沫聚积不得消散，这样日益加重而形成积病。又因突然多食暴饮，则使肠胃过于充满，或因生活起居不节慎，或因用力过度，则导致络脉受伤，若阳络受伤则血外溢于伤处，血液外溢就会鼻子出血。若肠胃的络脉受到损伤，血就溢散到肠道外的腹腔组织间，适逢肠外有寒邪寄留，肠外的水液汁沫同外溢的血液相搏结，凝聚在一起不能消散而发展成为积病。若突然在外感受了寒邪，在内又被忧怒情志所伤，则气机上逆，气机上逆则六经气血运行不通畅，阳气不予以温煦，则血液凝聚蕴裹而不消散，津液渗透不利，留着而不得布散，积病就形成了。

黄帝说：疾病发生在阴脏是怎样的呢？岐伯答道：忧愁思虑过度则伤心，在寒饮寒食的基础上又感受风寒之邪，双重的寒邪损伤肺脏。愤恨恼怒过度则肝脏受伤。酒醉行房事，汗出又受风气就会伤及脾脏；用力过度，或行房事而大汗淋漓如同刚刚出浴，就容易损伤肾脏。上述就是内外三部发生疾病的一般规律。黄帝说：讲得好。如何治疗呢？岐伯回答说：审察其疼痛的部位，就可以知道病变之所在，根据其虚实和各种证候表现，当补则补，当泻则泻，同时不要违背四时气候和脏腑的关系，这就是正确的治疗原则。

五藏积病

邪气侵入人体后滞留不去，或邪气与气血相互凝结，时间长了，就会形成积块，也就是积病。人体五脏都可以发生积病。

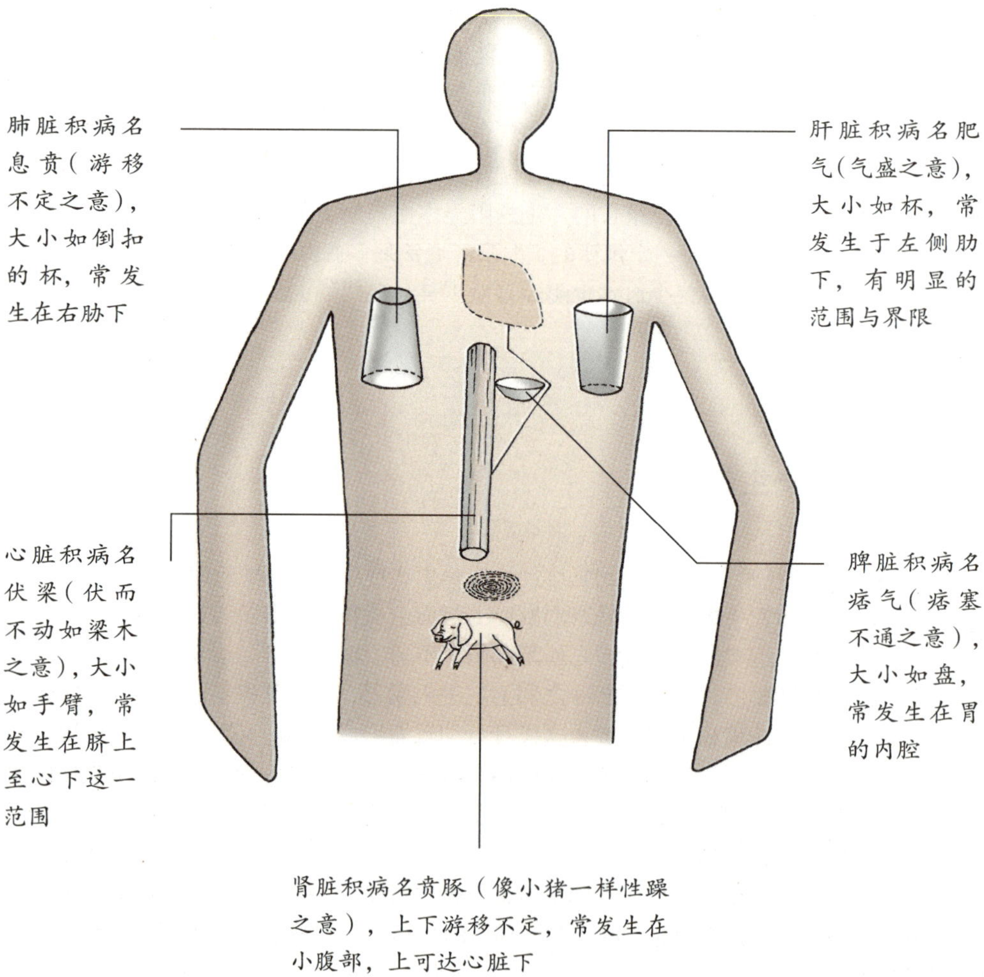

阴阳五种人如何辨别与治疗？

黄帝说：希望听您简要地谈一谈。比如说贤人和圣人，他们的禀赋是否阴阳都具备呢？少师回答说：人大致分为太阴、少阴、太阳、少阳、阴阳和平五种类型。这五种不同类型的人，他们的形态不同，筋骨强弱不同，气血多少也不相同。

黄帝问：关于五种类型的人的不同点，能讲给我听听吗？

少师回答说：太阴之人，贪婪而不讲仁德，外表谦和，假装正经，内心却很阴险，只喜纳进，厌恶付出，喜怒不形于色，不识时务，只知利己，行动上惯用后发制人的手段，这就是太阴之人的特征。

少阴之人，贪图小利，暗藏贼心，看到别人有损失，好像自己受益一样幸灾乐祸，好伤害别人，看到别人有了荣誉，他相反感到气愤，嫉妒成性，对别人没有恩德，这就是少阴之人的特点。

太阳类型的人，平时处处好表现自己，洋洋自得，喜欢讲大话，但实质上并没有多大本事，言过其实，好高骛远，行动办事不顾是非，刚愎自用，自以为是，常常把事情办坏了而不知悔改，这就是太阳之人的特点。

少阳类型的人，做事精细审慎，自尊心很强，有点小官职便沾沾自喜，好自我宣扬，善于对外交际，不愿默默无闻地埋头工作，这就是少阳类型之人的特征。

阴阳和平之人，生活安静，不追逐个人名利得失，不以物喜，不以己悲，顺从事物发展的规律，从不计较个人的得失，善于适应形势的变化，地位虽高却很谦虚，常以理服人而不采用压制的手段整治别人，具有非常好的组织管理才能，这是阴阳和平类型人的特征。古代善于运用针灸治病的医生，根据人的五种形态给予治疗，邪气过盛就用泻法治疗，正气虚用补法治疗。

黄帝问：对于五种不同类型的人怎样治疗呢？

少师回答说：太阴之人，他们的体质多是阴盛而无阳，其阴血浓浊，卫气滞涩，阴阳不调和，所以其筋缓且皮厚。治疗这种体质的人，若不迅速泻其阴分，便不能使病情好转。

少阴之人，阴气多而阳气少，胃小而小肠大，因而六腑不调和时，胃小，足阳明胃经的脉气就微小；小肠大，手太阳小肠经的脉气就盛大。这种类型的人容易发生血液脱失和气衰败的病证，须详察阴阳盛衰的情况而进行调治。

太阳之人，阳气多而阴气少，必须谨慎地加以调理，不要损伤其阴气，也不要过多地耗伤其阳气。如果阳气过多地受伤而浮于外，就会发狂；若阴阳俱脱，便会暴死或突然不省人事。

少阳之人，也是阳气多而阴气少，经脉小而络脉大，血深在里，气浅在外，所以，治疗应补其阴经而泻其阳络。但是，少阳类型的人以气为主，若单独泻其络脉太过，又会迫使阳气快速消耗，导致中气不足，病就难治了。

阴阳和平之人，阴阳之气调和，血脉和顺，谨慎地诊察其阴阳盛衰，观察其邪正虚实，留意其面容仪态，而后审察其脏腑气血的有余或不足，然后进行调治。邪气盛用泻法，正气虚用补法，虚实不明显的病则根据病邪所在的经脉取穴治疗。以上所讲的调治阴阳的方法，

阴阳五种人的辨别

阴阳五种人是对人的一种概括性的说明，在现实生活中，和这五种人完全一致的很少，大多数人只是偏重于某一方面。

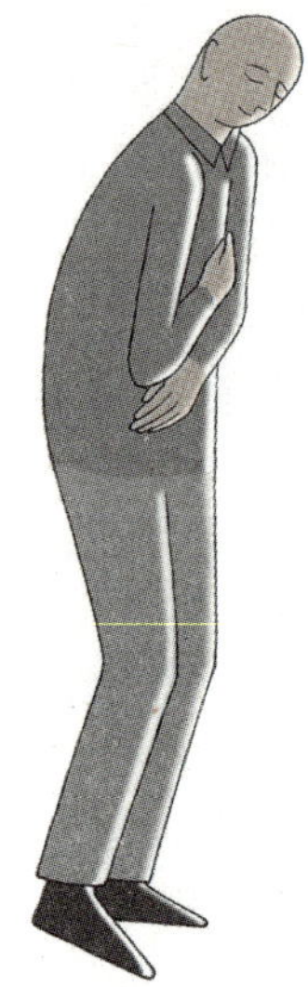

太阴之人，身材虽然高大，却故作卑躬屈膝之态

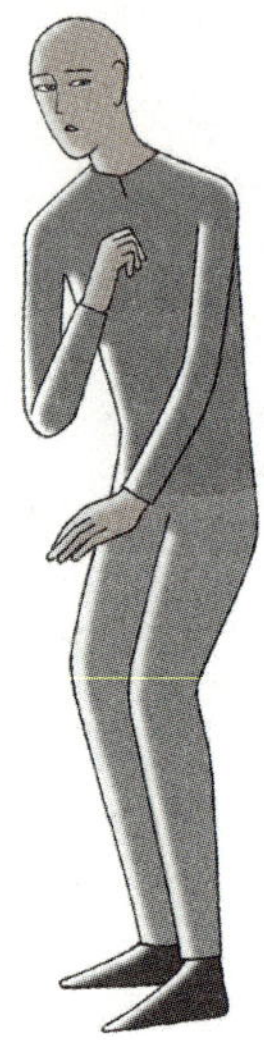

少阴之人，外貌虽然清高，但行为鬼祟

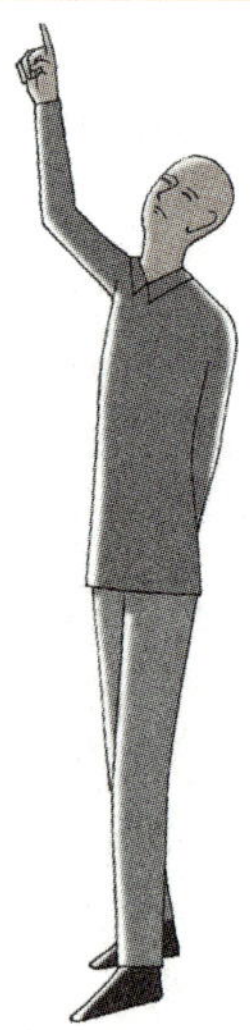

太阳之人，高傲自大

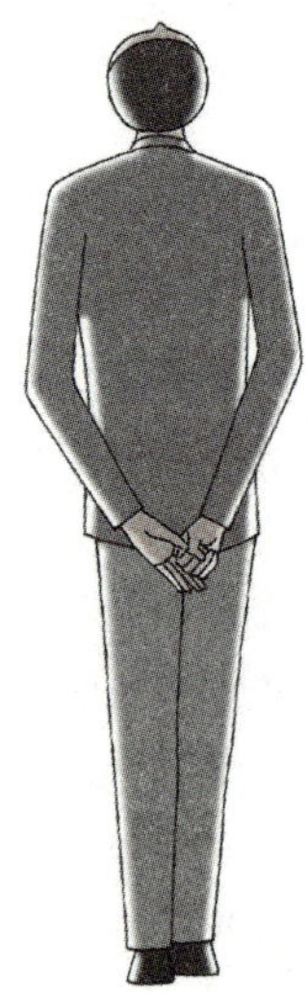

少阳之人，喜欢把头抬高，双手反背于后

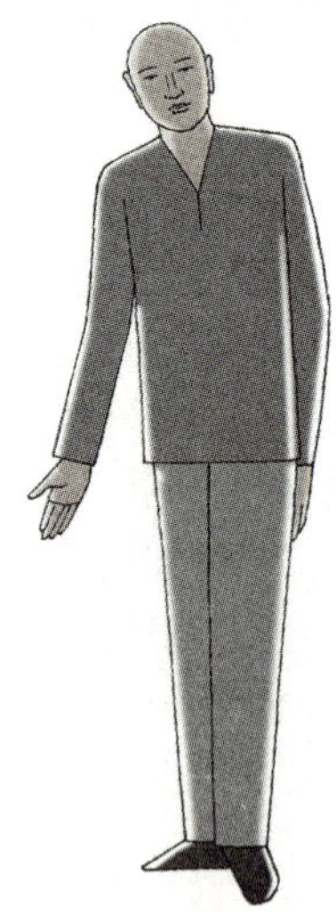

阴阳和平之人，稳重、大方，性情随和

须根据五种类型人的特征分别施治。

黄帝问道：这五种形态的人，如果以前不认识，更不知道他们的性格特点，突然相见时，如何辨别他们是属于哪一种形态的人呢？少师回答说：一般人不具备这五种类型的特征，所以“阴阳二十五人”中，也不包括五种形态的人在内，五种形态的人是与众人不同的一类特殊的人群。

黄帝问：如何辨别五种类型的人呢？少师回答说：太阴之人，面色阴沉且黑暗，故作谦逊之态，身材本来高大，但故作卑躬屈膝之态，而并非真的患有佝偻病，这就是太阴形态的人。少阴之人，外貌状似清高，但行动鬼祟，深藏害人之心，站立时躁动不安，走路时向前俯身，这是少阴之人的形态。太阳之人，外貌高傲自尊，站在那里仰腰挺胸，显得妄自尊大，这就是太阳形态的人。少阳型的人，站立时习惯于把头仰得很高，行走时习惯于摇摆身体，常常双手反挽于背后，这是少阳之人的形态。阴阳和平之人，外貌从容稳重，举止大方，性情随和，态度严肃温和，待人和颜悦色，目光慈祥和善，处事条理分明，这就是阴阳和平形态的人。

阴阳五种人的识别与治法

类别	识别特征	治疗方法
太阴人	面色暗黑无光，外貌谦恭，内心阴险，藏而不露，膝腘长大，但不伛偻	迅速泻阴
少阴人	外貌清高，行为鬼祟，性情阴险，立时躁而不静，行路时身俯	调治阴阳盛衰
太阳人	外貌轩昂自大，仰腰挺腹，向后看时身体呈反折状	谨慎调治，不要损阴，也不过多耗阳
少阳人	站时仰头，动时摇身，喜欢背手	补阴而泻其阳络，不宜独泻其络脉
阴阳和平人	雍容安泰，从容沉稳不迫，尊严庄重，目光清明，和悦之心，举止不乱，品行端方，受人尊敬	盛则泻之，虚则补之，不盛不虚，则根据病邪所在经脉取穴

人体各部与九野是怎样对应的？

人的左脚位居东北方的艮宫，在节气与立春节相应，其所值的是戊寅日、己丑日；左胁位居东方的震宫，在节气与春分节相应，其所值的是乙卯日；左手位居东南方的巽宫，在节气与立夏节相应，其所值的是戊辰日、己巳日；胸膺、咽喉、头面位居正南方的离宫，在节气与夏至节相应，正是阳气极盛的时候，其所值的是丙午日；右手位居西南方的坤宫，在节

人体九宫

整个人体就是一个九宫图，如图所示：

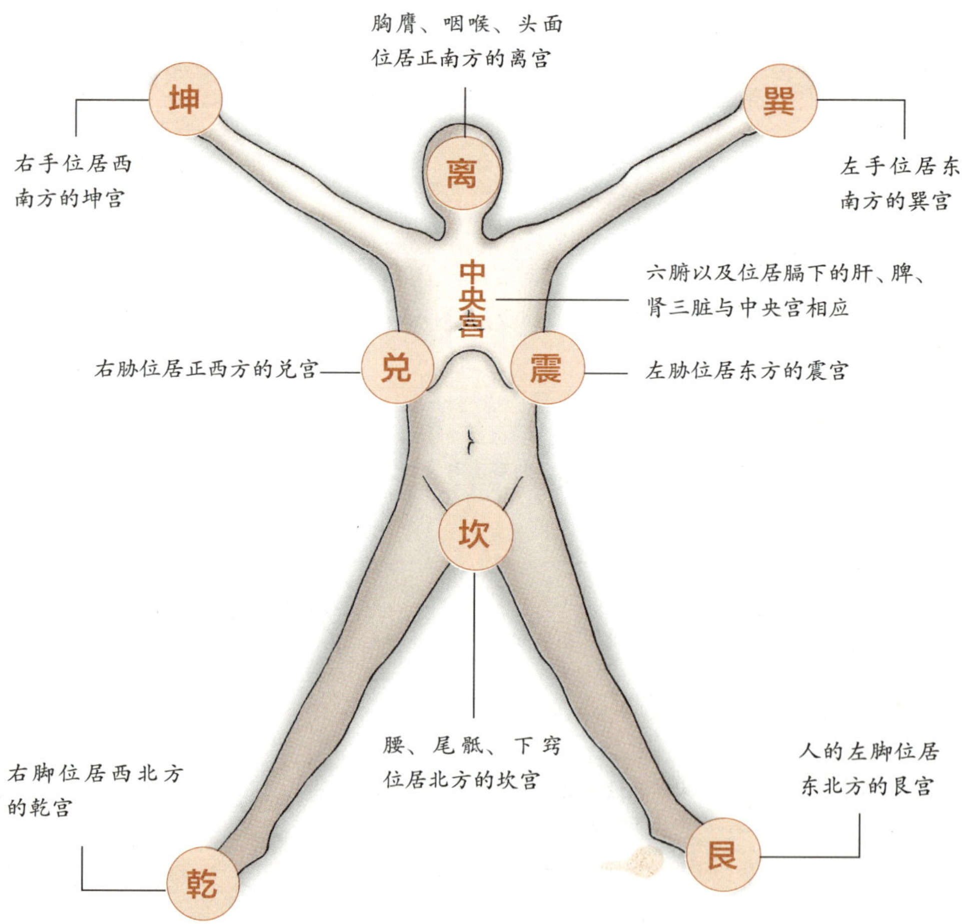

气与立秋节相应，其所值的是戊申日、己未日；右胁位居正西方的兑宫，在节气与秋分节相应，其所值的是辛酉日；右脚位居西北方的乾宫，在节气与立冬节相应，其所值的是戊戌、己亥日；腰、尾骶、下窍位居北方的坎宫，在节气与冬至节相应，这时阴气极盛，其所值的是壬子日；六腑以及位居膈下的肝、脾、肾三脏与中央宫相应，它的大禁日期，为太一移居各宫所在之日，以及各个戊、己日。掌握了人体这九个部位与九个方位的对应关系，就可以推测八方当令节气所在，以及与身形上下左右的对应部位。如果身体某一部位生了痈肿，要进行治疗，切不可在它相应的时日里，刺破排脓，这就是所谓的天忌日。

形体安逸而精神苦闷的人，疾病多发生在经脉，所以治疗时宜用针法和灸法；形体过于劳累，但精神愉快的人，疾病多发生于筋，所以治疗时宜用温熨导引的方法；形体安逸，精神愉快的人，疾病多发生在肌肉，所以治疗时宜用针刺和砭石；形体劳累，精神也苦闷的人，多出现声嘶咽塞或呼吸不利，所以治疗时宜用各种甜味药物；经常恐惧，神形不安的人，筋脉气血不通，多发生肢体麻木不仁之症，所以治疗时适宜用药酒和按摩。这就是五种形志不同的人生病的特点和治疗的方法。

五脏之气失调，会出现各种病证：心气不舒，就出现嗳气；肺气不利，则发生咳嗽；肝气失调，则表现多语；脾气失和，就出现吞酸；肾气衰弱，则出现哈欠频作。

六腑之气失调，也会出现各种病证：胆气郁而不舒，就出现大怒；胃气上逆，就出现呕吐呃逆；小肠不能分别清浊，大肠传导失常，就出现泄泻；膀胱气虚而不能约束，就出现遗尿；下焦不通，水液泛溢，就出现水肿。

人为什么会发生眩晕？

黄帝问岐伯道：我曾经攀登那高高的清冷台阶，到了台阶中段时，回头四处观望，然后伏身前行，这时就感到眼睛昏惑，眼花缭乱。我暗自感到奇怪，于是独自闭目宁神或睁眼视看，平心静气，使之镇定下来，但是这种感觉长久不能消除，仍然头晕目眩，即使是披散开头发，赤脚而行，力求形体舒缓，使精神轻快，但当向下俯视时，眩晕仍然长久不止。可是这种症状在突然之间却又自动消失，这是什么原因造成的呢？

岐伯回答说：人体五脏六腑的精气，都向上输注于眼目之中，从而产生精明视物的作用。在这些精气汇集之处，合并而成眼目。其中肾的精气注于瞳孔，肝的精气注于黑眼，心的精气注于血络内外眦的血络，肺的精气注于白眼，脾的精气注于眼胞。脾的精气包罗了肾、肝、心、肺等的精气，与脉合并便成为“目系”，它上行联属于脑，向后与项部中间相联系。当邪袭于项部，乘人体虚弱而向深部发展时，邪气沿着目系深入于脑，从而发生头晕脑涨，脑转又会牵引目系抽急而出现两目眩晕的症状。这种现象是由于邪气伤害了内脏之精，因而内脏之精便不能普遍输注，而使精气离散，出现视歧的现象。所谓视歧，就是本来是一件东西，却看作是两件。人的眼睛能看东西，是由于五脏六腑精气的输注，它也是营、卫、气、血、精、神、魂、魄通行和寓藏的所在，它精明视物的功能，是以神气为基础的。所以当精神劳累之后，会使魂魄散乱，意志失常，眼睛迷离而无神气。眼的瞳仁部分属于肾，黑睛属于肝，

视歧的发生

邪气侵入人体后，会沿经脉行走，当邪气到达头部后，会使人出现头晕的感觉，进而影响到与之相连的目系，从而出现视物偏差。

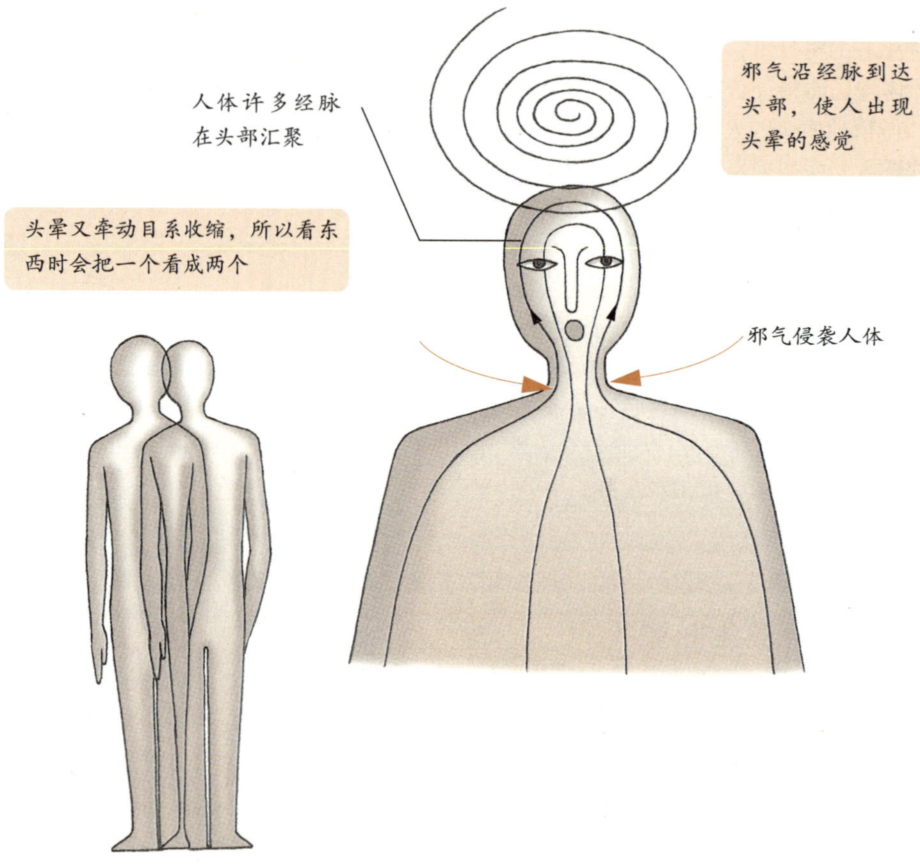

二者为阴脏的精气所滋养；白睛属肺，眼球的赤脉属于心，二者依赖阳脏的精气滋养。因此，阴脏的精气和阳脏的精气相互结合而协调，就使眼睛产生视觉。眼睛辨物的功能，主要受心的支配，因为心是神居的场所，当精神散乱而使精气不能如常地输注于眼目时，如突然看到异常的事物，就会引起心神不安，精失神迷，魂飘魄散，所以就发生眩惑。

黄帝说：我对你讲的道理仍然有些怀疑，我每次去东苑登高游览，没有一次不发生眩惑的，一离开就恢复正常了，难道我只有在东苑那个地方才会劳神过度吗？怎么会出现这种特殊现象的呢？

岐伯说：不是这样的，就人的心情而言，如果到一个地方，心里虽是喜爱的，但是精神上不相适应，这样突如其来的内外不协调的结合，就会使精神出现一时的散乱，所以会产生视觉错误，而使人感到眩晕迷惑，一旦精神转移，离开了当时的环境，就恢复正常了。所以对这种情况，较轻的仅是精神一时迷糊，称为“迷”；较重的会出现精神迷乱而头目眩晕，称为“惑”。

诊察脉象的方法是什么呢？

黄帝问岐伯说：我听说通过观察病人气色的变化，就知道病情的，叫作明；通过切脉而知道病情的，叫作神；通过询问病情而知道病痛部位的，叫作工。我希望听一听，望色就能知道病情，切脉就能晓得病情变化，问病就可以彻底了解病痛所在，这其中有什么样的道理呢？

岐伯回答说：病人的气色、脉象、尺肤都与疾病有一定的相应关系，这种相应的关系，就像用木槌击鼓，随后就能听到响声一样；也如同本和末、根和叶的关系，树根死了，树叶也就随之枯萎了。因此，病人的面色、脉象以及形体肌肉的变化，也是相一致的。在察色、

病人面色与脉象的生克关系

如果诊断疾病时，诊察到的面色与切到的脉象一致，则病人会很快痊愈；如果诊察到的面色与切到的脉象相生，病人预后良好；如果诊察到的面色与切到的脉象相克，病人就很危险了。

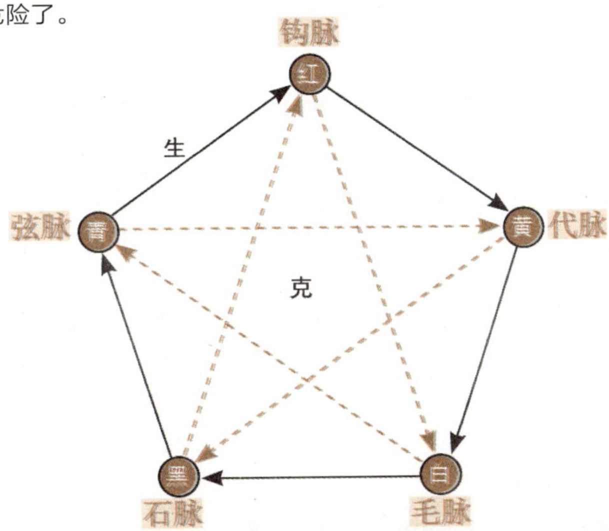

例如：病人面色发青，切到的脉象为弦脉，则病人很快会痊愈
病人面色发黄，切到的脉象为钩脉，则病人的病情正在好转
病人面色发黑，切到的脉象为代脉，则病人很危险

切脉、诊尺肤这三方面中，知其一的仅仅是一般的医生，称为工；掌握了其中两者的就可以称为神；能够完全掌握这三方面并参合运用的医生就可以称为神明了。

黄帝说：我希望听你详细地谈谈有关这方面的道理。岐伯回答说：一般疾病，色和脉是相应的。若病程中呈现出的面色是青色，则与它相应的脉象应该是直而长的弦脉；如果出现红色，脉象应该是钩脉；如果出现黄色，脉象应该是代脉；如果出现白色，脉象应该是毛脉；如果出现黑色，脉象应该是石脉。如果诊察到了面色，却不能切到相应的脉象，反而切到相克的脉象，这表示病危或是死亡；若切到相生之脉，表明即使有病也会很快痊愈。

黄帝问岐伯道：五脏所发生的疾病，它的内在变化及反映到体表的症状是怎样的呢？岐伯回答说：首先要确定五色和五脉所主的疾病及其相应的关系，这样五脏的病情就可以辨别了。

黄帝问：确定了气色和脉象，怎么就能够判别五脏的病变呢？岐伯答：只要诊察出脉的缓急、脉象的大小、脉势的滑涩等情况，病变就可以确定了。

黄帝说：诊察这些脉象的方法是怎样的呢？岐伯回答说：脉搏急促的，尺部皮肤也显得紧急；脉搏徐缓的，尺部皮肤也显得弛缓。脉象小的，尺部皮肤也显得瘦薄而少气；脉象大的，尺部皮肤也大而隆起。脉象滑的，尺部皮肤也显得滑润；脉象涩的，尺部皮肤也显得枯涩。这六种变化，有轻有重，有显著的也有不甚显著的。所以善于诊察尺肤的医生，不必等待诊察寸口的脉象；善于诊察脉象的医生，不必等待观察面色。能够将色、脉、尺肤这三者相互配合而进行诊断的医生，就可以称为高明的医生，十个病人他能治好九个；能运用其中两种方法诊察的医生，为中等的医生，十个病人他能治愈七个；只会用一种方法诊察的医生，称为下等医生，十个病人他只能治愈六个。

缓、急、小、大、滑、涩六种脉象所对应的病状情形是怎样的？

心脉急甚的为寒伤血脉，会发生筋脉痉挛牵引的病；心脉微急的为邪微，会见到心痛牵引后背，饮食不下。心脉缓甚的为心气热，会有神散而狂笑不止的症状；微缓的为气血凝滞成形，伏于心胸之下的伏梁病，其气上下行，能升能降，有时出现唾血。心脉大甚的为心火上炎，喉中如有物阻而梗塞不利；微大的为心脉不通的心痹，心痛牵引肩背，心脉上连目系，并时时流出眼泪。心脉小甚的为阳气虚，胃寒气上逆，呃逆时作；微小的为血少津枯，故发消瘅病。心脉滑甚的为阳盛有热，血热而燥，会时时口渴；微滑的为热在下，会见到热在于下的心疝牵引脐痛，并有小腹部肠鸣。心脉涩甚的为心气少，病人喑哑而不能说话；微涩的会有血溢而出现吐血、衄血、四肢厥冷、耳鸣和头部疾病。

肺脉急甚的为风气盛，是癫疾的脉象表现；微急的为肺有寒热，表现为倦怠乏力，咳嗽、唾血，咳时牵引胸部和腰背部疼痛，或是鼻中有息肉而导致鼻腔阻塞不通、呼吸不畅等症状。肺脉缓甚的为表虚不固，故经常出汗；微缓的则肺热叶焦，有手足软弱无力的痿病、瘘疮病、半身不遂以及头部以下汗出不止的症状。肺脉大甚的为火盛阴伤，会见到足胫部肿胀；微大的为烦满喘息而呕吐的肺痹病，其发作时会牵引胸背作痛，且怕见日光。肺脉小甚的为气虚，气虚不摄，所以引发腑气不固的泄泻；微小则出现善食善饥的消瘅病。肺脉滑甚的为实热，会见到喘息气急，肺气上逆；微滑的为热伤血络，会见到口鼻与二阴出血。肺脉涩甚的为血滞不行，会见到呕血；微涩的为气滞而形成的鼠瘘病，多生于颈项和腋下，难以支撑上部重压，所以下肢常常会感到酸软无力。

肝脉急甚的为肝气旺盛，恶语伤人，易怒少喜；微急的为肝气积于胁下所致的肥气病，其状隆起如肉，又好像倒扣着的杯子。肝脉缓甚的为热气上逆，会见到时时呕吐；微缓的为水积胸胁而小便不利的水瘕痹病。肝脉大甚的为肝气郁盛而内发痈肿，经常呕血和衄血；微大的则为肝痹病，其病会见到阴器收缩，咳嗽时牵引小腹部作痛。肝脉小甚的为血少而口渴多饮；微小的为阴虚血燥，故发消瘅病。肝脉滑甚的为热壅于经，故表现为阴囊肿大的溃疝病；微滑的为肝火在下，故发遗尿病。肝脉涩甚的为气血阻滞，是水湿溢于肢体的溢饮病；微涩的为气血不足，筋脉拘挛不舒，故出现抽搐或挛急的筋痹病。

脾脉急甚的为手足抽搐；微急的为脾阳虚，是膈中病，脾不运化，会因脾气不能上通而致饮食入胃后又吐出，大便多泡沫。脾脉缓甚的为脾热，四肢痿软无力而逆冷；微缓的为风

脉象（1）

脉象学说，是我国医学中一门独特的技术。古代医学家在医疗实践中，总结出了丰富的脉象知识，通过不同的脉象来反映人体脏腑的健康状态。

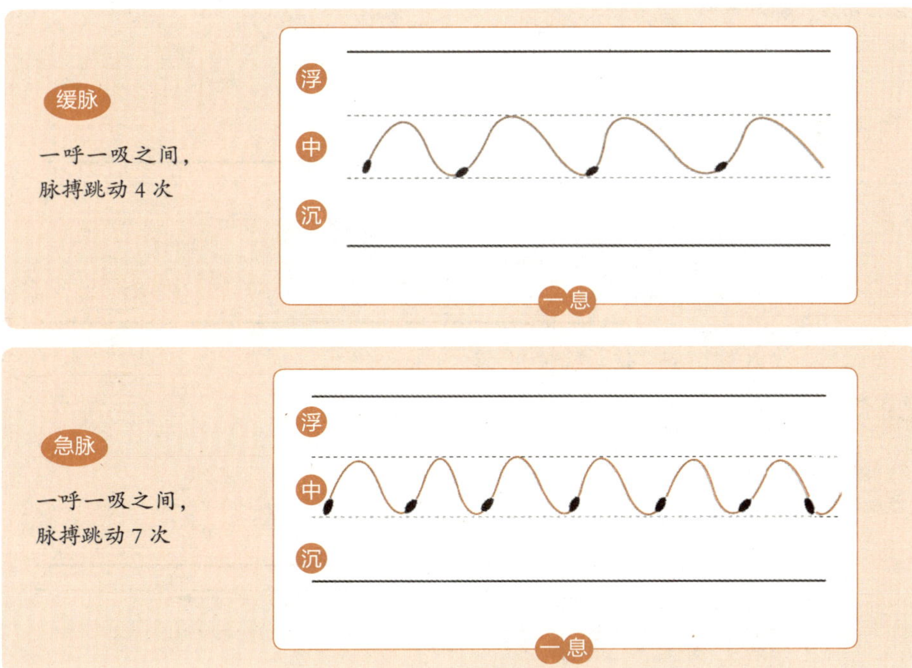

脉象（2）

脉象学说，是我国医学中一门独特的技术。古代医学家在医疗实践中，总结出了丰富的脉象知识，通过不同的脉象来反映人体脏腑的健康状态。

滑脉

往来流利，如珠走盘，应指圆滑

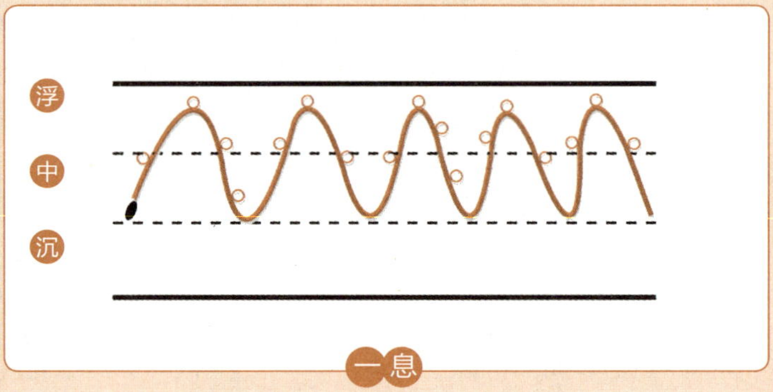

涩脉

脉细而缓，脉率和脉力不匀，往来艰涩不畅，如轻刀刮竹，与滑脉相反

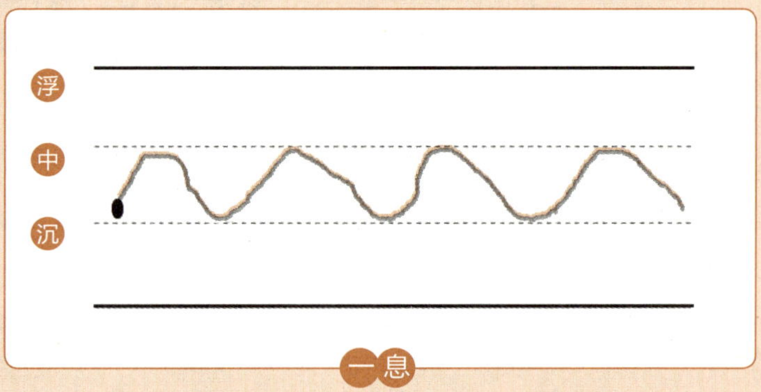

长脉

脉形长，首尾端直，超过本位

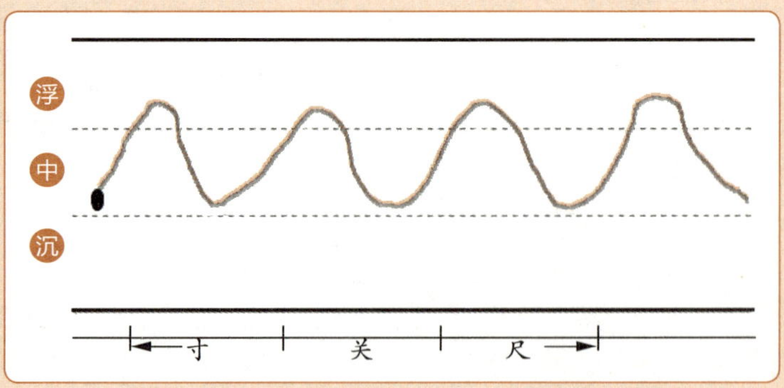

短脉

首尾俱短，不能满部（寸、关、尺三部）

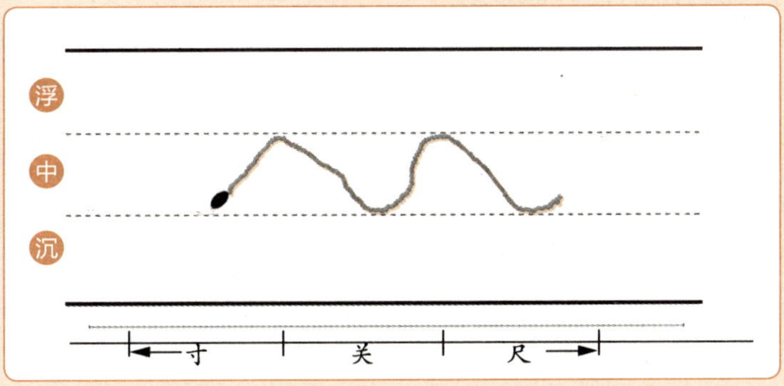

伏脉

重手推筋按骨始得，甚则伏而不见

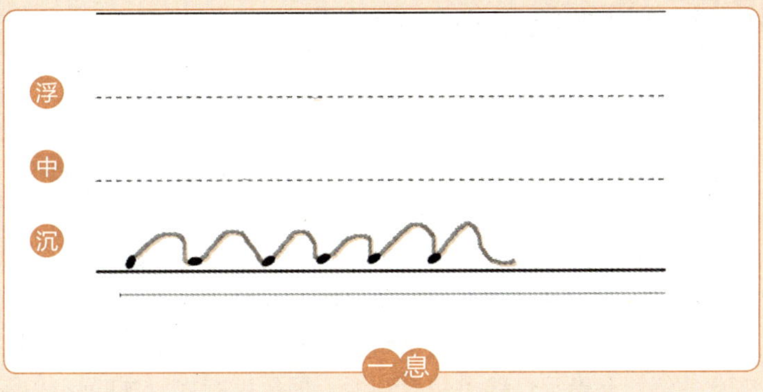

濡脉

浮而形细，势软，搏动力弱，不能重按，按之则无

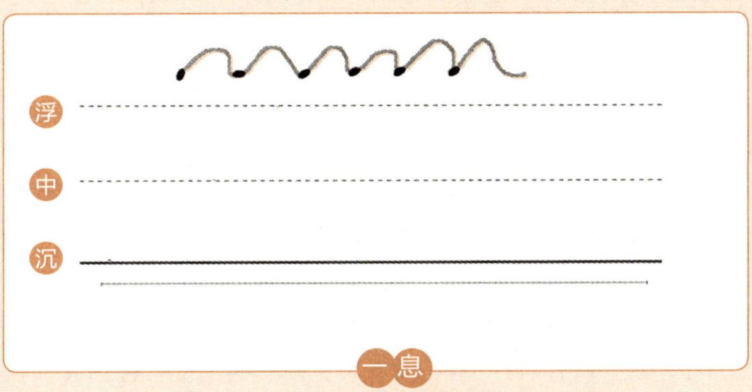

痿病，四肢痿废不用，因病在肌肉而不在内脏，所以神志清楚，好像没病一样。脾脉大甚的为阳气亢逆，病状表现为猝然昏倒；微大的为疝气病，其病乃是由脾气壅滞而导致的，腹中有大脓血且在肠胃之外。脾脉小甚的为中阳不足，故发寒热；微小的为内热消瘅。脾脉滑甚的为湿热内盛，故发阴囊肿大和小便不通的病证；微滑的则湿热郁久生虫，故肠内有蛔虫等寄生虫，虫毒引起腹部发热。脾脉涩甚的为气滞血伤，是大肠脱出的肠颓病；微涩的则会出现肠内溃脓，故大便时会便下脓血。

肾脉急甚的为病邪深入于骨，发为骨癫病；微急的为肾寒，故出现肾气沉滞以致失神昏厥的症状，以及肾脏积气的奔豚证，两足难以屈伸，大小便不通。肾脉缓甚的为阴不足，故腰脊疼痛不可仰；微缓的为肾气虚，故大便洞泄，或是食物下咽之后，还未消化便吐出。肾脉大甚的为阴虚火旺，故发阴痿不起；微大的为石水病，从脐以下至小腹部胀满，有重坠感，若肿满上达胃脘部，则为不易治疗的死证。肾脉小甚的是元气虚衰，故发洞泄病；微小的是精血不足，故出现消瘅病。肾脉滑甚的为有热，故发小便癃闭，阴囊肿大；微滑的为肾虚内热，其病患者能坐而不能起，站起则两眼昏花，视物不清。肾脉涩甚的为气血阻滞，会见到气血阻滞以致外发大痈；微涩的为气血不利，故出现妇女月经不调，或痔疮经久不愈。

四时阴阳怎样反映在脉象上？

黄帝问道：依四时的变化，脉搏有怎样的变动？怎样从脉象上判断疾病所在的部位？怎样从脉象上判断病情的变化？怎样从脉象上判断疾病发生在内？怎样从脉象上判断疾病发生在外？请你谈谈这五个问题。

岐伯回答说：我先说说脉象变化与天体运转相适应的情况吧！世界上的万事万物，四方上下六合以内，天地之间所有的变化，都是与阴阳的变化相适应的。比如一年之内，从春的温暖到夏的炎热，从秋的凉风劲疾到冬的寒风呼啸，这种四时阴阳的变化，使得脉搏也随之发生变化。例如在春季，脉象轻而圆滑，就像用圆规所画的弧线那样；在夏季，脉象显得洪大而滑数，就像用矩所画的有棱角的方形那样；在秋季，脉象浮而微涩兼散；在冬季，脉象就沉而兼滑。

因此到了冬至四十五日，阳气稍稍有所上升，阴气就会稍稍有所下降；而到了夏至四十五日，阴气会稍稍有所上升，阳气就稍稍有所下降。阴阳变化是有一定规律的，这与脉搏的变化也相一致。如果脉搏的变化与四时阴阳的变化不相一致，便可从脉象上推断是哪一脏发生了病变，由此可判断出病人死亡的时间。四时阴阳的变化微妙地反映在脉象上，因此要认真地审察脉象，审察脉象是有规律的。阴阳的升降是有源头的，是按照五行相生的顺序产生的，五行相生也有规律，并与四时的变化相适应，对补法和泻法的应用应当正确，并与自然界阴阳变化相统一，掌握了人身阴阳盛衰与自然界阴阳相互统一的关系，就可以了解死与生了。因为，人的声音与宫、商、角、徵、羽这五个音相应和，青、黄、赤、白、黑这五种颜色与五行相应和，而脉搏的变化与四时阴阳的变化相应和。

阴阳变化在脉象上的表现

阴阳之气随四时而上下，人的脉象也与之相应，呈现春规、夏矩、秋衡、冬权的浮沉变化，如图所示。

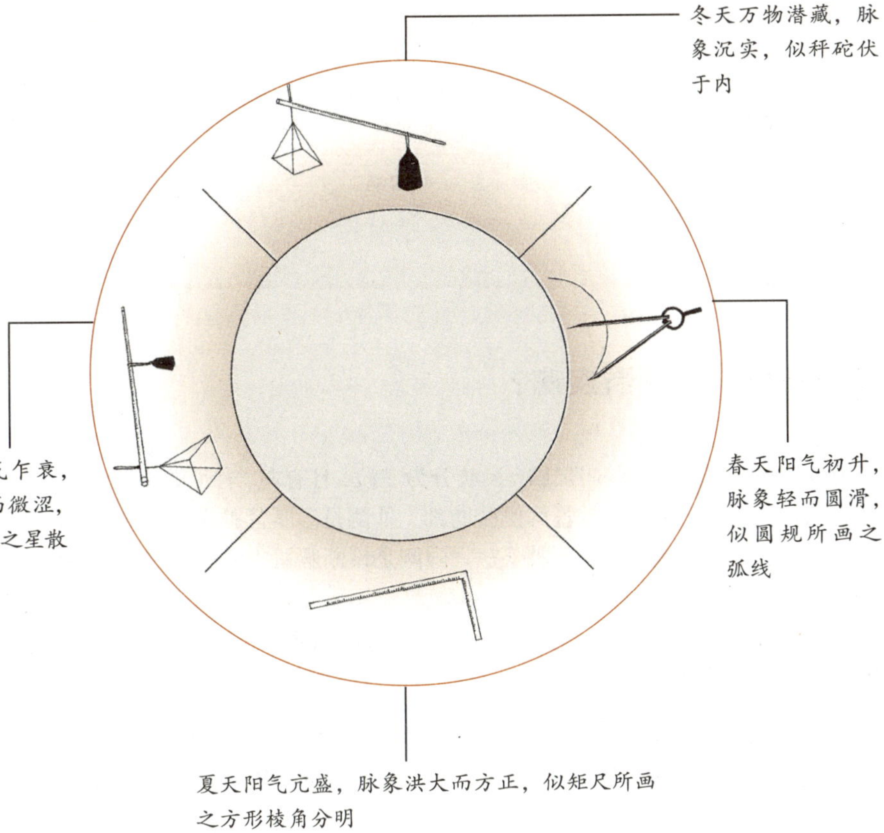

怎样从颜色、脉象的变化来判断旧病和新病？

黄帝问道：人有旧疾，五脏变动，触动了新的邪气，影响了色脉，那么怎样从颜色、脉象的变化上来判断旧病和新病呢？岐伯回答说：您问得好详细啊！如果只是诊察到脉象小，而颜色没有发生变化，就是新病；但是诊察到脉象没有发生变化，而颜色发生了变化，就是久病；同时诊察到脉象与颜色都发生了变化，这也是久病；如果诊察到脉象五色均没有发生变化，这就是新病。如果肝脏和肾脏的弦脉、沉脉同时出现，并出现青红的颜色，这是由于击伤但没有出血，如果已出血，就会像湿邪之气引起的水肿一样。

新病旧病辨别法

通过观察面色的变化和感受脉象的变化可以辨别病人所患疾病是新病还是旧病。具体方法为：

诊断要点	状态			
脉象	变	不变	变	不变
面色	不变	变	变	不变
病程	新病	旧病	旧病	新病

如何在尺肤上诊断疾病？

前臂从腕至肘这段皮肤叫尺肤。尺肤分为三段，且有左、右手的不同，还分为外侧和内侧。在接近肘部的下段，主要是掌管两侧胁肋部，外侧是诊断肾脏疾病，内侧是诊断腹部疾病的。尺肤的中段，左手外侧是诊断肝脏疾病，内侧是诊断膈肌疾病的；右手外侧是诊断胃部疾病，

六部定位脉诊法

《内经》中将腕至肘的皮肤分为三部分，内侧和外侧，左手和右手，共六部分。这六部分分别对应体内不同的位置，通过切这六部分的脉可以诊断疾病所在的部位。

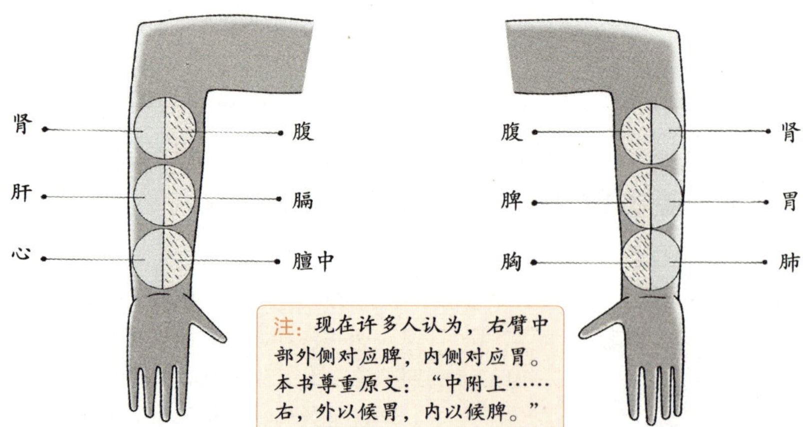

（外）左手（内）　（内）右手（外）

尺肤的八纲诊断法

类别	病症	病因
尺肤缓	其证主热、气虚，多见于温热病及久病虚损	热性开泄，气虚不能充养肌肤
尺肤急	其证主寒、主痛，属实，多见于外感风寒及寒痹、诸痛	寒性收引、凝涩，寒束于肌肤与经脉，则尺肤拘紧；寒凝血脉，不通则痛
尺肤滑	其证属阳，主阳气绰泽，多见于风病，亦多为正常之象	阳气充盛则外泽温煦肌肤，以使尺肤润泽而滑；风为阳邪，外风袭于肌表，卫气为之激荡，而可使尺肤洋溢光泽，亦显滑利
尺肤枯	其证属阴，主阴血亏虚或气血淤阻，多见于血痹、虚痨之病	阴血不足，肌肤失于濡养滋润，或气血凝滞，经脉失畅，肌肤供养失调，以致尺肤部之肌肤失荣而枯涩、粗糙，严重者则出现肌肤甲错
尺肤浮	其证主表，属实，多见于诸病初起，外感风湿、湿温病等	邪气入侵肌腠，正气奋起抗御，正邪斗争，故为实证、表证
尺肤沉	其证主气血亏虚，津液耗损，多见于久病、虚劳，以及大吐大泻	肌肤失于充养及濡润，以致尺肤形损而减，肌肤不丰
尺肤冷	其证主寒，主阳虚，多见于外感、虚劳	风寒袭于肌表，或寒邪直中太阴，或阳气亏虚，以致肌肤为寒邪所束，阳气不能达外，或阳气不足，失于温养，则出现尺肤冷感或触之有不温发凉之感
尺肤热	其证主热，主阳盛阴虚，多见于外感热病、中暑、肺热咳嗽等病	阳明实热内盛，或暑热外袭，或热邪蕴肺等，均可使肌肤炎灼，而出现尺肤部灼热烫手，或自觉温热难受

名词解释

真脏脉

是在疾病危重期出现的无胃、无神、无根的脉象。是病邪深重，元气衰竭，胃气已败的征象，故又称“败脉”“绝脉”“死脉”“怪脉”。

内侧是诊断脾脏疾病的。接近腕部的上段，右手外侧是诊断肺脏疾病，内侧是诊断胸部疾病的；左手寸脉的外侧是诊断心脏疾病，内侧是诊断膻中疾病的。总体上，尺肤部的前面，是诊断身体前面疾病的；尺肤部的后面，是诊断身体后面疾病的；上部超过腕横纹接近鱼际的部位，是诊断胸部和咽喉疾病的；下部接近肘横纹的部位，是诊断小腹、腰股及膝胫部疾病的。

怎样通过脉象来诊病？

脉象洪大的，大部分是由于阴精不足而阳气有余，是内里有热。脉象来时迅疾，去时徐缓，大部分是由于上部邪实，下部正虚，容易得颠仆一类疾病。脉象来时徐缓，去时迅疾，大部分是由于上部正虚，下部邪实，容易得恶风一类疾病。因此感染风邪，伤害的是人身的阳气。

脉象都表现为沉细而数的，大部分是因为肾脏中虚火上逆；脉象表现为沉细而散漫的，大部分是寒热的病变；脉象表现为浮而散漫的，大部分会出现眩晕而仆倒。各种浮脉的主病在阳分。如果脉象浮但是不躁动，那么病因在足三阳经，常常会表现出发热的症状；如果脉象表现为浮而躁动的，那么病因在手三阳经。如果脉象沉而且细，那么病因在阴分，常常出现骨头痛。如果脉象沉细而躁动，那么病因在手三阴经；如果脉象沉细而且静，那么病因在足三阴经。如果脉数停止一次又重复出现，那么病因在阳脉，常常会出现腹泻和便脓血的症状。诊察脉涩是阳气过盛，脉滑是阴气过盛。阳气过盛时身体常常会出现发热或是无汗等症状；阴气过盛时常常会出现汗多、身凉等症状；阴阳都过盛时常常会出现无汗、身寒等症状。

推求浮脉时，脉象不浮却沉，是因为腹中有积滞；推求沉脉时，脉象不沉却浮，是因为身体发热；推求寸部脉时，寸部脉大而尺部脉弱，是因为腰脚清冷；推求尺部脉时，尺部脉大而寸部脉弱，是因为头和后颈疼痛。如果脉重，按到骨头上时脉象弱而小，是因为腰脊疼痛并且得了痹病。

如何通过四季脉象来诊病？

健康人的脉气来自于胃。如果胃气的脉象正常，这是人体健康的根本。如果人没有了胃气就叫作不顺，同时就会导致死亡。

春季时，脉搏应当从容、柔和，滑利中又有弦象，这是胃气正常的脉象；如果弦象比较突出，从容、柔和、滑利之象不充足，是因为肝脏发生了病变；如果弦象强劲、急促，并且没有从容、滑利、柔和的现象，就是没有胃气的脉象，这样就会死亡。春季的脉搏从容、柔和、滑利，并且微弦中又有轻浮之象，到了秋季就容易生病；如果轻浮之象特别突出，不到秋季就会生病。春季时，脏腑的真元之气会散布到肝脏，以滋养肝脏所主管的筋膜。

夏季时，脉搏应当从容、柔和，滑利中又有洪象，这是有胃气的正常脉象；如果洪象比

常脉

《内经》认为，胃是人体营卫气血之源，人之死生，决定于胃气的有无，即所谓“有胃气则生，无胃气则死”。脉有胃气就是常脉，表现在：

❶ 脉位居中，不浮不沉

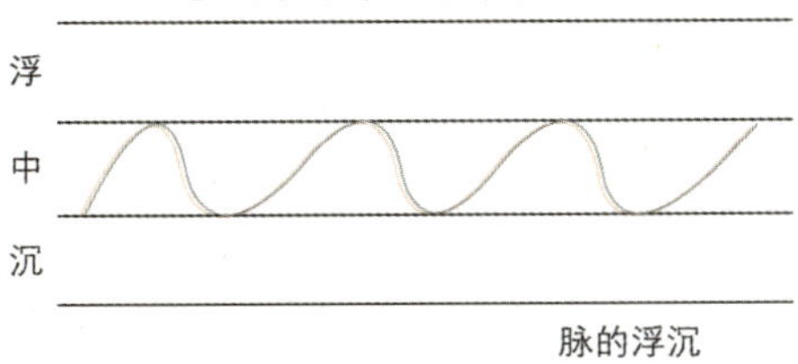

❷ 脉道适中，不大不小，成正态曲线

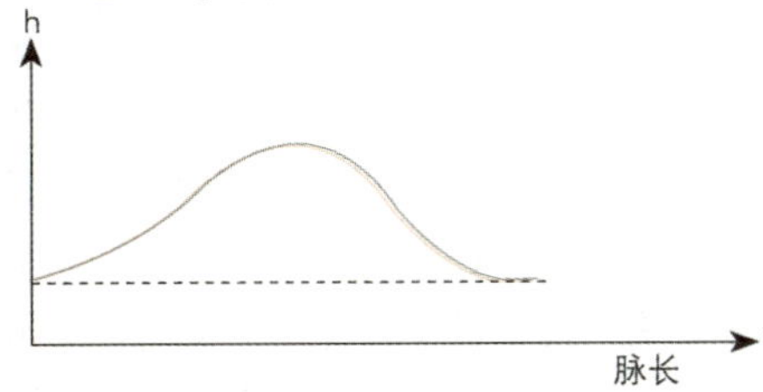

❸ 脉力充盈，不强不弱

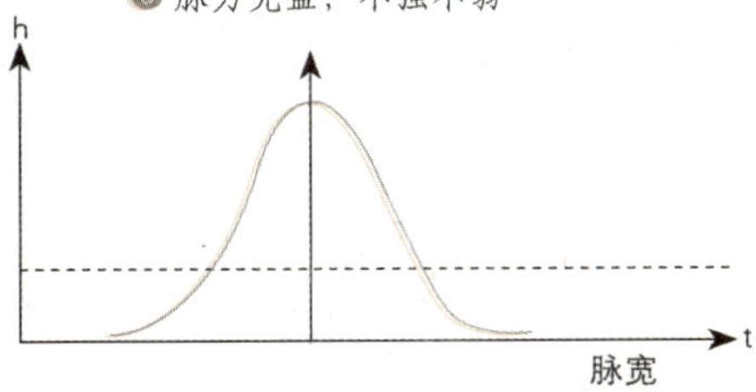

❹ 脉搏从容、和缓、滑利，脉率调匀

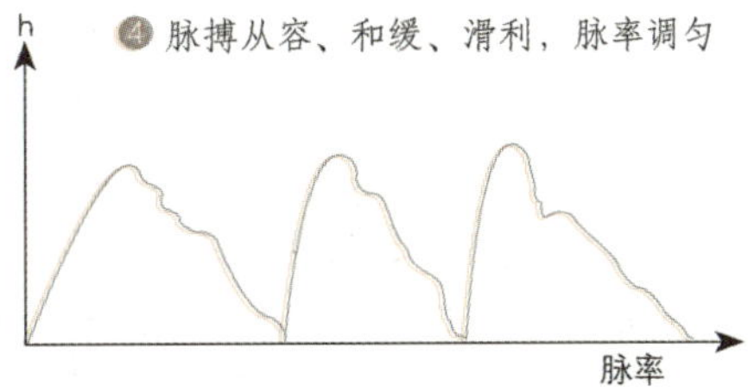

❺ 脉应分三部分，分别对应寸、关、尺

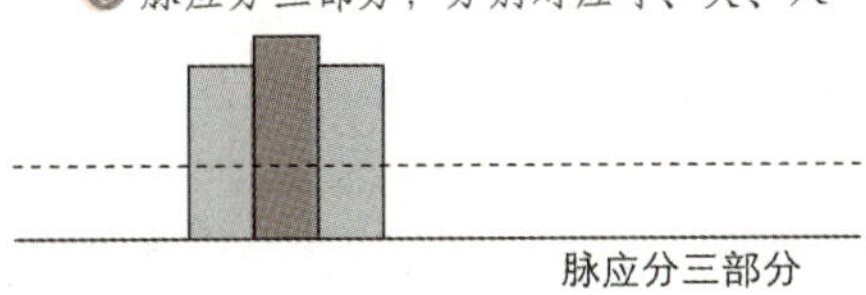

名词解释

胃气

脉学名词。指脾胃功能在脉象的反映。即带和缓流利的脉象。

较突出，而从容、柔和、滑利之象不明显，是心脏有病变；如果洪而急促，却失去从容、柔和、滑利之象，就是没有胃气的脉象，这样就会死亡。夏季时，脉搏从容、柔和、滑利，同时洪中又有沉象，到了冬季时就很容易生病，如果沉象特别突出，不到冬季就会生病。夏季时，脏腑的真元之气通达到心脏，以滋养心脏所主管的血脉。

长夏季节时，脉搏应当从容、柔和、滑利而又平缓，这是有胃气的正常脉象；如果软弱之象比较突出，而从容、柔和、滑利之象不明显，是脾脏有病变；如果特别软弱甚至失去了从容、柔和、滑利之象，就是没有胃气的脉象，这样就会死亡。长夏季节时，脉搏从容、柔和、滑利，并且软弱中又有沉象，到了冬季时就容易生病，如果沉象特别突出，不到冬季时就会生病。长夏季节时，脏腑的真元之气润养脾脏，同时也滋养了脾脏所主管的肌肉。

秋季时，脉搏应当从容、柔和、滑利中又有轻浮之象，这是有胃气的正常脉象；如果轻浮之象比较突出，而从容、柔和、滑利不足，是肺脏有病变；如果只是轻浮而失去从容、柔和、滑利之象，就叫作没有胃气的脉象，这样就会死亡。秋季时，脉搏从容、柔和、滑利，且轻浮中又有弦象，到了春季时就容易生病；如果弦象特别突出，不到春季时就会发病。脏腑的真元之气在肺脏时位置最高，因为肺脏能运行营卫阴阳之气。

冬季时，脉搏应当从容、柔和、滑利中又有沉象，这是有胃气的正常脉象；如果沉象比较突出，而从容、柔和、滑利不足，是肾脏有病变；如果只见沉，但失去从容、柔和、滑利之象，就叫作没有胃气的脉象，这样就会死亡。冬季时，脉搏从容、柔和、滑利，且沉中又有洪象，到了夏季时就容易生病；如果洪象非常突出，不到夏季就会生病。脏腑的真元之气在肾时位置最低，以滋养肾脏所主管的骨髓。

胃的大络脉，贯穿横膈膜，络于肺脏，外出于左乳之下，叫作“虚里”。搏动时，用手微可感觉到，是用来诊断宗气盛衰的。如果搏动得好像喘一样，急促而又断绝的，是膻中有病。如果脉来时无常数，又时而停止，并横格于指下，是因为胃中有积聚；如果脉断绝并没有了迹象，宗气又败绝，就会死亡；如果脉搏鼓动了衣服，就叫作宗气外泄。

寸口脉太过或不及会引起什么疾病?

寸口脉应指而短的，是头痛的症状；寸口脉应指而长的，是足痛、腿胫痛的症状；寸口脉应指短促而上击的，是肩背痛的症状；寸口脉沉而紧的，是体内有病；寸口脉浮而盛大的，是体表有病；寸口脉沉而软弱，是寒热、疝气、积聚、小腹疼痛等病证；寸口脉沉而横格于指下，是胁下及腹中有积聚；寸口脉沉且搏动如喘的，是寒热病；脉象盛滑而紧的，是体外有病；脉小实而紧的，是体内有病；脉小弱而涩的，是得病时间较长了；脉浮滑而快的，是刚刚得病；脉沉而紧急，是疝气、积聚、小腹疼痛等病；脉滑是风病；脉涩是脾脏有病；脉弛缓而滑，是体内有热；脉盛而紧，是腹胀。

如果脉搏变化与阴阳变化相一致，疾病容易治愈；如果脉搏变化与阴阳变化相反，疾病就难以治愈；如果脉搏变化与四季之气相一致，病就不会太重；如果脉搏变化与四季之气相违逆及相克之脏传变，疾病就很难治愈。

如果上肢内侧腕关节到肘关节的部位多青脉，是失血的征象；如果尺肤肌肉弛缓且脉涩，是肢体疲倦、少气懒言的疾病；如果喜卧，脉盛且大，是火热炽盛的征象，火热逼迫血液，导致出血；如果尺肤部皮肤粗糙滞涩且脉滑，是出汗过多津液流失；如果尺肤寒凉且脉细，是腹泻；如果尺肤粗且脉显热象，是体内有热。

什么是脉逆四时、脉反四时？

脉象有与四时相逆的，也就是在应当出现某种脉象的季节里，反而见不到应当出现的脉象。如春季、夏季本应出现浮大脉，却反见瘦小脉；而秋季、冬季本应出现沉细脉，却反见浮大脉，就叫作“脉逆四时”。得热病时，脉应躁却反而静；腹泻、脱血时，脉应虚却反而实。如果病在体内，脉应实却反而虚；病在体表，脉应浮滑却反而涩紧的，都是难治之症，叫作“脉反四时”。

人的生命是以饮食为根本的。所以，一个人如果不进食就会死亡，脉象表现为没有胃气，也会死亡。上面所提到的脉象无胃气，是只有真脏脉，而没有从容、柔和、滑利的脉象。如果是肝脉，就失去了弦象，肾脉就失去了沉象。

太阳脉搏动时，脉象洪大而脉体长；少阳脉搏动时，忽快忽慢，忽短忽长；阳明脉搏动时，脉象浮大而脉体短。

五脏的常脉、病脉和死脉分别是什么？

正常的心脏脉象，就像一颗颗连续不断滚动的圆珠，圆滑往来，如同抚摸琅玕一样，这就说明心脏功能是正常的。夏季是以胃气为根本的，心脏的病脉，脉搏急促相连，就像喘气一样，并有微曲之象，这是心脏有病变。心脏的死脉，脉搏前曲后居，如同手持带钩一样，这是心脏死亡之象。

肺脏的正常脉象，脉搏轻虚而浮，就像榆叶飘落一样，这样肺脏的功能是正常的。秋季是以胃气为根本的，肺脏的病脉，脉搏不上不下，就像鸡的羽毛一样，中间是空的，两边是实的，这说明肺脏有病变。肺脏的死脉，脉搏轻浮，就像风吹细毛一样，这是肺脏死亡之象。

肝脏的正常脉象，就像手握长竿的末梢，软弱而长，这说明肝脏的功能很正常。春季是以胃气为根本的，肝脏的病脉，脉搏充盈滑利，就像高举一根长竹竿的末梢，这是肝脏发生病变。肝脏的死脉，脉搏弦硬劲急，就像张开的弓弦，这是肝脏死亡之象。

正常的脾脏脉象，脉搏从容、和缓、均匀，像鸡脚踏地，这说明脾脏功能很正常。长夏季节是以胃气为根本的，脾脏的病脉，脉搏坚实、充实且急促，就像鸡迅速地提脚，这是脾脏发生病变。脾脏的死脉，脉搏尖锐而硬，就像乌鸦的嘴，像鸟的爪子，像屋漏时水滴落，像水流逝，这是脾脏死亡。

四时五脏脉象常异的对照

人体脉象会随着不同季节气候冷暖的变化而变化，所以，每个季节都有其对应的常脉，与之不相应的脉则是病脉或死脉。

夏季：气在心

❶常脉　像滚动的圆珠，圆滑往来

❷病脉　脉搏急促相连，就像喘气一样，并有微曲之象

❸死脉　脉搏前曲后居，如同手持带钩

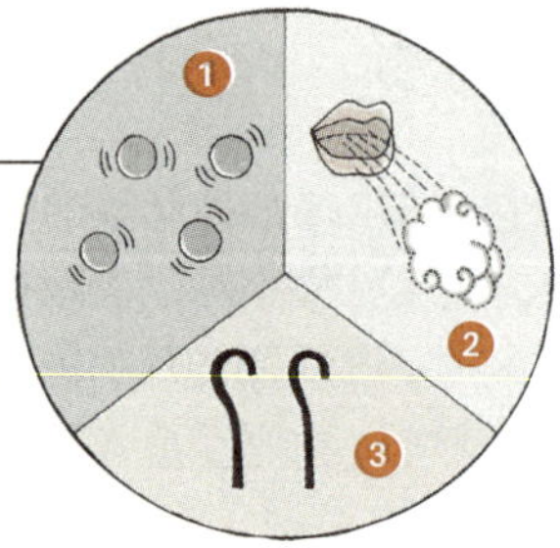

秋季：气在肺

❶常脉　脉搏轻虚而浮，像榆叶飘落

❷病脉　脉搏不上不下，就像鸡的羽毛一样，中间空而两边是实的

❸死脉　脉搏轻浮，就像风吹细毛一样

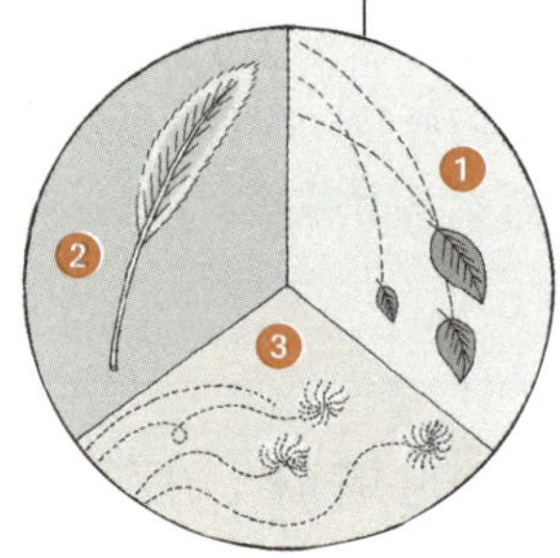

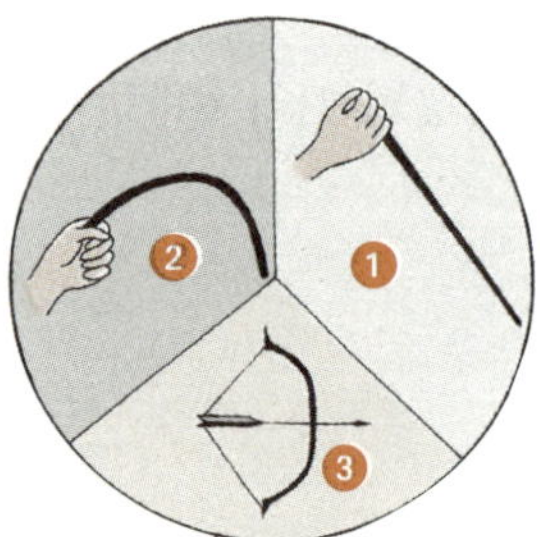

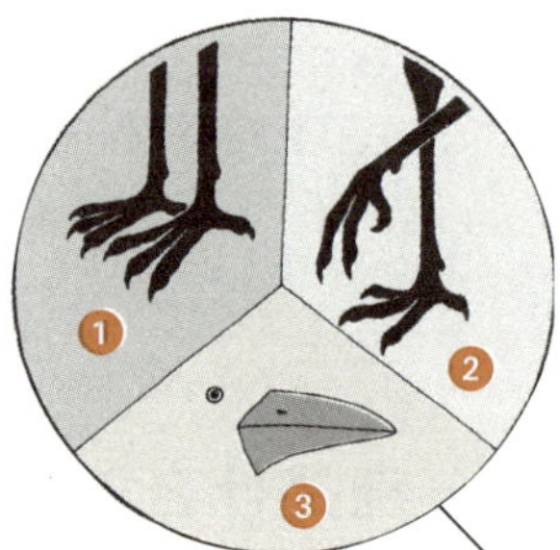

春季：气在肝

❶常脉　像手握长竹竿的末梢，软弱而长

❷病脉　脉搏充盈滑利，就像高举一根长竹竿的末梢

❸死脉　脉搏弦硬劲急，就像张开的弓弦

长夏：气在脾

❶常脉　脉搏从容、和缓、均匀，像鸡脚踏地

❷病脉　脉搏坚实、充实且急促，就像鸡迅速地提脚

❸死脉　脉搏尖锐而硬，就像乌鸦的嘴，像鸟的爪子，像屋漏时水滴落，像水流逝

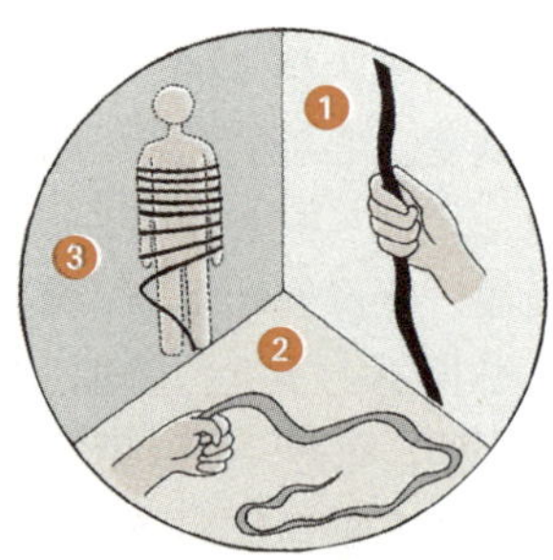

冬季：气在肾

❶常脉　脉搏圆滑流利又有回曲之象，按时有种坚实之感

❷病脉　脉搏像牵引葛藤一样，脉体坚硬

❸死脉　脉搏如绳索突然脱落或如手指弹石那样坚硬

肾脏的正常脉象，脉搏圆滑流利又有回曲之象，按时有种坚实之感，这说明肾脏的功能是正常的。冬季是以胃气为根本的，肾脏的病脉，脉搏就像牵引葛藤，脉体坚硬，这是肾脏发生了病变。肾脏的死脉，脉搏如绳索突然脱落或如手指弹石那样坚硬，这是肾脏死亡之象。

什么是春季的弦脉？

黄帝问道：春季的脉象像弦一样，什么样是弦脉呢？岐伯回答说：春季的脉属于肝脉，肝脏与东方木气相应，这是自然界万物发生的本源，所以肝脉来时，脉象濡润、柔弱、虚软而滑、正直而长，就称为弦脉。与此相反的就是病脉。黄帝问道：怎样算是相反呢？岐伯回答说：如果脉气来时充实、强劲、有力，这是脉气太过，是病在外；如果脉气来时，不充实且软弱无力，这是不及，是病在里。黄帝问道：春季脉象太过或脉象不及，会引起什么疾病？岐伯回答说：春季脉象太过时，人会出现健忘，眼睛看物体模糊，眩晕，出现头部疾病等病证；春季脉象不及时，人会出现胸部疼痛，疼痛直至背下，两胁胀满的症状。

什么是夏季的钩脉？

黄帝说：夏季的脉象像钩一样，什么是钩脉呢？岐伯回答说：夏季的脉属于心脉，心脏与南方火气相应，这是自然界万物繁盛成长的本源，所以心的脉气出现时很充盛，去时反衰，就称为钩脉。与此相反的就是病脉。黄帝问道：怎样算是相反呢？岐伯回答说：如果脉气来时充盛，去时也充盛，这是脉气太过，是病在外；如果脉气来时不充盛，去时反而充盛，这是不及，是病在里。黄帝问道：夏季脉象太过与脉象不及，会引起什么疾病？岐伯回答说：夏季脉象太过时，人会出现身体发热，肌肤疼痛，或患浸淫疮；夏季脉象不及时，人会出现心烦，引起上咳嗽吐痰，下放屁。

什么是秋季的浮脉？

黄帝说：秋季的脉象就像水浮物，什么是浮脉呢？岐伯回答说：秋季的脉属于肺脉，肺脏与西方金气相应，因为秋季是自然界万物收获的季节，所以肺的脉气来时轻虚而浮，脉来时急，去时散漫，就称为浮脉。与此相反的就是病脉。黄帝问道：怎样算是相反呢？岐伯回答说：如果脉气来时轻虚而浮，中部坚实而两旁空虚，这是脉气太过，是病在外；如果脉气来时轻虚而浮且微弱，这是脉气不及，是病在里。黄帝问道：秋季脉象太过与脉象不及，会引起什么病？岐伯回答说：秋季脉象太过时，人会出现气上逆、背痛、郁闷不畅的病证；秋季脉象不及时，人会出现气喘、呼吸少气、咳嗽、咯血，喘息时肺中有声。

四时脉象太过与不及的表现

正常的四季脉象应为春弦、夏钩、秋毛、冬石。但是有时候也会出现太过与不及的情况，太过会表现为体表的疾病，不及会表现为体内的疾病。

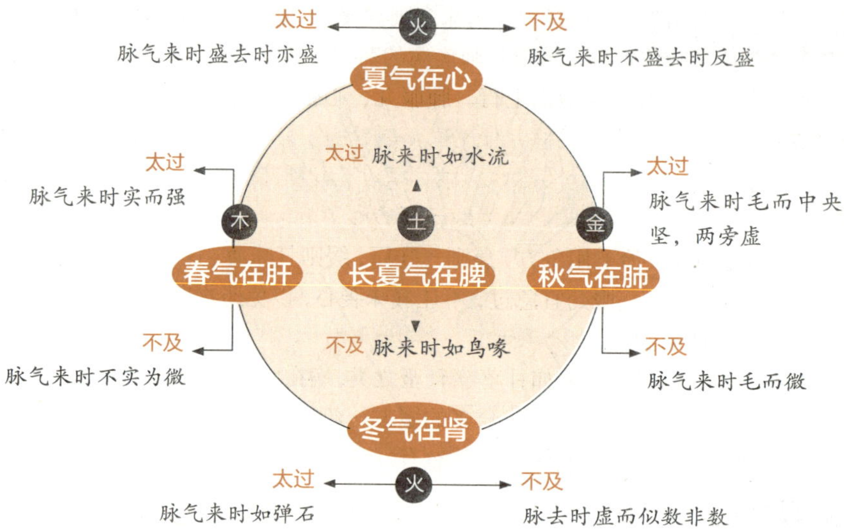

四时脉象太过与不及导致的疾病

四时脉象太过与不及都会导致身体发生疾病：太过，疾病会表现在外；不及，疾病会表现在内。

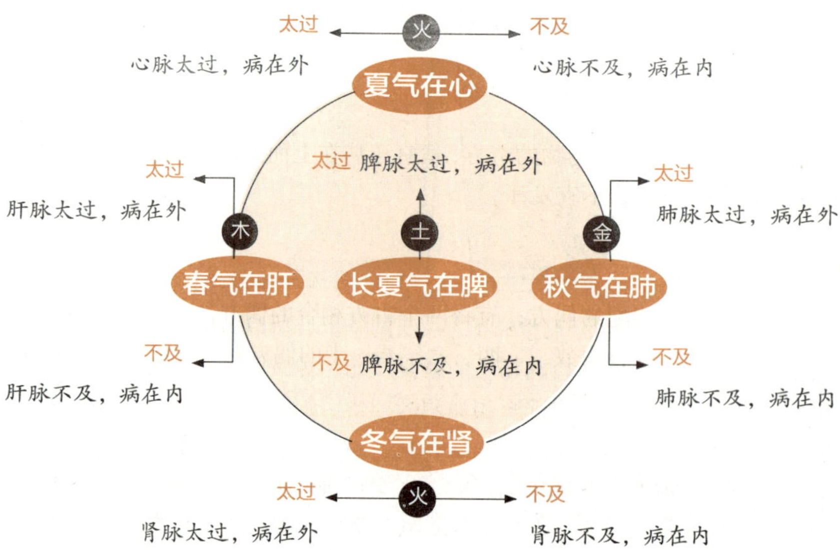

什么是冬季的石脉？

黄帝说：冬季的脉象就像石头沉落，什么是石脉呢？岐伯回答说：冬季的脉属于肾脉，肾脏与北方水气相应，这是自然界万物收藏的本源，所以肾的脉气来时，沉而搏指，就称为石脉。与此相反就是病脉。黄帝问道：怎样算是相反呢？岐伯回答说：如果脉气来时像用手弹石，这是脉气太过，是病在外；如果脉去时虚软，似数非数的，这是脉气不及，是病在里。黄帝问道：冬季脉象太过与脉象不及，会引起什么疾病？岐伯回答说：冬季脉象太过时，人会出现肢体倦怠、少气懒言、脊背疼痛；冬季脉象不及时，人会出现心中空悬、饥饿、季肋空软处清冷、脊中疼痛、小腹胀满、小便改变。

四季顺序的变迁，引起脉象变异，那么脾脉与哪个季节相关？

脾与中央的土气相应，是一个独立脏器，位于中央，转化精气灌溉四旁。黄帝问道：既然这样，那么脾脏是否正常或异常可看得出来吗？岐伯回答说：脾脏正常时看不出来，但脾脏异常时可以表现出来。黄帝问道：脾脏的异常是怎样表现出来的？岐伯回答说：如果脉来时，像水流一样，这是太过，是病在外；如像鸟嘴，这是不及，是病在里。黄帝问道：先生说脾脏是独立的脏器，位于中央属土，灌溉四旁，脾脏脉象太过与脉象不及会导致什么疾病？岐伯回答说：脾脉太过，会使人四肢不能抬举；脾脉不及，会使人九窍不通畅，身重不能活动自如。

五脏的真脏脉象如何反映疾病？

大骨头枯槁，大肌肉萎缩，胸中满是胀气，呼吸不顺畅，身体颤动，要是这样，大概六个月就要死亡，要是真脏脉出现了，就能判断出死亡的日期。大骨头枯槁，大肌肉萎缩，胸中满是胀气，呼吸不顺畅，心中疼痛，疼痛牵引肩背和后颈，大概一个月就要死亡，要是真脏脉出现了，就能判断出死亡的日期。大骨头枯槁，大肌肉萎缩，胸中满是胀气，呼吸不顺畅，心中疼痛，疼痛牵引肩背和后颈，肌肉瘦削，身体发热，肘、膝后的肌肉溃破，要是真脏脉出现了，10个月内就会死亡。大骨头枯槁，大肌肉萎缩，两肩下垂，肌肉消瘦，动作迟缓，真脏脉出现，一年内就会死亡，要是真脏脉出现了，就能判断出死亡的日期。大骨头枯槁，大肌肉萎缩，胸中满是胀气，腹中疼痛，心中不安宁，周身发热，肘、膝后肌肉溃破，全身肌肉瘦削，眼眶凹陷，要是真脏脉出现，眼睛看不见人，立刻就会死亡；即使能看见人，到了病脏所不能胜过的时日，也会死亡。

正气暴虚，又突感受外邪，五脏气机阻闭，脉道不通，正气不能往来流行，犹如无意中掉到深渊，这种突发疾病，不易预测死亡的日期。如果脉搏断绝不来或脉搏呼吸间搏动五六次的，形体肌肉虽然不瘦脱，真脏脉也没出现，但还是会死亡的。

肝脏的真脏脉象，浮取和沉取都劲急有力，就像摸刀口一样硬而锐利可怕或像按绷得很紧的琴瑟弦，病人面色青白无光泽，毫毛焦枯断折，就是要死亡了。心脏的真脏脉象，坚硬而搏指有力，就像按薏苡子一样圆滑，病人面色红中带暗黑且无光泽，毫毛枯焦断折，就是要死亡。肺脏的真脏脉象，脉大而虚软无力，就像用羽毛轻轻地触摸人的皮肤，病人面色白中带红且无光泽，毫毛焦枯断折，就是要死亡。肾脏的真脏脉象，搏击而欲断绝，像是用手弹石块一样坚硬不柔和，病人面色黑中带黄且无光泽，毫毛焦枯断折，就是要死亡。脾脏的真脏脉象，软弱而忽快忽慢，病人面色黄中带青且无光泽，毫毛焦枯断折，就是要死亡。一旦真脏脉出现，病人都会死亡，不容易治好的。

脉搏变化与四时阴阳变化不一致会怎样？

脉搏变化与四时阴阳变化不相一致的情况是指，春季诊得肺脉，夏季诊得肾脉，秋季诊得心脉，冬季诊得脾脉。且脉象均表现为浮悬而欲断绝或沉而涩，这是脉搏变化与四时阴阳变化不一致。脉搏形态没隐藏，如在春、夏季节脉象沉涩，秋、冬季节脉象浮大，这也是脉搏变化与四时阴阳变化不一致。得热性病脉象反安静，得泄泻脉象反大，大失血的病人脉象反坚实，病在里脉象反坚实，病在外脉象反而不坚实，这些脉象与征候相反的情况是难以治疗的。

什么是五实五虚？

黄帝问道：我听说根据虚实可判别是死是生，想听听这方面的情况。岐伯回答说：有五种实情可致死，有五种虚情也可致死。黄帝说：想听听这五实五虚。岐伯说：脉象盛大，皮肤发热，腹部胀大，大小便不通，目眩烦闷，就是五实证；脉搏细弱，皮肤寒冷，少气不够喘息，大小便泄利，不能进饮食，就是五虚证。黄帝问道：五实证、五虚证有时有治愈的，这其中的道理是什么呢？岐伯回答说：如病人喝了稀粥，大小便泄泻停止了，表明胃气渐渐恢复，这就是五虚证也有痊愈的可能；如病人身上汗出，大便通利泻，表明病邪外出，所以五实证也有痊愈的可能。这是五实证和五虚证的表现。

什么是三部九候？

黄帝问道：从先生那听到有关九候的理论，确实既多又广博，很难详细说明，我希望听您讲一讲这其中最重要的道理，以嘱咐子孙，要他们传给后世，并铭刻于骨髓，藏于心中，

五实与五虚

五实，指的是五脏邪气实。五虚，指的是五脏正气虚。这两种情况都可导致人的死亡，但也有可以治愈的。详见下图。

五实
五脏同时感受了邪气，可致人死亡。但是，如果出现了虚箭头所示的现象，疾病就会好转

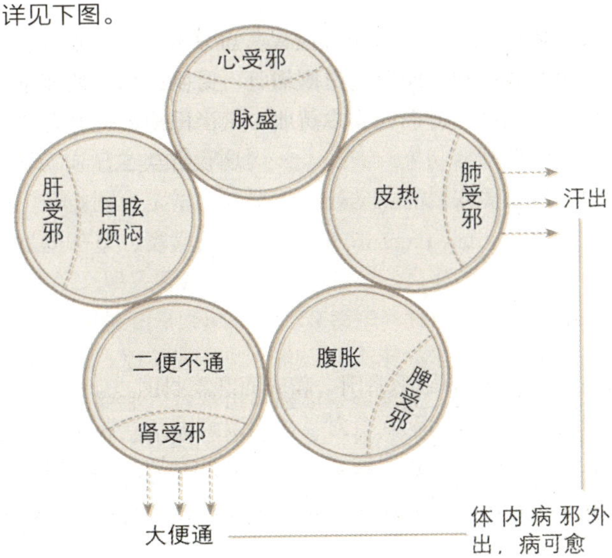

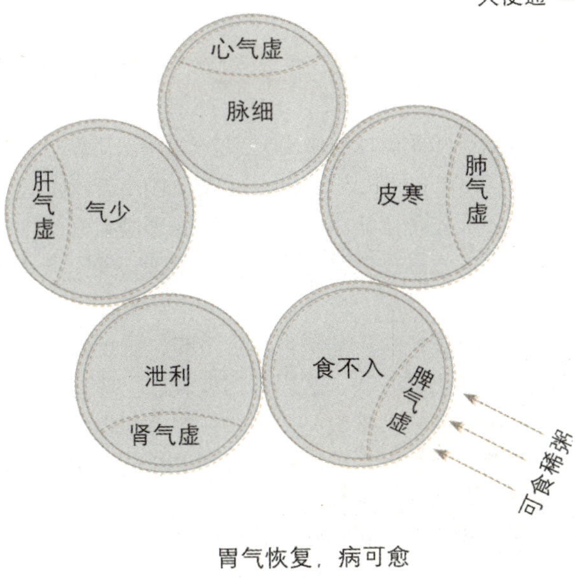

五虚
五脏同时气虚，可致人死亡。但是，如果出现了虚箭头所示的现象，疾病就会好转

我发誓接受这些理论，并不随意外泄。与天体运行规律相合，有始有终，上与日月星辰节气相应，下与四时变迁、五行的运转相结合，盛衰交互，冬夏阴阳的变化，人怎样与变化相应，希望听您讲一讲具体的方法。岐伯回答说：您这个问题问得真妙！这是天地间一种很深奥的道理。

黄帝问道：希望听您说一说这种深奥的道理，从而使其与人的形体相结合，血气通畅，以此来定人的生死，怎样才能达到目的？岐伯回答说：天地间的大数，从一始到九终。一属

阳为天，二属阴为地，人居天地之间，三为人。天地人合而为三，三三为九，从而与地之九野之数相应。因此人体诊脉的部位有上、中、下三部，每一部又各有天地人三候，凭借这三部九候的脉象，判断人的生死，诊断疾病，调理虚实盛衰，进而去除病邪。

黄帝问道：什么是三部呢？岐伯回答说：有上、中、下三部，并且每部又各有三候，所谓三候，是天、地、人，这些必须有老师的指导才能搞清楚。上部的天，指额两旁动脉搏动处；上部的地，指鼻孔下两旁动脉搏动处；上部人，指两耳前凹陷中动脉搏动处。中部天，指手太阴肺经渠穴动脉搏动处；中部地，指手阳明大肠经合谷穴动脉搏动处；中部人，指手少阴心经神门穴动脉搏动处。下部天，指足厥阴经五里穴动脉搏动处，女子取太冲穴；下部地，指足少阴经太溪穴动脉搏动处；下部人，指足太阴经箕门穴动脉搏动处，足背上的冲阳穴候胃气。所以，下部的天是诊断肝脏经气的盛衰，下部的地是诊断肾脏经气的盛衰，下部的人是诊断脾胃经气的盛衰。黄帝问道：中部之候又是怎样的？岐伯回答说：中部也是有天、地、人。中部天是诊断肺脏经气盛衰，中部地是诊断胸中气血旺衰，中部人是诊断心脏经气盛衰。

黄帝问道：上部拿什么来诊断？岐伯回答说：上部同样也是有天、地、人。上部天是诊断头部位气血盛衰，上部地是诊断口齿部位气血盛衰，上部人是诊断耳目部位气血盛衰。三部中每一部分别都有天、地、人，因而三部中分别有三个天候、地候、人候，共有九候。九候与九野相应，九野与人身九脏相合。所以人体中有藏神的脏五个，有形脏四个，一共是九个。五神脏的精气败绝，于是病人的面色必然晦暗枯槁，颜色晦暗枯槁，就一定会死亡。

如何根据三部九候来诊病？

黄帝问道：怎么诊断呢？岐伯回答说：必须先观察病人的胖瘦，后调理病人气的虚实，气实则泻其有余，气虚则补其不足，但必先除去血脉中的淤滞，然后再调理，无论什么病，目的是使脏腑达到协调。

体形充实，但脉细，气少，满足不了呼吸的病证就较危险。体形消瘦，脉反而大，胸中的气很多，这样的病证多数会死亡。形体与神气协调一致，这样愈后就较好。脉搏参差不齐地跳动，大多数是有病。三部九候的脉象不相协调，大多数是死证。三部九候中上下左右脉相应，鼓指明显，像舂捣谷物，说明病情较重，上下左右脉不相协调，快却数不清，大多数是死证。中部的脉象虽单独调和，但是上部、下部多脏之脉已经失调，大多数会死亡。中部脉象衰减，并与上部下部脉不协调，大多数是死证。两眼内陷，也会死亡。

诊察九候的异常，就能知道是否得病。如果九候中有一脉独小的，九候中有一脉独大的，九候中有一脉独快的，九候中有一脉独慢的，九候中有一脉独滑的，九候中有一脉独涩的，九候中有一脉独沉陷的，这些均是有病。医生用左手指轻轻按在内踝上五寸处，再用右手指轻轻弹病人内踝，如果震动超过五寸以上且震动软滑均匀，就没有病；如果震动混乱不清，就是有病；如果震动缓慢而小，也是有病；如果震动不到五寸，或弹后根本没反应，就是死证。如果全身肌肉消瘦，行动不便，也是死证。中部的脉忽慢忽快，也会死亡。上部的脉大而钩的，是络脉有病。三部九候的脉象，应相互协调、上下一致、不失和。如其中一候不相应，就是

三部九候诊脉法

三部九候是中国古代最早的一种全身遍诊法，它把人体分为天、地、人三部，每部又各分为天、地、人三候，合为九候，并以此来诊察全身疾病。

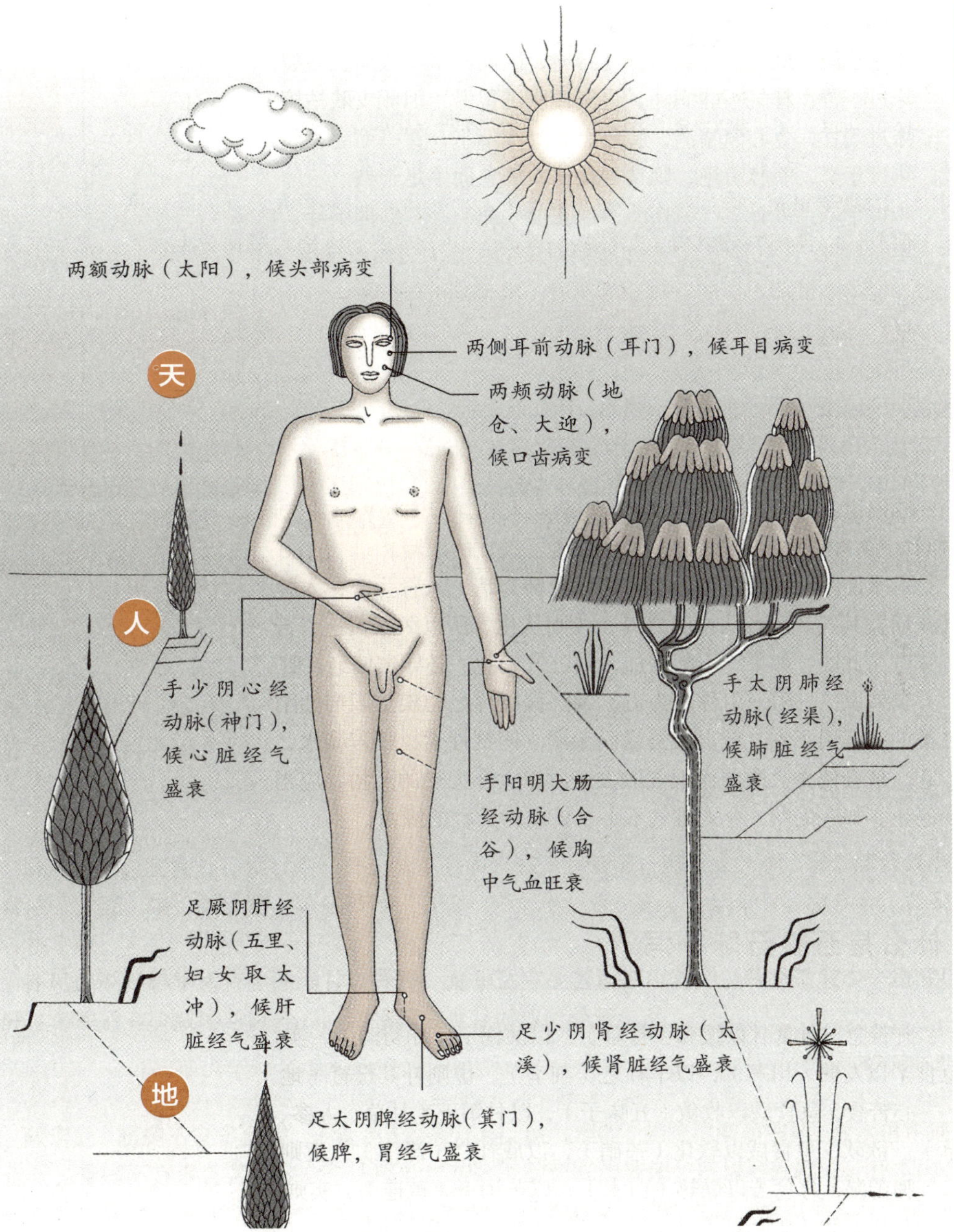

出现了病变；如果有两候不相应，就是病重；如果三候不相应，就是病危了。不相应是指上、中、下三部脉象不一致，在脏、腑审察疾病，是判断生死的。必须先了解四时五脏的正常脉象，才能分辨出病脉。真脏脉出现了，而且病证很重，就会死亡。足太阳经脉经气败绝，病人下肢屈伸不利，就接近死亡了，这时两眼向上翻，眼珠不能转动。

冬阴夏阳从脉象上怎样区分？

黄帝问道：冬阴夏阳从脉象上怎样区分？岐伯回答说：三部九候的脉象都表现为沉细弦绝，属阴，与冬季相应，因此病人大多在夜半死亡；如果三部九候的脉象，躁动如喘且疾数，属阳，与夏季相应，因而病人大多在日中死亡。因此，如果病人表现为既恶寒又发热，大多在早晨死亡。体内有热或得了热性病，大多在中午死亡。风病大多在晚上死亡。水病大多在

《内经》天地门户图

这是《易经》中的一幅图，用在这里是想说明阴阳之间的关系：夜为阴昼为阳，冬为阴夏为阳。脉象的变化与昼夜冬夏时间的变化相对应，所以有阴脉的人常在夜半死亡，有阳脉的人常在日中死亡。《内经》中的“冬阴夏阳”即是此意，中医大夫常由此根据病人的脉象来推断病人的死亡时间。

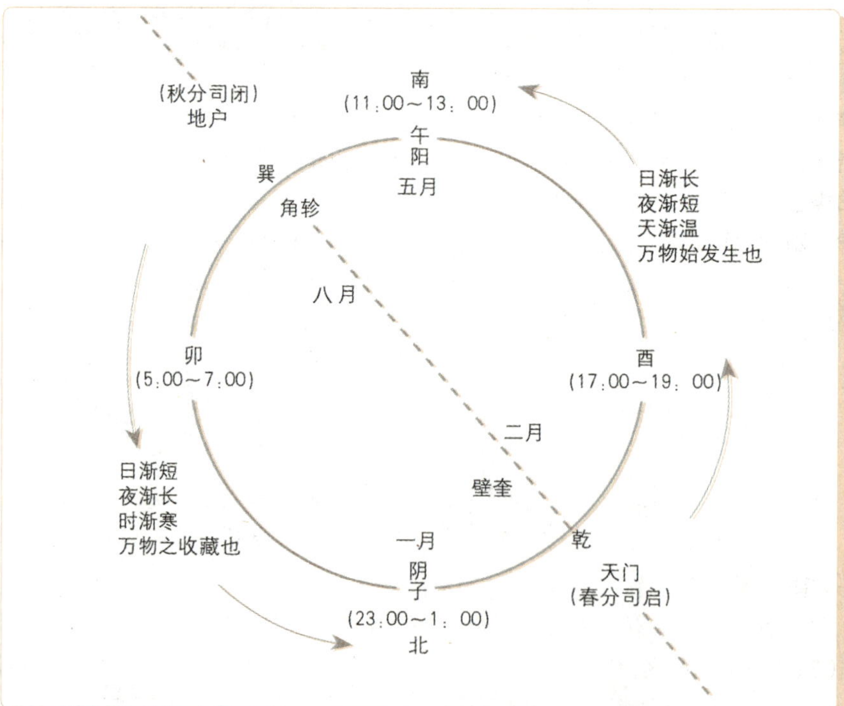

半夜死亡。如果脉搏忽疏忽密或忽快忽慢，大多在辰戌丑未四个时辰内死亡。形肉已经瘦脱，虽三部九候的脉象是调和的，仍然也会死亡。虽然七诊脉象出现，但九候脉象与四时阴阳变化一致，一般不会死。提及的不死疾病是指风病和妇女的月经病，虽然脉搏与七诊之脉类似，但实质上并不是，所以也不会死亡。如果有七诊病的脉象，九候脉象也败坏了，这是死亡的征兆，且病人必然会呃逆。

在诊断时，一定要详细地审问疾病刚起时的情况，现在又有哪些症状，然后切按三部九候脉搏，观察经络是浮是沉，或从上部逐渐切循到下部，或从下部逐渐切循到上部。如果脉搏流利就是没病，脉搏迟缓就是有病，脉断绝而不往来的，就是死证，久病时皮肤是干枯的，也是死证。

什么是六点诊脉大法？

因此诊脉有一诀窍，那就是作为医生首先应心平气和。春季的脉象应浮一些，犹如鱼游在水面；而在夏季，脉象充盈在皮下，浮泛而大，犹如万事万物有余；在秋天，脉象沉于皮肤之下，犹如蛰虫即将潜伏；在冬季，脉象沉于骨下，犹如蛰虫潜藏得很深，或像人们居于

脉诊的要点

诊脉是中医治疗疾病过程中一项重要内容。古人对脉诊的时间选择很重视，并且诊脉要与望色、观察人的外在形体等结合起来综合考察，以确保对疾病做出正确的判断。

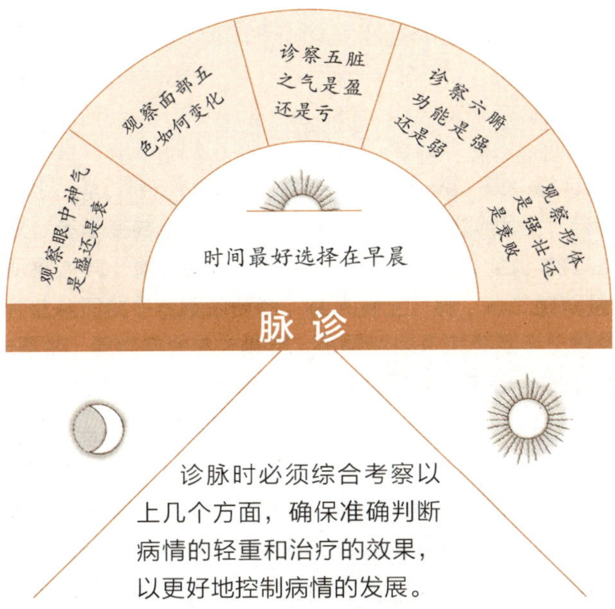

密室之中。因此说，想要了解内脏精气是旺是衰，必须通过切脉得其要领；要想了解外界气象的演变，就必须掌握四时阴阳之始终。这正是春、夏、秋、冬、内、外六点的诊脉大法。

心脉搏击有力而长，会出现舌上卷、不能说话等症状；如果心脉软弱散漫，会出现正气消散，当经气再循环一周，病就会自己好了。肺脉搏击有力而长，会出现咳唾血液等症状；如果肺脉软弱散漫，会出现出汗较多、身体不容易恢复等症状。肝脉搏击有力而长，面部颜色当青而不青，属于坠伤或击伤，淤血积在胁下，会使人出现咳喘气逆等症状；如果肝脉软弱散漫，颜色鲜明亮泽，这是溢饮病，此病是由于突然饮水过多，水液泛溢于肠胃之外和肌肤之中所引起的。胃脉搏击有力而长，颜色鲜红，大腿就像被折断了一样；胃脉软弱散漫，会出现食后腹部胀满不通的症状。脾脉搏击有力而长，颜色是黄的，会出现少气的症状；脾脉软弱散漫，颜色就不润泽，并出现双足胫水肿的症状。肾脉搏击有力而长，颜色黄中透着红色，腰部就会像被折断一样；肾脉软弱散漫，会出现血少的症状，而不容易恢复原状。

三阴三阳经脉的脉象都是怎样的？

雷公斋戒了七日，早晨坐在一旁听黄帝的教诲。黄帝说：三阳统领阳分，是经；二阳络于前后，是纬；一阳出入于二阳之间，是游部。这样推演，就可以知道五脏之气的终始。三阴是表，二阴是里，一阴是阴尽阳生即晦朔相交之时，这与阴阳的道理完全符合。雷公说：我虽然听了您的讲解，但还没有完全弄明白。

黄帝说：所说的三阳指的是太阳经，太阳经的脉气到达手太阴寸口，其脉弦浮不沉，这时要用一般规律推测，细心地体察，结合阴阳理论分析，从而判断疾病的轻重。所说的二阳指的是阳明经，阳明经的脉气到达手太阴寸口，其脉象弦而沉、急而不鼓指，等火热之气来临时，病人就会死亡。一阳指的是少阳经，少阳经的脉气到达手太阴寸口，上连人迎，其脉象弦急、悬而不绝，这是少阳经的病变，如果有阳无阴，就会死亡。三阴是太阴经，即三阴三阳六经的主宰，其脉气交会于手太阴寸口，脉象沉、伏，鼓动而不浮，上连心脉。二阴是少阴经，脉气到肺，下归于膀胱，外连于脾胃。一阴是厥阴，其气独至于手太阴寸口，这时经气已绝，脉象浮而不鼓指，脉钩而滑。以上六脉，有的是阴脏见阳脉，有的是阳脏见阴脉，互相交错而与五脏相通，与阴阳相应，只要是先到达寸口的脉就是主，后到达寸口的脉就是客。

三阴三阳经脉的雌雄是什么？

雷公说：我已完全听懂您的意思，您以前传授给我的经脉学知识以及从前我所诵读的《从容》这本书的理论，同您今天讲的内容相同。但我还是不十分明白其阴阳雌雄的含义。黄帝说：三阳指的是太阳经，位高至尊，就像父亲；二阳指的是阳明经，能抵御邪气的侵袭，就像护卫；三阳指的是少阳经，出入二阳之间，就像枢纽。三阴指的是太阴经，性柔善养，就像母亲；

阴阳经脉雌雄的含义

人体三阴三阳经脉根据其属性，有雌雄之别。下图是以一家人为例，对阴阳经脉做了一个形象的比喻。

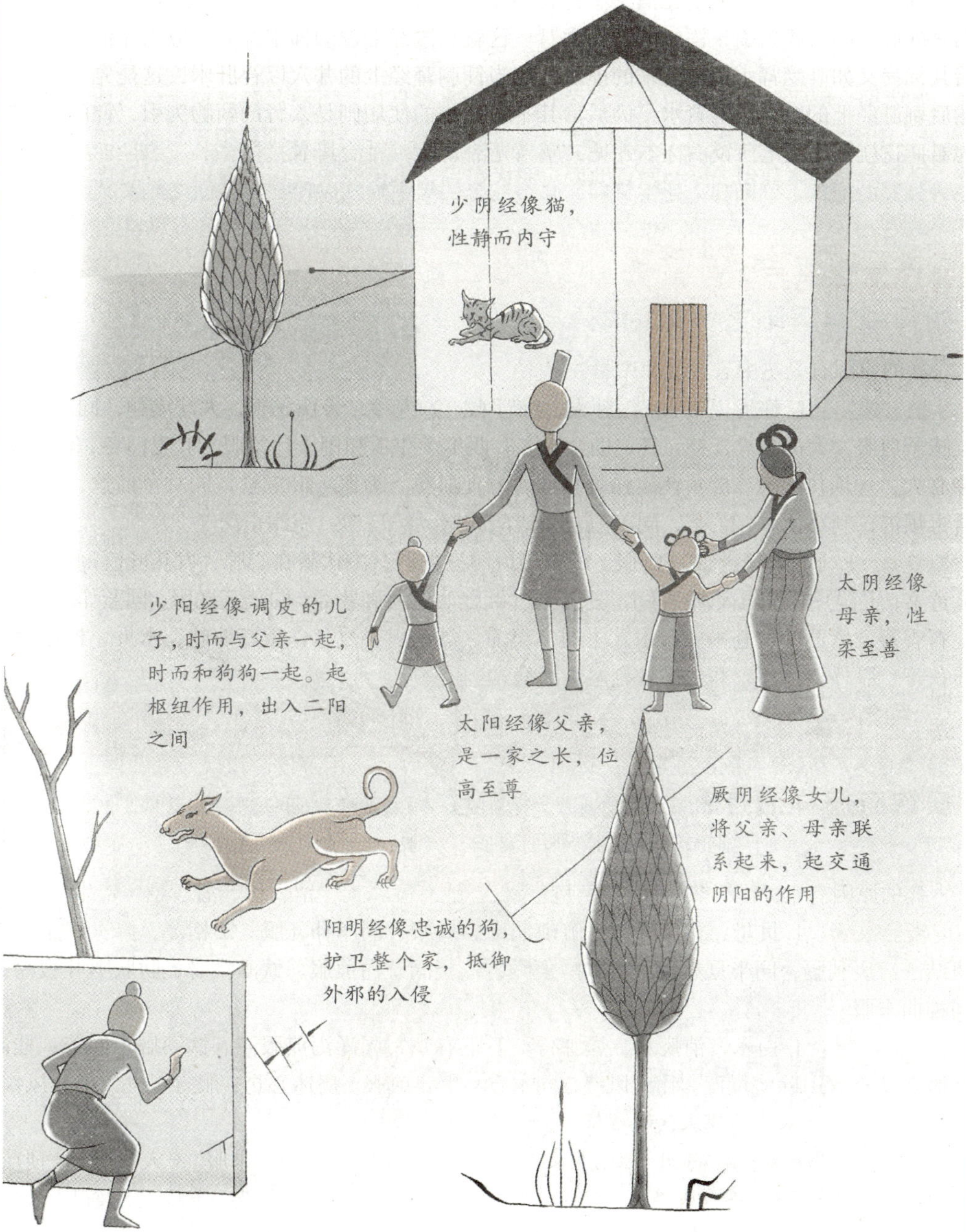

二阴指的是少阴，性静内守，就像雌性；一阴指的是厥阴经，阴尽阳生，交通阴阳，就像使者。二阳一阴发病，阳明主病，二阳不胜一阴，阳明功能失常、九窍滞塞不通；三阳一阴发病，太阳经脉气胜，一阴不能静止，内使五脏之气混乱，外则出现惊惧；二阴二阳发病，病在肺，少阴脉沉，火邪胜肺伤脾，外伤四肢；二阴二阳交互发病，病位在肾，病人叫骂奔走，出现癫狂病；二阴一阳发病，病出于肾，阴气上逆行于心脘，下部空窍闭塞不通，四肢就像离开形体一样不受人支配；一阴一阳的脉象代绝，这是阴气上逆于心，上下无定处，饮食失常、二便失禁、咽喉干燥，病在脾土。二阳三阴，至阴的脉都到寸口，阴气不能胜过阳气，阳气也不能控制阴气，阴阳相互阻隔。阳气浮于外，内为血瘕病，阴气沉于内，外痈疡溃烂。如果阴阳二气都壮实，病气下行，出现男女生殖器的病变。脉象的阴阳，上合昭昭的天象，下合冥冥的地理，判断病人死生日期，必须结合一年中六气以什么为气首来推求。

如何根据阴阳之气来治病？

黄帝说：想听您说说阴阳各三种的道理。岐伯回答说：因为阴阳之气有多少的不同，作用也就各有差异。黄帝问道：为什么叫阳明？岐伯回答说：因为太阳和少阳这两阳合明。黄帝又问道：为什么叫厥阴？岐伯回答说：因为太阴和少阴这两阴交尽。

黄帝说：阴阳之气有多少的不同，疾病有盛衰的差异，治疗有缓急之分，方剂有大小之别，想听您谈谈这其中有什么样的准则？岐伯回答说：病气有不同的高下，病位有远近的差别，病症有内外之分，所以治疗有轻重的差别，总之要以使药物达到病之所在为准则。《大要》上说，奇方之制是君药一味，臣药二味；偶方之制是君药二味，臣药四味；奇方之制是君药

三阴三阳的划分

我国古代先哲将万事万物划分为阴和阳，根据阴分和阳分的多少又将阴和阳各分为三：即少阳、阳明、太阳；少阴、厥阴、太阴。

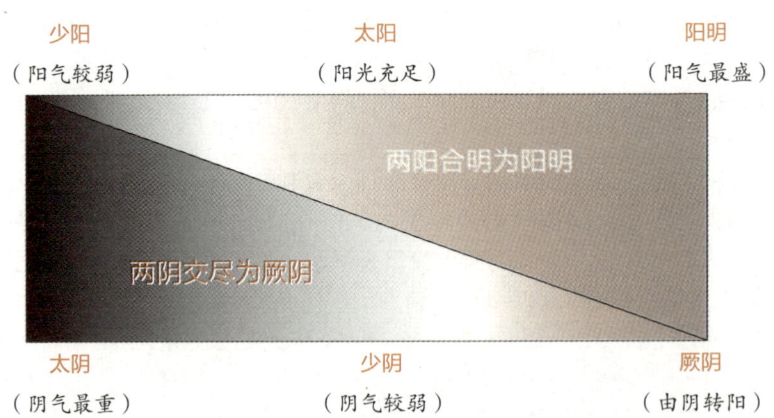

二味，臣药三味；偶方之制是君药二味，臣药六味。因此在治疗时，病位近的用奇方，病位远的用偶方，发汗不用奇方，攻下不用偶方，补和治疗上部用缓方，补和治疗下部用急方。急方的药物气、味都厚，缓方的药物气、味均薄，制方用药要恰到病处，就是指这而说的。病位太远但是中道药物气味不足，就不能达到病位，应考虑在食前或食后用药，不能违反这个规定。正是因为这样，所以平调病气的原则是：病位近，无论用奇方或偶方，制方服量都应该小；病位远，无论用奇方或偶方，制方服量都应该大。方大则药味少而药量重，方小则药味多而药量轻。多就是九味药，少就是二味药。如果用奇方不能治愈就用偶方，这是重方；如果用偶方疾病还不能治愈，就用反佐用药法去治疗，也就是用寒、热、温、凉性质的药物顺从疾病的某些症状进行治疗。

黄帝说：讲得很好！我已经知道疾病生于六气之本的治疗方法了，那么生于三阴三阳之标的疾病怎样治疗呢？岐伯回答说：和本病相反的，就是标病，与本病治疗方法相反的，就是治疗标病的方法。

不同年份的治疗原则也不同吗？

甲子、甲午年

司天是少阴君火，中是太宫土运太过，在泉是阳明燥金。司天热化数是二，中土运雨化数是五，在泉燥化数是四。这两年既没有胜气又没有复气，就叫正化日。气化所引起疾病的治疗，司天热化所导致疾病的治疗，用咸寒药物；中土运雨化所导致疾病的治疗，用苦热药物；在泉燥化所导致疾病的治疗，用酸热药物。这是甲子、甲午两年适宜的药食性味。

乙丑、乙未年

司天是太阴湿土，中是少商金运不及，在泉为太阳寒水。这两年热化的胜气和寒化的复气相同，因为出现胜气、复气，就叫邪气化日，在西方七宫出现灾害。司天湿化数是五，中金运清化数是四，在泉寒化数是六，这是正化日。气化所引起疾病的治疗，司天温化所导致疾病的治疗，用苦热药物；中金运清化所导致疾病的治疗，用酸平药物；在泉寒化所导致疾病的治疗，用甘热药物。这是乙丑、乙未两年适宜的药食性味。

丙寅、丙申年

司天是少阳相火，中是太羽水运太过，在泉是厥阴风木。司天火化数是二，中水运寒化数是六，在泉风化数是三，这是所说的正化日。其气化所引起疾病的治疗，司天火化所导致疾病的治疗，用咸寒药物；中水运寒化所导致疾病的治疗，用咸温药物；下风化所导致疾病的治疗，用辛凉药物。这就是丙寅、丙申两年适宜的药食性味。

丁卯、丁酉年

司天是阳明燥金，中为少角木运不及，在泉是少阴君火。这两年清化的胜气和热化的复

不同年份疾病的治疗

年份	运气位置	所属运气	疗法
甲子、甲午	司天	少阴君火	咸寒
	中	太宫土运	苦热
	在泉	阳明燥金	酸热
乙丑、乙未	司天	太阴湿土	苦热
	中	少商金运	酸和
	在泉	太阳寒水	甘热
乙丑、乙未	司天	少阳相火	咸寒
	中	太羽水运	咸温
	在泉	厥阴风木	辛凉
丁卯、丁酉	司天	阳明燥金	苦微温
	中	少角木运	辛和
	在泉	少阴君火	咸寒
戊辰、戊戌	司天	太阳寒水	苦温
	中	太徵火运	甘和
	在泉	太阴湿土	甘温
己巳、己亥	司天	厥阴风木	辛凉
	凉		甘平
	中	少宫土运	咸寒
庚午、庚子	司天	少阴君火	咸寒
	寒		辛温
	中	太商金运	酸温
辛未、辛丑	司天	太阴湿土	苦温
	温		苦平
	中	少羽水运	苦热
壬申、壬寅	司天	少阳相火	咸寒
	寒		酸平
	中	太角木运	辛凉

气相同，就是所说的邪气化日，在东方三宫出现灾害。司天燥化数是九，中木运风化数是三，在泉热化数是七，就是所说的正化日。其气化所引起疾病的治疗，司天燥化所导致疾病的治疗，用苦微温药物；中木运风化所导致疾病的治疗，用辛和药物；在泉热化所导致疾病的治疗，用咸寒药物。这就是丁卯、丁酉两年适宜的药食性味。

戊辰、戊戌年

司天是太阳寒水，中是太徵火运太过，在泉是太阴湿土。司天寒化数是六，中火运热化数是七，在泉湿化数是五，这是正化日。气化所引起疾病的治疗，司天寒化所导致疾病的治疗，用苦温药物；中火运热化所导致疾病的治疗，用甘平药物；在泉湿化所导致疾病的治疗，用甘温药。这就是戊辰、戊戌两年适宜的药食性味。

己巳、己亥年

司天是厥阴风木，中是少宫土运不及，在泉是少阳相火。这两年风化的胜气和清化的复气相同，这是邪气化日，在中央五宫出现灾害。司天风化数是三，中土运湿化数是五，在泉的火化数是七，这是正化日。气化所引起疾病的治疗，司天风化所导致疾病的治疗，用辛凉药物；中土运湿化所导致疾病的治疗，用甘平药物；在泉火化所导致疾病的治疗，用咸寒药物。这就是己巳、己亥两年适宜的药食性味。

庚午、庚子年

司天是少阴君火，中是太商金运太过，在泉是阳明燥金。司天热化数是七，中金运清化数是九，在泉燥化数是九，就是正化日。气化所引起疾病的治疗，司天热化所导致疾病的治疗，用咸寒药；中金运清化所导致疾病的治疗，用辛温药物；在泉燥化所导致疾病的治疗，用酸温药物。这是庚午、庚子两年适宜的药食性味。

辛未、辛丑年

司天是太阴湿土，中是少羽水运不及，在泉是太阳寒水。这两年雨化的胜气和风化的复气相同，就是邪气化日，在北方一宫出现灾害。司天雨化数是五，中水运寒化数是一，就是所说的正化日。气化所引起疾病的治疗，司天雨化所导致疾病的治疗，用苦热药物；中水运寒化所导致疾病的治疗，用苦平药物；在泉寒化所导致疾病的治疗，用苦热药物。这是辛未、辛丑两年适宜的药食性味。

壬申、壬寅年

司天是少阳相火，中太角木运太过，在泉是厥阴风木。司天火化数是二，中木运风化数是八，就是所说的正化日。气化所引起疾病的治疗，司天火化所导致疾病的治疗，用咸寒药物；中木运风化所导致疾病的治疗，用酸平药物；在泉风化所导致疾病的治疗，用辛凉药物。这是壬申、壬寅两年适宜的药食性味。

不同年份疾病的治疗（续表）

年份	运气位置	所属运气	疗法
癸酉、癸卯	司天	阳明燥金	苦微温
	中	少徵火运	咸温
	在泉	少阴君火	咸寒
甲戌、甲辰	司天	太阳寒水	苦热
	热		苦温
	中	太宫土运	苦温
乙亥、乙巳	司天	厥阴风木	辛凉
	凉		酸平
	中	少商金运	寒
丙子、丙午	司天	少阴君火	咸寒
	寒		咸热
	中	太羽水运	酸温
丁丑、丁未	司天	太阴湿土	苦温
	温		辛温
	中	少角木运	辛凉
戊寅、戊申	司天	少阳相火	咸寒
	寒		甘平
	中	太徵火运	辛凉
己卯、己酉	司天	阳明燥金	苦微温
	微温	阳明燥金	甘和
	中	少宫土运	咸寒
庚辰、庚戌	司天	太阳寒水	苦热
	热	太商金运	辛温
	中	太阴湿土	甘热
辛巳、辛亥	司天	厥阴风木	辛凉
	凉	少羽水运	苦平
	中	少阳相火	咸寒

癸酉、癸卯年

司天是阳明燥金，中少徵火运不及，在泉是少阴君火。这两年寒化的胜气和雨化的复气相同。就是所说的邪气化日，在南方九宫出现灾害。司天燥化数是九，中火运热化数是二，就是所说的正化日。气化所引起疾病的治疗，司天燥化所导致疾病的治疗，用苦微温药物；中火运热化所导致疾病的治疗，用咸温药物；在泉热化所导致疾病的治疗，用咸寒药物。这是癸酉、癸卯两年适宜的药食性味。

甲戌、甲辰年

司天是太阳寒水，中太宫土运太过，在泉是太阴湿土。司天寒化数是六，中土湿化数是五，这是所说的正化日。气化所引起疾病的治疗，司天寒化所导致疾病的治疗，用苦热药物；中土运湿化所导致疾病的治疗，用苦温药物；在泉湿化所导致疾病的治疗，也用苦温药物。这是甲戌、甲辰两年适宜的药食性味。

乙亥、乙巳年

司天是厥阴风木，中少商金运不及，在泉是少阳相火。这两年热化的胜气和寒化的复气相同，就是所说的邪气化日，在西方七宫出现灾害。司天风化数是八，中金运清化数是四，在泉火化数是二，就是所说的正化日。气化所引起疾病的治疗，司天风化所导致疾病的治疗，用辛凉药物；中金运清化所导致疾病的治疗，用酸平药物；在泉火化所导致疾病的治疗，用咸寒药物。这是乙亥、乙巳两年适宜的药食性味。

丙子、丙午年

司天是少阴君火，中太羽水运太过，在泉是阳明燥金。司天热化数是二，中水运寒化数是六，在泉清化数是四，这是正化日。气化所引起疾病的治疗，司天热化所导致疾病的治疗，用咸寒药物；中水运寒化所导致疾病的治疗，用咸热药物；在泉清化所导致疾病的治疗，用酸温药物。这是丙子、丙午两年适宜的药食性味。

丁丑、丁未年

司天是太阴湿土，中少角木运不及，在泉是太阳寒水。这两年清化的胜气和热化的复气相同，这是邪气化日，在东方三宫出现灾害。司天雨化数是五，中木运风化数是三，在泉寒化数是一，这是正化日。气化所引起疾病的治疗，司天雨化所导致疾病的治疗，用苦温药物；中木运风化所导致疾病的治疗，用辛温药物；在泉寒化所导致疾病的治疗，用甘热药物。这是丁丑、丁未两年适宜的药食性味。

戊寅、戊申年

司天是少阳相火，中太徵火运太过，在泉是厥阴风木。司天火化和中运火化数都是七，在泉风化数是三，这是正化日。气化所引起疾病的治疗，司天火化所导致疾病的治疗，用咸寒药物；中运火化所导致疾病的治疗，用甘平药物；在泉风化所导致疾病的治疗，用辛凉药物。

不同年份疾病的治疗（续表）

年份	运气位置	所属运气	疗法
壬午、壬子	司天	少阴君火	咸寒
	寒	太角木运	酸凉
	中	阳明燥金	酸温
癸未、癸丑	司天	太阴湿土	苦温
	温	少徵火运	咸温
	中	太阳寒水	甘热
甲戌、甲辰	司天	少阳相火	咸寒
	寒	太宫土运	咸平
	中	厥阴风木	辛凉
乙亥、乙巳	司天	阳明燥金	苦微温
	微温	少商金运	苦平
	中	少阴君火	咸寒
丙子、丙午	司天	太阳寒水	苦热
	热	太羽水运	咸温
	中	太阴湿土	甘热
丁丑、丁未	司天	厥阴风木	辛凉
	凉	少角木运	辛平
	中	少阳相火	咸寒
戊寅、戊申	司天	少阴君火	咸寒
	寒	太徵火运	甘寒
	中	阳明燥金	酸温
己丑、己未	司天	太阴湿土	苦热
	热		甘平
	中	少宫土运	甘热
庚寅、庚申	司天	少阳相火	咸寒
	寒		辛温
	中	太商金运	辛凉

这是戊寅、戊申两年适宜的药食性味。

己卯、己酉年

司天是阳明燥金，中少宫土运不及，在泉是少阴君火。这两年风化的胜气和清化的复气相同，这是邪气化日，在中央五宫出现灾害。司天清化数是九，中土运雨化数是五，在泉热化数是七，这是正化日。气化所引起疾病的治疗，司天清化所导致疾病的治疗，用苦微温的药物；中土运雨化所导致疾病的治疗，用甘平药物；在泉热化所导致疾病的治疗，用咸寒药物，这是己卯、己酉两年适宜的药食性味。

庚辰、庚戌年

司天是太阳寒水，中太商金运太过，在泉是太阴湿土。司天寒化数是一，中金运清化数是九，在泉雨化数是五，这是正化日。气化所引起疾病的治疗，司天寒化所导致疾病的治疗，用苦热药物；中金运清化所导致疾病的治疗，用辛温药物；在泉雨化所导致疾病的治疗，用甘热药物。这是庚辰、庚戌两年适宜的药食性味。

辛巳、辛亥年

司天是厥阴风木，中少羽水运不及，在泉是少阳相火。这两年雨化的胜气和风化的复气相同，这是邪气化日，在北方一宫出现灾害。司天风化数是三，中火运寒化数是一，在泉火化数是七，这是正化日。气化所引起疾病的治疗，司天风化所导致疾病的治疗，用辛凉药物；中水运寒化所导致疾病的治疗，用苦平药物；在泉火化所导致疾病的治疗，用咸寒药物，这是辛巳、辛亥两年适宜的药食性味。

壬午、壬子年

司天是少阴君火，中太角木运太过，在泉是阳明燥金。司天热化数是二，中木运风化数是八，在泉清化数是四，这是正化日。气化所引起疾病的治疗，司天热化所导致疾病的治疗，用咸寒药物；中木运风化所导致疾病的治疗，用酸凉药物；在泉清化所导致疾病的治疗，用酸温药物。这是壬午、壬子两年适宜的药食性味。

癸未、癸丑年

司天是太阴湿土，中少徵火运不及，在泉是太阳寒水。这两年寒化的胜气和雨化的复气相同，这是邪气化日，在南方九宫出现灾害。司天雨化数是五，中火运火化数是二，在泉寒化数是一，这是正化日。气化所引起疾病的治疗，司天雨化所导致疾病的治疗，用苦温药物；中火运火化所导致疾病的治疗，用咸温药物；在泉寒化所导致疾病的治疗，用甘热药物。这是癸未、癸丑两年适宜的药食性味。

甲申、甲寅年

司天是少阳相火，中太宫土运太过，在泉是厥阴风木。司天火化数是二，中土运雨化数是五，在泉风化数是八，这是正化日。气化所引起疾病的治疗，司天火化所导致疾病的治疗，

不同年份疾病的治疗（续表）

年份	运气位置	所属运气	疗法
壬午、壬子	司天	阳明燥金	苦微温
	微温		苦平
	中	少羽水运	咸寒
癸未、癸丑	司天	太阳寒水	苦温
	温		酸平
	中	太角木运	甘温
甲戌、甲辰	司天	厥阴风木	辛凉
	凉		咸平
	中	少徵火运	咸寒

用咸寒药物；中土运雨化所导致疾病的治疗，用咸平药物；在泉风化所导致疾病的治疗，用辛凉药物。这是甲申、甲寅两年适宜的药食性味。

乙酉、乙卯年

司天是阳明燥金，中少商金运不及，在泉是少阴君火。这两年热化的胜气和寒化的复气相同，这是邪气化日，在西方七宫出现灾害。司天燥化数是四，中金运清化数是四，在泉热化数是二，这是正化日。气化所引起疾病的治疗，司天燥化所导致疾病的治疗，用苦微温药物；中金运清化所导致疾病的治疗，用苦平药物；在泉热化所导致疾病的治疗，用咸寒药物。这是乙酉、乙卯两年适宜的药食性味。

丙戌、丙辰年

司天是太阳寒水，中太羽水运太过，在泉是太阴湿土。司天寒化数是六，在泉雨化数是五，这是正化日。气化所引起疾病的治疗，司天寒化所导致疾病的治疗，用苦热药物；中水运寒化所导致疾病的治疗，用咸温药物；在泉雨化所导致疾病的治疗，用甘热药物。这是丙戌、丙辰两年适宜的药食性味。

丁亥、丁巳年

司天是厥阴风木，中少角木运不及，在泉是少阳相火。这两年清化的胜气和热化的复气相同，这是邪气化日，在东方三宫出现灾害。司天风化数是三，在泉火化数是七，这是正化日。气化所引起疾病的治疗，司天风化所导致疾病的治疗，用辛凉药物；中木运风化所导致疾病的治疗，用辛平药物；在泉火化所导致疾病的治疗，用咸寒药物。这是丁亥、丁巳两年适宜的药食性味。

戊子、戊午年

司天是少阴君火，中太徵火运太过，在泉是阳明燥金。司天热化数是七，在泉清化数是九，这是正化日。气化所引起疾病的治疗，司天热化所导致疾病的治疗，用咸寒药；中火运热化所导致疾病的治疗，用甘寒药物；在泉清化所导致疾病的治疗，用酸温药物。这是戊子、戊午两年适宜的药食性味。

己丑、己未年

司天是太阴湿土，中少宫土运不及，在泉是太阳寒水。这两年风化的胜气和清化的复气相同，此即邪气化日，在中央五宫出现灾害。司天雨化数是五，在泉寒化数是一，这是正化日。气化所引起疾病的治疗，司天雨化所导致疾病的治疗，用苦热药物；中土运雨化所导致疾病的治疗，用甘平药物；在泉寒化所导致疾病的治疗，用甘热药物。这是己丑、己未两年适宜的药食性味。

庚寅、庚申年

司天是少阳相火，中太商金运太过，在泉是厥阴风木。司天火化数是七，中金运清化数是九，在泉风化数是三，这是正化日。气化所引起疾病的治疗，司天火化所导致疾病的治疗，用咸寒药物，中金运清化所导致疾病的治疗，用辛温药物；在泉风化所导致疾病的治疗，用辛凉药物。这是庚寅、庚申两年适宜的药食性味。

辛卯、辛酉年

司天是阳明燥金，中少羽水运不及，在泉是少阴君火。这两年雨化的胜气和风化的复气相同，这是邪气化日，在北方一宫出现灾害。司天的清化数是九，中水运寒化数是一，在泉热化数是七，这是正化日。气化所引起疾病的治疗，司天清化所导致疾病的治疗，用苦微温药物；中水运寒化所导致疾病的治疗，用苦平药物；在泉热化所导致疾病的治疗，用咸寒药物。这是辛卯、辛酉两年适宜的药食性味。

壬辰、壬戌年

司天是太阳寒水，中太角木运太过，在泉是太阴湿土。司天寒化数是六，中木运风化数是八，在泉雨化数是五，这是正化日。气化所引起疾病的治疗，司天寒化所导致疾病的治疗，用苦温药物；中木运风化所导致疾病的治疗，用酸平药物；在泉雨化所导致疾病的治疗，用甘温药物。这是壬辰、壬戌两年适宜的药食性味。

癸巳、癸亥年

司天是厥阴风木，中少徵火运不及，在泉是少阳相火，这两年寒化的胜气和雨化的复气相同，这是邪气化日，在南方九宫出现灾害。司天风化数是八，在泉火化数是九，这是正化日。

气化所引起疾病的治疗，司天风化所导致疾病的治疗，用辛凉药物；中火运火化所导致疾病的治疗，用咸平药物；在泉火化所导致疾病的治疗，用咸寒药物。这是癸巳、癸亥两年适宜的药食性味。

只要是以上定期纪年的，胜化、复化、正化都有一定常规，要认真地考察。因为掌握了其中的要领，一句话就可说清楚；没有掌握其中要领，说起来就漫无边际，讲的就是这个道理。

阴阳脉象的逆顺与生死是怎样对应的?

雷公问道：阴阳二气盛衰的多少，怎么样是逆，怎么样是顺？黄帝回答说：阳气的多少表现在左是顺，表现在右是逆；阴气的多少表现在右是顺，表现在左是逆。老年人表现在上是顺，青年人表现在下是顺。因此，春季夏季的病变，出现阳证阳脉的就生；秋季冬季的病变，出现阳证阳脉的就死；反过来，秋季冬季的病变，出现阴证阴脉的就生。因而无论气多还是气少，只要出现不顺就是厥病。雷公又问道：气有余也会成厥吗？黄帝回答说：气逆行于上而不下，足胫寒冷到达膝关节，如果是年轻人，这个病又出现在秋冬季，就会死亡；如果是老年人，这种病在秋冬季出现，就有生存的可能。气逆行于上而不下，会导致头痛和头顶疾病，这种厥病，既不表现出阳热证，又不表现出阴寒证，五脏之气相互隔绝，好像置身于空旷的原野之中，又好像居于空空的房间内，其生气欲绝，死期将至。所以气虚所引起的厥病，使人噩梦连连，达到极点时，会使人神志不清。

三阳脉悬绝，三阴脉微，这是少气的脉象。因此肺气虚，于是便梦见白色的东西，或梦见杀人流血、尸横遍野，如果到秋季就会梦见兵战；肾气虚，于是便梦见船，或梦见水淹死人，如果到冬季就会梦见潜伏水下非常恐惧；肝气虚，于是便梦见草木之类的事物，如果到春季就会梦见人伏卧树下而不敢站起；心气虚，便梦见救火及雷电，如果到夏季就会梦见大火焚烧；脾气虚，便梦见饮食不足，如果到长夏就梦见筑墙盖屋。这些都是五脏气虚、六腑的阳气过盛、五脏阴精亏损而导致的。

十二经之间的阴阳表里关系是怎样的?

足阳明胃经与足太阴脾经互为表里，足少阴胆经与足厥阴肝经互为表里，足太阳膀胱经与足少阴肾经互为表里，这是足三阴与足三阳经的表里配合关系。手阳明大肠经与手太阴肺经互为表里，手少阳三焦经与手厥阴心包经互为表里，手太阳小肠经与手少阴心经互为表里，这是手三阳经与手三阴经的阴阳表里关系。

诊断疾病要十度

诊断疾病要十度（度：通过诊断确定病位），本书只提到其中五度，不管是十度还是五度，都是要求对患者的病情进行全面了解和把握，以求对疾病做出正确的诊断。

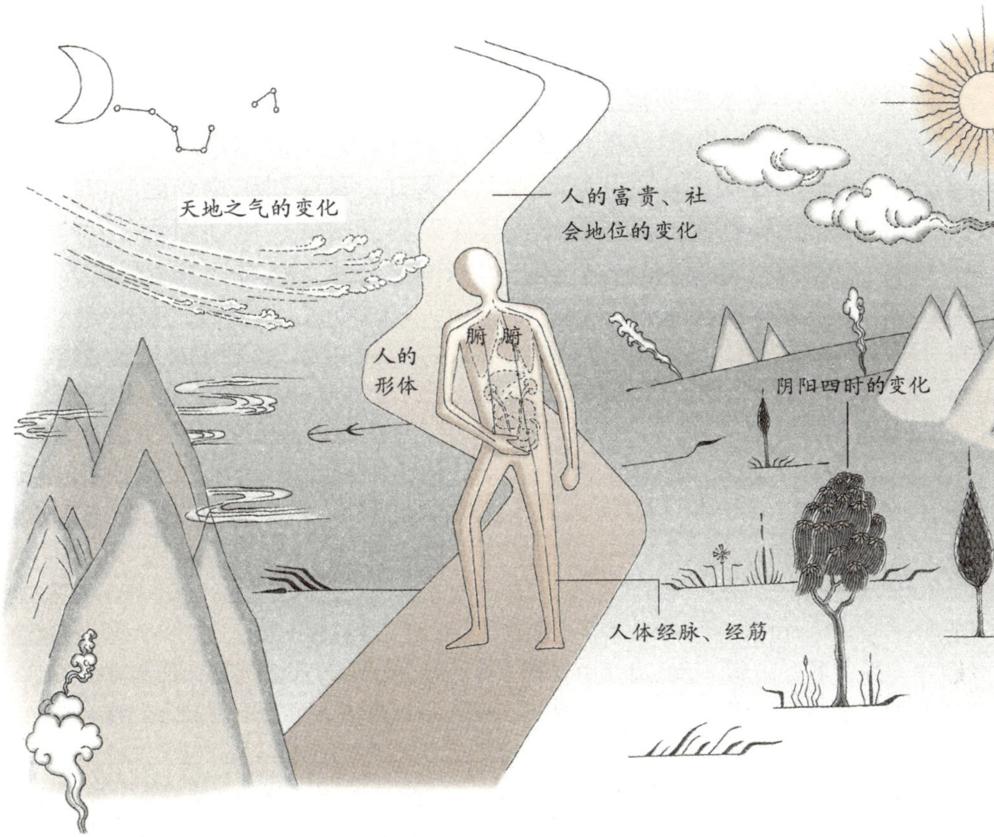

1. **度君** 考察人的社会地位，找出生活环境对人发病的影响
2. **度民** 考察人的富贵变化，找出引起身体发病的缘由
3. **度卿** 考察人的社会地位变化，找出引起疾病发生的原因
4. **度阴阳气** 诊察脏腑表里阴阳之气确定病之所在
5. **度筋** 诊察三阴三阳之筋是否有病变
6. **度脉** 诊察脉象的阴阳与天地四时之气是否相合
7. **度脏** 诊察五脏之奇恒逆从
8. **度肉** 诊察人的形与气是否相合
9. **度腧** 诊察腧穴以考察脏腑和各经脉气血
10. **度上下** 考察天地之气的变化确定发病的原因

名词解释

《奇恒之势》六十首
指古代医经《奇恒》中所载的六十首诊法，具体为何种诊法，现在已经遗失。

第2章

本草养生

《本草纲目》是到 16 世纪为止，我国最系统、最完整、最科学的一部医药学著作，该书涉猎广泛，不仅包括生物、化学、地理、天文，甚至对矿物乃至于历史都有一定的贡献。其中对施药规律、治疗原则以及各种疾病的特效药方等方面的介绍，被数代的养生家奉为圭臬。

什么是七方？

气有多少，形有盛衰，治疗有缓急，药方有大小。又说，病有远近，征候有中外，治疗有轻重。病情近的用奇方，远的用偶方。发汗不用奇方，下泻不用偶方。补上治上用缓方，补下治下用急方。

病情的传变在于疾病，疾病的治疗在于药方，药方的配制在于医生。药方有七类：大、小、缓、急、奇、偶、复。配制药方，气味是根本。寒、热、温、凉，四气生于天；酸、苦、辛、咸、甘、淡，六味成于地。所以有形为味，无形为气。气为阳，味为阴。辛甘发散为阳，酸苦涌泄为阴；咸味涌泄为阴，淡味渗泄为阳。或收或散，或缓或急，或燥或润，或软或坚，各随脏腑的病症，而采用不同品味的药物，于是七方可成。所以，奇、偶、复方，是三种药方的形式；大、小、缓、急，是四种配制方法。所以说：治有缓急，方有大小。

大方

君药一味，臣药二味，佐药九味，为大方。君药一味，臣药三味，佐药五味，为中。君药一味，臣药二味，为小方。

体表为远，里为近。大小，是配制奇、偶方的方法。例如小承气汤、调胃承气汤，是奇方中的小方；大承气汤、抵当汤，是奇方中的大方，因为要用它治疗里面的疾病。

桂枝汤、麻黄汤，是偶方中的小方；葛根汤、青龙汤，是偶方中的大方，因为要用它来发汗。

小方

小方有两种：有君药一味、臣药二味的小方，用来治疗单一邪气的疾病；有分成两部分而少量多次服用的小方，适用于心、肺及上焦诸病。

肝、肾位置远，治疗肝肾疾病的药方，药味多则气缓，不能速达于下，必须剂量大而味数少，使其气迅急下走。心、肺位置近，治疗心肺疾病的药方，药味少则气急下走，不能升发于上，必须剂量小而味数多，使其气易散而上行。肺服九、心服七、脾服五、肝服三、肾服一，乃五脏生成之数。

缓方

补上治上用缓方，补下治下用急方，急则气味厚，缓则气味薄，这要根据疾病部位来选用。

如果病在肾而心气不足，服药宜急过，不让气味袭心，以免药物欺心，心力更衰。治疗上、下、远、近疾病都与此同。

缓方有五种：有用甘甜的缓方，如甘草、糖、蜜之类，病在胸膈，取其留恋。有用药丸的缓方，因药丸的药效比汤、散剂要慢。有药味众多的缓方，药物众多则相互拘制，不得完全发挥其药性。有无毒治病的缓方，无毒则性纯功缓。有气味俱薄的缓方，气味薄则长于补上治上，等其蔓延到下时，药力已衰。

急方

治主病宜用缓方，缓则治其本；治从病宜用急方，急则治其标。表、里、汗、下，皆有所当缓、当急。

急方有四种：有急病急攻的急方，例如中风、关格之类的疾病。有汤散荡涤的急方，下咽易散而行速。有毒药的急方，毒性能上涌下泄以减弱病势。有气味俱厚的急方，气味俱厚，直趋于下而力不衰。

奇方

也就是单方。

奇方有两种：有单独用一味药物的奇方，适宜于病在上而近的；有药物数目和阳数一、三、五、七、九的奇方，宜下泄，不宜发汗。

偶方

偶方有三种：有两味相配的偶方；有将两个古方相合的偶方，古谓之复方，都适宜用于病在下而远的；有药物之数合阴数二、四、六、八、十的偶方，宜发汗，不宜下泄。

复方

奇之不去复以偶，偶之不去复以奇，所以称为复方。复者，再、重的意思。所谓十补一泄，数泄一补也。另外，伤寒见风脉，伤风得寒脉，为脉证不相应，适宜用复方。

疾病的治疗要点

对于疾病的治疗，要先判断疾病属于哪种，然后再根据病因选择补或泻，逆治或从治，猛药还是缓和药。

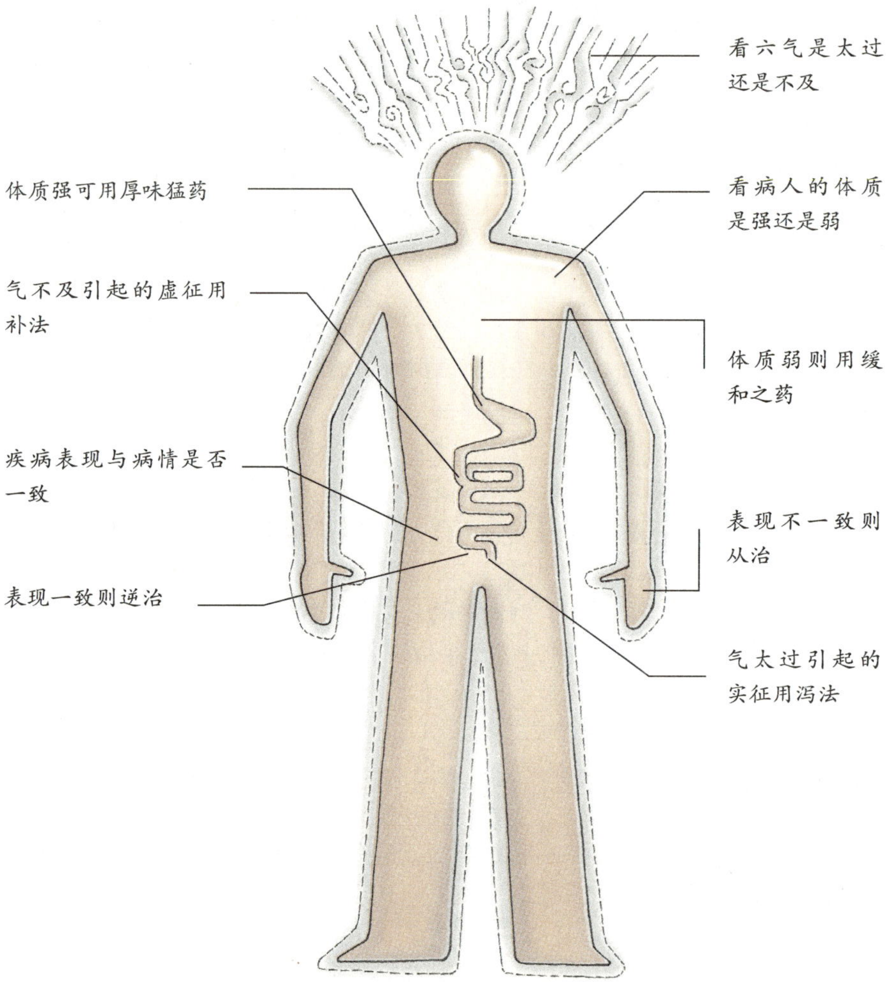

复方有三种：有二方、三方以及数方相合的复方，如桂枝二越婢一汤、五积散之类；有本方之外另加其他药物的复方，如调胃承气加连翘、薄荷、黄芩、栀子为凉膈散之类；有两分均等的复方，如胃风汤各等分之类。

什么是十剂？

药有宣、通、补、泄、轻、重、涩、滑、燥、湿十种，是药之大体，但是《神农本草经》没有记录，后来的人们也没有叙述。

宣剂

壅，堵塞的意思；宣，发散的意思。郁塞导致的疾病，不升不降，传化失常。或郁久而生病，或病久而生郁，必须用药物去宣布发散，就好像承流宣化一样，不单单是涌越为宣。所以，气郁有余，就用香附、抚芎之类的药物去开解，不足则补中益气，以使气运行。火郁轻微的用山栀、青黛发散，严重的则升阳解肌发汗。湿郁轻微的用苍术、白芷这类药物燥解，严重的则用风药偏胜。痰郁轻微的用南星、橘皮这类药物化痰，严重的则用瓜蒂、藜芦这类药物涌吐痰涎。血郁轻微的用桃仁、红花这类药物行血活血，严重的则用吐、利的方法祛除血淤。食郁轻微的用山楂、神曲消食，严重的则用上涌下利的办法消除食积。这些都是宣剂。

通剂

滞，留滞的意思。湿热之邪留于气分，从而形成痛痹癃闭的，宜用淡味药物上助肺气下降，通其小便，以泄气中之滞，如木通、猪苓之类。湿热之邪留于血分，从而形成痹痛肿注、二便不通的，宜用苦寒药物下引，通其前后，以泄血中之滞，如防己之类。《神农本草经》上说：味薄者通，所以淡味药物被称为通剂。

补剂

五脏各有补泻药剂，五味各补其相对应的脏腑，有表虚、里虚、上虚、下虚、阴虚、阳虚、气虚、血虚。《神农本草经》上说：精不足的补之以味，形不足的补之以气。五谷、五菜、五果、五肉，都是补养之物。

虚则补其母。生姜之辛补肝，炒盐之咸补心，甘草之甘补脾，五味子之酸补肺，黄檗之苦补肾。又如，茯神之补心气，生地黄之补心血；人参之补脾气，白芍药之补脾血；黄芪之补肺气，阿胶之补肺血；杜仲之补肾气，熟地黄之补肾血；芎穹之补肝气，当归之补肝血之类，都是补剂，不单人参、羊肉为补药。

泄剂

去闭也就是去实。《神农本草经》上说实者泻之，实际上应当是泻其子。五脏五味皆有泻，不单是葶苈、大黄。肝实泻以芍药之酸，心实泻以甘草之甘，脾实则泻以黄连之苦，肺实泻以石膏之辛，肾实泻以泽泻之咸。

轻剂

轻剂可解除闭塞，有表闭里闭、上闭下闭之分。表闭者，风寒伤营，腠理闭密，阳气郁积，不能外出，出现发热、恶寒、头痛、脊强等症状，适宜用轻扬之剂发汗，而表自解。里闭者，火热郁抑，津液不行，皮肤干闭，出现肌热、烦热、头痛、目肿、昏瞀、疮疡等症状，适宜用轻扬之剂解其肌，而火自散。上闭有两种：一是外寒内热，上焦气闭，出现咽喉闭痛的症状，适宜用清凉之剂扬散，则闭自开；另一则是饮食寒冷抑遏阳气在下，出现胸膈痞满闭塞的病证，适宜扬其清而抑其浊，则痞自泰。下闭也有两种：一是阳气陷下，表现为里急后重，数至厕而不行之证，只需升其阳而大便自顺，也就是所说的“下者举之”；另一则是燥热伤肺，金气郁积，窍闭于上，而膀胱闭于下，出现小便不利的症状，适宜用升麻之类的药物探吐，上窍通而小便自利，也就是所说的“病在下而取之上”。

重剂

重剂有四：有惊则气乱，而魂气飞扬，如丧神守的；有怒则气逆，而肝火激烈，病狂善怒的，这两种都可以用铁粉、雄黄之类的药物平其肝。有神不守舍，而多惊健忘，迷惑不宁的，适宜用朱砂、紫石英之类的药物镇其心；有恐则气下，精志失守而畏惧，仿佛有人要逮他的，适宜用磁石、沉香之类的药物安其肾。大多数的重剂压浮火而坠痰涎，不单是治疗胆怯之。所以诸风掉眩及惊痫痰喘，吐逆不止及反胃之类的病，都是由浮火痰涎所导致的，都适宜用重剂坠之。

滑剂

着者，也就是有形之邪留着于经络脏腑之间，表现为小便浊滞、痰涎、胞胎、痈肿之类的疾病，都适宜用滑药以引去留着之物。这与木通、猪苓通以去滞相类似，但是并不一样。木通、猪苓，为淡泄的药物，去湿热无形之邪；葵子、榆皮，为甘滑的药物，去湿热有形之邪。所以前者为滞，后者为着。大便涩的，用菠薐、牵牛之类；小便涩的，用车前、榆皮之类；精窍涩的，用黄檗、葵花之类；胞胎涩的，用黄葵子、王不留行之类；引痰涎自小便去的，用半夏、茯苓之类；引疮毒自小便去的，则用五叶藤、萱草根之类。以上所列都为滑剂。半夏、南星皆辛而涎滑，能泄湿气、通大便，是因为辛能润、能走气、能化液。有人以为半夏、南星为燥物，这是不对的。湿去则土燥，并不是这两种药物性燥。

涩剂

寝汗不禁，涩以麻黄根、防风。滑泄不止，涩以豆蔻、枯矾、木贼、罂粟壳。喘咳上奔，涩以乌梅、诃子。凡酸味近于涩者，收敛的意思。然而都宜先攻其本，而后才能够收敛。

脱，有气脱、血脱、精脱、神脱。脱则散而不收，所以用酸涩温平的药物，以敛其耗散。汗出亡阳，精滑不禁，泻痢不止，大便不固，小便自遗，久嗽亡津，都为气脱。下血不已，崩中暴下，诸大亡血，都为血脱。牡蛎、龙骨、海螵蛸、五倍子、五味子、乌梅、榴皮、诃黎勒、罂粟壳、莲房、棕灰、赤石脂、麻黄根这类药物，都是涩药。气脱兼以气药，血脱兼以血药和气药，因为气为血的统帅。脱阳者见鬼，脱阴者目盲，这两者为神脱，是涩药收不了的。

燥剂

湿有外感、内伤。外感之湿，为雨露、岚雾、地气、水湿，袭于人体皮肉筋骨经络之间；内伤之湿，为水饮、酒食及脾弱肾强所致，所以不能一概而论。故风药可以胜湿，燥药可以除湿，淡药可以渗湿，泄小便可以引湿，利大便可以逐湿，吐痰涎可以祛湿。湿而有热，用苦寒之剂燥之；湿而有寒，用辛热之剂燥之，不单桑皮、小豆是燥剂。湿去则燥，所以称之为燥剂。

湿剂

湿剂当作润剂。枯者燥也，阳明燥金之化，秋令也，风热忿郁，血液枯涸而为燥病。上燥则渴，下燥则结，筋燥则强，皮燥则揭，肉燥则裂，骨燥则枯，肺燥则痿，肾燥则消。凡麻仁、阿胶、膏润之类的药物，都为润剂。养血用当归、地黄之类的药物，生津用麦门冬、栝蒌根之类的药物，益精则用肉苁蓉、枸杞之类的药物。

什么是气味阴阳？

阳气积聚在上为天，阴气积聚在下为地。阴性柔和而安静，阳性刚强而躁动，阳主蕴育，阴主成长；阳主肃杀，阴主收藏。阳化生清气，阴凝聚成形。饮食五味滋养了形体，形体又依赖于元气的充养。五味之气生成阴精；阴精又靠气化生成。五味太过会损伤形体，元气太过则耗损阴精。阴精能化生人体的元气，饮食五味太过又耗伤人体的元气。阴性沉下，故味

药物的阴阳属性

阴阳是中国传统文化中一对重要的概念，万事万物都能划分出阴和阳，图中所示为对药物阴阳属性的划分，从不同的角度，有不同的划分方式。

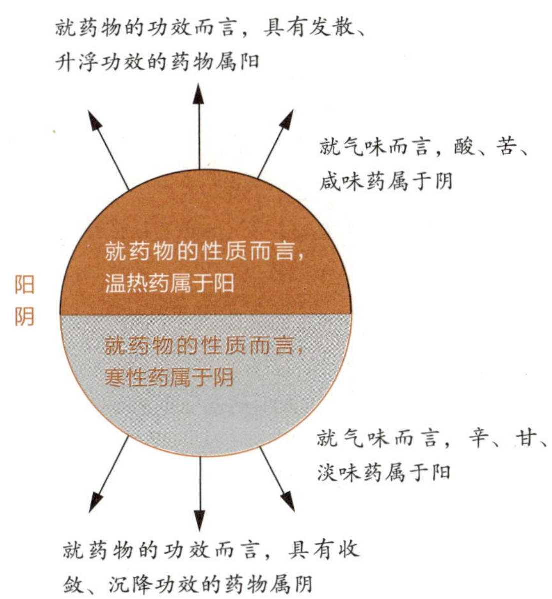

出于下窍；阳性升浮，故气出于上窍。清阳之气循行于肌肤腠理，浊阴之气向内归藏于五脏；清阳之气充实四肢肌肉，浊阴之气内走于六腑。味属阴，味厚者为纯阴，而味薄者为阴中之阳；气属阳，气厚者为纯阳，气薄者为阳中之阴。味厚者能泻下，味薄者则通利；气薄者能宣泄，气厚者则助阳。五味中，辛、甘味发散为阳，酸苦涌泄为阴；咸味涌泄为阴，淡味渗泄为阳。六者或收或散，或缓或急，或润或燥，或软或坚，须根据各自功能而使用，从而调节机体平衡。

味薄的能通利，像酸、苦、咸、平这些；味厚的能下泄，像咸、苦、酸、寒这些。气厚的能发热，像辛、甘、温、热这些；气薄的能渗泄，像甘、淡、平、凉这些。渗指微出汗，泄指通利小便。

药有温、凉、寒、热之气，辛、甘、淡、酸、苦、咸之味。还有升、降、沉、浮的区别，厚、薄、阴、阳之间的不同。一种药物之内，气味兼有，理性具存。或气相同而味不同，或味相同而气有异。气像天，温热的为天之阳，寒凉的为天之阴；天有阴、阳、风、寒、暑、湿、燥、火，三阴、三阳的规律与之对应。味像地，辛、甘、淡的为地之阳，酸、苦、咸的为地之阴；地有阴、阳，金、木、水、火、土，生、长、化、收、藏与之呼应。气味薄的，轻清上升而形成天象，因为它源于天而亲上。气味厚的，重浊下沉而形成地貌，因为它源于地而亲下。

天给人以五气，地给人以五味。五气由鼻吸入，藏于心、肺，使得面部五色明润光泽，音、声能辨。五味由口进入，藏于肠胃，以养五气，气和而生，形成津液，滋润五脏，补精益髓，所以神气旺盛。又说：形体瘦弱的用气厚的药食温养，精血不足的用味厚的药食补益。

五种气，臊气入肝，焦气入心，香气入脾，腥气入肺，腐气入肾。心荣面色，肺发声音，因此气藏于心肺二脏，就使面色荣润，声音清脆。气为水之母，所以味藏于肠胃而养五脏之气。

什么是五味宜忌？

岐伯说：木气生酸味，火气生苦味，土气生甘味，金气生辛味，水气生咸味。辛味主散，酸味主收，甘味缓，苦味坚，咸味软。药物可以祛邪，五谷为给养，五果为辅助，五畜为增益，五菜为补充。气味相合而服用，能补精益气。这就是五味对五脏各有其有利的作用，要根据四季、五脏的不同，五味随病证相配合，才适宜。

又说：五脏精气，五味是根本；五味太过，又会损伤五脏精气。只有谨和五味，才能使骨正筋柔，气血流畅，腠理致密，精养骨气，从而能够长寿。

又说：圣人春夏养阳，秋冬养阴，以顺从四季阴阳变化的规律，使体内阴阳调和，互为根本，这样阴阳二气就可常存。

五欲

肝欲酸，心欲苦，脾欲甘，肺欲辛，肾欲咸，这是五味合于五脏之气。

五宜

青色宜酸，肝病宜食麻、犬、李、韭。赤色宜苦，心病宜食麦、羊、杏、薤。黄色宜甘，脾病宜食粳、牛、枣、葵。白色宜辛，肺病宜食黄黍、鸡、桃、葱。黑色宜咸，肾病宜食大

四气、五味与养生

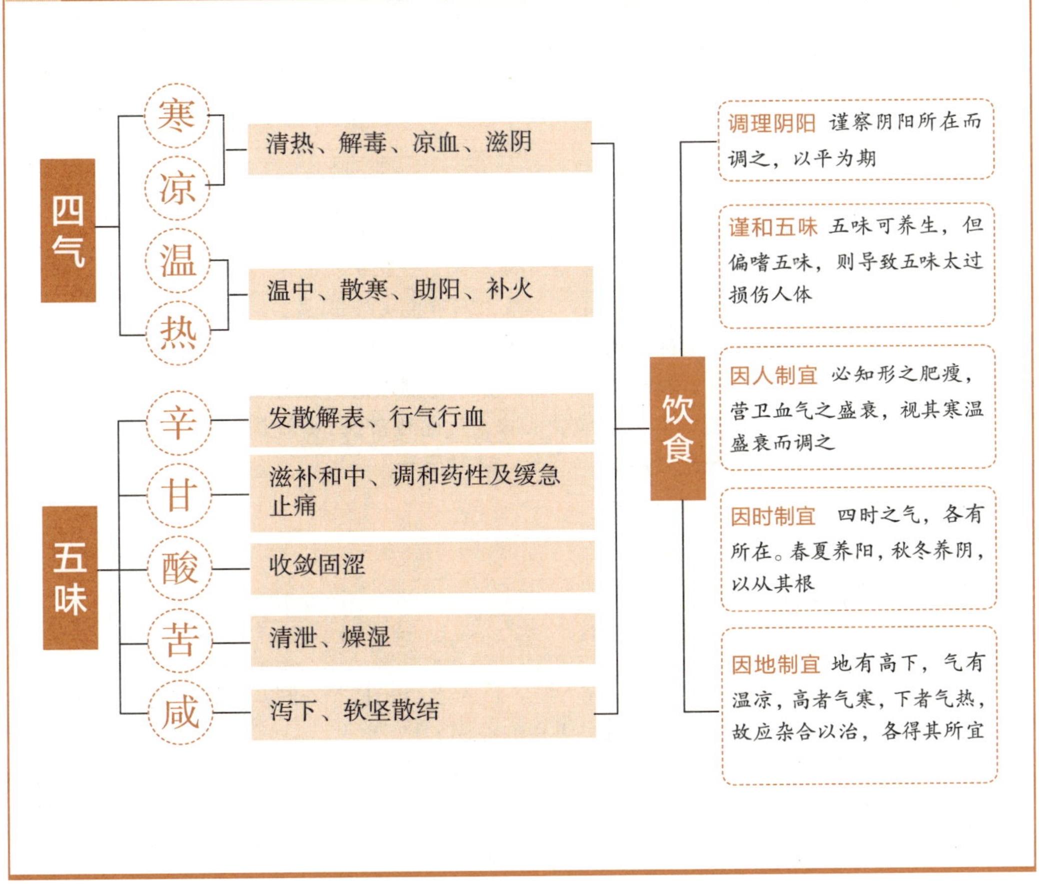

豆黄卷、猪、栗、藿。

五禁

肝病禁辛，宜食甘：粳、牛、枣、葵。心病禁咸，宜食酸：麻、犬、李、韭。脾病禁酸，宜食咸：大豆、猪、栗、藿。肺病禁苦，宜食：麦、羊、杏、薤。肾病禁甘，宜食辛：黄黍、鸡、桃、葱。

孙思邈说：春季适宜少酸增甘以养脾，夏季适宜少苦增辛以养肺，秋季适宜少辛增酸以养肝，冬季适宜少咸增苦以养心，四季都应少甘增咸以养肾。

五走

酸走筋，筋病不宜多食酸，多食令人小便不畅。酸气涩收，膀胱得酸而缩蜷，故水道不通。苦走骨，骨病不宜多食苦，多食令人呕吐。苦入下脘，三焦皆闭，所以导致呕吐。甘走肉，肉病不宜多食甘，多食令人心中烦闷。甘气柔润，胃柔则缓，缓则虫动，所以使人心中烦闷。

辛走气，气病不宜多食辛，多食令人辣心。辛走上焦，与气俱行，久留心下，所以令人辣心。

咸走血，血病不宜多食咸，多食令人渴。血与咸相得则凝，凝则胃汁注入，所以咽焦而舌干。《九针论》作咸走骨，骨病不宜多食咸。苦走血，血病不宜多食苦。

五伤

酸伤筋，辛胜酸。苦伤气，咸胜苦。甘伤肉，酸胜甘。辛伤皮毛，苦胜辛。咸伤血，甘胜咸。

五过

味过于酸，肝气去滋养，脾气乃绝，因此肉坚厚皱缩且唇裂。

味过于苦，脾气不能润泽，胃气便胀满留滞，因此皮肤枯槁而毛发脱落。

味过于甘，令心气喘满，脸色黑，肾气不平，胃痛而毛发脱落。

味过于辛，筋脉阻绝，则精神耗伤，筋急而手足干枯。

味过于咸，大骨之气劳伤，肌肉瘦削萎缩，心气抑郁不舒，血脉凝涩而变色。

李时珍说：五走五伤，是指本脏所对应的五味太过而致自伤，也就是五脏的阴精伤在五味。五过，是指本脏所对应的五味伐其所胜，也就是脏气偏胜。

什么是五味偏胜?

岐伯说：五味入胃，各归所喜。酸先入肝，苦先入心，甘先入脾，辛先入肺，咸先入肾。时间久了，增脏气；脏气增多了，便成了夭亡的原因。

王冰说：入肝为温，入心为热，入肺为清，入肾为寒，入脾为至阴并兼有四气，都是增其味而益其气。故各从本脏之气，久则从化。所以久服黄连、苦参反而热，热从苦化。其余各味皆与此同。如果气不断增加，则脏气偏胜，必导致偏绝；脏有偏绝，必致突然夭亡。

李杲说：一阴一阳称之为道，偏阴偏阳称之为疾。阳剂性刚，积若燎原，如果消狂痈疽之类的疾病用了它，就会天癸竭而荣涸。阴剂性柔，积若凝水，如果洞泄寒中之类的疾病用了它，就会使真火微弱而卫气散去。所以大寒大热的药物，应当谨慎权衡后使用，气平了则须停止。如有偏助，令人脏气不平，就成为夭亡的缘由。

什么是五脏五味补泻?

肝苦急，急食甘以缓和（甘草），以酸泻下（赤芍药），实则泻其子心（甘草）。欲散，急食辛以发散（川芎），以辛补之（细辛），虚则补其母肾（地黄、黄檗）。

心苦缓，急食酸以收敛（五味子），以甘泻下（甘草、人参、黄芪），实则泻其子脾（甘草）。欲软，急食咸以软化（芒硝），以咸补之（泽泻），虚则补其母肝（生姜）。

脾苦湿，急食苦以燥热（白术），以苦泻下（黄连），实则泻其子肺（桑白皮）。欲缓，急食甘以缓和（炙甘草），以甘补之（人参），虚则补其母心（炒盐）。

脏腑之间的关系

十二脏腑协调为用，人体才会健康。这幅图形象地表现了脏腑之间的关系：心为一身之主，肺辅之，肝出谋，脾负责进谏，肾起振起强力之用，人的身体是否强将很大程度上取决于肾的功能。

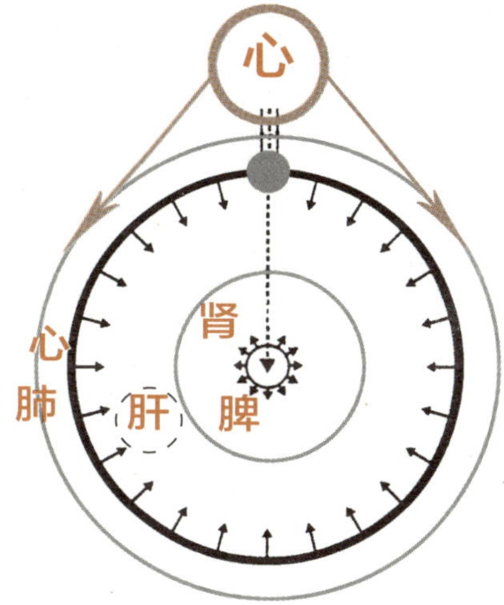

肺苦气上逆，急食苦以泄下（黄芩），以辛泻下（桑白皮），实则泻其子肾（泽泻）。欲收，急食酸以收敛（白芍药），以酸补之（五味子），虚则补其母脾（五味子）。

肾苦燥，急食辛以润和（黄檗、知母），以咸泻下（泽泻），实则泻其子肝（芍药）。欲坚，急食苦以坚硬（知母），以苦补之（黄檗），虚则补其母肺（五味子）。

什么是升降浮沉？

李杲说：药物有升、降、浮、沉、化，生、长、收、藏、成，以与四季配合。春季主升，夏季主浮，秋季主收，冬季主藏，土居中主化。所以味薄的升而生，气薄的降而收，气厚的浮而长，味厚的沉而藏，气平的化而成。如果补之以辛、甘、温、热以及气味薄的，就能助春夏之升浮，那同时也是泻秋冬收藏的药物。在人身上，肝、心二脏就是。如果说补之以酸、苦、咸、寒以及气味厚的，就能助秋冬之降沉，那同时也是泻春夏生长的药物。在人身上，肺、肾二脏就是。淡味的药物，渗也就是升，泄也就是降，为各种药物的佐使。用药的人，遵循这种法则，就能治愈疾病。若反其道而行，非但不能治病，还会导致病人死亡，即使不死，也很危险。

王好古说：病证上升的使之下降，必须懂得抑；沉降的使之上浮，必须懂得载。辛主散，作用也横行；甘主发，作用也上行；苦主泄，作用也下行；酸主收敛，性质为缩；咸味药主软坚，性质为舒。药物的味、功能不同，大致如此。鼓掌成声，火使水沸，二物相合，象在其间。五味相互制约，四气相互调和，其变化甚多，不可轻易使用。《神农本草经》不谈淡味、凉气，是由于缺文造成的。

味薄者主升：甘平、辛平、辛微温、微苦平的药物。

气薄者主降：甘寒、甘凉、甘淡寒凉、酸温、酸平、咸平的药物。

气厚者主浮：甘热、辛热的药物。味厚者主沉：苦寒、咸寒的药物。

气味平者，兼有四气、四味：甘平、甘温、甘凉、甘辛平、甘微苦平的药物。

李时珍说：酸、咸二味没有升的作用，甘、辛二味没有降的作用，寒无浮的作用，热无沉的作用，这是由各自的性质所决定的。治疗上升的病证，用气味咸寒的药物引之，就能使其沉而直达下焦；治疗沉降的病证，用酒引之，就能使其上浮至头顶。如果不是洞察大自然的奥秘而有造化的人，是不能达到这种境界的。一种药物之中，有根主升而梢主降，生主散而熟主降的，升降虽是药物的固有属性，但也会因人们使用方法的不同而有异。

什么是四时用药例？

李时珍说：《神农本草经》上说："四时用药要先顺应时令，不能杀伐天地间的祥和之气。"又说："升、降、沉、浮要顺应它，寒、热、温、凉则悖逆它。"所以春季宜加辛温之药，如薄荷、荆芥这类，以顺应春季上升之气；夏季宜加辛热之药，如香薷、生姜这类，以顺应夏季浮动之气；长夏季节宜加甘苦辛温之药，如人参、白术、苍术、黄檗这类，以顺应化成之气；秋季宜加酸温之药，如芍药、乌梅这类，以顺应秋季下降之气；冬季宜加苦寒之药，如黄芩、知母这类，以顺应冬季沉郁之气。这就是所说的顺时气以养天和。

王好古说：四时总以芍药为脾剂，苍术为胃剂，柴胡为时剂，十一脏皆取决于少阳，因为它是发生之始。凡用纯寒纯热的药物，或寒热药物相杂，都适宜用甘草来调和它们，只有中满者禁用甘。

什么是引经报使？

手少阴心经：黄连 细辛

手太阳小肠经：藁本 黄檗

足少阴肾经：独活 桂 知母 细辛

足太阳膀胱经：羌活

手太阴肺经：桔梗 升麻 葱白 白芷

手阳明大肠经：白芷 升麻 石膏

足太阴脾经：升麻 苍术 葛根 白芍药

足阳明胃经：白芷 升麻 石膏 葛根

手厥阴心包经：柴胡 牡丹皮

手少阳三焦经：连翘 柴胡（上） 地骨皮（中） 青皮（下）附子

足厥阴肝经：青皮 吴茱萸 川芎 柴胡
足少阳胆经：柴胡 青皮

什么是标本阴阳？

李杲说：治病应当清楚标本。以身体来说，体外为标，体内为本；阳为标，阴为本。所以六腑属阳为标，五脏属阴为本；脏腑在内为本，十二经络在外为标。而脏腑、阴阳、气血、经络又各有标本。以病来说，先受为本，后传为标。因此百病必须先治其本，后治其标。否

标本治疗的原则

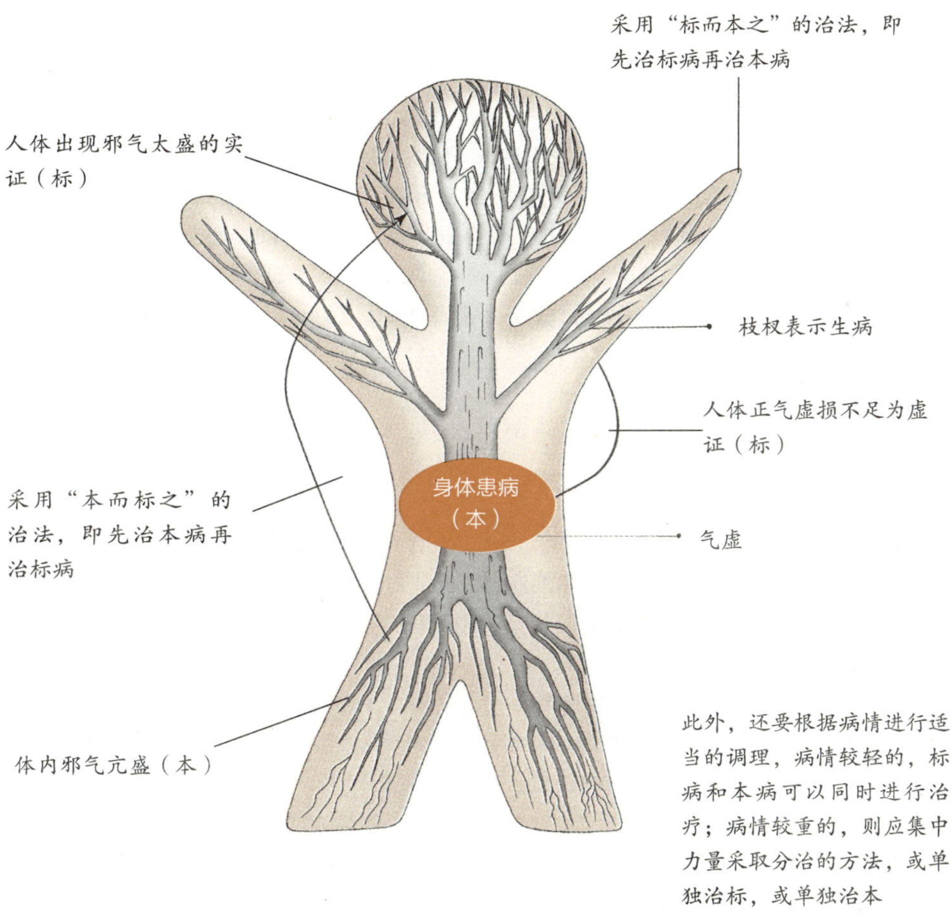

则邪气滋生更甚，疾病也就更难治愈。即使先得的是轻病，后得重病，也应当先治轻病，后治重病，这样邪气才会被制伏。如果有腹满及大小便不利的症状，则不问先后标本，必须先解除腹满及大小便不利，因为那是急证。所以说缓则治其本，急则治其标。又有从前来者为实邪，从后来者为虚邪。实则泻其子，虚则补其母。假如肝受心火为前来实邪，应当针刺肝经上的荥穴以泻心火，这是先治其本；刺心经上的荥穴以泻心火，为后治其标。药物的使用则是入肝经的药物为引，泻心的药物为君。这就是医经上说的标本并见，应当先治其本，后治其标。又如肝受肾水为从后来的虚邪，应当针刺肾经上的井穴以补肝木，这是先治其标，然后刺肝经上的合穴以泻肾水，为后治其本。药物的使用则是入肾的药物为引，补肝的药物为君。这就是医经上所说的标本并见，应当先治其标，后治其本。

暑应怎样治疗?

暑的原因有受热中暑，受凉中暑。

泻火益元：1. 黄芪、知母，泻肺火，滋肾水。2. 人参，暑伤元气，大汗痿顿，同麦门冬、五味子煎服，大泻阴火，补元气，助金水。3. 西瓜、甜瓜和椰子汁饮服。4. 麦门冬，清肺金，降心火，止烦热咳嗽。5. 黄芪，伤暑自汗，喘促肌热，煎服。6. 虎杖，同甘草煎饮，压一切暑毒烦渴，利小便。7. 苦茗，同姜煎饮，或醋同服。8. 乌梅，流津止渴。

中暑：1. 车前草、半夏煎汤服。2. 黄连，酒煮丸服，主伏暑在心脾，发热吐泻痢渴诸病。3. 黄檗，上湿热，泻阴火，滋肾水，去痿弱。4. 桂心，大解暑毒，同茯苓丸服。同蜜作渴水饮。5. 石香薷，紫苏叶、苍术、白术、木通、车前、泽泻、半夏、藿香、缩砂、木瓜、枇杷叶、赤茯苓、厚朴、猪苓，并主伤暑有湿热诸病。

痰饮应怎样治疗?

痰的原因有六：湿、热、风、寒、食、气。饮有五：支、留、伏、溢、悬。皆生于湿。

湿热火郁：1. 贝母，化痰降气，解郁润肺。痰胀，同厚朴丸服。2. 栝蒌，降火清金，涤痰结。清痰利膈，同半夏熬膏服。胸痹痰嗽，取子同薤白煎服。饮酒痰澼，胁胀呕吐腹鸣，同神曲末服。

风寒湿郁：1. 白术，消痰水，燥脾胃。心下有水，同泽泻煎服。五饮酒澼，同姜、桂制丸服 2. 天南星，除痰燥湿。壮人风痰，同木香、生姜煎服。痰迷心窍，服寿星丸。小儿风痰，服抱龙丸。3. 苍术，消痰水，解湿郁，治痰夹淤血成囊。

宣吐：1. 杜衡、石苋、石胡荽，汁服。2. 恒山、蜀漆、郁金，同藜芦末服。3. 人参芦、桔梗芦、藜芦、三白草，汁服。4. 人参芦、桔梗芦、藜芦、三白草，汁服。附子尖、土瓜根、及已、苦参、地松、羊踯躅、紫河车、虎耳草、芭蕉油、莱菔子、苦瓠、瓜蒂、苦茗、乌梅、酸榴皮、梨汁、桐油、皂荚、相思子、松萝、盐卤水、石绿、石青、石胆、白青、砒石、密陀僧、矾石、大盐、

津液在体内的变化

津液来源于饮食水谷，是通过脾胃、小肠和大肠吸收饮食水谷中的水分和营养而生成的。

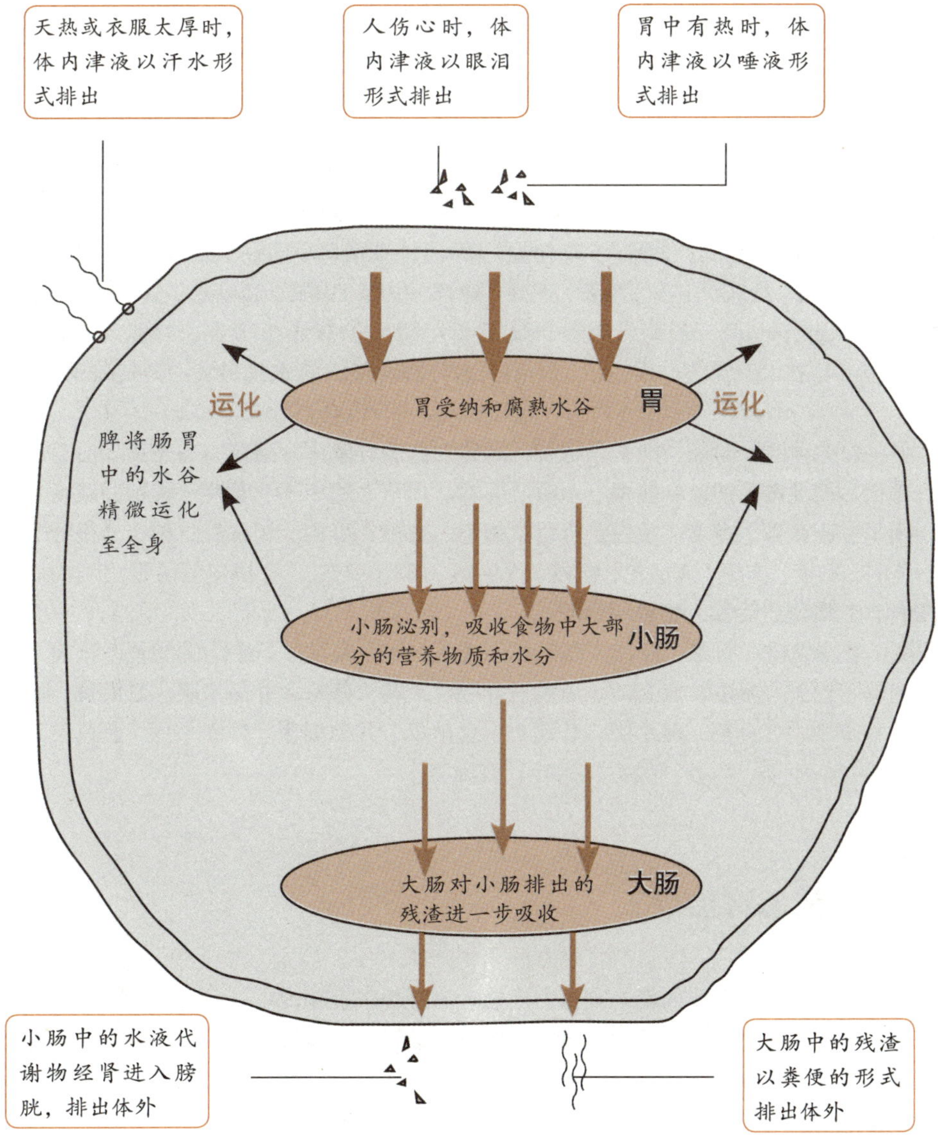

虾汁，水煎服。

气滞食积：1. 盐杨梅，消食去痰，做屑服。2. 曲或神曲水煎服。3. 醋、莱菔子，水煎服。4. 蔊菜、茼蒿、山楂，并消食积痰。5. 香附子，散气郁，消饮食痰饮，利胸膈。停痰宿饮，同半夏、白矾、皂角水，做丸服。6. 食用牡蛎、蚌粉。

荡涤：1. 大黄、射干、桃花，宿水痰饮积滞，为末水服，或做饼食，取利。2. 芫花，胸中痰水，胁下饮癖。3. 荛花，肠胃留癖。4. 大戟，湿热水癖。5. 甘遂，直达水气所结之处。6. 巴豆，寒癖宿食，大便闭，酒煮三日夜，煎丸水下。风痰湿病，按掌心取汗。

湿应怎样治疗？

湿的原因有风湿、寒湿、湿热。

寒湿：1. 葡萄酒、烧酒，饮服。2. 草乌头，除风湿，燥脾胃，同苍术制丸服。3. 附子、乌头、芫花、艾叶、木香、杜若、山姜、廉姜、王孙、狗脊、牛膝、山柰、红豆蔻、草果、蠡实、豆黄、生姜、干姜、芥子、蒜、葫蒜、茴香、吴茱萸、胡椒、桂心、丁香、樟脑、乌药、山茱萸，煎汤服。4. 苍术，除上、中、下三焦湿，发汗利小便，逐水功最大。湿气身重作痛，熬膏服。

风湿：1. 羌独活、防风、细辛、麻黄、秦艽、菖蒲、漏卢、菊花、马先蒿、白蒿、旋覆、苍耳、薇衔、石龙芮、防己、茜根、木贼、藁本、川芎、蛇床子、黄芪、黄精、葳蕤、忍冬、苏子、南星、土茯苓、龙常、葱白、薏苡、胡麻、秦椒、蔓椒、蜀椒红、柏实、松叶、沉香、龙脑、蔓荆、皂荚、枸杞、五加皮、桂枝、伏牛花、厚朴，与苍术、橘皮煎汤服，除湿病。2. 鳝鱼制羹食。3. 蝎烧研后加入麝香浸酒服。

湿热：1. 山茵陈、黄芩、黄连、防己、连翘、白术、柴胡、苦参、龙胆草、车前、木通、泽泻、通草、白鲜、半夏、海金沙、地黄、甘遂、大戟、萱草，并煎水服。2. 大黄，血分药，煎水服。3. 牵牛，气分药，煎水服。4. 营实、夏枯草，并煎汤服。5. 赤小豆、薏苡仁、旱芹，并制成丸服。6. 干姜、生姜、酸枣、柳叶，煎汤服。

脾胃疾病应怎样治疗？

脾胃疾病的原因有劳倦内伤，有饮食内伤，有湿热，有虚寒。

虚寒：附子、草豆蔻、高良姜、山姜、廉姜、益智子、荜茇、肉豆蔻、干姜、生姜、蒜、韭、薤、芥、芜菁、糯米、秫、烧酒、胡椒、荜茄澄、秦椒、蜀椒、吴茱萸、食茱萸、丁香、桂，水煎服，或食用。

劳倦：1. 芍药，泻肝，安脾肺，收胃气。2. 人参，劳倦内伤，补中气，泻邪火，煎膏合姜、蜜服。3. 黄芪，益脾胃，实皮毛，去肌热，止自汗。4. 黄精葳蕤，补中益气。5. 白术，熬膏服。6. 柴胡，平肝，引清气自左而上。

食滞：1. 饮用葛根汁、白茅根汁。2. 地黄，去胃中宿食。3. 香附、二棱、莪术、木香、柴胡，消谷。4. 荆芥、薄荷、苏王、水苏，水煎服。5. 红曲、糵米、麦糵、饴糖、酱、醋、酒、糟、蒜、葱、胡葱、胡荽、莱菔、姜、杏仁，消停食，用巴豆炒过，研末服。6. 大黄，荡涤宿食，推陈致新。山楂、柰子、茶，饮服。

酒毒：1. 猪肾加入葛粉烧烤食用。2. 菊花制成末酒服。3. 绿豆、黑豆或赤小豆煮食。4. 水芹、白苣、甜瓜、橘皮、柑皮，水煎服。5. 蜜、藕、菱、西瓜，食用。6. 饮用葛根汁、白茅根汁。

诸气应怎样治疗？

悲则气消，怒则气逆，喜则气散，恐则气下，惊则气乱，劳则气耗，炅则气泄，思则气结，寒则气收。

痰气：1. 荞麦、生姜、山楂、橘皮、橙皮、柚皮，煮食或煎汤服。2. 贝母，散心胸郁结之气，消痰。3. 桔梗、前胡、白前、苏子，并主消痰，一切逆气。4. 射干，散胸中痰结热气。5. 芫花，主诸般气痛，醋炒，同玄胡索服。6. 威灵仙，宣通五脏，去心腹冷滞，推陈致新。男女气痛，同韭根、乌药、鸡蛋煮酒服。7. 牵牛，利一切气壅滞。三焦壅滞，涕唾痰涎，昏眩不爽，皂

疾病的发展与治疗

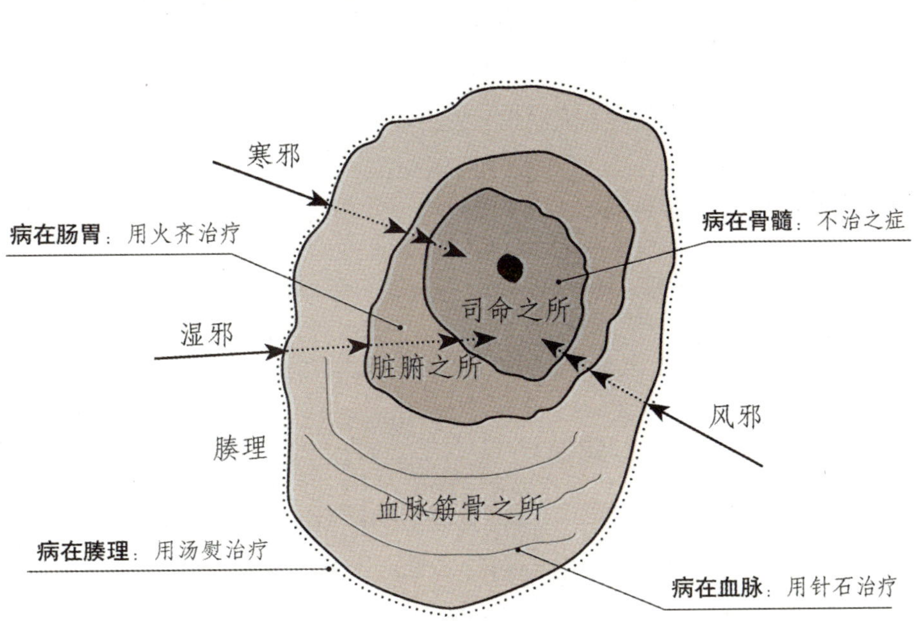

角汁丸服。气筑奔冲，同槟榔末服。

郁气：1. 香附，主心腹膀胱连胁下气妨，常日忧愁，总解一切气郁，行十二经气分，有补有泻，有升有降。2. 苍术，消气块，解气郁。3. 抚芎，与香附、苍术，总解诸郁。4. 木香，消心腹一切滞气。和胃气，泄肺气，行肝气。凡气郁而不舒者，宜用。冲脉为病，逆气里急。同补药则补，同泻药则泻。中气，竹沥、姜汁凋灌。气胀，同诃子丸服。化积滞。

冷气：1. 艾叶，主心腹一切冷气恶气，捣汁服。2. 附子，升降诸气，煎汁入沉香服。3. 乌头，主一切冷气，作丸服。4. 肉豆蔻、草豆蔻、红豆蔻、高良姜、益智子、荜茇、缩砂、补骨脂、胡卢巴、蒟酱，并破气。5. 五味子，主奔豚冷气，心腹气胀。6. 蜀椒，解郁结。其性下行通三焦。凡人食饱气上，生吞一二十枚即散。7. 秦椒、荜茄澄、吴茱萸、食茱萸、桂、沉香、丁香、丁皮、檀香、乌药、樟脑、苏合香、阿魏、龙脑树子，并破冷气，下恶气。

血气：1. 当归，主气中之血。2，芎劳，主血中之气。3. 蓬莪术，主气中之血。4. 姜黄，主血中之气。5. 郁金，主血气。6. 玄胡索、乳香、没药、安息香，并活血散气。

吞酸嘈杂应怎样治疗?

吞酸嘈杂的原因有痰食热证，有阳气下陷虚证。

阳陷：1. 人参同干姜制成丸服。2. 吴茱萸与醋煎水服。3. 食鱼。

痰食：1. 神曲、橘皮、山楂，煎水服。6. 蚬壳烧存性研末冲服。2. 荠苎，生食，去肠间酸水。3. 萝卜，生食。4. 米醋，饮服。5. 苍术、香附、黄连、蓬莪术、缩砂仁、半夏、水苏，生食。

阳陷：1. 人参同干姜制成丸服。2. 吴茱萸与醋煎水服。3. 食鱼。

伤寒热病应怎样治疗?

寒乃标，热乃本。春为温，夏为热，秋为瘅，冬为寒，四寸天行为疫疠。

攻里：1. 大戟芫花，主胁下水饮。2. 栝蒌实，利热实结胸。3. 桃仁煎汤服。4. 葶苈，主结胸狂躁。5. 大黄，主阳明、太阴、少阴、厥阴经，燥热满痢诸证。6. 荛花，行水。7. 蜀漆，行水。

发表：1. 艾叶，时气瘟疫，煎服取汁。2. 葛根、升麻、白芷，主阳明、太阴经。3. 细辛，主少阴经。4. 苍术，主太阴经。5. 荆芥薄荷、紫苏，并发四时伤寒不正之汗。

和解：1. 地黄，主温毒发斑，熬黑膏眼。同薄荷汁眼，主热瘴昏迷。2. 半夏，黄芩、芍药、牡丹、贝母、甘草，并主寒热。3. 白术、葳蕤、白微、白鲜皮、防风、防己，并主风温、风湿。4. 泽泻、秦艽、海金沙、木通、海藻，并主湿热。5. 鸡蛋生吞一枚或打破煮成浆啜食。6. 前胡，恶实、射干、桔梗，并主痰热咽痛。7. 柴胡，主少阳寒热诸证。伤寒余热，同甘草煎服。8. 防风、黄连、五味子，煎汤服。9. 赤小豆、薏苡仁、粳米，食用。

寒、热的产生

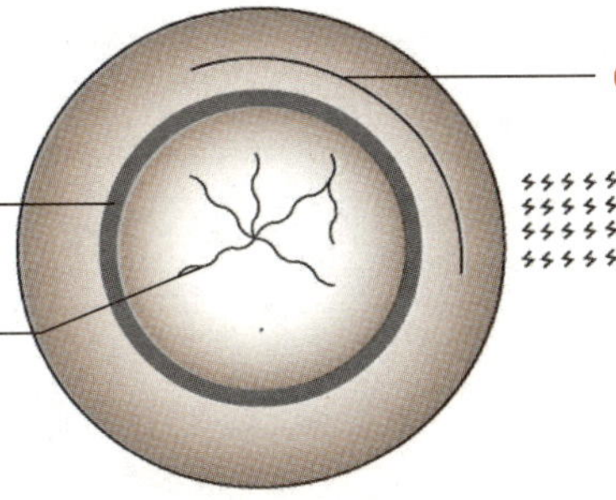

阳虚——外寒

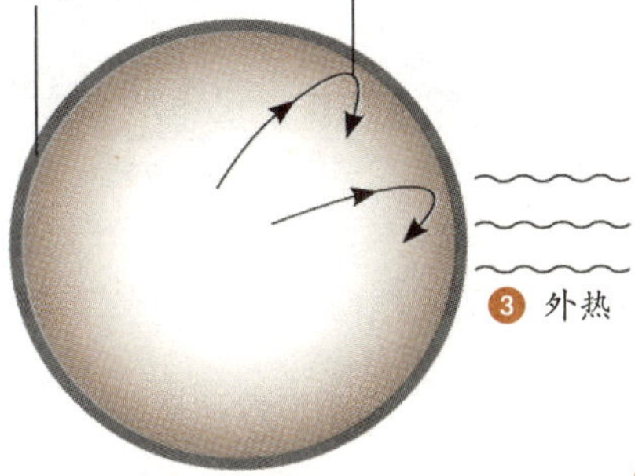

阳盛——外热

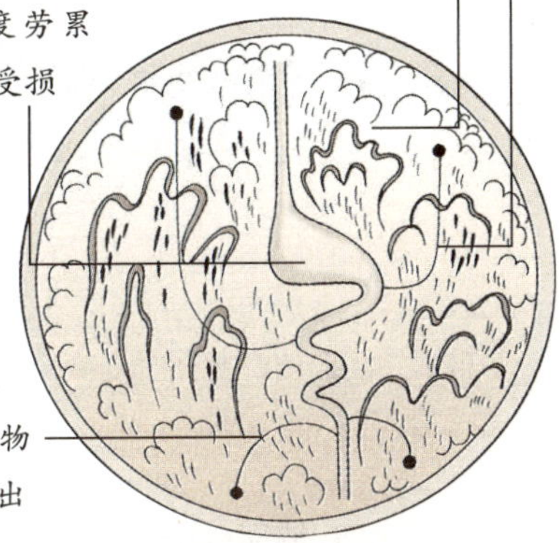

阴虚——内热

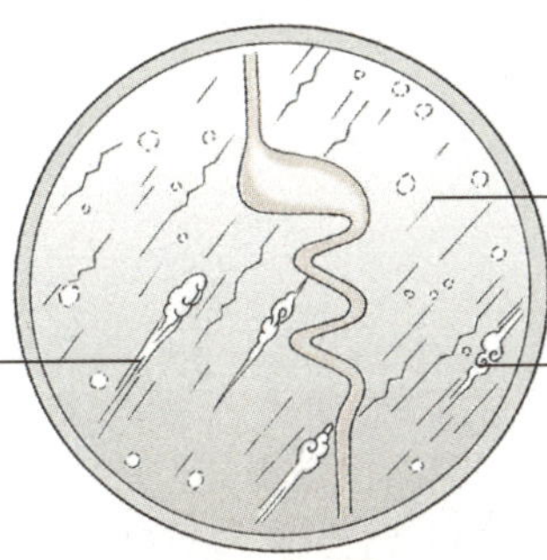

阴盛——内寒

伤寒病的发展与治疗

寒邪在体内的传播有一定顺序和规律，如图所示。需要注意的是，如果疾病刚有好转就开始进食难消化的食物，就会在体内郁积生热，两热相交，造成余热不退的现象。

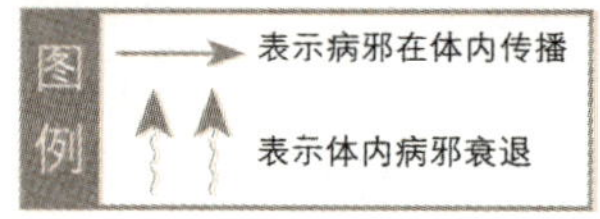

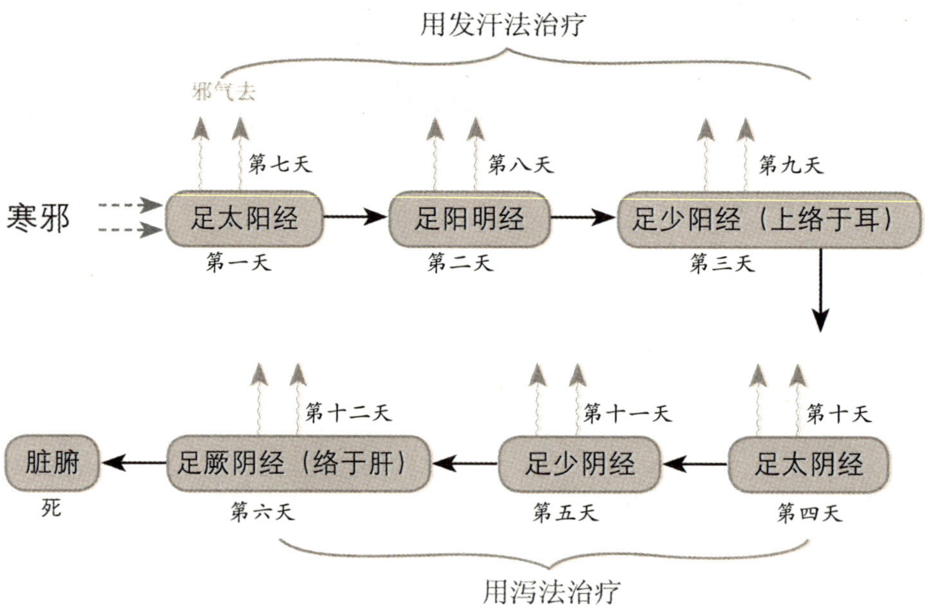

如果不是阴阳两经脉同时受到寒邪的侵袭，则病邪从足太阳经开始退去。

食复劳复： 1. 橘皮水煎服。2. 胡黄连，主劳复，同栀子丸服。3. 饭烧成灰研末饮服。4. 麦门冬，主伤寒后小劳，复作发热。同甘草、竹叶、粳米煎服。5. 鳖甲烧存性研末用水冲服。

温经： 1. 草乌头。阴毒，插入谷道中。2. 附子，治三阴经证及阴毒伤寒、阴阳易病。3. 蓼子，主女劳复，卵缩入腹绞痛，煮汁服。

噎膈应怎样治疗？

噎病在咽嗌，主于气，有痰有积。膈病在膈膜，主于血，有挟积、挟饮癖、挟淤血及虫者。

开结消积： 1. 韭汁放点盐、姜汁和牛奶饮服，治反胃。2. 郁金，破恶血，止痛。3. 阿魏，五噎膈气，同五灵脂丸服。4. 威灵仙，噎膈气，同蜜煎服，吐痰。5. 凤仙子，噎食不下，酒浸晒研，酒丸服。6. 荛花、甘遂、梅核，同木香末服。7. 大黄，食已即吐，大便结，同甘草煎服。8. 三棱，治气胀，破积气。反胃，同丁香末服。

利痰化气：1. 半夏、白面、轻粉，做丸煮食，主噎膈反胃，大便郁结。2. 山豆根，研末，橘皮汤下。3. 昆布，气噎，咽中如有物，吞吐不出，以小麦煮过，含咽。4. 芦根，五噎吐逆，煎服。5. 天南星、前胡、桔梗、贝母、香附子、紫苏子、木香、藿香、泽泻、缩砂、茴香、高良姜、红豆蔻、草果、白豆蔻、生姜，咽中有物，吞吐不出，含之一月愈。噎气，姜漂晒研末，入甘草末服。6. 橘皮，水煎服。

反胃应怎样治疗?

反胃主于虚，有兼气、兼痰、兼血、兼火、兼寒、兼积者。病在中下二焦。食不能入，是有火；食入反出，是无火。

和胃润燥：1. 乌雄鸡加入胡荽子煮食，二只即愈。2. 白术、芍药、芦根，止反胃五噎吐逆，去膈间客热，煮汁服。3. 马齿苋捣汁饮服。4. 干柿子连蒂一起捣烂用酒调服。5. 人参，止反胃吐食，煎饮或煮粥食，或同半夏、生姜、蜜煎服。

温中开结：1. 生姜汁煮粥食。2. 白豆蔻，脾虚反胃，同丁香、缩砂、陈廪米，姜汁制丸服。3. 白芷，血风反胃，猪血蘸食。4. 木香，同丁香煎服，治反胃关格。5. 荜茇、草豆蔻、红豆蔻、高良姜、肉豆蔻、藿香、抚芎、苏子、前胡、香附、半夏，并温中消食止吐。6. 韭菜，炸熟加盐、醋吃十顿。

霍乱应怎样治疗?

霍乱的原因有湿热、寒湿，并七情内伤，六气外感。

湿热：1. 香薷，霍乱转筋腹痛，水煮汁服。2. 石香薷、术，健胃安脾，除湿热，止霍乱吐下。3. 蓼子，霍乱烦渴，同香薷煎服。4. 前胡、桔梗，并下气，止霍乱转筋。5. 苏子、紫苏，水煮服，止霍乱胀满。6. 扁竹，霍乱吐利，入豉煮羹服。

积滞：1. 大黄，同巴豆、郁金丸服，治于霍乱。2. 巴豆，伏暑伤冷，同黄丹、蜡丸服。

泄泻应怎样治疗?

泄泻的原因有湿热、寒湿、风暑、积滞、惊痰、虚陷。

寒湿：1. 皂荚，霍乱转筋，吹鼻。2. 木香，霍乱转筋，为末酒服。3. 香附子、附子，霍乱吐下，为末四钱，盐半钱，水煎服。小儿吐泻，熟附子、白石脂、龙骨丸服。4. 半夏，霍乱腹满，同桂末服。5. 人参，止霍乱吐利，煎汁入鸡蛋白服，或加丁香，或加桂心。6. 炒盐，霍乱腹痛，熨。转筋欲死者，填脐灸。7. 高良姜，温中消食下气。霍乱腹痛，炙香煮酒。或水煎冷服。

湿热：1. 粟米，并除湿热，利小便，止烦渴，燥脾胃。2. 青粱米、丹黍米、山药，湿泄，同苍术丸服。3. 苍术，湿泄如注，同芍药、黄芩、桂心煎服。暑月暴泄，同神曲丸服。4. 车前子，暑月暴泄，炒研服。5. 苎叶，骤然水泄，阴干研服。

积滞：1. 楮叶，止一切泄利，同巴豆皮炒研蜡丸服。2. 芜荑，气泄久不止，小儿疳泄，同豆蔻、诃子丸服。3. 神曲、麦蘖、荞麦粉，脾积泄，砂糖水服三钱。4. 巴豆，积滞泄泻，可以通肠，可以止泄。夏月水泄，及小儿吐泻下痢，灯上烧，蜡丸水服。

虚寒：1. 补骨脂，水泄日久，同粟壳丸服。脾胃虚泄，同豆蔻丸服。2. 防风藁本，治风泄，风胜湿。3. 火炊草，风气行于肠胃，泄泻，醋糊丸服。4. 蘼芜，湿泄，作饮服。5. 升麻、葛根、柴胡，并主虚泄风泄，阳气下陷作泄。

外治：1. 椒红，砂酥后贴于小儿囟门。2. 田螺，捣敷脐上。3. 大蒜捣烂贴两足心，或赤小豆捣烂用酒调贴于两足心。

痢应怎样治疗？

痢的原因有虚滑、积滞，湿热、暑毒、冷积、蛊毒。

湿热：1. 黄连，热毒赤痢，水煎露一夜热服。小儿入蜜，或炒焦，同当归末、麝香，米汤服，下痢腹痛，酒煎服。伤寒痢，同艾水煎服。暴痢，同黄芩煎服。气痢后重，同干姜末服。赤白日久，同盐梅烧末服。鸡蛋清制丸服。诸痢脾泄，入猪肠煮丸。湿痢，同吴茱萸炒丸服。香连丸加减，通治诸痢。四治黄连丸，治五疳八痢。2. 豆豉炒焦后酒调服。3. 柴胡，积热痢，同黄芩半水半酒煎服。4. 青蒿，冷热久痢，同艾叶、豆豉作饼，煎服。

虚寒：1. 苍术，久痢，同川椒丸服。2. 甘草，泻火止痛。久痢，煎服。又浆水炙，同生姜煎服。同肉豆蔻煎服。3. 人参，冷痢脚逆，同诃子、生姜煎服。噤口痢，同莲肉煎呷。老人虚痢，同鹿角末煎服。4. 当归，止腹痛里急后重，生血养血。久痢，吴茱萸炒过，蜜丸服。5. 白术，胃虚及冷痢多年。

外治：1. 田螺，捣敷脐上。2. 椒红，砂酥后贴于小儿囟门。3. 大蒜捣烂贴两足心，或赤小豆捣烂用酒调贴于两足心。

积滞：1. 山楂，煮服，止痢。2. 巴豆，治积痢，同杏仁丸服。小儿用百草霜同化蜡丸服。3. 巴豆皮，同楮叶烧丸服，治一切泻痢。4. 藜芦，主泻痢。5. 莱菔汁和蜜服，干者嚼，止噤口痢。

疟应怎样治疗？

疟有湿、风、寒、暑、热、食、瘴、邪八种，以及五脏疟、六腑疟、劳疟、疟母。

寒湿：1. 牛肝，用醋煮食，或羊肉，黄狗肉煮羹食。2. 鳖甲，醋烧研末冲服。3. 独蒜，烧研末，酒调服。4. 橘皮，以姜汁浸煮，焙研末，加入大枣水煎服。5. 附子、红枣、葱、姜，并煎服。

暑热：1. 牛膝，久疟劳疟，水煎日服。茎叶浸酒服。2. 黄芩，去寒热往来，入手少阴阳明，手、足少阳、太阴六经。3. 甘草，主五脏六腑寒。4. 黄芪，主太阴疟寒热，自汗虚劳。5. 柴胡，少阳本经药，通治诸疟为君，随寒热虚实，入引经佐使。水煎服。

外治：1. 鱼腥草，擦身直到出汗。2. 马齿苋、小蒜、胡椒、百草霜，加露水杵汁饮服。

痰食：1. 白僵蚕，制丸服。2. 穿山甲，甲加干枣烧研末冲服，或同酒、当归、柴胡、知母一起蒸后制丸服。

吐痰：1. 瓜蒂，捣汁服。2. 石胡荽，汁饮服。

常见疟疾与治疗

疟疾

	正疟	寒疟	温疟	瘅疟	劳疟
病证	寒战壮热，休作有时	先恶寒后发热	先发热后恶寒	只发热而不恶寒	微寒微热，气虚多汗，饮食少进，或停止发作后遇劳即发
病理	体内阳盛而受疟邪	夏天感受了寒邪，秋天又感受了风邪	先感受了风邪，后又感受寒邪	体内阴气败竭而阳气独胜	因疟疾日久而使身体虚弱，或因多病劳损，气血两虚所致
治疗原则	祛邪截疟，和解表里	辛温祛邪，和解表里	清热解表，和解祛邪	清热生津	益气养血，扶正祛邪

胀满应怎样治疗?

胀满有血积，湿热，寒湿，气积，食积。

寒湿：1. 附子，胃寒气满，不能传化，饥不能食，同人参、生姜末，煎服。2. 益智子，主客寒犯胃。腹胀急泻，日夜不止，二两煎汤服，即止。3. 胡卢巴，治肾冷，腹胁胀满，面色青黑。4. 胡椒，虚胀腹大，同全蝎丸服。5. 草豆蔻，除寒燥湿，开郁破气。

湿热：1. 大黄，主肠结热，心腹胀满。2. 黄连，去心火及中焦湿热。3. 黄芩，主脾经诸湿，利胸中热。4. 柴胡，宣畅气血，引清气上行。5. 桔梗，腹满肠鸣，伤寒腹胀，同半夏、橘皮煎服。6. 射干，主胸胁满，腹胀气喘。7. 薄荷、防风、车前、泽泻、木通、白芍药，去脏腑壅气，利小便，于土中泻木而补脾。

气虚：1. 百合，除浮肿，胪胀痞满。2. 沉香，升降诸气。3. 葳蕤，主心腹结气。4. 青木香，主心腹一切气，散滞气，调诸气。5. 香附子，治诸气胀满，同缩砂、甘草为末服。

积滞：1. 橘皮，下气破癖，除痰水滞气。2. 神曲，补虚消食。三焦滞气，同莱菔子煎服。少腹坚大如盘，胸满食不消化，汤服。3. 葫蒜，下气，消谷化肉。4. 山楂，化积消食，行结气。5. 刘寄奴穗，血气胀满，为末，酒服三钱，是破血下胀仙药。6. 胡椒，腹中虚胀，同蝎尾、莱菔子丸服。7. 胡粉，化积消胀。小儿腹胀，盐炒摩腹。

诸肿应怎样治疗?

诸肿有湿肿，风肿，热肿，水肿，气肿，血肿，虚肿，积肿八种。

洁净府：1. 绿豆，煮食，消肿下气；加附子煮食，消十种水气。2. 鸭跖车，和小豆煮食，利水。3. 苍耳子，治大腹水肿，烧灰，同葶苈末服。4. 木通，煎水，利大小便、水肿，除湿热。5. 香薷，散水肿。大叶者浓煎汁熬，丸服。暴水、风水、气水，加白术末制丸服。

消积食：1. 蓖麻子仁，水症肿满，研水服，取吐。2. 商陆，主水肿胀满，疏五脏水气，泻十种水病，利大小肠。切根，同赤小豆服，粳米煮饭。3. 大戟，主十二水，腹满痛，发汗，利大小便。水肿喘急及水蛊，同干姜末服。或同当归、橘皮煎服。或同木香末，酒服。或同木香、牵牛末，猪肾煨食。或煮枣食。并取利水为神效。4. 泽漆，去大腹水气，四肢面目浮肿。十肿水气，取汁熬膏，酒服。5. 甘遂，主面目浮肿，下五水，泻十二水疾，泻肾经及隧道水湿痰饮，直达水气所结之处，是泄水圣药。水肿腹满，同牵牛煎呷。膜外水气，同荞麦面做饼食。身面浮肿，研末二钱入猪肾煨食。正水胀急，大小便不利，半生半炒研末，和面作丸子煮食。小儿疳水，同青橘皮研末服。水蛊喘胀，同大戟煎呷；妊娠肿满，蜜汁丸服。6. 芫花，主五水在五脏、皮肤。水蛊胀满，同枳壳、醋煮，丸服。7. 牵牛，利大小便，除虚肿水病，气分湿热。同大黄研末，与锅焦饭制丸服。诸水饮病，同茴香末服。8. 马兜铃，去肺中湿气，水肿腹大喘息，煎汤服。

调脾胃：1. 附子，脾虚湿肿，同小豆煮焙丸服，男女肿、喘满、小便不利，中下二焦气不升降，

如何治疗热病与水肿

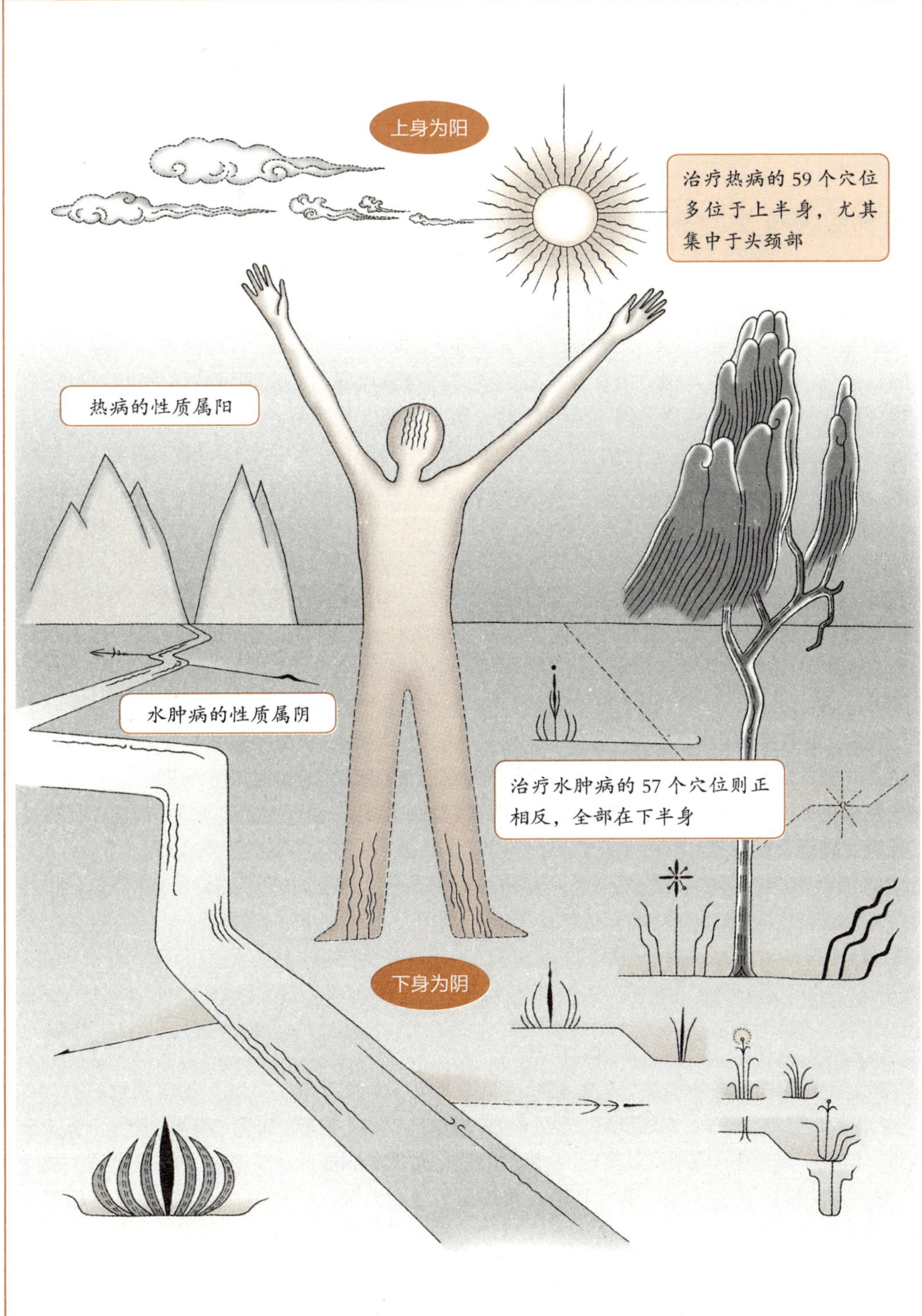
上身为阳
治疗热病的59个穴位多位于上半身，尤其集中于头颈部
热病的性质属阳
水肿病的性质属阴
治疗水肿病的57个穴位则正相反，全部在下半身
下身为阴

用生附子一个，入生姜十片，煎水入沉香汁冷服，须数十枚有效。2. 苍术，除湿发汗，消痰饮，治水肿胀满。3. 黄连，湿热水病，蜜丸，每服四五丸，日三服。4. 黄芪，风肿自汗。5. 香附子，利三焦，解六郁，消肿。酒肿虚肿，醋煮丸服。气虚浮肿，焙丸服。6. 藿香，主风水毒肿。

血肿：1. 紫草，胀满，通水道。2. 刘寄奴，下气，治水肿。3. 泽兰，产后血虚浮肿，同防己末，醋汤服。4. 红蓝花，捣汁服，不过三服。

脚气应怎样治疗？

脚气有风湿，寒湿，湿热，食积等类。

湿热流注：1. 木通、防己、泽泻、香薷、荆芥、龙常草、车前子、海金沙、海藻、大黄、商陆，任选一种合小豆、绿豆煮饭食。2. 甘遂，泻肾脏风湿下注，脚气肿痛生疮，同木鳖子入猪肾煨食，取利。3. 牵牛，风毒脚气肠秘，蜜九日服，也生吞。4. 巴戟天。饮酒入脚气，炒过同大黄炒研，蜜丸服。5. 香附子胡麻，腰脚痛痹，炒末服。6. 大麻仁，脚气腹痹，浸酒服。肿渴，研汁煮小豆食。7. 赤小豆，同鲤鱼煮食。8. 黑大豆，煮汁饮。9. 桃仁，研末酒调服。

风寒湿气：1. 猪肝，烧研末酒凋服。2. 茴香，干湿脚气，研末酒服。3. 木鳖子，麸炒去油，同桂末，热酒服，取汗。4. 高良姜。脚气入晚食不消，欲作吐者，煎眼即消。5. 丹参，风痹足软，渍酒饮。6. 胡卢巴，寒湿脚气，酒浸，同破故纸末，入木瓜蒸熟，丸服。7. 麻黄、羌活、细辛、苍术、白术、天麻、牡蒙、夏枯草、附子、侧子、艾叶、秦艽、白蒿、薇衔、马先蒿、水苏、紫苏、漏卢、飞廉、青葙、苍耳、茵芋、马蔺子、茜根、菊花、旋覆、菖蒲、水萍、青藤，选部分泡酒。

敷贴：1. 皂荚，同小豆末敷。2. 天雄、草乌头，姜汁调敷，或加大黄、木鳖子末调敷。3. 白芥子，同白芷末敷。4. 附子，姜汁凋敷。5. 蓖麻仁，同苏合香丸贴足心，痛即止。6. 乌桕皮，脚气生疮有虫，以末敷，追涎。7. 羊角，烧研酒调敷，取汗，永不发。8. 木瓜，袋盛，挞患处。9. 蜀椒，袋盛，挞患处。

转筋应怎样治疗？

转筋有风寒外束，血热，湿热吐泻等类。

外治：1. 铜器，炙，熨患处。2. 柏叶，捣敷患处，并煎汁淋。3. 蒜，加盐捣敷脐部。

内治：1. 厚朴、栀子，主霍乱转筋。2. 桔梗、前胡、艾叶、紫苏、香薷、半夏、附子、五味子、菖蒲、缩砂、高良姜、葱白、薤白、生姜、干姜、木瓜，利筋脉，主转筋，痉挛诸病。枝叶、皮、根功用相同。3. 棠梨枝、叶、楂子、吴茱萸，炒煎酒服，得利安。4. 松节，主转筋挛急。同乳香炒焦研末，木瓜酒服。5. 沉香，止转筋。6. 木香，和木瓜汁入酒调服。

虚损应怎样治疗？

虚损有气虚，血虚，精虚，五脏虚，虚热，虚寒等类。

血虚：1. 人参，消痰，治肺痿，鸡蛋清调服。2. 羊肉，益产妇，食用。3. 泽兰，主妇人频产劳瘦，丈夫面黄。丸服。4. 黄檗，下焦阴虚，同知母制丸服，或同糯米制丸服。

补益：1. 五味子、女菀、沙参、白柿，并润肺止咳。2. 麦门冬，主肺痿肺痈，咳唾脓血。水煎服。3. 栝蒌，肺痿咯血，同乌梅、杏仁研末，猪肺蘸食。4. 款冬花，劳咳肺痿，同百合研末服。5. 天门冬，肺痿，咳涎不渴，捣汁入饴、酒，紫菀末制丸含。6. 蒺藜子，主肺痿唾脓。

气虚：1. 忍冬藤，久服轻身长年益寿，煮汁酿酒饮。2. 莲实，酒浸后放入猪肚煮熟制丸服。3. 石斛，主五脏虚劳羸瘦，长肌肉，壮筋骨，锁涎。涩丈夫元气，酒浸，酥蒸服，永不骨痛。4. 黄精，五劳七伤，益脾胃，润心肺，九蒸九晒后食。5. 青蒿，劳热在骨节间作寒热，熬膏，

虚实病证的表现与治疗原则

人体内阴阳平衡被打乱会出现或寒或热的症状，热证又分为实热和虚热，寒证又分为阴虚和阳盛阴虚。如图所示。

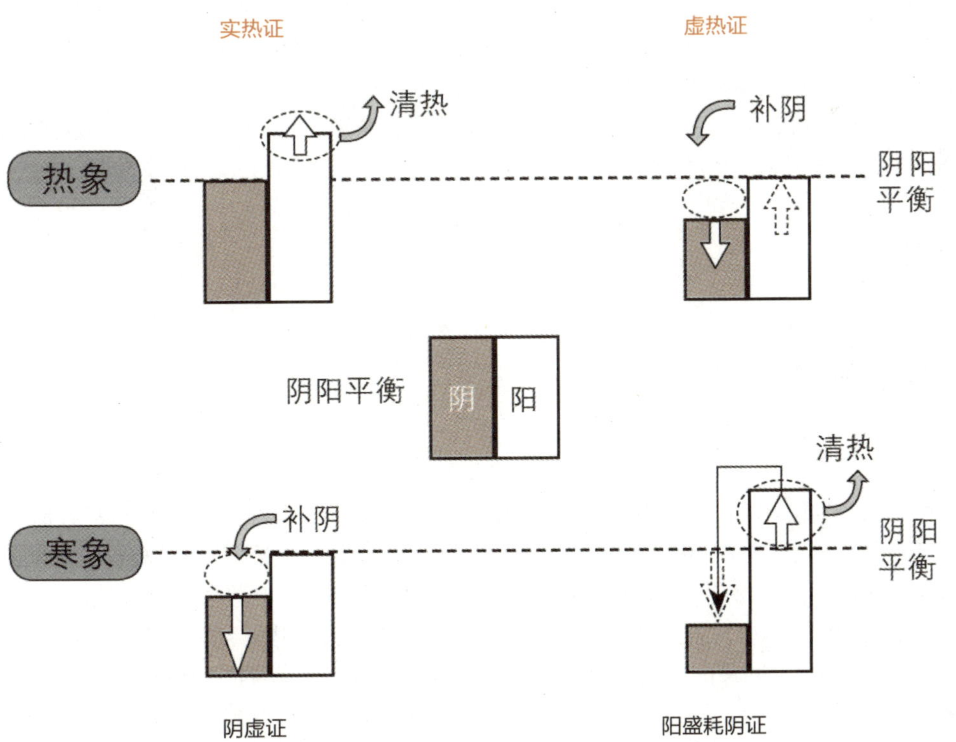

或研末服，或入人参、麦门冬制丸服。6. 黄芪，主五劳羸瘦，寒热自汗，补气实表。7. 骨碎补，主五劳六极，手足不收，上热下寒，肾虚。煎服。

精虚：1. 猪脊髓、羊脊髓，并补虚劳，益精气。2. 列当、锁阳，同上。3. 菟丝子，主五劳七伤，益精补阳，同杜仲制丸服。4. 覆盆子，益精强阴，补肝明目。每日晨水服三钱，益男子精，女人有子。5. 何首乌，益精血气，久服有子，服食有力。

喘逆应怎样治疗？

喘逆古名咳逆上气。有风寒，火郁，痰气，水湿，气虚，阴虚，脚气等类。

痰气：1. 阿胶，同紫苏、乌梅火煎服。2. 甘遂，水气喘促，同大戟末，服“十枣丸”。3. 苏子，消痰利气定喘，与橘皮相宜。上气咳逆，研汁煮粥食。4. 莨菪子，积年上气咳嗽，羊肺蘸末服。5. 葶苈，主肺壅上气喘促。肺湿痰喘，和枣肉制丸服，也可浸酒。6. 桔梗，痰喘，研末，水煎服。

风寒：1. 南藤，上气咳嗽，煮汁服。2. 羌活，主诸风湿冷，奔喘逆气。3. 苏叶，散风寒，行气，消痰，利肺。同橘皮水煎服。4. 款冬花，主咳逆上气，喘息呼吸，除烦消痰。5. 麻黄，主风寒、咳逆上气。6. 松子仁，小儿寒嗽壅喘，同麻黄、百部、杏仁制丸服。7. 桂，同干姜，皂荚制丸服。8. 鲤鱼，烧研末，入粥食。9. 巴豆，寒痰气喘，青皮一片夹一粒烧研，姜汁、酒服，到口便止。

火郁：1. 天门冬，麦门冬、黄芩、沙参、前胡、莨草、丹黍根，煮服，并主肺热喘息。2. 茅根，肺热喘急，煎水服，名“如神汤”。3. 大黄，人忽喘急闷绝，涎出吐逆，齿动，名“伤寒并热霍乱”，同人参煎服。4. 知母，久嗽气急，同杏仁煎服，次以杏仁、莱菔子丸服。

虚促：1. 沉香，上热下寒喘急，磨汤。2. 五味子，咳逆上气，以阿胶为佐，收耗散之气。痰嗽气喘，同白矾研末，猪肺蘸食。3. 马兜铃，肺热喘促不止，清肺补肺。酥炒，同甘草末煎服。4. 黄芪，紫菀、女菀、款冬花，水煎服。5. 韭汁，喘息欲绝，饮一升。6. 大枣，止气咳嗽，酥煎含咽。

诸汗应怎样治疗？

汗有气虚，血虚，风热，湿热等类。

风热：1. 桑叶，经霜后研末服。2. 白芷，盗汗，同朱砂服。3. 荆芥，冷风出汗，煮汁服。4. 黄连，降心火，止汗。5. 胡黄连，小儿自汗。6. 麦门冬、小麦、浮麦、麦面，盗汗，作丸煮食。7. 防风，止盗汗，同人参、芎劳研末服。自汗，研末，麦汤服。8. 竹沥，热饮服。

气虚：1. 猪肝，制丸服，以食后汗出为限度。2. 牛胃，制羹食。3. 白术，研末服，或同小麦煎服，止自汗。同黄芪、石斛、牡蛎研末服，主脾虚汗。4. 麻黄根，止诸汗必用，或研末，或煎，或外扑。5. 附子，主亡阳自汗，水煎服。6. 艾叶，盗汗，同茯神、乌梅煎服。7. 何首乌，

汗液的生成

汗液由体内的营卫之气转化而来，腠理开泄时，营卫之气就以汗液的形式排出体外。

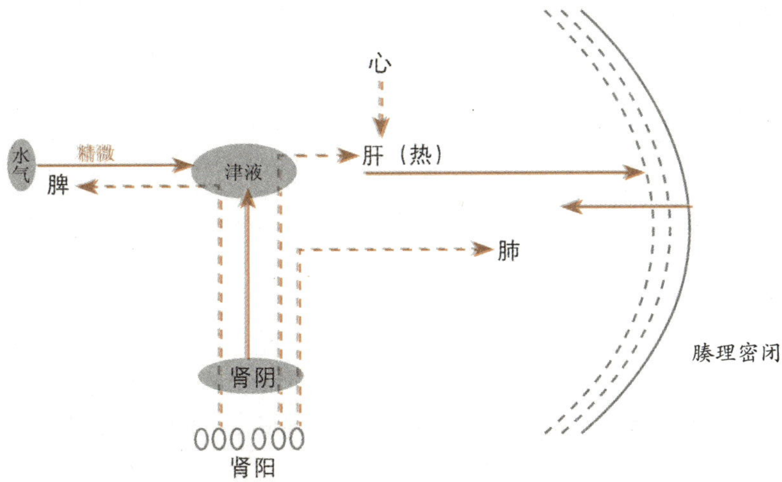

人体在没有汗液生成时，整个机体处于固摄状态

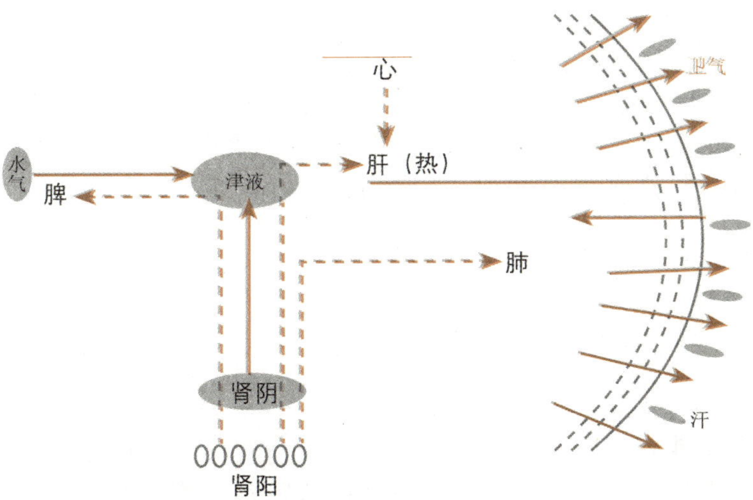

卫气性质剽悍，行走迅疾，遇到毛孔就会向外流泄

食物在体内的运化或人体的运动会使人体产生较多的热量，平时紧闭的腠理就会开泄，毛孔张开，于是汗液蒸腾而出

人体发汗时，机体处于宣散状态

由于外界气温升高或体表感受风邪，也会使体表腠理开泄，卫气就不再按照原来路线循行，从开泄的毛孔处流泄出来，这被称为“漏泄”

贴脐。8. 郁金，涂乳。9. 杜仲，产后虚汗，同牡蛎服。10. 吴茱萸，产后盗汗恶寒。

血虚：1. 当归、地黄、白芍药、猪膏，产后虚汗，同姜汁、蜜、酒煎服。2. 猪心，加人参、当归煮食。

咳嗽应怎样治疗？

咳嗽有痰火，风寒，痰湿，虚劳等类。

痰火：1. 知母，消痰润肺，滋阴降火。久近痰嗽，同贝母研末，姜片蘸食。2. 大枣桑叶、石蜜，煎汤服。3. 沙参，益肺气，清肺火，水煎眼。4. 麦门冬，心肺虚热，火嗽，嚼食甚妙，寒多者禁服。5. 百部，热咳上气，火炙，酒浸服。暴咳嗽，同姜汁煎服。6. 天花粉，虚热咳嗽，同人参末服。

风寒：1. 缩砂、紫苏、芥子，并主寒嗽。2. 生姜，寒湿嗽，烧后，含。久嗽，以白饧或蜜煮食。小儿寒嗽，煎汤浴。3. 白前，风寒上气，能保定肺气，多以温药佐使。久咳唾血，同桔梗、桑白皮、甘草煎服。4. 百部，止暴嗽，浸酒服。5. 款冬花，为温肺治嗽要药。6. 牛蒡根，风寒伤肺壅咳。7. 麻黄，发散风寒，解肺经火郁。水煎服。8. 细卒，去风湿，泄肺破痰。水煎服。9. 干姜、蜀椒、桂心，并主寒嗽。10. 蜂房，烧研冲服。

痰湿：1. 厚朴、矾石，化痰止咳，醋糊丸服，或加人参。或同炒栀子制丸服。2. 雌黄，久咳，煅过制九服。3. 莨菪子，久嗽不止，煮炒研末，同酥煮枣食。熏黄烧烟吸。4. 葶苈，肺壅痰嗽，同知母、贝母、枣肉制丸服。5. 玄胡索，老小痰嗽，同枯矾和饧食。6. 旋覆花、白药、千金藤、黄环、荛花、大戟、甘遂、草犀、苏子、荏子、白芥子、蔓菁子，并主痰气咳嗽。

虚劳：1. 地黄，咳嗽吐血，研末酒服。2. 羊胰，久咳，加大枣浸酒饮服，或食羊肉。3. 五味子，收肺气，止咳嗽，是火热必用之药。久咳肺胀，同栗壳制丸服。久嗽不止，同甘草、五倍子、风化消研末噙。又同甘草、细茶研末噙。4. 紫菀，止咳脓血，消痰益肺。肺伤咳嗽，水煎服。吐血咳嗽，同五味子制丸服。久嗽，同款冬花，百部研末服。小儿咳嗽，同杏仁制丸服。

痿应怎样治疗？

痿有湿热，湿痰，淤血。血虚属肝肾，气虚属脾肺等类。

虚燥：1. 山药，补虚羸，强筋骨，助肺胃。2. 肉苁蓉、锁阳、列当、五味子、覆盆子、巴戟天、淫羊藿、山茱萸、枸杞、杜仲、白胶、鹿茸、鹿角、麋角、腽肭脐，并强阴气，益精血，补肝肾，润燥养筋，治痿弱。3. 麦门冬，降心火，定肺气，主痿躄，强阴益精。水煎服。4. 知母，泻阴火，滋肾水，润心肺。水煎服。5. 甘草，泻火调元，水煎服。6. 黄芪，益元气，泻阴火，逐恶血，止自汗，壮筋骨，利阴气，补脾肺。水煎服。

湿热：1. 升麻、柴胡，引经药。2. 秦艽，主阳明湿热，养血荣筋。3. 知母，泻阴火，滋肾水，水煎服。4. 生地黄、黄连、连翘、泽泻、威灵仙、防已、木通，并除湿热，水煎服。5. 黄芩，去脾肺湿热，养阴退阳。6. 黄檗，除湿热，滋肾水，水煎服。益气药中加它，使膝中气力涌出，痿软即去，为痿病要药。7. 茯苓、猪苓，泄湿热。8. 五加皮，主痿躄，贼风伤人，软脚。

痰湿：1. 橘皮，利气，除湿痰。水煎服。2. 白术、神曲、香附子、半夏，并除湿消痰。3. 天南星，筋痿拘缓。4. 白附子，主诸风冷气，足弱无力。5. 附子、天雄，主风痰冷痹，软脚毒风，为引经药。6. 苍术，除湿，消痰，健脾，治筋骨软弱，为治痿要药。水煎服。

吐血应怎样治疗?

阳胜阴，则血热妄行；阴胜阳，则血不归经。血行清道出于鼻，血行浊道出于口。呕血出于肝，吐血出于胃，衄血出于肺。耳血、眼血称衈，肤血称血汗，口鼻并出称脑衄，九窍俱出称大衄。

滋阴抑阳：1. 丹参，破宿血，生新血。2. 紫参，主唾血衄衄。同人参、阿胶研末服，止吐血。3. 生地黄，凉血生血。治心肺损，吐血衄血，水煎，入白胶服。心热吐衄，取汁和大黄末制丸服。同地龙、薄荷研末服。4. 牡丹皮，和血，生血，凉血。5. 当归，头止血，身和血，尾破血。衄血不止，研末服一钱。

逐淤散滞：1. 桃仁，破淤血血闭。2. 麻油，衄血，注鼻，能散血。3. 杜衡，吐血有淤，用它催吐。4. 红蓝花郁金，破血。研末，并水服，止吐血。5. 茜根，活血行血。研末，水煎服，止吐衄诸血。或加黑豆、甘草制丸服。同艾叶、乌梅制丸服。6. 三七，吐衄诸血，淘米水服三钱。

调中补虚：1. 百合汁，和蜜蒸食，主肺病吐血。2. 黄芪，逐五脏恶血。同紫萍研末服，止吐血。3. 甘草，养血补血，主唾脓血。4. 白及，羊肺蘸食，主肺损吐血。水服，止衄。5. 羊血，热饮。6. 代赭石，研末服。7. 水牛脑，加杏仁、胡桃、白蜜、麻油熬干，制末服。

理气导血：1. 天南星，散血，研末服。2. 半夏，散淤血。3. 乌药沉香，并止吐血衄血。4. 防风，上部见血须用。5. 白芷，破宿血，补新血。涂山根，止衄。

齿出血应怎样治疗?

齿出血有阳明风热，湿热，肾虚等类。

外治：1. 地龙，加石矾研末外敷。2. 丝瓜藤，烧灰外敷。3. 香附，姜汁，炒研外涂。或同青盐、百草霜。

除热：1. 防风、羌活、黄连，水煎服。

清补：1. 人参，齿缝出血，同茯苓、麦门冬服，奇效。2. 上盛下虚，服凉药益甚者，服用六味地黄丸，黑锡丹。

咳血应怎样治疗?

咳血出于肺，嗽血出于脾，咯血出于心，唾血出于肾。有火郁，有虚劳。

虚劳：1. 人参、地黄、百合、紫菀、白及、黄芪、五味子、阿胶、白胶、酥酪、黄明胶，肺损嗽血，炙研汤服。2. 猪心，包沉香、半夏末煨食。

火郁：1. 生姜，蘸百草霜服。2. 荷叶，研末服。3. 藕汁、桃仁、柿霜、干柿，入脾肺，消宿血、咯血、痰涎血。4. 杏仁，主肺热咳血，同青黛、黄蜡作饼，干柿夹煨，每日食。5. 水苏，研末饮服。6. 紫菀，同五味子蜜丸服。并治吐血后咳。

惊悸应怎样治疗?

惊悸的原因包括有火，有痰，兼虚等类。

清镇：1. 牛黄，煮汁服。2. 人参、黄芪、白及、胡麻，山药、淡竹沥、黄檗、柏实、茯神、茯苓、乳香、没药，血竭、酸枣仁、厚朴，火惊失志，煮汁服。3. 甘草，惊悸烦闷，安魂魄。伤寒心悸，煎服。4. 半夏，心下悸忪，同麻黄制丸服。5. 天南星，心胆被惊，神不守舍，恍惚健忘，妄言妄见，同朱砂、琥珀制丸服。6. 柴胡，除烦止惊，平肝胆包络相火。7. 芍药，泻肝，除烦热惊狂。8. 麦门冬、远志、丹参牡丹皮、玄参、知母，并定心，安魂魄，止惊悸。9. 自然铜，或铁粉煮汁服。

呕吐应怎样治疗?

呕吐的原因有痰热，虚寒，积滞。

积滞：1. 大黄，水煎服。2. 神曲，水煎服。3. 五灵脂、狗胆制丸服。

痰热：1. 葛根，捣末服。2. 香附，妊娠恶阻，同藿香、甘草煎服。3. 黄连苦胆，劳乏呕逆 4. 麦门冬，止呕吐燥渴。5. 前胡，化痰止吐。6. 芦根，主呕逆不食，除膈间客热，水煮服。7. 泽泻，行水止吐。8. 赤小豆、豌豆煎汤服。9. 蝉蜕加滑石粉末水煎服。

虚寒：1. 旋覆花，止呕逆不下食，消痰下气。2. 苍术，暖胃消谷，止呕吐。3. 白术，胃虚呕逆，及产后呕吐。4. 人参，止呕吐，胃虚有痰，煎汁入姜汁、竹沥服。胃寒，同丁香、藿香、橘皮煎服。妊娠吐水，同干姜丸服。

吃入的食物又被吐出的原因

吃入的食物有时候会被再次吐出，这是膈证。膈证的发生可能在上，也可能在下。发生在上的为上膈证，发生在下的为下膈证。

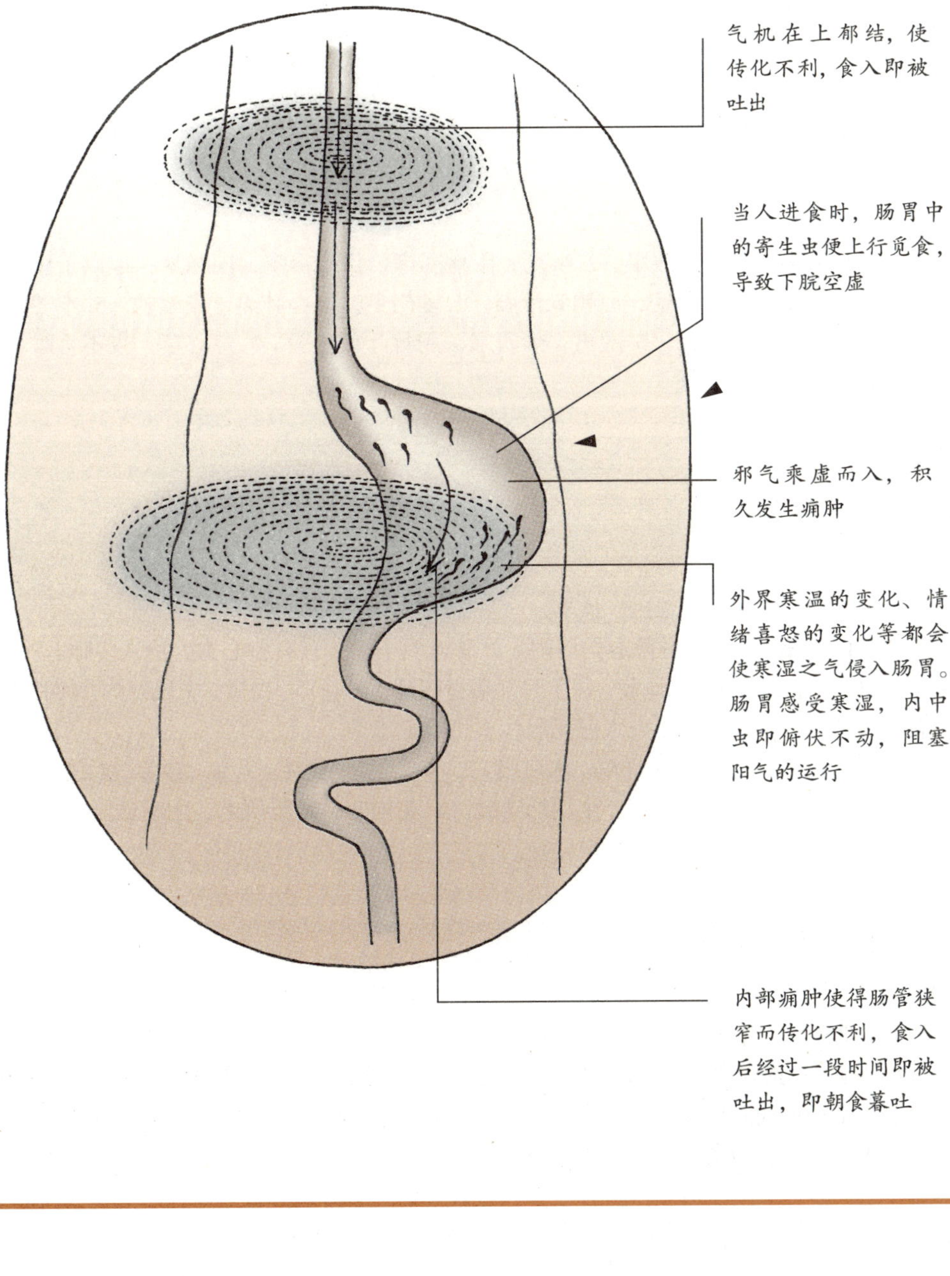

烦躁应怎样治疗？

肺主烦，肾主躁。有痰，有火，有虫厥。

清镇：1. 黄连、黄芩、麦门冬、知母、贝母、车前子、丹参、玄参、甘草、柴胡、甘蕉根、白前、葳蕤、龙胆草、防风、蠡实、芍药、地黄、五味子、酸浆、青黛、栝蒌子、葛根、菖蒲、菰笋、萱根、土瓜根、王不留行，并主热烦。2. 竹沥、淡竹叶、酸枣仁，煮汁服。3. 西瓜、甜瓜、乌梅、大枣，捣汁服。4. 款冬花，润心肺，除烦。5. 白术，烦闷，煎服。

不眠应怎样治疗？

不眠的原因有心虚，胆虚，兼火。

清热：1. 大枣，同葱白煎服。2. 半夏，阳盛阴虚，目不得瞑，同秫米，煎以千里流水，炊以苇火，饮之即卧。3. 蜂蜜，白鸭煮汁服。4. 麦门冬，除心肺热，安魂魄。5. 干姜，虚劳不眠，研末二钱，汤服取汗。6. 酸枣，炒研末，用竹叶煎汤服。7. 灯心草，夜不合眼，煎汤代茶。8. 地黄，助心胆气。

多眠应怎样治疗？

多眠的原因有脾虚，兼湿热、风热。

风热：1. 苦参、营实，并除有热多眠。2. 甘蓝及子，久食有益心力，治人多睡。3. 龙葵、酸浆，并令人少睡。4. 当归、地黄，并主脾气痿躄嗜睡。5. 苍耳、白微，主风温灼热多眠。6. 白苣、苦苣，食用。7. 酸枣，生研末煎汤服，或枣叶煎水服。

脾湿：1. 木通，主脾病、常欲眠。水煎服。2. 术、葳蕤、黄芪、人参、沙参、土茯苓、茯苓、荆沥、南烛，并主嗜睡。3. 蕤核，生用治嗜睡。4. 花构叶，晒干研末，用汤送服。

消渴应怎样治疗？

消渴上消少食，中消多食，下消小便如膏油。

补虚滋阴：1. 猪脊骨，加甘草、木香、石莲、大枣，水煎服。2. 兔及头骨，煮汁服。3. 黄芪，诸虚发渴，生痈或痈后作渴，同粉草半生半炙末服。4. 香附，消渴多年，同茯苓研末，日服。5. 牛膝，下虚消渴，地黄汁浸曝，研丸服。

生津润燥：1. 煨猪肉汤，澄清每日饮服。2. 王瓜子，食后嚼二三两。3. 王瓜根、生葛根，煮服。4. 芭蕉根汁，日饮。5. 牛蒡子、葵根，消渴，小便不利，煎服；消中尿多，煎服。6. 青粱米、粟米、麻子仁，煮汁服。7. 蔓菁根、竹笋、生姜，加鲫鱼胆制丸服。8. 乌梅，烘烤研末，水煎服。9. 煨鸡汤，澄清饮服，一般用 3 只。10. 栝蒌根，是消渴要药，煎汤、作粉、熬膏皆良。

降火清金：1. 小麦，作粥食。2. 猪脬，烧研末，用酒调服。3. 浮萍，捣汁服。同栝蒌根制丸服。4. 葎草，虚热渴，杵汁服。5. 紫葛，产后烦渴，煎水服。6. 凌霄花，水煎。7. 泽泻、白药、贝母、白英、沙参、茅根，煎水服。

杀虫：1. 鳝鱼头，加鳅鱼烧研末，加薄荷叶，用新汲水送服，每次二钱。2. 鲫鱼胆、鸡肠，加栝蒌根炒研末，制丸服。3. 苦栋根皮，加少许麝香，水煎服。

遗精梦泄应怎样治疗？

遗精梦泄有心虚，肾虚，湿热，脱精。

湿热：1. 牡蛎粉，用醋糊丸服。2. 铁锈，用冷水调服，每次一钱。3. 车前草，捣汁饮服。

心虚：1. 朱砂，心虚遗精，入猪心煮食。2. 茯苓，主阳虚有余沥，梦遗，同黄蜡制丸服。心肾不交，同赤茯苓熬膏，制丸服。3. 莲子心，止遗精，入辰砂研末服。4. 石莲肉，同龙骨、益智等分研末服。酒浸，同猪肚制丸，名“水芝丹”。5. 厚朴，心脾不调，遗沥，同茯苓、酒、水煎服。

肾虚：1. 阿胶，肾虚失精，酒服。2. 猪肾，肾虚遗精，加入附子末，煨食。3. 山药，益肾气，止泄精，研末酒服。4. 补骨脂，主骨髓伤败，肾冷精流，同青盐研末服。5. 五味子，肾遗精，熬膏日服。6. 石龙芮，补阴气不足，失精茎冷，水煎服。7. 葳蕤蒺藜狗脊，固精强骨，益男子，同远志、茯神、当归丸服。8. 益智仁，梦泄，同乌药、山药丸服。

小便血应怎样治疗？

不痛者为尿血，主虚；痛者为血淋，主热。

血淋：1. 鲟鱼，煮汁服。2. 酢浆草，捣汁，入“五苓散”服。3. 生地黄，同车前汁温服。又同生姜捣汁服。4. 地锦，汁服。5. 茅根，同干姜，煎服。6. 香附，同陈皮、赤茯苓煎服。7. 车前子，研末服。8. 水芹根，汁服。9. 赤小豆，炒研末，葱汤服。10. 青粱米，同车前子煮粥食。11. 藕汁，饮服。12. 牛膝，煎服。

尿血：1. 人参，阴虚者，同黄芪，蜜炙萝卜蘸食。2. 郁金，破恶血，血淋尿血，葱白煎。3. 益母草，汁服。4. 旱莲，同车前取汁服。5. 芭蕉根、旱莲，等分，煎服。6. 白芷，同当归研末服。7. 玄胡索，同朴消煎服。8. 升麻，小儿尿血，煎服。9. 刘寄奴，研末服。10. 荆芥，同缩砂研末服。

阴痿应怎样治疗?

阴痿有湿热者，属肝脾；有虚者，属肺肾。

虚弱：1. 人参，益肺肾元气，熬膏。2. 黄芪，益气利阴，煎服。3. 甘草，益肾气内伤，令人阴不痿。4. 熟地黄，滋肾水，益真阴。5. 肉苁蓉，主茎中寒热疼痒，强阴，益精气，多子。男子绝阳不生，女子绝阴不产，壮阳，日御过倍，同羊肉煮粥食。6. 锁阳，益精血，大补阴气，润燥痿，功同肉苁蓉。7. 列当，兴阳，浸酒服。8. 何首乌，长筋骨，益精髓，坚阳道，令人有子。9. 牛膝，治阴痿补肾，强筋填髓。煎服。

湿热：1. 天门冬、麦门冬、知母、石斛，并强阴益精，煎服。2. 车前子，主男子伤中。养肺强阴，益精生子，煎服。3. 葛根，起阴，煎服。4. 牡丹皮，地肤子、升麻、柴胡、泽泻、龙胆，益精补气，治阴痿。煎服。5. 丝瓜汁，阴茎挺长，肝经湿热之故，调五倍子末敷，内服柴胡加黄连。6. 枳实，阴痿有气者增加，7. 茯苓、五加皮、黄檗、菊花上水，煎服，益色壮阳。

肺对脏腑的影响

肺在人体中具有重要作用，全身气血都由它来分配，所以，如果肺感受邪气，不仅自身会发生病变，其所主的皮毛也会发生病变，还会将这种邪气传到身体其他脏腑。

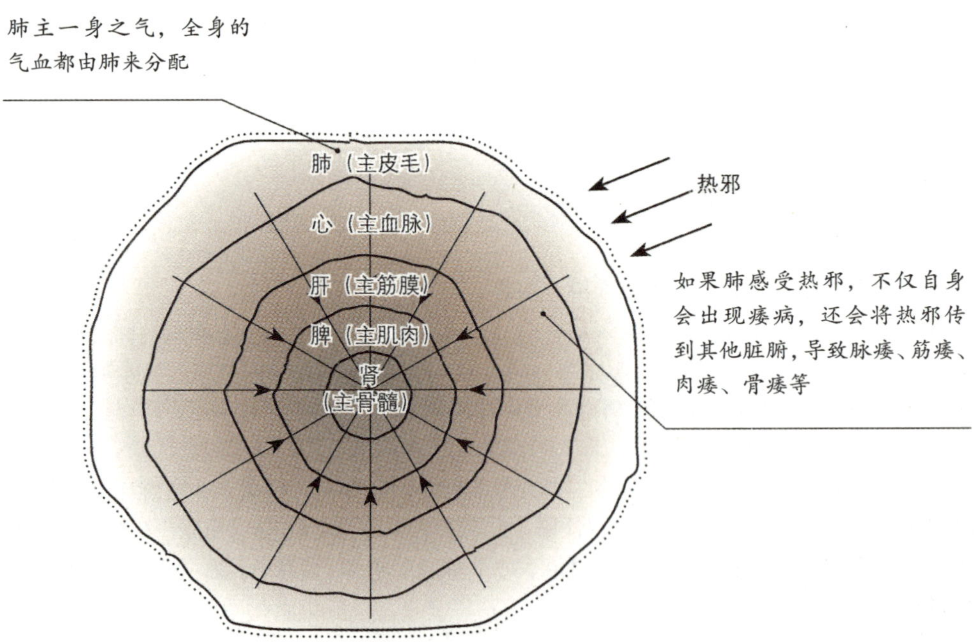

阴囊痒应怎样治疗?

阴囊痒又因阴汗、阴臊、阴疼皆属湿热，也有肝肾风虚。厥阴实则挺长，虚则暴痒。

敷扑：1. 雄黄，阴痒有虫，同枯矾、羊蹄汁搽。2. 五倍子，同茶末涂。3. 麻黄根，同牡蛎、干姜，研粉扑。又同硫黄研末扑。4. 没石子、菖蒲，同蛇床子研末敷。5. 干姜，主阴冷。捣敷。6. 大豆黄，嚼涂。7. 吴茱萸、蜀椒，同杏仁捣敷，又主女人阴冷。8. 杏仁，炒塞妇人阴痒。9. 银杏，阴上生虱作痒，嚼涂。10. 桃仁，粉涂。

内服：1. 猪脬，肾风囊痒，火炙，盐酒下。2. 黄芪，阴汗，酒炒，研末，猪心蘸食。3. 苍术、龙胆草、川大黄、天雄、大蒜，阴汗作痒，同淡豉制丸服。4. 栀子仁、茯苓、黄檗、五加皮，男女阴痒，煎服。5. 杜仲、滑石、白僵蚕，主男子阴痒痛。煎服。6. 白芷、羌活、防风、柴胡、白术、麻黄根、车前子、白蒺藜、白附子、黄芩、木通、远志、藁本香、黑牵牛、石菖蒲、生地黄、当归、细辛、山药、荆芥穗、补骨脂，主男子阴囊湿痒。煎服。

熏洗：1. 皂角，糯禾，烧烟日熏。2. 荷叶、浮萍、蛇床子，煎水洗阴部。

大便燥结应怎样治疗?

大便燥结有热，有风，有气，有血，有湿，有虚，有阴，有脾约，三焦约，前后关格。

养血润燥：1. 土瓜根汁，灌肠。2. 胡麻、胡麻油、麻子仁，老人、虚人，产后闭结，煮粥食。3. 当归，同白芷研末服。4. 地黄、冬葵子、吴葵华、羊蹄根、紫草，利大肠，痈疽、痘疮、闭结，煎服。5. 粟米、秫、荞麦、大小麦、麦酱汁、马齿苋、苋菜、芋、百合、菠菜、苦荬菜、白苣、菘、苜蓿、薇、落葵、笋、甘蔗、桃仁，血燥，同陈皮服。产后闭，同藕节煎服。6. 田螺，捣敷脐部。7. 蜂蜜、蜂子、螺蛳、海蛤，并利大小便。8. 梨、柿子、蜂蜜，食用。9 柏子仁、松子仁、麻仁，制丸服。

通利：1. 大黄研末服，或同皂荚制丸服。巴豆、樗根白皮、雄栋根皮、腻粉，通大肠壅结，同黄丹服。2. 蝼蛄，二便不通欲死，同蜣螂研末服。3. 大黄、牵牛，利大小便，除三焦壅塞，气秘气滞，半生半炒服。4. 甘遂，下水饮，治二便关格，蜜水服，也敷脐。5. 续随子，利大小肠，下恶滞物。煎服。6. 桃花，水服，通大便。7. 桃叶，汁服，通大小便。8. 郁李仁，利大小肠，破结气血燥，或研末或制丸，做面食。9. 芫花、泽泻、荛花，并利大小便。水煎服。10. 射干，汁服，利大小便。

虚寒：1. 附子，冷闭，研末蜜水服。2. 胡椒，二十一粒调芒硝半两煎服。3. 甘草，小儿初生，大便不通，同枳壳一钱，煎服。4. 肉苁蓉，老人虚闭，同沉香、麻仁，制丸服。5. 锁阳，虚闭，煮食。6. 半夏，辛能润燥，主冷闭，同硫黄制丸服。7. 黄芪，老人虚闭，同陈皮研末，以麻仁浆、蜜煎匀和服。8. 人参，产后闭，同枳壳、麻仁，制丸服。

导气：1. 茴香，大小便闭，同麻仁、葱白煎汤，调“五苓散”服。2. 厚朴，大肠干结，猪脏煮汁，制丸服。3. 生葛、威灵仙、旋覆花、地蜈蚣汁，并冷利，煎服。4. 草乌头，二便不通，葱蘸其汁插入肛内，名“霹雳箭”。5. 石莼，风闭，煮饮。6. 萝卜子，利大小肠，风闭气闭，炒，擂水服。和皂荚研末服。7. 葱白，大肠虚闭，同盐捣贴脐。二便闭，和酢敷小腹。小儿虚闭，煎汤调阿胶末服。

脱肛应怎样治疗?

脱肛有泻痢，痔漏，大肠气虚。

内服：1. 蜀椒，清晨嚼一钱，凉水下，数日有效。2. 卷柏，研末服。3. 蛇床子，同甘草研末服。4. 黄栝蒌，服汁，或入矾煅为丸。5. 防己，焙煎代茶。6. 茜根榴皮，煎酒服。7. 鸡冠花，同棕灰，羌活研末服。8. 益奶草，浸酒服。9. 紫堇花，同磁石毛服，并敷。10. 防风，同鸡冠花制丸服。

外治：1. 龟血鳖血，涂患处。2. 曼陀罗子，同橡斗、朴消煎水洗。3. 苦参，同五倍子、陈壁土煎洗，木贼末敷。4. 香附子，同荆芥煎水洗。5. 女萎，烧熏。6. 苎根，煎水洗。7. 酢浆草，煎水洗。8. 生萝卜，捣贴脐。9. 胡荽，烧熏。10. 胡荽子，痔漏脱肛，同粟糠、乳香烧烟熏。

下血应怎样治疗?

血清者，为肠风，虚热生风，或兼湿气。血浊者，为脏毒，积热食毒，兼有湿热。血大下者为结阴，属虚寒。便前为近血，便后为远血。又有益毒虫痔。

虚寒：1. 骨碎补，烧研末，酒服。2. 鲫鱼，酿五倍子煅后研末，用酒凋服。3. 艾叶，止下血，及产后泻血，同老姜煎服。4. 附子，下血日久虚寒，同枯矾制丸服，或同生黑豆煎服。5. 草乌头，结阴下血，同茴香、盐煎露服。6. 莨菪子，肠风下血，姜汁、酒同熬，制丸服。7. 人参，因酒色甚下血，同柏叶、荆芥、飞面研末，水服。8. 干姜，主肠癖下血。

风湿：1. 木贼，肠风下血，水煎服。肠痔下血，同枳壳、干姜、大黄，炒研末服。2. 葱须，治便血。3. 赤箭，止血，煎服。4. 升麻、天名精，止血破淤，水煎服。5. 羌活、白芷，肠风下血，研末，米汤饮服。6. 胡荽子，肠风下血，和生菜食，或研末服。7. 秦艽，主肠风泻血，煎服。8. 皂角，加羊肉制丸服。

湿热：1. 青蒿，酒痔下血，研末服。2. 苍耳叶，五痔下血，研末服。3. 桔梗，中蛊下血，煎服。4. 黄连，中部见血须用。积热下血，制丸服。脏毒下血，同蒜制丸服。酒痔下血，酒煮，制丸服。肠风下血，茱萸炒过，制丸服。5. 黄芩，水煎服。6. 苦参，肠风泻血。7. 木香，同黄连入猪肠煮，捣丸服。8. 郁金，肠毒入胃，下血频痛，同牛黄，浆水服。9. 香附子，诸般下血，米醋炒，服二钱，或醋糊丸服。或入百草霜、麝香，尤效。

止涩：1. 牛骨灰、人头发灰，水冲服。2. 卷柏，大肠下血，同侧柏、棕榈烧灰酒服。生用破血，炙用止血。远年下血，同地榆煎服。3. 血见愁、姜汁，和捣，米汤饮服。4. 乌梅，烧研，醋糊丸服。5. 橄榄，烧研，米汤饮服。6. 荷叶、莲房灰、橡斗壳，加白梅，水煎服。7. 酸榴皮，研末冲服或煎服。

积滞：1. 苦栋实，蜜丸服。2. 巴豆，煨鸡蛋食。3. 芫荑猪胆汁，制丸服，治结阴下血。4. 山楂，下血，用寒热脾胃药俱无效者，研末，艾汤服即止。

淤血应怎样治疗？

淤血有郁怒，有劳力，有损伤。

破血散血：1. 射干，消淤血、老血在心脾间，煎服。2. 黄芪，逐五脏间恶血，煎服。3. 玄参，治血瘕，下寒血。4. 黄芩，热入血室，煎服。5. 黄连，赤目淤血，上部见血，煎服。6. 败酱，破多年凝血，煎服。7. 生甘草，行厥阴、阳明二经污浊之血，煎服。8. 桔梗，主淤血久在肠内，研末，米汤饮服。9. 芍药，逐贼血，女人血闭，胎前产后一切血病。

淤滞严重的疾病的治疗

对于淤滞严重的疾病治疗原则是：太过则泻之，不及则补之。但是对于相乘之气（因为一气不足而乘机发作的气）则不必遵循这一原则。

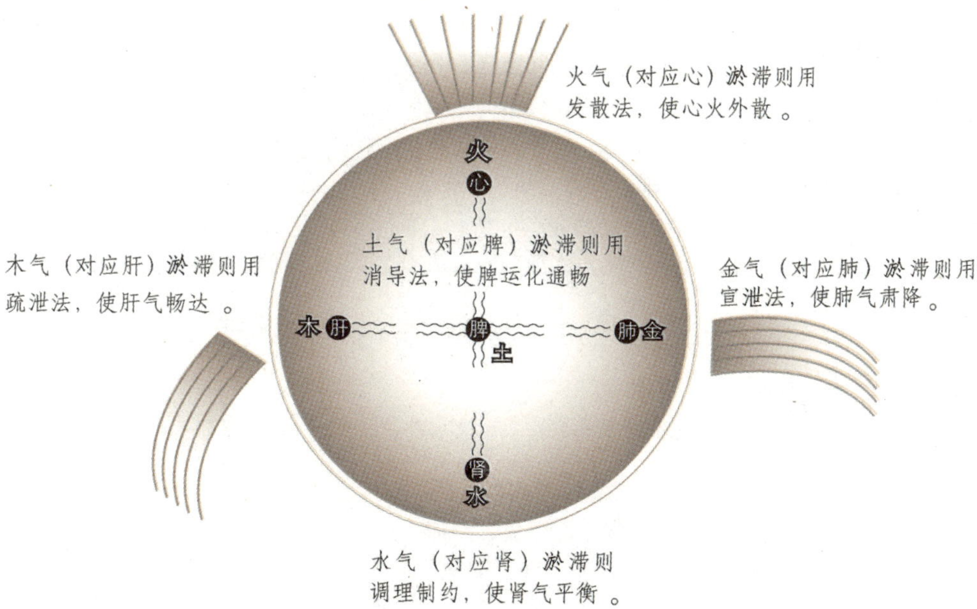

诸虫应怎样治疗?

诸虫即人体内蛔、白、蛲、伏、肉、肺、胃、弱、赤虫等九种。又有尸虫、劳虫、疳虫、瘕虫。

杀虫：1. 黄连、苦参、苍耳、天名精、蜀羊泉、蒺藜、酸草、骨碎补、羊蹄根、牵牛、蛇含、营实根，并杀小虫、疳虫。2. 使君子，生食或煎饮，治小儿蛔虫。3. 食盐，杀一切虫。4. 白芷，煎水浴身。5. 黄精，去三尸。煎服。6. 杜衡、贯众、蘼芜、紫河车、云实、白菖、百部、天门冬，并杀蛔、寸白诸虫。7. 连翘，山豆根，下白虫。8. 术，蒸饼制丸服。

心腹痛应怎样治疗?

心腹痛有寒气，热气；火郁，食积，死血，痰癖，虫物，虚劳，中恶，阴毒。

痰饮：1. 牡蛎粉，烦满心脾痛，煅研末，酒服。2. 狼毒，九种心痛，同吴茱萸、巴豆、人参、附子、干姜制丸服。心腹冷痰胀痛，同附子、旋覆花制丸服。3. 蛤粉，心气痛，炒研末，同香附末服。4. 百合、椒目，留饮腹痛，同巴豆制丸服。5. 牡荆子，炒研末服。6. 枳实，胸痹痰水痛，研末服。7. 枳壳，主心腹结气痰水，煎服。8. 矾石，诸心痛，以醋煎皂子服。同半夏制丸服。9. 五倍子，心腹痛，炒焦，酒服立止。

火郁：1. 沙参、玄参、生麻油，卒热心痛，饮一合。2. 苦参，大热腹中痛，及小腹热痛，面色青赤，煎醋服。3. 黄芩，小腹绞痛。小儿腹痛，得厚朴、黄连，止腹痛，水煎服。4. 山豆根，卒腹痛，水研服，入口即定。5. 马兜铃，烧研酒服。6. 黄连，卒热心腹烦痛，水煎服。

中恶：1. 蜀椒、茱萸、蜜香，沉香、檀香、安息香，化酒服。2. 桔梗、升麻、木香，磨汁服。3. 卷柏、女青，研末服。4. 鬼督邮、狼毒、藁本、射干、鸢尾、鬼臼，续随子，煎服。5. 醇酒、豌豆、白豆、大豆、胡荽、芥子，浸酒服。6. 桃仁，研末服。7. 艾叶，鬼击中恶，卒然着人如刀刺状，心腹切痛，或即吐血下血，水煎服。8. 乳香、了香、阿魏、樟材、鬼箭，水煎。

胁痛应怎样治疗?

胁痛有肝胆火，肺气，死血，痰癖，食积，气虚等。

血积：1. 吴茱萸，主食积。煎服。2. 巴豆，积滞。煎服。3. 当归、芎䓖、姜黄、玄胡索、牡丹皮、红蓝花、红曲，并主死血食积作痛。煎服。4. 韭菜，主淤血，两胁刺痛。5. 大黄，主腹胁老血痛。煎服。6. 凤仙花，腰胁引痛不可忍，晒研末，酒服三钱，活血消积。

木实：1. 青橘皮，泻肝胆积气必用之药。2. 木香，散肝经滞气，升降治气，煎服。3. 黄芩、龙胆、青黛，并泻肝胆之火。4. 芍药、抚芎，并搜肝气。5. 生甘草，缓火。6. 柴胡，胁痛主药，煎服。7. 香附子，总解诸郁，治膀胱连胁下气妨，煎服。8. 黄连，猪胆炒，大泄肝胆之火。肝火胁痛，姜汁炒，制丸。同茱萸炒，制丸服。

痰气：内服：1. 防风，泻肺实烦满胁痛。2. 枳实，胸胁痰癖气痛，煎服。3. 狼毒，两胁气结痞满，心下停痰鸣转，同附子、旋覆花制丸服。4. 香薷，心烦胁痛连胸欲死，捣汁饮。5. 芫花，心下痞满，痛引两胁，干呕汗出，同甘遂、大戟为散，枣汤服。6. 半夏、天南星、桔梗、细辛、杜若、贝母、生姜，并主胸胁逆气，煎服。7. 白芥子，痰在胸胁支满，每次酒吞七粒。又同白术制丸服。8. 薏苡根，胸胁卒痛，煮服即定。

外治：1. 大黄，同石灰、桂心熬醋贴。同大蒜、朴消捣贴。2. 芥子、茱萸，并醋研敷。3. 食盐、生姜、葱白、韭菜、艾叶，并炒熨。

虚陷：1. 茴香，加枳壳末，用盐、酒煎服。2. 黑大豆，腰胁卒痛，炒焦煎酒服。3. 黄芪、人参、苍术、柴胡、升麻，并主气虚下陷，两胁支痛。

腰痛应怎样治疗？

腰痛有肾虚，湿热，痰气，淤血，闪肭，风寒等类。

湿热：1. 甜瓜子，制末，酒浸饮服。2. 皂荚子，腰脚风痛，酥炒制丸服。3. 威灵仙，宿脓恶水，腰膝冷疼，酒服一钱取利，或研丸服。4. 青木香，气滞腰痛，同乳香酒服。5. 牵牛子，除湿热气滞，腰痛下冷，半生半炒，同硫黄研末、白面作丸，煮食。6. 木鳖子、蕙草、桃花，湿气腰痛，酒服一钱，一宿即消。或酿酒服。7. 槟榔，腰重作痛，研末酒服。8. 葳蕤，湿毒腰痛，煎服。

虚损：1. 韭子，同安息香制丸服。2. 菊花，腰痛，水煎服。3. 艾叶，带脉为病，煎服。4. 附子，补下焦之阳虚，煎服。5. 蒺藜，补肾，治腰痛及奔豚肾气，蜜丸服。6. 狗脊、牛膝、肉苁蓉、天麻、蛇床子、石斛、山药，并主男子腰膝强痛，补肾益精。煎服。7. 补骨脂，主骨髓伤败，腰膝冷。肾虚腰痛，研末酒服，或同杜仲、胡桃制丸服。妊娠腰痛，研末，胡桃、酒下。

血滞：1. 莳萝，闪挫，酒服二钱。2. 鳖肉，煮食。3. 术，利腰脐间血，补腰膝，煎服。4. 甘遂，闪挫痛，入猪肾煨食。5. 续断，折跌，恶血腰痛，酒服。6. 神曲，闪挫，煅红淬酒服。7. 玄胡索，止暴腰痛，活血利气，同当归、桂心研末，酒服。8. 丝瓜根，烧研末，用酒调服。9. 冬瓜皮，烧研末，用酒调服。10. 西瓜皮，干研末，用酒调服。11. 橙核，炒研末，用酒调服。

风寒：1. 羌活、麻黄，太阳病腰脊痛，水煎服。2. 藁本，主一百六十种恶风鬼注，流入腰痛。煎服。

癫痫应怎样治疗?

癫痫有风热，惊邪，皆兼虑与痰等类。

吐痰：1. 皂荚，水浸，取汁熬膏，入麝摊晒，化浆水，灌鼻取涎。2. 芭蕉油，主暗风痫疾，眩晕仆倒，饮之取吐。3. 山梅，擦牙追涎。或加白矾。4. 瓜蒂、藜芦、乌头尖、附子尖、石胆，石绿，并吐癫痫暗风痰涎。

风虑：1. 人参，消胸中痰，治惊痫。小儿风痫，同辰砂、蛤粉末、猪心血丸服。2. 天麻或当归煎汤服。3. 石菖蒲，开心孔，通九窍，出音声。为末，猪心汤日服，治癫痫风疾。4. 酸石榴加酿蝎五枚，用泥包裹煅熟后研成末，每次服五分。5. 蜂蜜和鸡蛋一同食用。

癫痫病人的养生原则

疾病的治疗需要药物，但更重要的还是养。对于癫痫病人来说，应该做到以下几点：

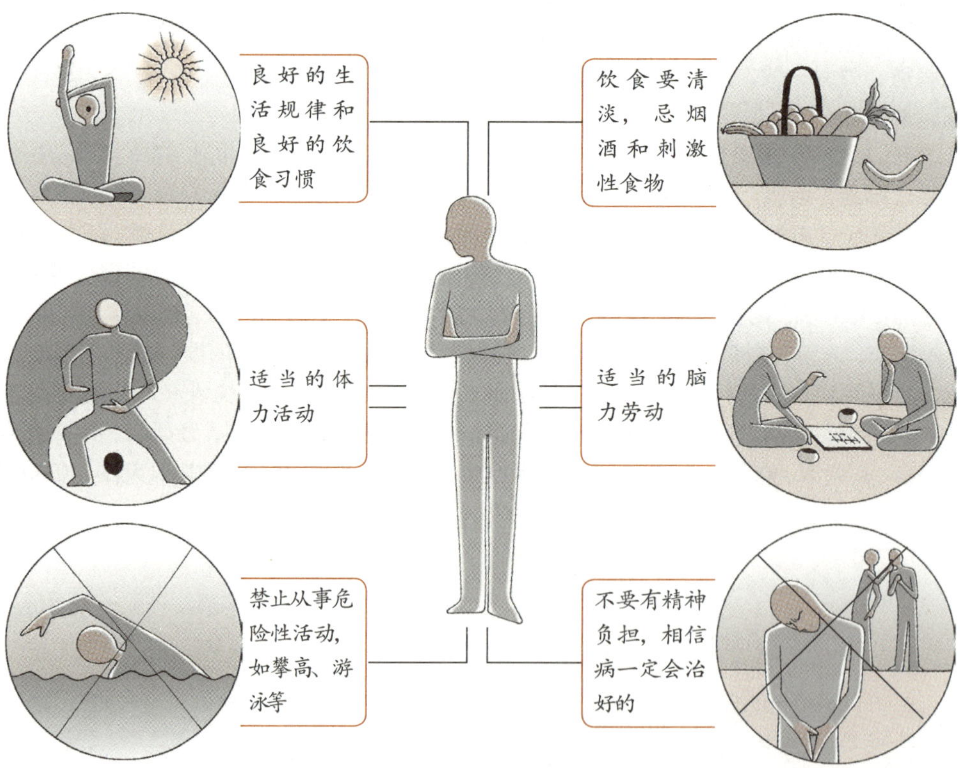

风热惊痰： 1. 雄黄与丹砂同研成末，制成丸服。2. 百合鸭趾草，并主癫邪，狂叫身热。3. 黄连，泄心肝火，去心窍恶血。4. 莨菪子，癫狂风痫，浸酒煎丸服。5. 蛇含、紫菀、半夏，并主寒热惊痫。6. 天南星，风痫痰迷，九蒸九晒，姜汁丸服。7. 郁金，失心风癫，痰血络聚心窍，同明矾丸服。

痛风应怎样治疗？

痛风属风、寒，湿、热、挟痰及血虚、污血。

风痰湿热： 1. 防己、木鳖子，并主湿热肿痛，煎服。2. 桃仁，主血滞风痹挛痛。3. 橘皮，下滞气，化湿痰。风痰麻木，或手木，或十指麻木，皆是湿痰死血，以一斤去白，流水五碗，煮烂去滓至一碗，顿服取吐，是吐痰圣药。4. 威灵仙，治风湿痰饮，为痛风要药。腰膝积年冷病诸痛，研末酒下，或制丸服，以微利为效。5. 黄芩，三焦湿热风热，历节肿痛。煎服。6. 秦艽，除阳明风湿、湿热，养血荣筋，煎服。7. 龙胆草木通，煎服。8. 半夏、天南星，并治风痰、湿痰、热痰凝滞。右臂湿痰作痛，南星、苍术煎服。9. 红蓝花，活血滞，止痛，瘦人适宜，煎服。

风寒风湿： 1. 芫花，风湿痰注作痛。2. 薏苡仁，加麻黄、杏仁、甘草，水煎服。3. 防风，主周身骨节尽痛，是治风湿仙药，煎服。4. 苍术，散风，除湿，燥痰，解郁，发汗，通治上中下湿气。湿气身痛，熬汁作膏。5. 桔梗，主寒热风痹，滞气作痛，煎服。6. 苍耳子，风湿周痹，四肢拘痛，研末煎服。7. 羊踯躅，风湿痹痛，同糯米、黑豆、酒、水煎服，取吐利。风痰注痛，同生南星捣饼，蒸四五次，临时焙丸，湿酒下三丸，静卧避风。8. 麻黄，主风寒、风湿、风热痹痛，发汗。9. 乌头附子，并燥湿痰，为引经药，煎服。10. 羌活，风湿相搏，一身尽痛，非此不除。同松节煮酒，日饮。

补虚： 1. 乳香，补肾活血，定诸经之痛。2. 没药，逐经络滞血，定痛，历节诸风痛不止，同虎胫骨研末，酒服。3. 石斛，脚膝冷痛痹弱，酒浸酥蒸，服满一镒，永不骨痛。4. 天麻，诸风湿痹不仁，补肝虚，利腰膝。腰脚痛，同半夏、细辛袋盛，蒸热互熨，汗出则愈。5. 萆薢、狗脊，主寒湿膝痛腰背强，补肝肾。6. 土茯苓，治疮毒筋骨痛，去风湿，利关节。7. 锁阳，润燥养筋。8. 罂粟壳，收敛固气，能入肾，治骨痛尤宜。煎服。9. 当归、芎藭、芍药、地黄、丹参，并养新血，破宿血，止痛。煎服。10. 牛膝，补肝肾，逐恶血，治风寒湿痹，膝痛不可屈伸，能引诸药下行，煎服。

外治： 芥子，加醋涂患处。

头痛应怎样治疗？

头痛有外感，气虚，血虚，风热，湿热，寒湿，痰厥，阵痛，偏痛。右属风虚，左属痰热。

湿热痰湿： 1. 香附子，气郁头痛，同川芎研末服。偏头风，同乌头、甘草制丸服。2. 杨梅，研末，用茶饮服。3. 竹茹，水煎服。4. 菊花，头目风热肿痛，同石膏、芎䓖研末服。5. 蔓荆实，主头痛，脑鸣，目泪。太阳头痛，研末浸酒服。6. 水苏，风热痛，同皂荚、芫花制丸服。7. 半夏，痰厥头痛，非此不除，同苍术用。8. 栝蒌，热病头痛，洗瓤温服。9. 黄芩，一味酒浸晒研，茶服，治风湿、湿热、相火，偏、正诸般头痛。

引经：1. 厥阴：吴茱萸、芎䓖。2. 太阴：苍术、半夏。3. 少阳：柴胡、芎䓖。4. 阳明：白芷、葛根、升麻、石膏。5. 少阴：细辛。6. 太阳：麻黄、藁本、羌活、蔓荆。

外治：1. 桂木，酒调，涂头顶和额。2. 玄胡索，同牙皂、青黛制丸。3. 全蝎，加地龙、土狗、五倍子末调匀贴敷太阳穴。4. 谷精草，研末，调糊贴脑，烧烟熏鼻。

风寒湿厥：1. 草乌头，偏正头风，同苍术、葱汁制丸服。2. 菖蒲，主头风泪下，煎服。3. 胡麻，主头面游风，煎服。4. 乌头附子，浸酒服，煮豆食，治头风。同白芷研末服，治风毒痛。同川芎或同高良姜服，治风寒痛。同葱汁制丸，或同钟乳、全蝎制丸，治气虚痛。同全蝎、韭根制丸，主肾厥痛。同釜墨，止痰厥痛。5. 天雄，头面风去来痛。6. 芎䓖，风入脑户头痛，行气开郁，必用之药。风热及气虚，研末茶服。偏头风，浸酒服。卒厥，同乌药研末服。7. 白附子，偏正头风，同牙皂研末服。痰厥痛，同半夏、南星制丸服。8. 杜衡，风寒头痛初起，研末服，发汗。

耳疾应怎样治疗？

耳鸣、耳聋，有肾虚，有气虚，有郁火，有风热，耳痛是风热。

外治：1. 生麻油，日滴，取耳结。2. 烧酒，滴入半个时辰，取耳中核。3. 杏仁，蒸油滴耳。4. 木香，浸麻油煎后，滴耳，每日四五次。5. 菖蒲，同巴豆塞。

补虚：1. 猪肾，煮粥食。2. 干柿，加粳米、豆豉煮粥食，每日一次。3. 百合，研末，日服。4. 茯苓，黄蜡合嚼。5. 鸡蛋，浸酒，再与醋炒食。6. 黄芪、白术、人参，气虚聋鸣，诸补中药皆可用。7. 熟地黄、当归、肉苁蓉、枸杞，煎服。

解郁：1. 香附，炒研末，莱菔子汤下。2. 连翘，耳鸣，除少阳三焦火，煎服。3. 柴胡，去少阳郁火，耳鸣，耳聋，煎服。4. 全蝎，焙研末，用酒服一钱。

虫物入耳：1. 菖蒲，塞耳，治蚤、虱入耳。2. 百部，浸油滴耳。3. 葱汁、韭汁、姜汁、人乳，滴耳。4. 半夏，浸麻油，滴耳。5. 薄荷汁，滴耳，治水入耳中。

耳痛：1. 茱萸，同大黄、乌头研末。贴足心，引热下行，止耳鸣耳痛。2. 栋实、牛蒡根，熬汁，滴耳。3. 蓖麻子，捣涂。4. 连翘、柴胡、黄芩、商陆，塞耳。

眩晕应怎样治疗？

眩是目黑，晕是头旋，皆是气虚挟痰，挟火，挟风，或挟血虚，或兼外感四气。

痰热：1. 枳壳、黄檗、栀子、石胆，女人头晕，天地转动，名曰心眩，非血风，以胡饼剂和，切小块焙干，每服一块，竹茹汤下。2. 旋覆花、天花粉、前胡、桔梗，黄芩、黄连、泽泻，白芥子，热痰烦晕，同黑芥子、大戟、甘遂、芒硝、朱砂制丸服。3. 白附子，风痰，同石膏、朱砂、龙脑制丸服。4. 大黄，湿热眩晕，炒末茶服。5. 半夏，痰厥昏晕，同甘草、防风煎服。风痰眩晕，研末水沉粉，入朱砂丸服。金花丸：同南星，寒水石、天麻、雄黄、白面，煮丸服。6. 橘皮、荆沥、竹沥，头风眩晕，目眩，欲吐，煎饮。7. 天南星，风痰眩晕吐逆，同半夏，天麻、白面煮丸。

风虚：1. 附子、乌头、薄荷、细辛、木香、紫苏、水苏、白蒿、卷柏、蘼芜、羌活、藁本、地黄、人参、黄芪、升麻、柴胡、山药，并治风虚眩晕。2. 当归，失血眩晕，芎䓖煎服。3. 荆芥，主头晕目眩，煎服。4。白芷，头风血风眩晕，蜜丸服。5. 苍耳子，诸风头晕，蜜丸服。女人血风头旋，闷绝不省，研末酒服，能通顶门。6. 菊苗，男女头风眩晕，发落有痰，发则昏倒。阴干研末，每酒服二钱。秋月收花浸酒，或酿酒服。

唇疾应怎样治疗？

脾热则唇赤或肿，寒则唇青或噤，燥则唇干或裂，风则唇动或歪，虚则唇白五色，湿热则唇湿烂。

唇肿：大黄、黄连、连翘，防风、薄荷、荆芥、蓖麻仁、桑汁、石膏、芒硝，煎水，并涂。

唇裂：1. 芍药，润燥，煎服。2. 黄连，泻火，煎服。3. 生地黄，凉血，煎服。4. 麦门冬，清热，煎服。5. 人参，生津，食。6. 当归，生血，食。7. 昨叶何草，唇裂生疮，同姜、盐捣擦。

唇噤：1. 荆芥、防风、秦艽、羌活、芥子，醋煎，敷舌。2. 艾叶，捣敷舌。3. 天南星，擦牙，煎服。

牙齿疾病应如何治疗？

牙痛有风热，湿热，胃火，肾虚，虫龋。

虫牙：1. 杏仁，煎漱或烧烙。2. 巴豆，风虫，棉裹咬。烧烟熏。3. 覆盆子，点目取虫。4. 细辛，苦参、恶实，并煎漱。5. 附子，塞孔。又塞耳。6. 银杏，食后生嚼一二枚。7. 皂荚子，醋煮，烙。8. 大黄，同地黄贴。9. 桔梗，同薏苡根，水煎服。

风热、湿热：1. 细辛，和石灰掺。2. 生地黄，牙痛牙长，并含。3. 白芷，主阳明风热：同细辛研末掺，入朱砂掺。4. 黄连，主胃火湿热，牙痛恶热，揩。5. 升麻，阳明本经药，主牙根浮烂。胃火，煎水漱。6. 羌活，风热，煮酒漱，同地黄研末煎服。7. 当归、牡丹、白头翁、薄荷，风热，煎服。8. 荆芥，风热，同葱根、乌桕根煎服。9. 秦艽，阳明湿热，煎服。

肾虚：1. 牛膝，含漱。2. 补骨脂，同青盐日揩。风虫，同乳香含漱。3. 蒺藜，打动牙痛，擦漱。4. 甘松，同硫黄煎漱。5. 旱莲草，同青盐炒焦，揩牙，乌须固齿。

第3章

儒家养生

儒家学说由孔子创立，其伦理道德理念几乎成为整个中国传统文化的代名词，儒家所提倡的修养身心、追求人生自我完善的准则中的确蕴涵着养生保健、益寿延年的思想和方法。纵观儒家学说，他们对衣、食、住、行乃至性都有关注和论述，即使只是只言片语，却也同样闪耀着儒家养生智慧的光芒。

儒家怎样看待食色？

男女两性问题，一般认为，我们祖先对此是讳莫如深的，其实不然，“饮食男女，人之大欲存焉”是儒家对人类本性的一句经典概括，这句话在很大程度上可以作为“食色，性也”的补充。这里所讲的“性”，指的是人从与生俱来的先天之性，也就是本能，是单纯的生理现象；而儒家所说的“大欲”，则是超出生理现象的后天心理上的欲望。这里互相补充，对于人生两大欲念——饮食和男女的概括，非常全面而恰当。

由此可以得出，对于饮食问题和性问题，儒家非但无所责难，而且非常重视，认为这是人类的本性，所以并不是像一些人想象的那样，只限于“男女授受不亲”的观点。

“食不厌精，脍不厌细”是怎样的养身观？

《论语·乡党第十》中说，“食不厌精，脍不厌细。食殪而啐鱼馁而肉败，不食。色恶，不食。臭恶，不食。失饪，不食。不时，不食。割不正，不食。不得其酱，不食。肉虽多，不使胜食气。唯酒无量，不及乱。沽酒市脯不食。不撤姜食，不多食”。接下来又讲到，“祭于公，不宿肉。祭肉不出三日，出三日，不食之矣。”意思是说，粮食舂得越精越好，肉切得越细越好。粮米霉烂变质，鱼肉腐败发臭就不要吃。食物颜色不正常就不要吃，气味难闻就不要吃，烹调不好不要吃，不到进食时间不要吃，不合礼仪规定宰割的东西不要吃，没有合适的调味酱不要吃。肉即使很多，进食的量也不应该超过饭食。只有酒不限量，然而也不能喝醉。市上买来的酒和肉脯不要吃。斋食时即使不撤掉姜，也不要多吃。国家祭祀典礼的肉不能放过夜。其他祭祀用的肉也不要放过三天，如果过了三天，就不能再吃了。

孔子的这一席话，可以说是我国古代有关饮食卫生最早的文献记载。孔子认为，不仅饮食的材料要讲求新鲜，而且在制作时也要来精心斟酌，这是因为食材如果粗劣甚至变质，吃了不仅影响口感和食欲，甚至有可能引起肠胃疾患，危及身体健康；此外，烹制的食品如果色味俱佳，还可以促进食欲，让人身心愉悦。与此同时，孔子还认为，饭要定时，而且再美味的东西也不能吃过量。至于孔子所说的“沽酒市脯不食”，可能是因为买来的酒和肉不一定清洁卫生，所以不食。

喝酒暖身不可取

许多人在冬天有喝酒暖身的习惯。从实际效果来看，喝酒确实能迅速使身体暖和起来，但是，喝酒暖身并不是以增加身体热量为前提，反而会增加身体的散热，导致风邪乘虚而入。

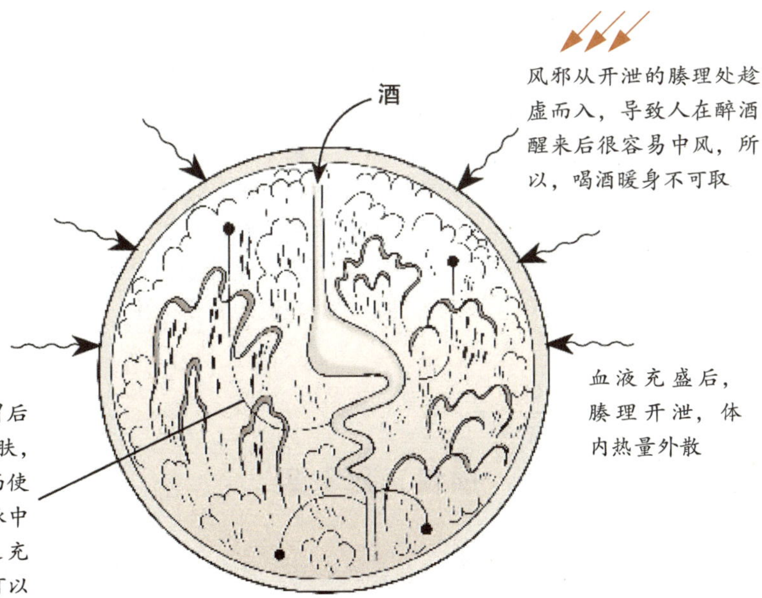

频繁饮酒容易造成酒精性脂肪肝，特别是老年人饮酒极易诱发心脑血管疾病，所以，饮酒暖身的方法并不可取

为什么要“食不语，寝不言”？

治世救人是儒家的人生追求，儒家有一句典语“不为良相，则为良医”。相者治世，医者救人，这才有了“儒医”的雅号，所以儒医也是相通的。所以，儒家有很多关于健康养生的典语，其中一句就是“食不语，寝不言”。

“食不语，寝不言”，是记载在《论语·乡党第十》的孔子语录。意思就是说吃饭和睡觉的时候都不要说话，因为吃饭时说话，一来不能细嚼慢咽，不利于消化；二来边吃边说，有可能使食物不慎掉进气管。

“食不语，寝不言”原是叙述古人的礼节，但是拿到当今来讲，在健康养生方面也是具有科学根据的金玉良言。

君子三戒分别是什么?

孔子曰：“君子有三戒：少之时，血气未定，戒之在色；及其壮也，血气方刚，戒之在斗；及其老也，血气既衰，戒之在得。”意思就是说，君子有三种事情应引以为戒：年少的时候，血气还不成熟，要戒除贪恋女色；等到身体成熟了，正是血气方刚，要戒除与人争斗；等到老年的时候，血气逐渐衰弱，要戒除贪得无厌。

这种“三戒”的养生之道，结合“血气未定”“血气方刚”“血气既衰”的生理特征，针对人生少年、壮年、老年的不同阶段指出戒色、戒斗、戒得的不同养生方法。也就是说，少年时情窦初开欲火萌动，容易沉溺于女色而毫不知返，于是就会丧失宝贵的精液，日久天长便会滋生疾病。对于中年来讲，避免与人的争斗才能心胸豁达，处事坦然，身心愉悦。对于老人来讲，只有戒除贪得无厌的心性，才能超脱地对待人生，让身心自在，从而达到颐养天年的目的。

什么是“益者三乐，损者三乐”？

有关精神及情绪上的修养，也就是心性修养，儒家也有很多可圈可点的论点。孔子认为，人的心情要保持“申申如也”，对任何事物都持有豁达、淡然、乐观的态度，后来的“不以物喜，不以己悲”大概也是从此发展而来。孔子所说的这种乐观，或者说快乐，又有有益和有损的区别。他在《论语·季氏篇》里说：“益者三乐，损者三乐。乐节礼乐，乐道人之善，乐多贤友，益矣。乐骄乐，乐佚游，乐晏乐，损矣。”意思就是说，有益的快乐有三种，有害的快乐也有三种。以得到礼乐的调节为乐，以宣扬别人的好处为乐，以交了益友为乐，这三种快乐是有益的。以骄傲放肆为乐，以游荡忘返为乐，以饮食荒淫为乐，这三种快乐是有害的。关于修养心性的“三乐”，孟子也有相关的论述。《孟子·尽心上》中就有这样的记载。孟子曰：“君子有三乐，而王天下不与存焉。父母俱存，兄弟无故，一乐也。仰不愧于天，俯不祚于人。二乐也。得天下英才而教育之，三乐也。”

为什么要“食无求饱，居无求安”？

孔子说过“君子食无求饱，居无求安”。“无求饱”是说不要吃得过饱，过饱肠胃负担过重；“无求安”就是不要太追求安逸，太安逸了，四肢就会因过于安逸而处于懈怠状态。

邪气、浊气、清气对人体的影响

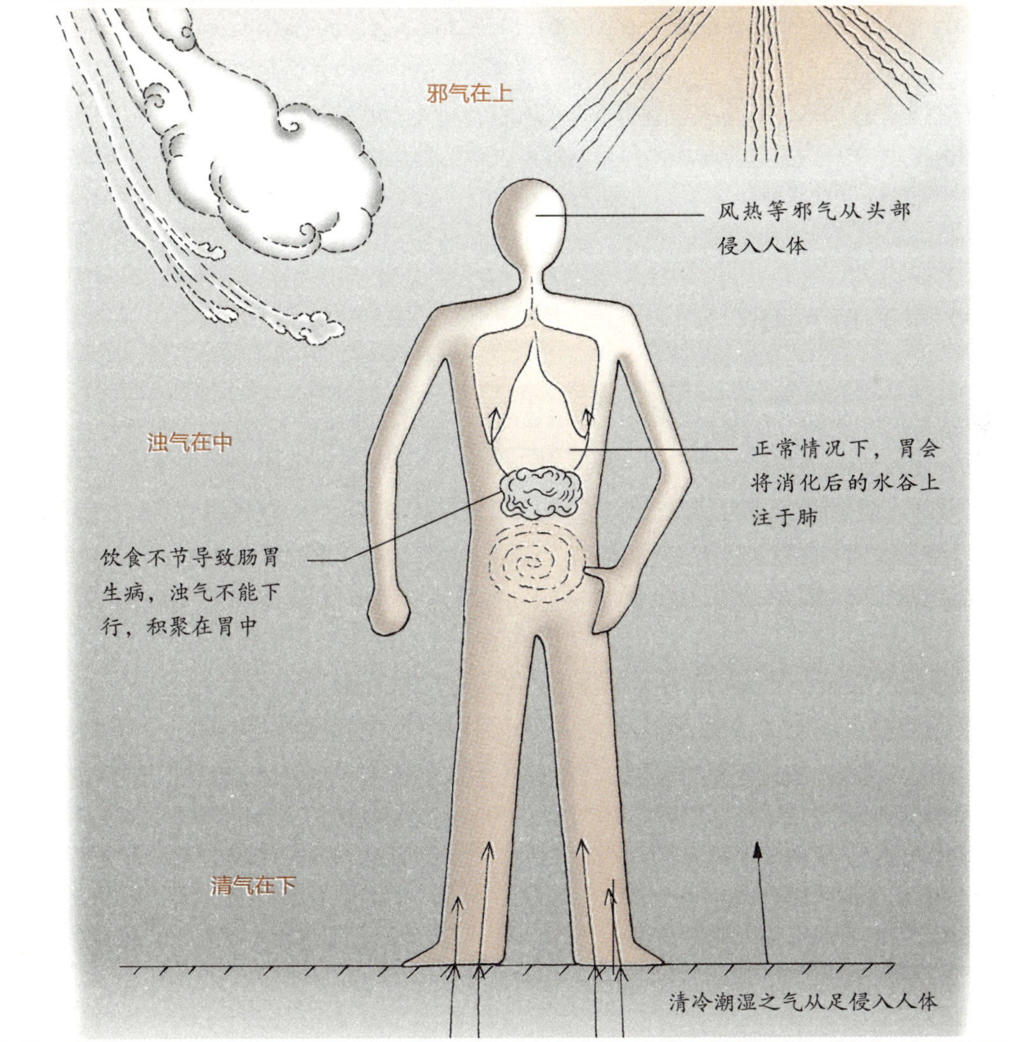

在饮食养生上，孔子真正的非凡之处还在于，在有条件的情况下可以精，没有条件的话就要安贫乐道，追求心境快乐最重要。他在《论语・述而篇》中讲道："饭疏食，饮水，曲肱而枕之，乐亦在其中矣。不义而富且贵，于我如浮云。"在这里，孔子认为有理想的有品德的君子，不会总是为自己的吃穿住行而奔波心烦的，有志向的人就算是"饭疏食饮水，曲肱而枕之"，也可以乐在其中。同时，他还提出，他坚决不接受违背道德的荣华富贵，对待这些东西，他就像对待天上的浮云一般。

什么是"一箪食，一瓢饮"的养生观？

《论语・雍也篇》载孔子的话说："贤哉回也！一箪食，一瓢饮，在陋巷，人不堪其忧，回也不改其乐，贤哉回也！"

对于这种精神上的怡然自乐，孟子也曾说，"尽其心者，知其性也；知其性，则知天矣。存其心，养其性，所以事天也。夭寿不贰，修身以俟之，所以立命也。"也就是说，能够充分发挥善良本性的人，就是明白真正本性的人。知道了人的真正本性，就明白了人的天命。保持本心，培养本心，这就是用来对待天命的方法。所以不管寿命长短，都能坚定不移，修养身心来等待天命的降临。

什么是五福六极？

五福：一曰寿，二曰富，三曰康宁，四曰攸好德，五曰考终命。六极：一曰凶短折，二曰疾，三曰忧，四曰贫，五曰恶，六曰弱。所谓的五种福气就是，一是长寿，二是富贵，三是平安没有疾病，四是尊崇美德，五是老有善终。所谓的六种不幸是，一是短命夭折，二是多病，三是多忧愁，四是贫穷，五是丑恶，六是愚懦。

为什么说"养心莫善于寡欲"？

《孟子・尽心下》有这样的记载，"养心莫善于寡欲。其为人也寡欲，虽有不存焉者，寡矣；其为人也多欲，虽有存焉者，寡矣"。

孟子这样告诉我们，最好的养心的方法就是减少欲望。那些平素欲望少的人，尽管也存在失去本心(即天生的善性)的，但为数却很少；那些平素欲望多的人，尽管也有能保存本心的，但为数也是很少。

欲望使人的养生观念发生变化

欲望的变化影响了不同时期人们的养生观念，这不仅给医生带来了困难，也给自身健康造成了很大的伤害。

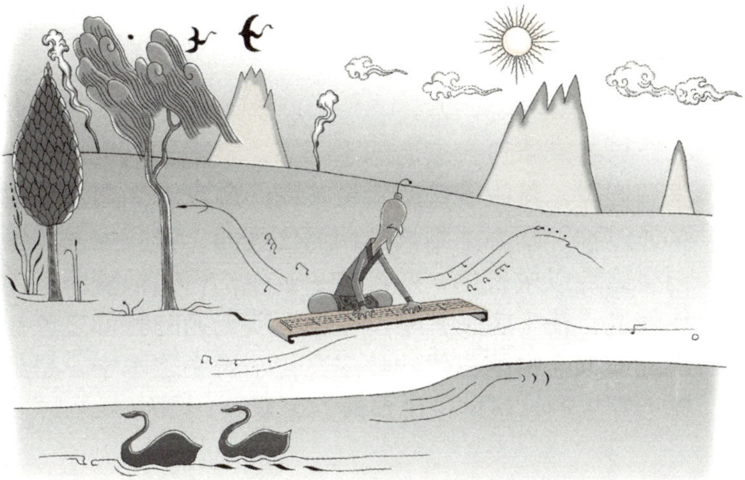

远古时期，人们恬淡寡欲，十分重视养生之道，人们精力充沛，身体康泰，很少得病，即使有汤药也很少用到

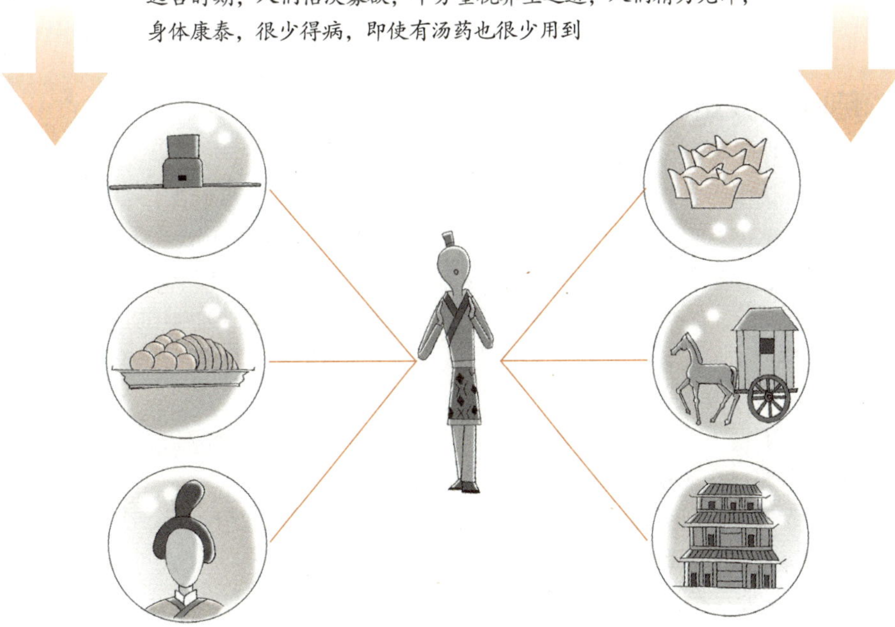

随着时间的推移，人们越来越被各种名利所诱惑，整天汲汲于名利场中，养生越来越被人们所忽视。人们的身体也越来越衰弱，受到各种邪气侵袭而生病。医药的作用对他们疾病的效果越来越弱

第4章

道家养生

与儒家修身齐家治国平天下，着眼于入世，释家强调出世，着眼于普度众生不同，道家崇尚自然，主张通过种种修炼达到长生和羽化登仙，着眼点是加强自身修炼以求长生，在《老子》中，有归根复命的内炼学说；在《庄子》中，有载恬淡无为的养神之道。因此道家在中国古代的养生文化、长生之术中，是最贴近养生的，其地位也是最为重要的。

什么是养生五难？

中国古代就认识到了养生的困难，嵇康写过《养生论》提出养生有五个难点：

一是“名利不灭”。很难想象一个热衷于“争名于朝、夺利于市”的人如何能养生，对名利过分追求只会损害人体的元气而导致疾病。

二是“喜怒不除”。一个人不应该总让自己被发怒或者忧郁、恐惧的情绪所左右，一个人的喜怒哀乐等情绪如果活动过强、表现失当，就会导致疾病。如果善于调控情绪，除掉过于强烈的喜怒，就可以促进身心健康。

三是“声色不去”。迷恋于声色犬马，生活的荒淫靡乱肯定会导致人肾精耗损，而肾精则是人生命的本源，毫无疑问，声色不去，则妄谈养生。

四是“滋味不绝”。所谓“滋味”是指对大吃大喝、豪华餐饮的过分追求。对吃喝的过分贪婪，只能逞一时之快，而对五脏六腑带来的只能是伤害。

五是“神虑转发”。指多思、多念、多欲、多事、多语、多怒等，都会对五脏之神明造成伤害，古代思想家、医学家认为，要保持健康，必须守住精神，不要让它消散，因为“多思则神怠”“多念则神散”“多欲则损志”“多事则形疲”“多语则气丧”。

老子怎样看待名利？

老子崇尚淡泊名利，《老子·四十四章》记载，“名与身孰亲？身与货孰多？得与亡孰病？甚爱必大费；多藏必厚亡。故知足不辱，知止不殆，可以长久”。意思就是说，虚名与身体哪个亲切？生命与财产哪个重要？获得和失去究竟哪一个害处更大？过分的宠爱必定伴随着巨大的消耗，过分的积聚必定会招致重大的损失。懂得满足就不会蒙受耻辱，懂得适可而止就不会招致灭亡，才可以获得长久的生存。

对于名利和身体的关系，“身”是根本，“名”是外在的。“名”依附于“身”而存在。同理，对于“身”和“货”的关系，“货”是依附于“身”而存在。如果放弃“身”而去过分追求“名”和“货”就是舍本逐末，本末倒置了。

老子还说过：“众人熙熙，如享太牢，如春登台。我独泊兮其未兆；沌沌兮，如婴儿之未孩；儡儡兮，若无所归。众人皆有余，而我独若遗。我愚人之心也哉！”众人那迎合趋附的样子，就好像兴高采烈地去参加盛大宴会，又好像去登台春游。我却独自保守人性良知的敦厚淳朴，不追随、不企求、不迎合。混混沌沌如同幼婴尚还未长大；虚静蒙昧仿佛前途茫然不知所归。众人都像是识时务、丰足有余，唯独我好像是目光短浅，有所遗缺。我真是愚人的心肠吗！其实这就是养生之道啊！

什么是“见素抱朴，少私寡欲”？

“见素抱朴，少私寡欲”本是老子作为治国方法提出来的，放在养生的方面也同样讲得通。《老子》曰：“大道废，有仁义。智慧出，有大伪。六亲不和有孝慈。国家昏乱有忠臣。绝圣弃智，民利百倍……见素抱朴，少私寡欲。绝俗无忧。”

“大道废，有仁义”，意思是说，自然之“天道”被抛弃之后，仁义就会出现。

“智慧出，有大伪”，这里的“智慧”是指欺诈奸巧。意思是说，欺诈的思想出现之后，就会有欺国害民的大奸。

“六亲不和有孝慈”，意思是说，亲属之间不和睦的时候，才看清下孝、上慈的亲情。

“国家昏乱有忠臣”，是说当朝政昏乱的时候，才看清忠奸。

“绝圣弃智，民利百倍”，意思是说，若放弃狡诈阴谋，反而君正民安，对于民众来说好处良多。

“见素抱朴”是说思想纯真，抱定一个淳朴的心态。

“少私寡欲”是说减少私心，去掉贪欲。

“绝俗无忧”是说只有放弃世俗观念，心灵才不会受到世俗的困扰，才能做到心态平静、无忧无虑。

所以，依老子所言，如何获得怡然自得的心态，关键在于你愿不愿意放弃私心和贪念，把自己从世俗中摆脱出来，从此不再受世俗束缚，能够放弃争名夺利的心态，自然可以得到超然自在。

道家的“无为”为何能养生?

为什么道家的“无为”是种养生思想呢?《庄子·天道》中有这样的记载:“静则无为,无为也,则任事者责矣。无为则俞俞,俞俞者忧患不能处,年寿长矣。夫虚静恬淡寂寞无为者,万物之本也。”意思是说,心神安静则无非分之想,行无为之道的人就能够身心从容自如,从容自如的人,忧患就不能留于心,所以就得长寿。虚静、恬淡、寂寞、无为,是万物的本性。

所以,庄子的无为,是个人的一种自在逍遥,是追求年寿天乐而不受外物牵累,这不是“圣人”的无为之道,而是关注个人的养生之道,养生,全生,乐其天真。

人体能量系统图

我们每个人体内都有一个内在的能量系统,分为七轮,所以又叫“中脉七轮能量”(如图所示)。这是一种通过意念将中脉打开,接收外界能量的通路。

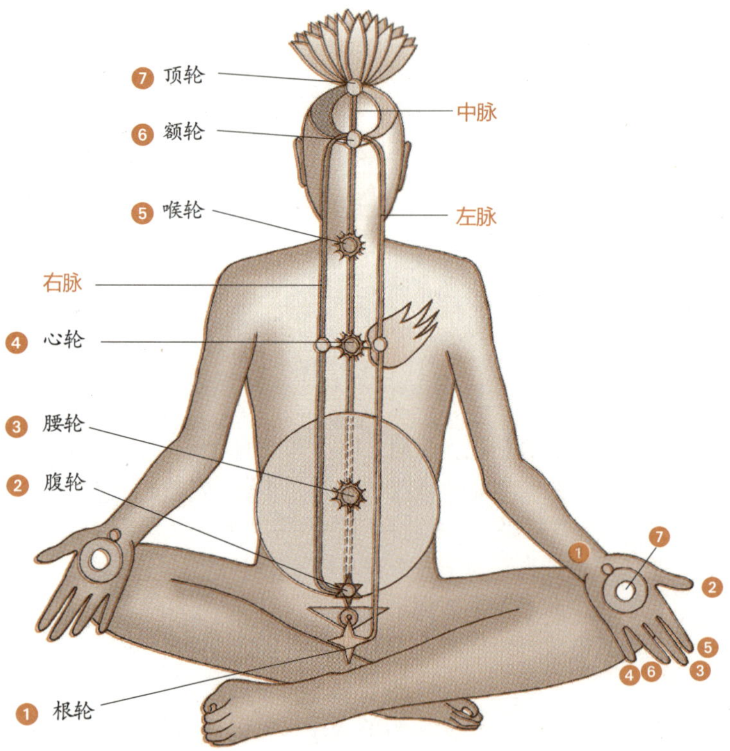

什么是"知足之足"？

老子强调无为，绝圣弃智，追求清心寡欲，所以他告诫人们要学会知足，不能贪得无厌。

《老子·四十六章》中记载："罪莫大于可欲，祸莫大于不知足；咎莫大于欲得。故知足之足，常足矣。"意思就是，没有比任情纵欲更大的罪孽，没有比不知满足更大的祸患，没有比贪得无厌更大的罪过。所以，懂得满足的人，永远是满足的。

老子的思想产生于春秋，而春秋战国是一个欲望沸腾的时代，上到国君下到平民都充满了对欲望的渴求。"可欲"就会引发人的"不知足"，"不知足"又会引发"欲得"（贪得无厌）。贪得无厌的国君会把国家带到无穷的灾难，贪得无厌的平民百姓会使自己陷入身败名裂的境地。所以，老子向世人发出了这样严厉的警告。

老子说的"我有三宝，持而保之"是什么？

老子曰："我有三宝，持而保之。一曰慈，二曰俭，三曰不为天下先。夫慈，故能勇。俭，故能广。不为天下先，故能成器长……是以圣人，去甚、去奢、去泰。"

意思就是说，"我有三个处世的良方，所以当长期保全而持有。一是慈悲、二是俭朴、三是面对名利不占天下之先。因为慈悲所以才勇于去帮助别人；因为俭朴少了很多的欲望和杂念，所以才能顾及大多数人的利益。所以名利、地位都不争先的人，这样你所要成就的大事业就能够长远。"

"是以圣人，去甚、去奢、去泰"，甚，就是过头了；奢，就是奢侈了；泰，就是过分了。这句话是说圣人总是抛弃过分的做法，代之以慈爱和宽容。抛弃奢侈，以廉洁自爱。抛弃争强好胜、自高自大，而使谦恭退让。

这里老子所说的"三宝"，其实从根本上讲，还是一种清心寡欲，是告诫人们要想获得长寿以及平和的心态，就必须戒除贪得无厌的心态，像圣人那样，抛弃过分的做法及欲念，才能获得延年。

"吹响呼吸，吐故纳新"是怎样的养生法？

吹响呼吸，吐故纳新，熊经鸟申，为寿而已矣；此道引之士，养形之人，彭祖寿考者之所好也。若夫不刻意而高，无仁义而修，无功名而治，无江海而闲，不道引而寿，无不忘也，无不有也，淡然无极，而众美从之。此天地之道，圣人之德也。

嘘唏呼吸，吐却胸中浊气，吸纳清新空气，学黑熊那样攀缘引体、学鸟儿那样展翅飞翔，算是善于延年益寿；这样做乃是善于养身的、像彭祖那样寿延长久的人所一心追求的。若不

人体能量系统图

丹田为人体的部位名，分上丹田、中丹田和下丹田。我们常说的“意守丹田”中的“丹田”指的是下丹田。

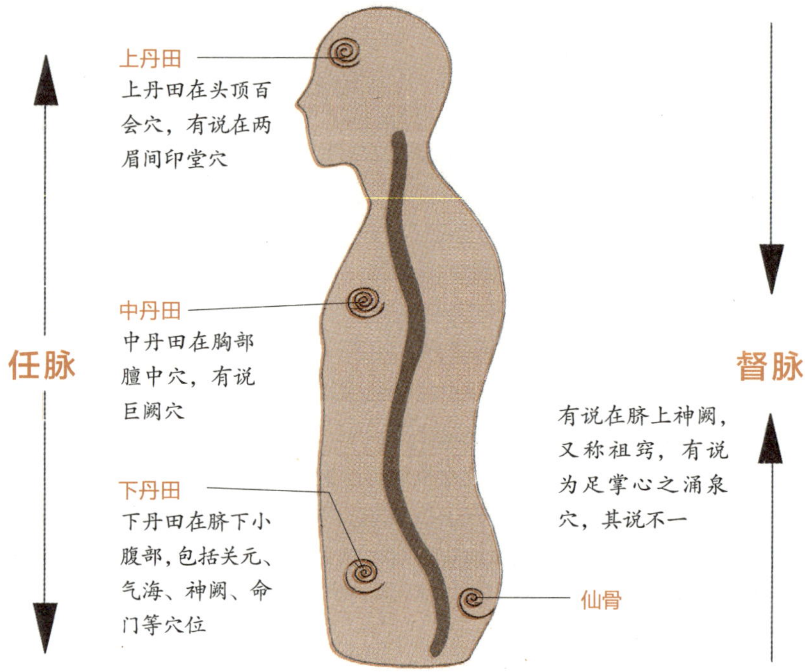

刻意磨砺心志而自然高洁，不刻意倡导仁义而自然修身，不刻意追求功名而天下自然得到治理，不刻意避居江湖而自然地心境恬淡，不刻意舒活经络气血而自然延年长寿，没有什么不能忘于身外，那么也就没有什么不据于自身。宁寂淡然而且心智从不止于一方，天下美好的东西都跟从他。这才是像天地一样的永恒之道，也是圣人无为的无尚之德。

五色五音五味是什么？

老子以“弃知绝欲”出发，采取虚无主义的态度，认为声、色、味是人生的三大欲，都是要敬而远之的，《道德经·第十二章》中记载，“五色令人目眩，五音令人耳聋，五味令人口爽”。意思就是说，过于强烈的色彩可使人眼花缭乱甚至目眩失明，过度的高音声乐可能使人耳鸣耳聋，过多的膏粱厚味的饮食可能使人肠胃不舒服而生病。

五味与五脏

分类	五味与五脏的关系	内容出处
五味所入	酸入肝，辛入肺，苦入心，咸入胃，甘入脾	《素问·宣明五气篇》
五脏所欲	心欲苦，肺欲辛，肝欲酸，脾欲甘，肾欲咸	《素问·五脏生成篇》
五味所生	酸生肝，苦生心，甘生脾，辛生肺，咸生肾	《素问·阴阳应象大论》
五味所走	酸走筋，辛走气，苦走血，咸走骨，甘走肉	《灵枢·九针论》

五音与人体的对应

分类	五味与五脏的关系
金音	呼吸系统、大肠、鼻子
木音	肝、血液、筋骨、神经系统
水音	生殖系统、内分泌、泌尿系统、骨头
火音	心脏、舌头、眼睛、小脑
土音	消化系统、四肢、皮肤

虽然“声、色、味”并不能完全弃绝，但是对此过分地追求和贪恋对身心肯定是百害而无一利的。老子讲求的是去掉外在的追逐，得到内心的恬然自适。能够珍视生命的人，即使富贵也不会贪恋钱财而伤害身体，同样地，即使贫贱也不会为追逐财物而拖累身体。

何谓养生的五适？

《庄子·达生》篇中记载：工倕旋而盖规矩，指与物化而不以心稽，故其灵台一而不桎。忘足，屦之适也；忘要，带之适也；知忘是非，心之适也；不内变，不外从，事会之适也。始乎适而未尝不适者，忘适之适也。

意思就是说，工倕随便用手画的就胜过用圆规与矩尺画出的，手指跟随事物一道变化而不必刻意用心注意，所以他精神专一而不曾受拘束。忘掉脚，便是鞋子的舒适；忘掉腰，便是腰带的舒适；知道忘掉是非，便是内心的安适；不改变内心的坚持，不顺从外界的影响，便是遇事的安适。从来未曾有过不适之处，便是忘掉了安适的安适。

第5章 养生名家

在以下介绍的养生名家中，他们或者是吟诗作对的文人，或者是悬壶济世的良医，或者是放荡不羁的奇士，或者是掌管万民的天子，他们的身份千差万别，然而他们的共同点都是深谙养生之道，其中的白居易、康熙、乾隆等更是通过养生之道活到了古代少有的高龄。

彭祖怎样养生？

彭祖，是古代传说中最著名的寿星老。据传他历经夏、商两代，民间传说他高寿800岁，虽然现在已无法考证，但彭祖的长寿肯定是个事实。历代托名彭祖而传世的养生术很多，一些以彭祖来命名的养生法也有很多。《云笈七签》所辑的“彭祖导引法”就是很有效的一例。此法分为十式，每式均以五息为一遍(或称五个呼吸周期)，每次练习从头至尾做5遍，共计250个呼吸周期，最好选在夜半或清晨练功，且练功前后不得饱食和沐浴。

第一式：仰卧，宽衣解带，双手托后腰上下尽力展腰同时深吸气；然后手、腰放松同时呼气，反复5次。此式可固肾去消渴、调和阴阳。

第二式：静坐，脱鞋，双腿向前平伸，同时缓吸气。然后缓缓俯身向前，双手挽双足趾同时轻轻呼气，同时松手将身体慢慢后仰平卧，反复5次。此式可补中气，去消渴、和阴阳。

第三式：静坐，放松，两手臂自然下垂，意守足底涌泉穴。然后脚趾用力伸直后再尽力往后勾，同时吸气。然后全身和足趾放松，同时呼气，反复5次。此式能去脊痹、偏枯，促耳聪。

第四式：仰卧，放松，双脚尖内扣十趾相对，同时吸气；十趾复原同时缓呼气，反复5次。此式可引心肺气，祛咳逆。

第五式：仰卧，放松，双腿外旋，足跟相对同时吸气，然后两腿复原同时呼气，反复5

次。此式可除五脏邪气，能利肠胃、去邪气。

第六式：静卧，左腿平伸，右腿弯曲压于左小腿上，缓缓呼吸5次；换腿操作缓缓呼吸5次。此式可宣肺气、去风邪，使人眼睛明亮。

第七式：仰卧，两腿分开宽于肩，脚趾尽力伸张同时吸气；然后放松脚趾同时呼气，反复5次。此式可舒筋活血，防止转筋。

第八式：仰卧，双小腿抬起弯曲，双手抱膝式，用力压向胸部同时吸气，然后两手放松，两腿略上抬同时呼气，反复5次。此式可治腰痛。

第九式：静立，双腿、双膝反复由内向前、向外、向后绕圈；胯部放松同时轻轻绕动，伴随缓呼吸5次。此式能治各种疲劳。

第十式：面朝东盘膝而坐，散开头发，双手握拳屏息片刻；再将两臂侧平举同时两掌外推，缓缓呼吸5次；然后两掌掩耳，并以十指轻揉颈脉。使人眼睛明亮，头发乌黑不白，治疗头风。

十式已毕放松静卧，意守丹田片刻即可收功。

张仲景怎样养生？

张仲景在总结了前人的养生经验后，提出了“内养正气，外慎邪气”的养生思想。

所谓内养正气，是养生之根本，所有养生方法的最终目的就是保养正气。而保养正气，也就是保养人体的精、气、神。保存了人体中的正气，自然能精神振奋，人体脏腑气血顺畅，也就能达到“五脏元真通畅，人即安和”的状态。

张仲景内养正气的方法主要是通过调养精神，采用修身养性与立志修德相结合，使自己的精神安静、平和、乐观、愉快，又能对自己的生活充满信心、希望和乐趣，促使真气存内防病益寿。所以张仲景提倡做吐纳导引。此外，张仲景也发现餐后漱口与按摩腹部，对健康大有裨益。

所谓“邪气”，是指外界致病的各类因素。张仲景认为，邪气刚侵入人体的外表层，还未扩散时应即时治疗，要防止病源随着人体的器官而进入内脏，否则病邪就会由表入里，病势也会变重而损害正气。这也非常符合中医中“治未病之病”的原则。

嵇康怎样养生？

嵇康在其《养生论》中指出：那些自以为是的人，不能节制饮食，结果发生各种疾病，沉迷于女色而不知疲倦，结果导致精力衰竭；风寒邪气侵袭，各种毒气侵犯人体，中途死亡，居然混混沌沌地不明起因。即便有所醒悟，也总在得病时悔恨叹息，却不知在病患出现征兆前小心防范。病害在刚现微兆时已经形成，却往往没有得到救治，因此导致治疗变得功效全无；所以不懂养生的常人只能达到一般的寿限。而养生的道理精微深奥，能够从事实上推知它，却不能用眼睛来识别它。如今世人以急于求成之心来养生，意图速成结果只能是收效缓慢，渴求近利，所以不能坚持到底。

善于养生的人就不是这样，心地清静，心态平和，戒除杂念，绝少食欲。懂得名利欲望伤害精神，所以忽略不求，不在思想上贪求，而是在行动中克制，知道肥甘滑腻危害生命，所以弃置不顾，并不是内心贪恋然而抑制自己。各种厚味因为能使心受害，所以就不留存于心，情志心神保持恬静素朴。胸怀坦荡而没有忧愁，心地宁静没有思虑。顺应天时地利以保养身心，从而也就顺应了自然规律。然后服用灵芝类的药草陶冶情志，饮用甘美的泉水滋润脏腑，沐浴朝阳来强健机体，弹琴作曲来愉悦心灵；清静无为，所以怡然自得，身体轻健，心境开阔，忘掉欢乐而达到最大的欢乐反而可使长寿。这样坚持下去，就可益寿延年。

白居易怎样养生?

白居易在54岁时患上了白内障，这在当时是不能够根治的，后来又由于坠马伤到了足和腰，所以，白居易58岁时辞掉官职，退隐到香山寺。而正是这位身患痼疾的白居易却活到了75岁，不仅在唐代诗人里，就算是在唐朝也堪称算是一个寿星了。那么，白居易的养生秘籍是什么呢？首先是豁达乐观的生活态度，“寡欲身少病，乐天心不忧”（《求崇里观居》）就是他对自己心境的一个准确总结；“夜昏乍似灯将灭，朝暗长疑镜未磨，千药万药治不得，唯应闭目学头陀”一诗就是描述了他乐天知命的生活态度；《旧唐书》本传说他“常以忘怀处顺为事，都不以迁谪为意”。正因为他能够积极地调整生活方式，探求心理的恬静和安乐，所以正像他说的，“寡欲身少病，乐天心不忧”“无忧乐性物，寡欲清心源”，所以他能保持健康心态，从而也得以健康长寿。

白居易长寿的另一个秘籍则是坐禅。坐禅是通过调身、调心的方法进行静坐，要求人集中精神、排除杂想欲念使身心安静，实质就是一种“静养”。这种方式还使坐禅者享受到脱离烦扰、心灵归于恬静的愉悦。对于坐禅打坐，白居易身体力行，潜心钻研，蕴蓄精力，不仅从身体上保证了他诗歌的多产，也使他最终成为古代养生的大家之一。

欧阳修怎样养生?

“劳其形”“任其自然”被欧阳修认为是最好的养生方法，他极力倡导自然之道。他还把古代两位鼎鼎有名的历史人物——夏禹和颜回作了一番对比。他言道：“禹走天下，乘四载，治百川，可谓劳其形矣，而寿百年；颜子萧然，卧于陋巷，箪食瓢饮，外不诱于他，内不动于心，可谓至乐矣，而年不过三十。”欧阳修通过对比告诉世人，为防治洪水，夏禹疏通河道，四处奔波，常年跋涉，身体受到了劳累，却获得了长寿；然而孔子的学生颜回，身居家中，大门不出二门不迈，过着“箪食瓢饮”的生活，既不为名利而奔波，也不为“养内”而费神，表面上看起来是安乐度日，但是却不到三十岁就离开人世了。欧阳修从这两个人的分析对比中总结出了“劳其形者长寿，安其乐者短命”的养生观。因此他提倡“以自然之道，养自然之生”“唯不自戕贼，而各尽其天年”，他告诉世人养生就要顺其自然，大可不必专门去“茹草木，服金石，吸日月之精光”。那些对身体有益的“养内之术”，如“炼精气，勤吐纳，专于内守”等，他也是不反对，他认为这些都可达到“全形而祛疾”的养身之益。

欧阳修的书法也堪称大家，书法本身也是很好的养生之道。练习书法身心得到熏陶，从而达到健身健体的目的。欧阳修就身体力行了“学书为乐”“学书消日”的养生之道。单日学草书，双日学楷书的习惯，他坚持了多年。

苏东坡怎样养生？

苏东坡的养生观可以概括为以下几点：

一是无事以当贵。就是说保持潇洒大度，随遇而安的心态，不要太在意荣辱得失。努力做到“不以物喜，不以己悲”，时刻保持一颗平常心。

二是早寝以当富。这一点是说生活起居方面，意思是说早睡早起比任何财富都要宝贵。

三是安步以当车。通过这一条，苏东坡是要告诉世人不要过于讲求安逸，要适当地劳动形体。

四是晚食以当肉。苏东坡的观点是“人应已饥方食未饱”。就是说人要到饥饿了以后再进食，这样即使是粗茶淡饭，也会胜过山珍海味；吃饭时不能吃太饱，假如吃饱后继续进食，不仅影响食欲，还会损害肠胃。

苏东坡实际上是概括了情志、睡眠、运动、饮食四个方面对养生长寿的重要性，这种观点即使在今天仍然值得借鉴。

康熙怎样养生？

在位61载，享年69岁的清朝康熙皇帝，在中国古代的皇帝里，也算是一个寿星了。他之所以能如此长寿，完全归因于他平常注重自身医疗保健，熟谙养生之道。

作为皇帝，康熙的膳食肯定要比一般人丰富很多，然而康熙皇帝却崇尚简单饮食。他曾说：“朕每日进膳两次，此外不食别物，烟酒及槟榔等物皆属无用。”他还特别告诫臣子“所好之物不可多食”“各人所不宜物知之即当戒”“高年人饮食宜清淡，每兼蔬菜食之则少病，于身有益”。这些论述，与现代医家的膳食理论不谋而合，现代医学认为，康熙的这种饮食方法对于控制高血压、消化系统疾病以及冠状动脉硬化都是大有裨益的。他还说：“诸样可食果品，必待其成熟之时始食之，此亦养身之要也。”

康熙还提倡饭后要营造一种愉快和谐的氛围。“朕用膳后必谈好事，或寓目于所作珍玩器皿。如是则饮食易消，于身有益也。”这番话从生理学的角度讲，也是很有道理。另外，康熙还非常注意饮水的卫生，曾说：“人生养身饮食为要，故所用之水最切。”

此外，康熙对好逸恶劳的思想是深恶痛绝的，他说：“世人皆好逸而恶劳。朕心则所谓人恒劳而知逸。若安于逸则惟不知逸，而遇劳即不能堪矣。圣人以劳为福，以逸为祸也。”康熙对这一点绝对是以身作则，他绝对称得上是个勤奋的皇帝，对汉文化的学习，满族马上武艺的精通，带兵之道等都勤勉为之。

乾隆怎样养生?

中国历代的皇帝虽然自命为天子，被臣子百姓称为万岁，但是实际上，长寿者不多，短命者不少，大概只有一半活到了五十岁。乾隆皇帝是清朝第6代君主，在位60年，活了89岁，是历代皇帝中寿命最长的。他经历了康熙、雍正、乾隆、嘉庆四个王朝，更是享受了七代同堂的天伦之乐。

是什么原因使乾隆皇帝能独享高龄呢？原来他有一套养生的秘诀。乾隆根据自己的切身体会，总结出了他的养生四诀，即“吐纳肺腑，活动筋骨，十常四勿，适时进补”。其中“十常”是齿常叩，津常咽，耳常掸，鼻常揉，睛常转，面常搓，足常摩，腹常运，肢常伸，肛常提。

“四勿”是：食勿言，卧勿语，饮勿醉，色勿迷。乾隆自幼习骑射，当上皇帝后，更以骑射为乐。甚至到80岁高龄时，他还去狩猎。活动量很大的骑马射箭无疑是一种锻炼身体的好办法，对乾隆的长寿起到了不可低估的作用。“乾隆下江南”的故事在中国可谓是家喻户晓。旅游既能锻炼身体，又能陶冶性情，实在是一种很好的保健方法，所以，游览山水对乾隆的长寿也起着至关重要的作用。

乾隆好读书，善诗文。留给后世的诗作数量，在古代皇帝里可谓是无人能及，据说他一生作文1300多篇，写诗4万余首，虽然其中很多是由他的臣下草拟的，但是乾隆善于行文写诗却是不争的事实。而且乾隆还喜欢习练书法，写得一手好字。这些爱好对乾隆的健脑、强身、养性无疑是大有裨益。

曾国藩怎样养生?

曾国藩作为清代的一名儒将，在养生上也有着他自己的一套准则。他认为，养生家之法，最好的就是“惩忿、窒欲、少食、少动”八字。在养生方面，他还主张要以“少恼怒为本”，因为众所周知愤怒对人体是非常有危害的。此外，曾国藩还曾多次讲到自己的养生经验：首先是“后辈则夜饭不荤，专食蔬而不用肉汤，亦养生之宜，且崇俭之道也”；其次是“每日饭后走数千步，是养生家第一秘诀”；第三点是“心常用则活，不用则窒；常用则细，不用则粗”；第四点是“劳动精神者，于日入之后，上灯之前小睡片刻，则夜间治事，精神百倍”；其五是“清心寡欲以养其内，散步习射以劳其外”。他在同治十年八月二十五日的一封家书中写道："养生无甚可恃之法，其确有益者，曰每夜洗脚，曰饭后千步，曰黎明吃白饭一碗，不沾点菜，曰射有常时，曰静坐有常时。"

在养心方面，曾国藩处事达观，不为外部牵累。他曾用"清虚静泰，少私寡欲"来概括。他说："凡人我之际，须看得平；功名之际，须看得淡；庶几胸怀日阔，认为如此忧虚患才不致忧人心神，而达到冲淡平和之境。"他在《致爱弟》中，写道："自古圣贤豪杰，文人才士，其志事不同，而起豁达光明之胸，大略相同。又以诗言之，必先有豁达光明之知，而后又怡淡冲融之趣；如李白、韩退之、杜牧则豁达处多，陶渊明、孟浩然、白香山则冲淡处多。杜、苏二公，无美不备。"

下篇

养生实践

在继上篇养生理论的介绍之后，下篇主要介绍养生的实践知识，以图解的形式主要论述了药补、食疗、药膳、手诊、面诊、经脉、针刺、拔罐、按摩、导引、房事、起居、纪年等养生知识，其中包括具体操作步骤和方法等，方便读者的查阅。

第1章 药补

药补，是针对人体已明显出现气、血、阴、阳方面的不足，施以甘平的补药，以平调阴阳，祛病健身。中药是中国传统文化中的瑰宝，国人使用中药的历史可以追溯到四五千年前的炎帝神农氏时期，在下面一章我们就将重点介绍各味草药的性味、功效主治及用药禁忌等内容。

甘草具有哪些养生价值？

甘草又名蜜甘、蜜草、美草、灵通、国老。甘草最为众药之主，经方中很少有不用的，就像香中的沉香一样。国老即黄帝老师的称呼，虽非君而为君所尊崇，是因为它能调和百药而解各种药毒的缘故。

甘草的枝叶像槐，高五六尺，但叶端微尖而粗涩，好似有白毛，结的果实与相思角相像，成熟时果实自然裂开，子像小扁豆，非常坚硬。现在的人只以粗大、结紧、断纹的为好，称为粉草。质轻、空虚、细小的，其功用都不如粉草。

甘草气薄味厚，能升能降，为阴中的阳药。阳不足者，用甘味药补益。甘温药能除大热，故生用则性平，补脾胃的不足并大泻心火；炙用则性温，补三焦元气并散表寒，除邪热，去咽痛，补正气，养阴血。

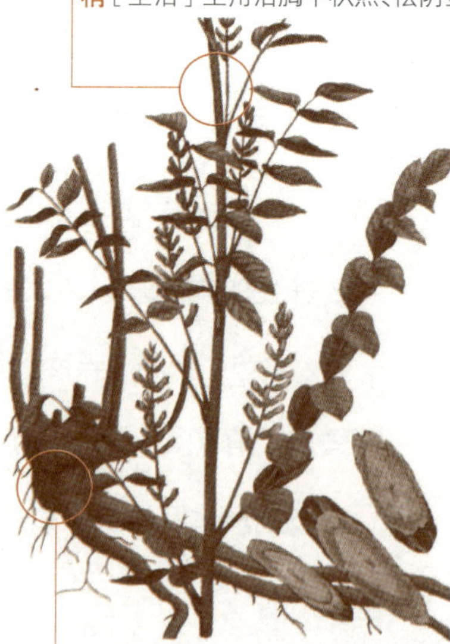

梢［主治］生用治胸中积热、祛阴茎中痛。
根［气味］味甘，性平，无毒。
［主治］治五脏六腑寒热邪气，长肌肉，倍气力。

凡是心火乘脾，腹中急痛、腹肌痉挛的患者，宜加倍使用甘草。甘草功能缓急止痛，又调和诸药，使方中各药不相冲突。所以，热药中加入甘草能缓和热性，寒药中加入甘草能缓和寒性，寒热药并用时加甘草，能协调寒热药的偏性。

甘草外红中黄，色兼坤离；味厚气薄，滋补脾土。调和众药，有元老的功德；能治各种病邪，有帮助天帝的力量而无人知晓，敛神仙的功力而不归于自己，可说是药中良相。但是，腹满呕吐及嗜酒者患病，不能用甘草；并与甘遂、大戟、芫花、海藻相反。

人参具有哪些养生价值？

人参又名黄参、血参、人衔、鬼盖、神草、土精、地精、海腴、皱面还丹。生长在上党山谷及辽东等地。在二、四、八月上旬采根，用竹刀刮去泥土，然后晒干，不能风吹。上党在冀州的西南部，那里出产的人参，细长色黄，形状如防风，大多润实而甘。通常用的是百济产的，形细坚实色白，气味薄于上党的参，其次用高丽产的，高丽地处辽东附近。那里的参形大虚软，不如百济、上党所出的。人参一茎直上，四五片叶子相对而生，开紫色的花。

人参性味甘温，能补肺中元气，肺气旺则四脏之气皆旺，精自生而形体自盛，这是因肺主气的缘故。张仲景说，病人汗后身热、亡血、脉沉迟的，或下痢身凉、脉微血虚的，都加用人参。古人治疗血脱用益气的方法，这是因为血不能自主，须得到生阳气的药乃生，阳生则阴长，血才旺。如果单用补血药，则血无处可生。《素问》上说：无阳则阴无以生，无阴则阳无以化。所以补气必须用人参，血虚的也须用。《本草十剂》载：补可去弱，如人参、羊肉等。人参补气，羊肉补形。

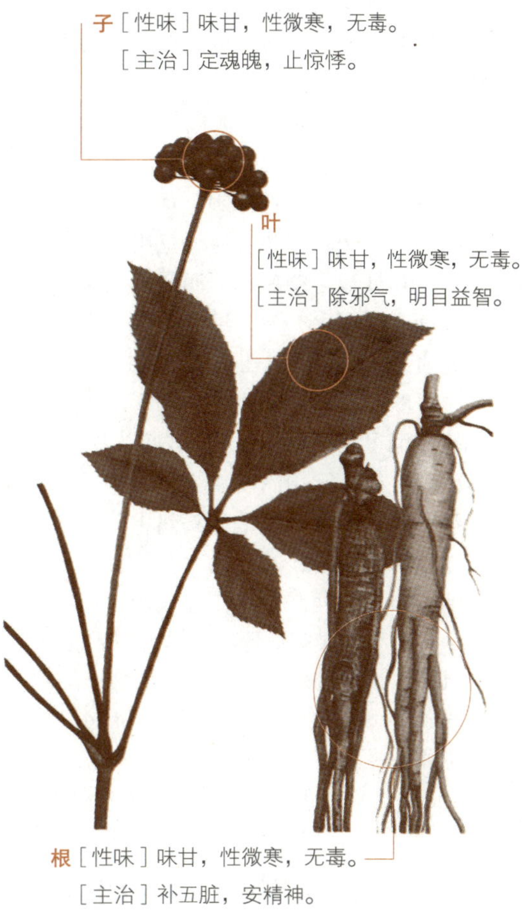
子 [性味] 味甘，性微寒，无毒。
[主治] 定魂魄，止惊悸。
叶
[性味] 味甘，性微寒，无毒。
[主治] 除邪气，明目益智。
根 [性味] 味甘，性微寒，无毒。
[主治] 补五脏，安精神。

知母具有哪些养生价值？

知母又名蚔母、连母、蝭母、货母、地参、苦心、儿草、儿踵草、女雷、女理、鹿列、韭逢、东根、野蓼、昌支。老根旁边初生的子根，形状像蚔虻，所以叫蚔母，讹为知母、蝭母。生长在河内川谷，四月开青色的花，如韭花，八月结实。二月、八月采根晒干用。彭城产的知母，形似菖蒲而柔润，极易成活，掘出随生，要根须枯燥才不生长。

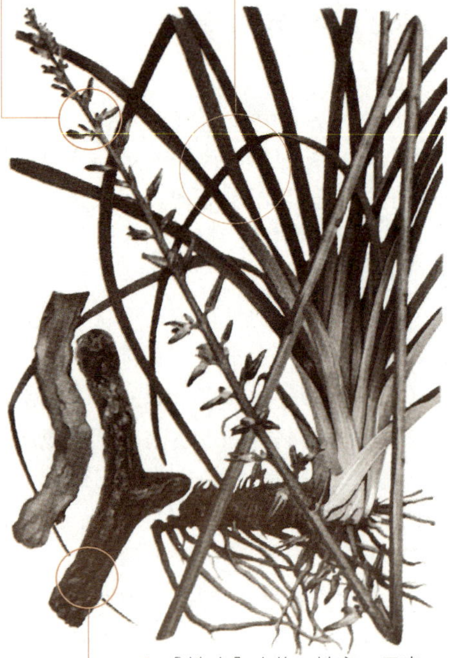
花［性味］味苦，性寒，无毒。
［主治］清心除热，治阳明火热。
叶［性味］味苦，性寒，无毒。
［主治］治消渴热中，除邪气。
根［性味］味苦，性寒，无毒。
［主治］利水，补不足，益气。

知母入足阳明、手太阴经，其功效有四：一泻无根之肾火；二疗有汗的骨蒸；三退虚劳发热；四滋肾阴。肾苦燥，宜食辛味药以滋润，肺苦气逆，宜用苦味药以泻下，知母辛苦寒凉，下润肾燥而滋阴，上清肺金而泻火，为二经气分药。黄檗是肾经血分药，所以二药必须相配用。

知母根，味苦，性寒，无毒。李时珍说拣肥润里白的使用为好，去毛切片。如需引经上行，则用酒浸焙干，引经下行则用盐水润焙。知母根治消渴热中，能消除肢体浮肿，利水，补不足，益气；疗伤寒久疟烦热、胁下邪气，膈中恶，及恶风汗出、内疸；治心烦燥闷、骨蒸潮热、产后发热，肾气劳，憎寒虚烦；知母根还能清心除热，治阳明火热，泻膀胱、肾经之火，疗热厥头痛，下痢腰痛，喉中腥臭；泻肺火，滋肾水，治命门相火有余；治各种热劳，凡病人体虚而口干的，需加用知母。

肉苁蓉具有哪些养生价值？

肉苁蓉又名肉松容、黑司命。此物补而不峻猛，所以有从容之号。肉苁蓉味甘，性微温，无毒。产于河西山阴地，呈丛生状，二至八月采挖。生时像肉，用来做羊肉羹补虚乏非常好，也可以生吃。河南有很多，现在以陇西生长的为最好，形扁柔润，多花而味甘；其次是北方生长的，形短而少花；巴东、建平一带也有，但不好。

使用肉苁蓉，须先用清酒浸一夜，到天明的时候用棕刷去沙土浮甲，从中心劈开，去掉一重像竹丝草样的白膜后，放入甑中从午时蒸至酉时，取出又用酥炙就好了。

肉苁蓉主五劳七伤，补中，除阴茎寒热痛，养五脏，强阴益精气，增强生育能力；除膀胱邪气及腰痛，止痢；能益髓，使面色红润，延年益寿。大补有壮阳之功，并疗女子血崩；治男子阳衰不育；女子阴衰不孕。能滋五脏，生肌肉，暖腰膝。疗男子遗精遗尿，女子带下阴痛。命门相火不足的人，用肉苁蓉补之，因其为肾经血分药。凡是服用肉苁蓉来治肾，必妨心。

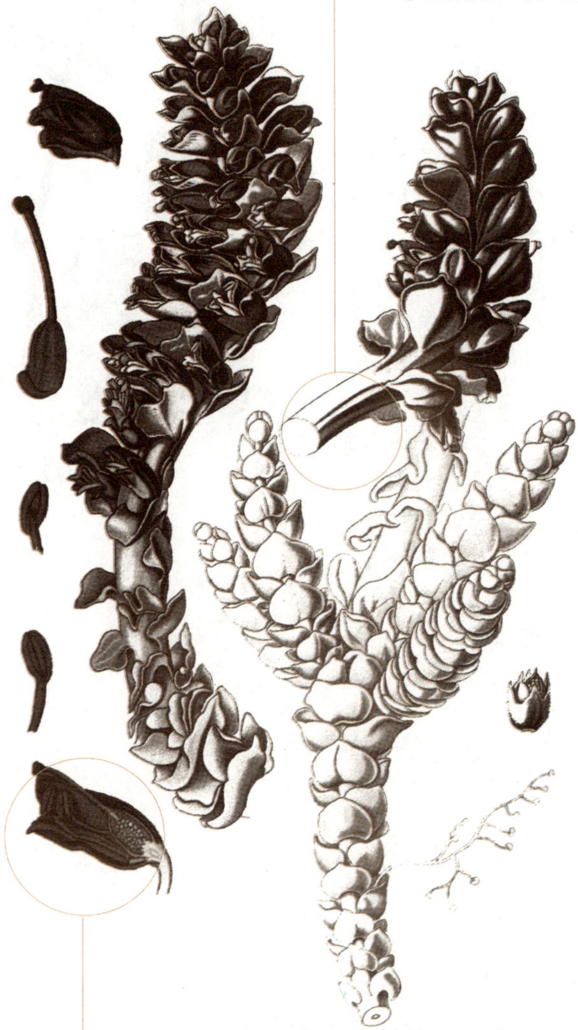
茎［性味］味甘，性微温，无毒。
［主治］主五劳七伤，补中，除阴茎寒热痛。
花［性味］味甘，性微温，无毒。
［主治］治妇女腹内积块，久服则轻身益髓。

术具有哪些养生价值?

术又名山蓟、杨桴、桴蓟、马蓟、山姜、山连、吃力伽。术字是篆文,像其根干枝叶的形状。《吴普本草》中称术为山芥、天蓟,是因它的叶形像蓟,而味像姜、芥的缘故。西域人叫它吃力伽,所以《外台秘要》有吃力伽散。扬州多种植白术,其形如桴,所以有杨桴、桴蓟的名字,也就是今人所说的吴术。桴是鼓槌的名称。古方中二术通用,后来才有苍术、白术的区分。

苍术也就是山蓟,各处山中都有生长。苗高二三尺,叶抱茎生长,枝梢间的叶似棠梨叶,离地面近的叶,有三五个杈,都有锯齿样的小刺,根像老姜色苍黑,肉白有油脂。白术也就是桴蓟,产于吴越一带。人们大都挖它的根来种植,一年就长得很稠密了。嫩苗可以吃,叶稍大有毛,根如手指大,形状像鼓槌,也有大如拳头的。当地人剖开晒干后叫削术,也叫片术。陈自良介绍说白而肥的是浙术;瘦而黄的是幕阜山所产,药效劣。以前的人用术不分赤、白。自宋以后才开始认为苍术味苦辛,性躁烈,白术味苦甘,性和缓,各自分用。不论苍术、白术,都以秋季采的为佳,春季采的虚软易坏。

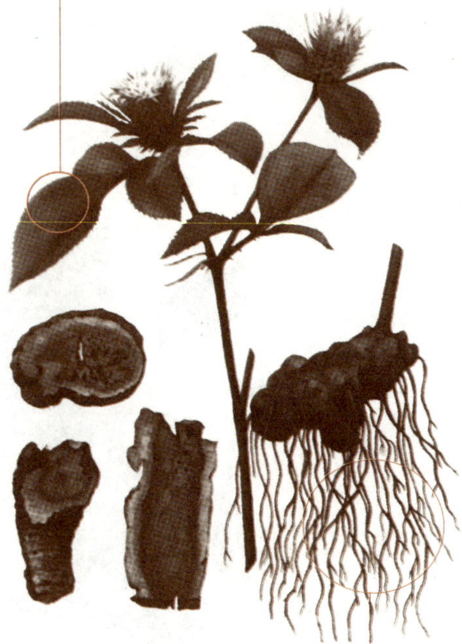
叶 [性味] 味甘,性温,无毒。
[主治] 治风寒湿痹等,死肌痉疸。
根 [性味] 味甘,性温,无毒。
[主治] 能止汗、消食、除热。

淫羊藿具有哪些养生价值?

淫羊藿又名仙灵脾、放杖草、弃杖草、千两金、干鸡筋、黄连祖、三枝九叶草、刚前。豆叶叫藿,淫羊藿的叶像豆叶,所以也叫藿。仙灵脾、千两金、放杖、刚前都是说它的功效。鸡筋、黄连祖,是因它的根形而得名。服后使人性欲旺盛。西川北部有淫羊这种动物,一日交合百遍,因食此草所致,所以叫淫羊藿。

它的茎像粟秆,叶青像杏,叶上有刺,根为紫色、有须。四月开白花,也有开紫色花的。五月采叶晒干。湖湘生长的,叶像小豆,枝茎紧细,经冬不凋,根像黄连。一根多茎,茎粗像线,高一二尺。一茎上有三个分枝,一个分枝上有三片叶,叶长二三寸,像杏叶和豆藿, 表面光滑背面色淡，很薄而有细齿，有小刺。淫羊藿味甘气香，性温不寒，能益精气，为手足阳明、三焦、命门的药物，肾阳不足的人尤适宜。

淫羊藿治阳痿绝伤，阴茎疼痛。能利小便，益气力，强志。坚筋骨。消瘰疬赤痈，外洗杀虫疗阴部溃烂。男子久服，有子。治男子亡阳不育，女子亡阴不孕，老人昏耄，中年健忘，一切冷风劳气，筋骨挛急，四肢麻木。能补腰膝，强心力。

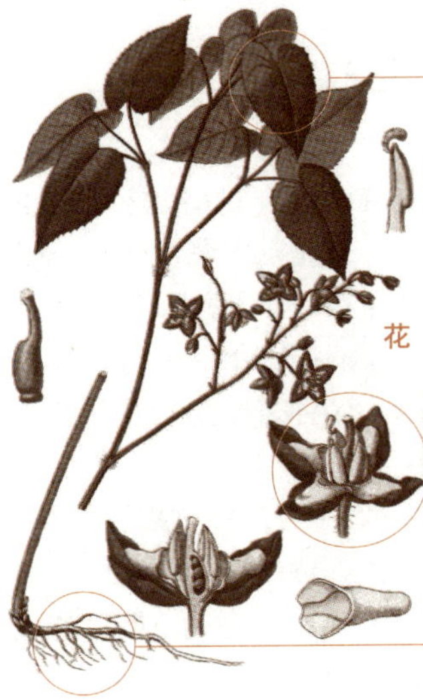
叶［性味］味辛，性寒，无毒。
［主治］治阴痿绝伤，阴茎疼痛。
花［性味］味辛，性寒，无毒。
［主治］能利小便，益气力，强志。
根［性味］味辛，性寒，无毒。
［主治］治男子亡阳不育，女子亡阴不孕。

白头翁具有哪些养生价值?

白头翁又名野丈人、胡王使者、奈何草。白头翁生长在高山山谷及田野，正月生苗，四月采摘。丛生，状似白薇而更柔细，也更长些。白头翁的叶生于茎头，像杏叶，上有细白毛而不光滑。近根处有白色的茸毛，根为紫色，深如蔓菁。它的近根部有白色茸毛，形状像白头老翁，故名。野丈人、胡王使者、奈何草，这些名字都是说此草形状像老翁的意思。

白头翁可治温疟、癫狂寒热，癥瘕积聚瘿气，能活血止痛，疗金疮；止鼻出血；止毒痢；治赤痢腹痛，齿痛，全身骨节疼痛，项下瘰疬瘿瘤；主一切风气，能暖腰膝，明目消赘。

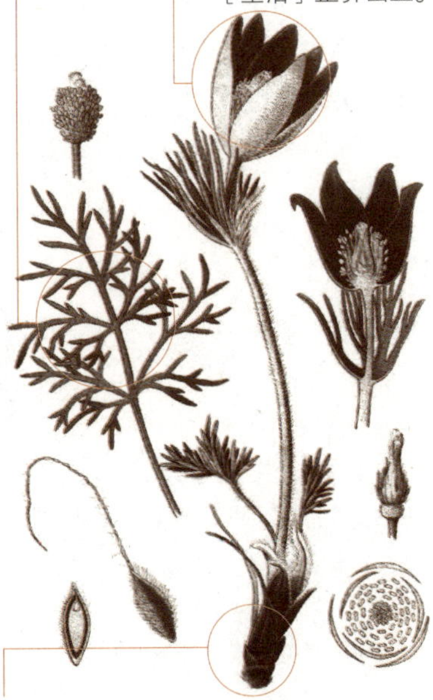
叶［性味］味苦，性温，无毒。
［主治］主一切风气，能暖腰膝，明目消赘。
花［性味］味苦，性温，无毒。
［主治］止鼻出血。
根［性味］味苦，性温，无毒。
［主治］治温疟、癫狂寒热，癥瘕积聚、瘿气。

黄连具有哪些养生价值?

黄连又名王连、支连。黄连性味苦寒，气味俱厚。可升能降，是阴中之阳药，入手少阴心经。它的功效有六：一是泻心脏之火；二是祛中焦湿热；三是治各种疮痈；四是去风湿；五是能治目赤；六是能止中部出血。张仲景治疗九种心下痞满的五种泻心汤中都有使用黄连。

古方以黄连为治痢之最。治疗痢疾宜用味辛苦，性寒凉的药物，因辛能发散开通郁结，苦能燥湿，寒能胜热，使气平和。各种苦寒药多能导泄，只有黄连、黄檗性寒而燥，能降火祛湿止泻痢，所以治痢疾以黄连为君药。

黄连是治疗目疾、痢疾的要药。古方治疗痢疾：香连丸，用黄连、木香；姜连散，用干姜、黄连；变通丸，用黄连、吴茱萸；姜黄散，用黄连、生姜。治消渴，用酒蒸黄连；治伏暑，用酒煮黄连；治下血，用黄连、大蒜；治肝火，用黄连、吴茱萸；治口疮，用黄连、细辛。以上配伍使用，均是一寒一热，一阴一阳，寒因热用，热因寒用，君臣相佐，阴阳相济，最得制方之妙，所以有效又无偏胜之害。

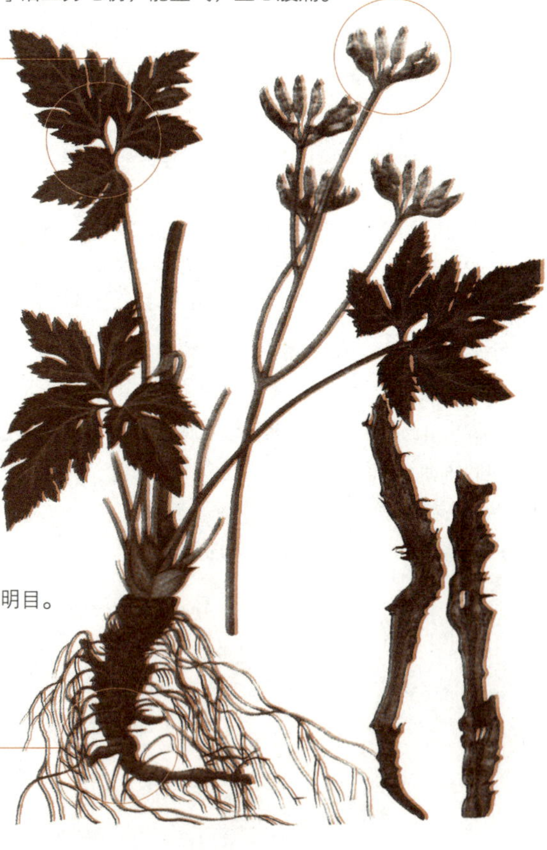
花［性味］味苦，性寒，无毒。
［主治］治五劳七伤，能益气，止心腹痛。
叶［性味］味苦，性寒，无毒。
［主治］主心病逆而盛，心积伏梁。
根［性味］味苦，性寒，无毒。
［主治］主热气，治目痛眦伤流泪，能明目。

柴胡具有哪些养生价值?

柴胡又名地熏、芸蒿、山菜、茹草。“茈”字有柴、紫两种读音，茈姜、茈草的茈读作紫，茈胡的茈读作柴。茈胡生长在山中，嫩时可食，老的则采来当柴，所以苗有芸蒿、山菜、茹草等名称，而根名叫作柴胡。

茈胡叶名芸蒿，辛香可以食用，生长在弘农川谷及冤句一带，二月、八月采根晒干。

银州那里产的柴胡长一尺多，色微白且柔软，不易得到。北方所产的，也像前胡而柔软，也就是现在人们称的北柴胡，入药也很好。南方所产的，不像前胡，却像蒿根，强硬不能入药。柴胡的苗像韭叶或者像竹叶，以像竹叶的为好。其中似斜蒿的最次，可以食用，也属于柴胡一类，入药用效果不好，所以苏敬认为不是柴胡。现在还有一种，根像桔梗、沙参，色白而大，药商用它来冒充银柴胡，只是无气味，不可不分辨。

柴胡主升，是阴中之阳药，为手、足少阳厥阴四经的引经药。它在脏主血，在经主气。如果想要药力上升，则用柴胡根，以酒浸；如果想要药力在中及下降，则用柴胡梢。张仲景治伤寒，有大、小柴胡及柴胡加龙骨、柴胡加芒硝等汤，所以后来的人治疗寒热，柴胡是最重要的药物。

叶［性味］味苦，性平，无毒。
［主治］润心肺，添精髓，治健忘。

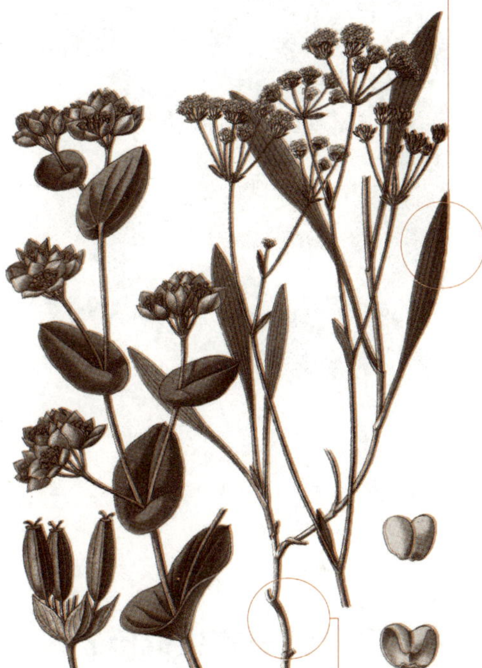

根［性味］味苦，性平，无毒。
［主治］主心腹疾病，祛胃肠中结气，及饮食积聚。

防风具有哪些养生价值?

防风又名铜芸、茴芸、茴草、屏风、百枝、百蜚。防，御的意思。它的作用以治风为要，所以叫防风。屏风是防风的隐语。称芸、茴、茼，是因为它的花像茴香，气味像芸蒿、兰。它的茎叶为青绿色，茎色深而叶色淡，像青蒿但短小些。防风初春时呈嫩紫红色，江东人采来当菜吃，很爽口。它五月开细白花，中心攒聚成大房，像莳萝花；果实像胡荽子但大些；

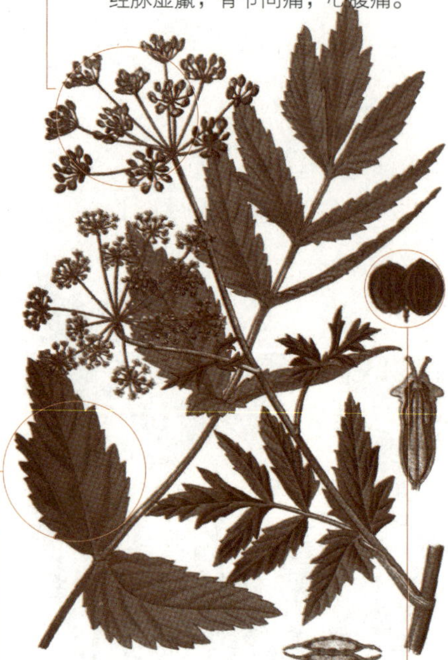
花［主治］治四肢拘急，不能走路，经脉虚羸，骨节间痛，心腹痛。
叶［主治］中风出热汗。
子［主治］治风证力强，可调配食用。

根为土黄色，与蜀葵根相似，二月、十月采挖。关中所产的防风在三月、六月采挖，但质轻空虚不如齐州所产的好。又有石防风，出自河中府，根像蒿根而色黄，叶青花白，五月开花，六月采根晒干，能治头痛眩晕。

防风与葱白同用，能行全身气血；与泽泻、藁本同用，能治风病；与当归、芍药、阳起石、禹余粮同用，能治疗妇人子宫虚冷。防风畏草薢，能解附子毒，恶藜芦、白敛、干姜、芫花。

防风治周身疼痛，药效较弱，随配伍引经药而至病所，是治风药中的润剂。如果补脾胃，非防风引用不可。凡项背强痛，腰痛不能转身，为手足太阳证，正应当用防风。凡疮在胸膈以上，虽然没有手足太阳证，也应当用防风。因防风能散结，祛上部风邪。病人身体拘挛者，属风邪所致，各种疮痈见此证也须用防风。钱仲阳泻黄散中重用防风，意在土中泻木。

独活具有哪些养生价值？

独活又名羌活、羌青、独摇草、护羌使者、胡王使者、长生草。因为其一茎直上，不随风摇动，所以叫作独活。独活以羌中所产的为好，所以有羌活、胡王使者等名称。它们是同一种植物的两个品种，正如川芎、抚芎；苍术、白术之义，只是入药使用时稍有不同，后人便以为它们是两种植物。它们春天生苗叶如青麻；六月开花成丛，有黄有紫。结实时叶黄的，是夹石上所生；叶青的，是土脉中所生。《神农本草经》上说二者属同一类，现在的人以紫色而节密的为羌活，黄色而成块的是独活。大抵此物有两种，产自西蜀的，黄色，香如蜜；产自陇西的，紫色，秦陇人叫作山前独活。

风能胜湿，所以羌活能治水湿。独活与细辛同用，治少阴头痛。头晕目眩者，非此不能除。羌活与川芎同用，治太阳、少阴头痛，能利关节，治督脉疾病，脊强而厥。羌活是足太阳、厥阴、少阴经的药物，与独活不分作两种。后人因羌活气雄，独活气细，所以雄者治足太阳风湿相搏。头痛、肢节痛、一身尽痛者，非此不能除。细者治足少阴伏风。头痛、两足湿痹、不能动止者，非此不能治，而不治太阳之证。

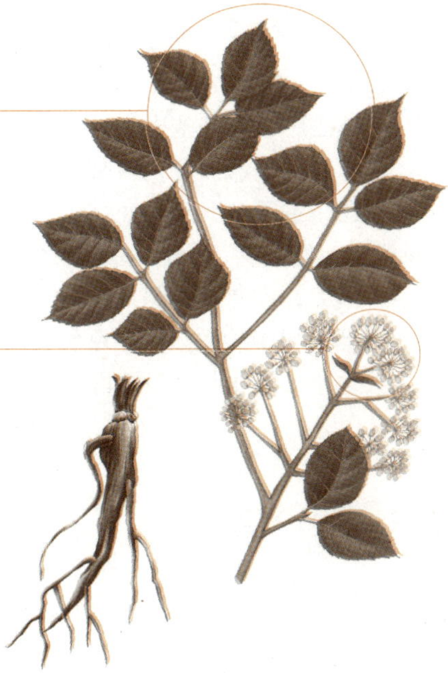

叶［性味］味苦、甘，性平，无毒。
［主治］主惊痫，女子癥瘕。

花［性味］味苦、甘，性平，无毒。
［主治］主外感表证，金疮止痛。

羌、独活都能祛风湿，利关节，但二者气味有浓淡的差别。《素问》中说，从下而上者，引而去之。羌活、独活两药味苦辛，性温，为阴中之阳药，所以能引气上升，通达周身而散风胜湿。

龙胆具有哪些养生价值？

龙胆又名陵游。本品叶如龙葵，味苦似胆，所以叫龙胆。龙胆生长在齐朐山谷及冤句，二月、八月、十一月、十二月采根阴干。龙胆的老根是黄白色，地下可抽根十余条，像牛膝而短。其直上生苗，高一尺多；四月生叶如嫩蒜，细茎如小竹枝；七月开花，如牵牛花，呈铃铎状，为青碧色；冬后结子，苗便枯萎，俗称草龙胆。还有一种山龙胆，味苦涩，其叶经霜雪不凋。民间用它来治四肢疼痛。这是与龙胆同类的另一品种，采摘无时。

龙胆根能除胃中伏热，时气温热，治热泄下痢，去肠中小虫，能益肝胆气，止

花［性味］味苦、涩，性大寒，无毒。
［主治］治小儿壮热骨热，时疾热黄，痈肿口疮。

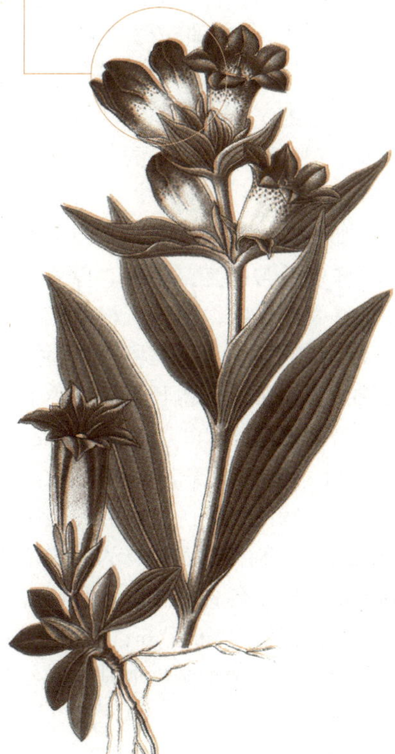

惊惕。久服益智不忘，轻身耐老。能治小儿壮热骨热，惊痫入心，时疾热黄，痈肿口疮。主客忤疳气，热病狂语，明目止烦，治疮疥。去目中黄及目赤肿胀疼痛，淤肉高起，痛不可忍。退肝经邪热，除下焦湿热之肿，泻膀胱火。疗咽喉痛，风热盗汗。

龙胆味苦性寒，气味俱厚，沉而降，属阴，为足厥阴、少阳经气分药。它的功用有四：一是除下部风湿；二是除下部湿热；三是止脐下至足肿痛；四是治寒湿脚气。龙胆下行的作用与防己相同；如用酒浸过则能上行；外行以柴胡为主，龙胆为使。龙胆是治眼疾必用的药物。

相火寄在肝胆，有泻无补，所以龙胆之益肝胆气，正是因其能泻肝胆的邪热。但是，龙胆大苦大寒，过多服用恐伤胃中生发之气，反而会助火邪，这和长期服用黄连反而从火化的道理一样。《名医别录》中久服龙胆轻身的说法，恐怕不足信。

细辛具有哪些养生价值？

细辛又名小辛、少辛。华州产的真细辛，根细而味极辛，所以称之为细辛。生于华阴山谷，二月、八月采根阴干。

按沈括《梦溪笔谈》所说，细辛出自华山，极细而直，柔韧，深紫取消，味极辛，嚼之习习如椒而更甚于椒。《博物志》上说杜衡乱细辛，自古已然。大抵能乱细辛的，不止杜衡，应从根苗、色味几方面来仔细辨别。叶像小葵，柔茎细根，直而色紫，味极辛的是细辛。叶像马蹄，茎微粗，根弯曲而呈黄白色，味也辛的是杜衡。杜衡干则作团，又叫作马蹄香。一茎直上，茎端生叶如伞形，根像细辛，微粗直而呈黄白色，味辛微苦的是鬼督邮。像鬼督邮而色黑的是及己。叶像小桑，根像细辛，微粗长而呈黄色，味辛而有臊气的是徐长卿。叶像柳而根像细辛，粗长呈黄白色而味苦的是白薇。像白微而白直，味甘的是白前。

细辛性温，味大辛，气厚于味，属阳，主升，入足厥阴、少阴经血分，是手少阴引经之药。气厚者能发热，为阳中之阳。辛温能散，所以各种风寒、风湿、头痛、痰饮、胸中滞气、惊痫者，适宜使用。口疮、喉痹、齿痛等病用细辛，取其能散浮热，

花［性味］味辛，性温，无毒。
［主治］治头痛脑动，风湿痹痛死肌。

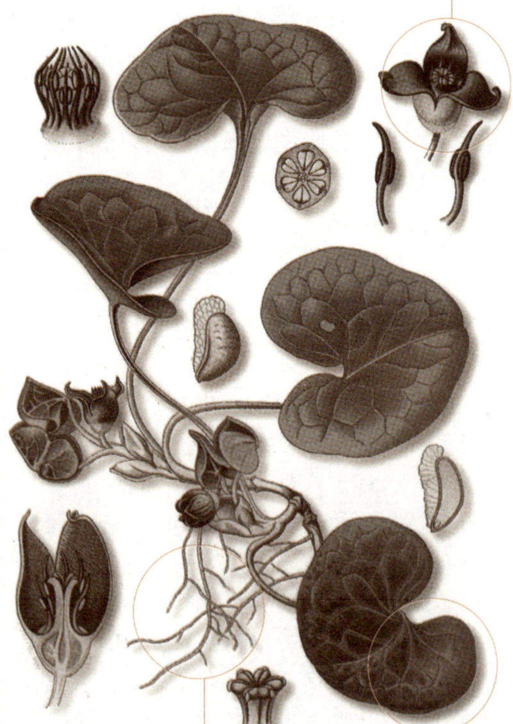

根［性味］味辛，性温，无毒。
［主治］治咳逆上气。

叶［性味］味辛，性温，无毒。
［主治］润肝燥，治督脉为病，脊强而厥。

则火郁亦能发之。辛能泄肺，所以风寒咳嗽上气者，也能用。辛能补肝，所以胆气不足，惊痫眼目等疾病，宜用。辛能润燥，所以能通少阴经及耳窍，便涩的人宜用。

细辛根与曾青、枣根相使。与当归、芍药、白芷、川芎、丹皮、藁本、甘草同用，治妇科疾病；与决明子、鲤鱼胆、青羊肝同用，治目痛。细辛恶黄芪、狼毒、山茱萸。忌生菜、狸肉。畏消石、滑石。反藜芦。能温中下气，破痰利水道，开胸中滞结，除喉痹、鼻息肉，治鼻不闻香臭，风痫癫疾，下乳结，治汗不出，血不行，能安五脏，益肝胆，通精气。添胆气，治咳嗽，去皮风湿痒，治疗见风流泪，除齿痛，血闭，妇人血沥腰痛。含之，能去口臭。润肝燥，治督脉为病，脊强而厥。

当归具有哪些养生价值？

当归又名干归、山蕲、白蕲、文无。（“蕲”为古“芹”字。）当归本非芹类，因其花叶像芹，所以得芹名。古人娶妻是为了延续子嗣，当归调血，为女人要药，有思念丈夫的意思，所以有当归一名。另外一种说法是，当归善治妊妇产后恶血上冲，很有效。气血逆乱的人，服用当归即定。当归能使气血各有所归，恐怕当归的名字由此而来。

当归春天生苗，绿叶有三瓣。七八月份开浅紫色花，花像莳萝，根呈黑黄色，以肉厚而不干枯的为好。二月、八月采根阴干用。

当归头止血，归尾破血，归身和血，全用则一破一止。先用水将当归洗净。治上用酒浸，治外用酒洗过，用火焙干或晒干。治上部疾患宜用当归头；疗中部疾患宜用当归身；治下部病症主选当归尾；通治一身疾病就用全当归。当归晒干趁热用纸封好，密闭收藏在瓮中，可防虫蛀。所以，当归作用有三：一为心经本药，二能和血，三治各种疾病夜晚加重的。凡是血分有病，必须用。血壅不流则痛，当归之甘温能和血，辛温能散内寒，苦温能助心散寒，使气血各有所归。

花［性味］味甘，性温，无毒。
［主治］主妇人漏下、不孕不育。

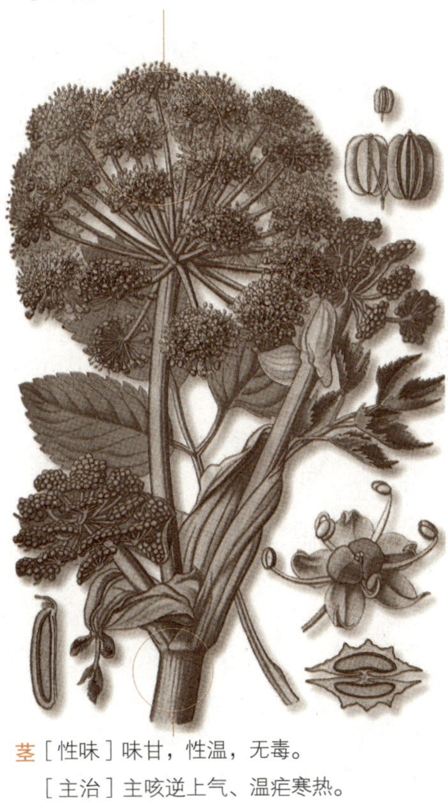

茎［性味］味甘，性温，无毒。
［主治］主咳逆上气、温疟寒热。

旋覆花具有哪些养生价值?

旋覆花又名金沸草、金钱花、滴滴金、盗庚、夏菊、戴椹。花缘繁茂，圆而覆下，所以叫旋覆。此草的各种名称都是因其花的形状而命名。《尔雅》上说，庚为金，旋覆花在夏天开黄花，盗窃金气，所以叫盗庚。

旋覆的叶像水苏，花黄如菊，六月至九月采花。此草的花像金钱菊。生长在水泽边的，花小瓣单；人们栽种的，花大蕊簇，这大概是土壤的贫瘠与肥沃造成的。它的根细白。

旋覆是手太阴肺、手阳明大肠经之药。它所治的各种病，功用不外乎行水下气，通血脉。李卫公说闻其花能损目。花能消胸上痰结，唾如胶漆，心胁痰水；膀胱留饮，风气湿痹，皮间死肉，利大肠，通血脉，益色泽。行痰水，去头目风。消坚软痞，治噫气。

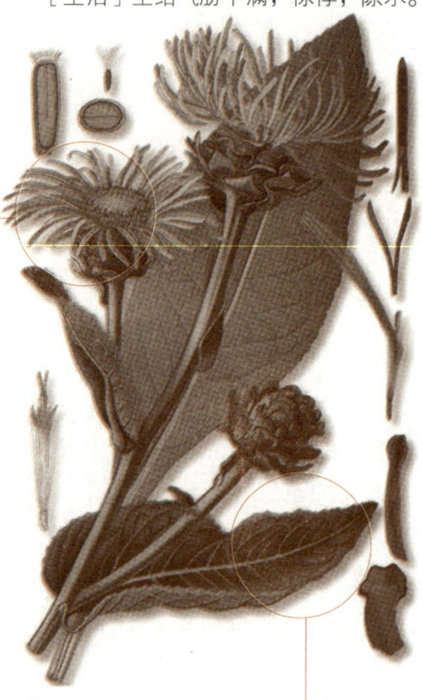
花［性味］味咸，性温，有小毒。
［主治］主结气胁下满，惊悸，除水。
叶［主治］傅金疮，止血。

藿香具有哪些养生价值?

藿香又名兜娄婆香。豆叶叫作藿，因此草的叶像豆叶，故名藿香。《楞严经》上说，坛前用兜娄婆香煎水洗浴，指的就是藿香。《法华经》中称它为多摩罗跋香，《金光明经》谓之钵怛罗香，都是“兜娄”二字梵语的说法。

藿香出自海边诸国，形如白芷，叶像水苏，可放于衣物中。它在二月生苗，茎梗甚密，成丛，茎方有节中空，叶像桑叶小而薄，六月、七月采摘，须黄色的才可采收。

藿香枝、叶味辛，性微温，无毒。李杲说：可升可降，属阳，入手、足太阴经。能去恶气，止霍乱心腹疼痛。为治脾胃吐逆的要药。有助胃气、开胃及增进食欲的作用。能温中顺气，治肺虚有寒、上焦壅热之证，煎汤漱口可除酒后口臭。此外藿香是手、足太阴之药，所以入顺气乌药散，则补肺；入黄芪四君子汤，则补脾。

兰草具有哪些养生价值?

兰草又名木香、香水兰、女兰、香草、燕尾香、大泽兰、兰泽草、煎泽草、省头草、都梁香、孩儿菊、千金草。此草的叶像马兰，故名兰草。它的叶上有分枝，俗称燕尾香。当地人用它煮水洗浴，以御风邪，故又名香水兰。兰草生长在湖泽河畔，妇人用它调油来抹头，故称兰泽。盛弘《荆州记》上记载：都梁有山，山下有水清浅，水中生长着兰草，所以名都梁香。

兰草、泽兰为一类植物的两个品种。两者都生长在水边低湿处，二月老根发芽生苗成丛，紫茎素枝，赤节绿叶，叶子对节生，有细齿。但以茎圆节长，叶片光滑有分杈的是兰草；茎微方，节短而叶上有毛的是泽兰。它们鲜嫩时都可摘来佩戴，八九月后渐渐长老，高的有三四尺，开花成穗状，像鸡苏花，呈红白色，中间有细子。

兰草与泽兰属同类。古时的香草，花叶都有香味且燥湿不变，所以可以佩戴。现在所说的兰蕙，只是花有香味而叶并没有气味，质弱易萎，不能采来佩戴。

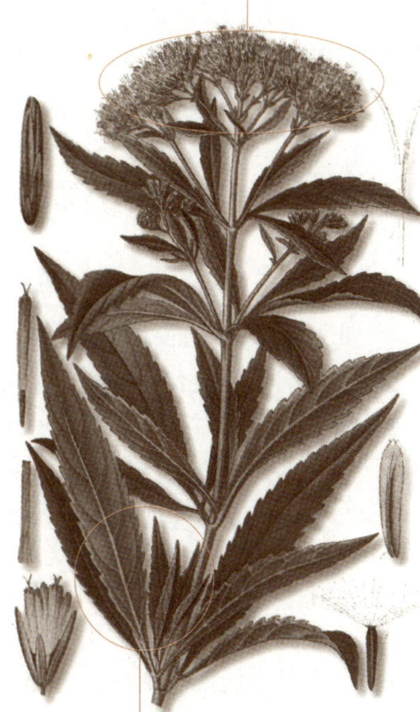

兰草叶味辛，性平，无毒。能利水道，杀蛊毒，辟秽邪。可除胸中痰饮。能生血，调气，养营。兰草气味清香，能生津止渴，滋润肌肤，治疗消渴、黄疸。煎水用来洗浴，可疗风病。能消痈肿，调月经，水煎服可解中牛、马肉中毒。其气芳香润泽，可作膏剂用来涂抹头发。

白芷具有哪些养生价值?

白芷又名芳香、泽芬、苻蓠、莞。叶名蒚麻。白芷色白味辛，行手阳明庚金；性温气厚，行足阳明戊土；芳香上达，入手太阴肺经。肺为庚之弟，戊之子，所以白芷主治的疾病不离肺、胃、大肠三经。如头目眉齿诸病，为三经风热所致；崩漏带下、痈疽诸病为三经湿热所致。风热者用辛散之，湿热者用温除之，所以都能用白芷治疗。白芷为阳明经主药，所以又能治血病胎病，而排脓生肌止痛。

白芷各地都有，它的根长一尺多，粗细不等，为白色。枝干离地五寸以上。春天生叶，相对婆娑，呈紫色，有三指宽。花为白色微黄。白芷进入三伏后结子，立秋过后苗枯。二月、八月采根晒干，以黄色有光泽的为好。

白芷根性温，味苦、大辛，气味俱轻，属阳，是手阳明引经本药。与升麻同用则通行手、足阳明经，也入手太阴经。与当归相使，恶旋覆花，制雄黄、硫黄。治疗风邪，久渴呕吐，两胁气满，风痛头眩，目痒。还可作膏药使用。治鼻渊鼻衄，齿痛，眉棱骨痛，便秘，小便带血，妇女血虚眩晕，翻胃呕吐。能解砒石毒，治蛇虫咬伤、刀箭伤。

夏枯草具有哪些养生价值？

夏枯草又名夕句、乃东、燕面、铁色草。朱震亨说：此草过了夏至即枯萎。因它秉承纯阳之气，遇阴气便会枯萎，故得名夏枯草。夏枯草在冬至过后开始生长，叶子像旋覆。三四月开花抽穗，为紫白色，像丹参花，结子也成穗。它到了五月就枯萎，故在四月采收。

夏枯草在原野间有很多。它的苗高一二尺，茎微呈方形，叶子对节生，像旋覆叶但更长更大些，边缘有细齿，背面色白而多纹。茎端抽穗，长一两寸，穗中开淡紫色小花，一穗有细子四粒。将撇苗煮后，浸去苦味，可用油盐拌来吃。

茎、叶味辛、苦，性寒，无毒。治寒热淋巴结核、鼠瘘头疮，破腹部结块，散瘿结气，消脚肿湿痹。本草著作中说夏枯草善治瘰疬，散结气。它还有补养厥阴血脉的功效，这点书中没有提及。用夏枯草退寒热，体虚的可以用；如果用于实证，佐以行散之药，外用艾灸，也能渐渐取效。

叶［性味］味辛、苦，性寒，无毒。
［主治］治寒热淋巴结核、鼠瘘头疮。

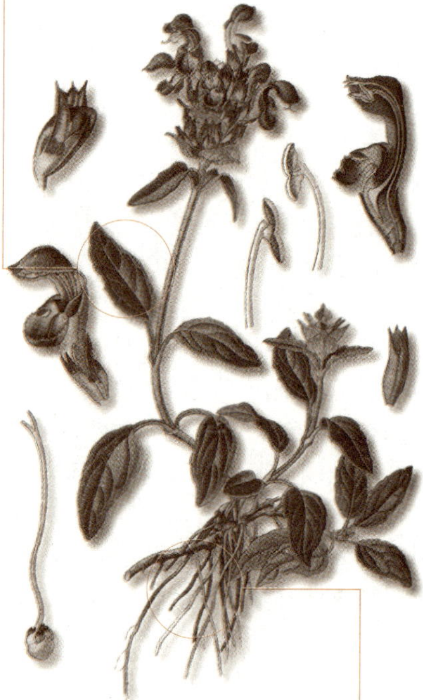

叶［性味］味辛、苦，性寒，无毒。
［主治］散瘿结气，消脚肿湿痹。

地黄具有哪些养生价值?

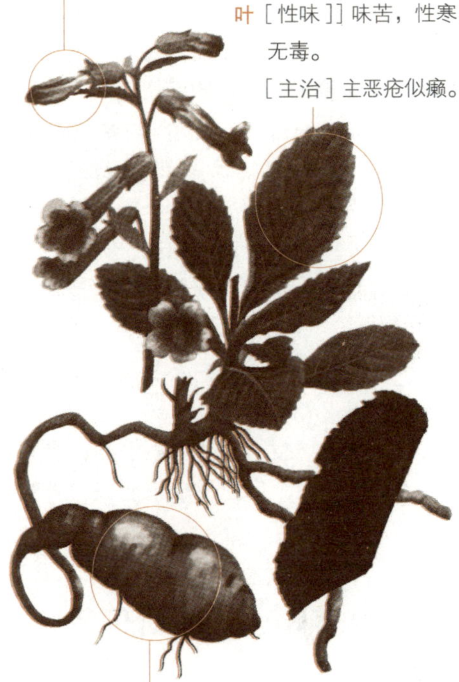
花 [性味] 味苦，性寒，无毒。
[主治] 肾虚腰脊疼痛。
叶 [性味]] 味苦，性寒，无毒。
[主治] 主恶疮似癞。
实 [性味] 味苦，性寒，无毒。
[主治] 主元气受伤，驱逐血痹，填骨髓。

地黄又名苄、芑、地髓。生地黄可以用水浸的方法来检验，浮在水面的名天黄，半浮半沉的名人黄，沉的名地黄。入药用以沉的为佳，半沉的次之，浮的不堪用。原产在咸阳的山川及沼泽地带，以长在黄土地上的为佳，二、八月采根阴干。

种植地黄很容易，将根栽入土中即生长。以前说种地黄宜黄土，现在则不这么认为。它适宜在肥沃疏松的土壤里生长，就会根大且汁多。种植法：用苇席围如车轮，直径一丈多，将土壤填充在苇席中，成为坛。坛上又用苇席围住，也用土壤填充，比底下的坛直径少一尺，如此数级如宝塔，将地黄根节多的断成一寸长，种植在坛上，层层种满，每日浇水使它生长茂盛。到春分、秋分时，自上层而取，根都又长又大不会折断，这是由于没有被砍伤的缘故。得到根后晒干。产自同州的地黄光润甘美。

用生地黄一百斤，选择肥大的六十斤，洗净后晒至微皱。将剩下的地黄洗净，在木臼中捣烂绞干，然后加酒再捣。取捣出的汁拌前面选出的地黄，晒干，或用火焙干后使用。治男子各种劳伤、妇女中气不足、胞漏下血，破恶血溺血，利大小肠，去除胃中饮食积滞，补五脏内伤后引起的虚弱，通血脉，益气力，利耳目。补助心、胆气，强筋壮骨，益志安神。治惊悸劳伤，心肺受损，吐血鼻出血，妇女崩漏下血所致眩晕。治产后血虚腹痛。地黄凉血生血，补肾阴，治皮肤干燥，祛除各种湿热。

熟地黄可以填骨髓，长肌肉，生精补血，补益五脏内伤虚损不足，通血脉，利耳目，黑须发，治男子五劳七伤，女子伤中气、子宫出血、月经不调、产前产后百病。

总之，生地黄性大寒而凉血，用于血热的人；熟地黄性微温而补肾，用于血衰的人。另外脐下疼痛属肾经，非熟地黄不能除，是通肾的良药。

白及具有哪些养生价值?

白及又名连及草、甘根、白给。《吴普本草》作臼根，其根有臼，也通。《名医别录》“有名未用”条中有白给，也就是白及，它们的性味功用相同，是重复了，现将它们合并为一。白及生长在石山上。白及春天生苗，长一尺许。它的叶呈两指大，像初生的棕苗叶及藜芦叶，为青色。夏天开紫色花。二月、七月采根用。它的叶三四月抽出一茎，七月果实成熟，呈黄黑色。冬季凋谢。白及的根像菱草，有三角，为白色，角顶端发芽。

白及根味苦，性平，无毒。与紫石英相使，恶理石，畏李核、杏仁，反乌头。治痈肿恶疮败疽，伤阴死肌，胃中邪气，贼风鬼击，痱缓不收；除白癣疥虫；疗淤热不退，阴下痿，可治面部痤疮，令人皮肌光滑；止肺部出血；治惊悸血邪血痢，痫疾风痹，赤眼症结，温热疟疾，发背瘰疬，肠风痔瘘。还可治疗跌打损伤，刀箭疮，汤火疮，能生肌止痛。

鼻出血不止时用口水调白及末涂鼻梁上低处（名“山根”），再用水送服白及末一钱，效果很好。

治疗心气疼痛，取白及、石榴皮各二钱，研为末，炼蜜为丸如黄豆大，每次服三丸，用艾醋汤送下。

冬天手足皲裂用白及末用水调，涂裂口处。患处不能沾水。不久即可治愈。

烫伤烧伤时，用白及末用油调，外敷患处。

天麻具有哪些养生价值?

天麻又名赤箭芝、独摇芝、定风草、离母、合离草、神草、鬼督邮。赤箭春天长苗，刚长出的时候像芍药，独发一茎，高三四尺，像箭杆的形状，青赤色，所以叫赤箭芝。茎中空，在茎干上部，贴着茎秆长有少量的尖小叶。梢头长穗，开花结子如豆大，其子到了夏天也不脱落。其根形状如黄瓜，连生一二十枚。大的有半斤或五六两重，根皮黄白色，叫龙皮。根肉名天麻，在二月、三月、五月、八月里采。它四月开花，结的果实像苦楝子，核有五六个棱，里面有白面一样的肉，被太阳晒就会枯萎。其根皮肉汁，非常像天门冬，只不过茎是空的。根下五六寸的地方，有十几个子长在周围，就像芋一样，可以生吃。

在上品五芝以外，补益药物属赤箭为第一。世人被天麻的各种说法迷惑了，只知可用来治风病，实在是可惜。其实天麻的根、茎都可入药用。天麻子从茎中落下，俗名还筒子。其根晒干后，肉白坚实，如羊角的颜色，叫作羊角天麻；蒸后发黄有皱纹如干瓜的，俗称酱瓜天麻，都可入药用。

天麻主治各种风湿麻痹，四肢拘挛，小儿风痫惊气，利腰膝，强筋骨。久服益气轻身长年；治寒湿痛痹，瘫痪不遂，语多恍惚，善惊失志；助阳气，补五劳七伤，通血脉，开窍；疗眩晕头痛，治风虚眩晕头痛。

肝虚不足的人，宜用天麻、川芎来补益。其功用有四：一治成人风热头痛，一疗小儿癫痫惊悸，三治各种风邪所致麻痹不仁，四治风热语言不遂。

丹参具有哪些养生价值？

丹参又名赤参、山参、郄蝉草、木羊乳、逐马、奔马草。

李时珍说：五参五色配五脏。故人参入脾名黄参，沙参入肺名白参，玄参入肾名黑参，牡蒙入肝名紫参，丹参入心名赤参，苦参为右肾命门之药。

丹参生于桐柏山川谷及泰山，五月采根晒干用。治风湿脚软，用药后可追奔跑的马，所以叫奔马草。

现在陕西、河东州郡及随州都有，二月生苗，高一尺多。茎方有棱，为青色。一枝上长五叶，它的叶不对生，如薄荷而有毛，三至九月开花成穗，花为紫红色，像苏花。小花成穗像蛾形，中间有细子。根红色，如手指般大，长一尺多，一苗多根。

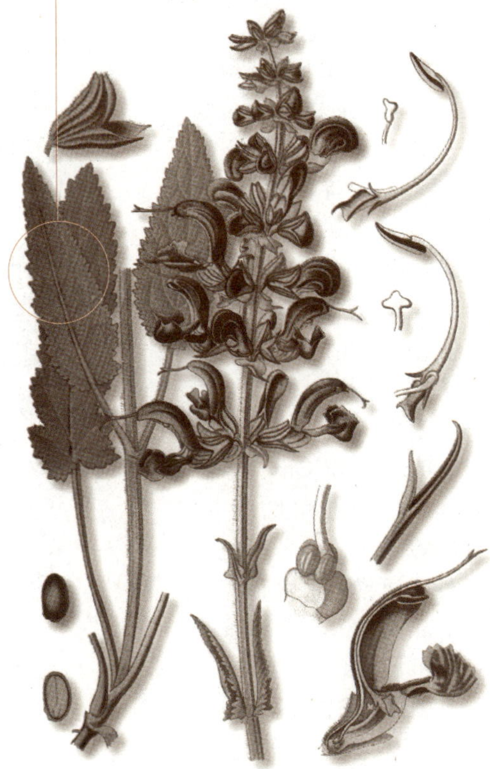

丹参色赤味苦，性平而降，属阴中阳品，入手少阴、厥阴经，是心与心包络的血分药。按《妇人明理论》所说，四物汤治妇科疾病，不问胎前产后，月经多少，都可通用。只有一味丹参散，主治与它相同，是因丹参能破宿血，补新血，安生胎，堕死胎，止崩中带下，调经的作用大致与当归、地黄、川芎、芍药相似的缘故。

丹参根味苦，性微寒，无毒。畏咸水，反藜芦。治心腹疼痛，肠鸣，寒热积聚，能破癥除瘕，止烦满，益气；除心腹痼疾结气，能强腰脊治脚痹，除风邪留热。久服对人体有益；泡酒饮用，疗风痹脚软；养神定志，通利关节血脉，治冷热劳，骨节疼痛，四肢不遂，头痛赤眼，热温狂闷，破淤血，生新血，安生胎，堕死胎，止血崩带下。治妇人月经不调，血邪心烦，疗恶疮疥癣，瘿瘤肿毒丹毒，排脓止痛，生肌长肉。

地榆具有哪些养生价值?

地榆又名玉豉、酸赭。其叶像榆但要长些，初生时铺在地上，所以叫地榆。地榆的花和子是紫黑色的，像豉，所以又叫玉豉。据《外丹方言》说，地榆也叫酸赭，因它味酸，色如赭。现在蕲州当地人把地榆叫作酸赭，又讹传赭为枣，则地榆、酸赭为一种药物，主治功用也相同，所以将《名医别录》中“有名未用”类的酸赭合并。

地榆生长在桐柏及冤句的山谷中，二、八月采根晒干用。现在各处的平原川泽都有地榆。它的老根在三月里长苗，初生时铺在地面，独茎直上，高三四尺，叶子对分长出，像榆叶但窄而细长，呈锯齿状，青色。七月开花像椹子，为紫黑色。它的根外黑里红，像柳根。可用来酿酒。山里人在没有茶叶时，采它的叶泡水喝，也很好。叶还能炸着吃。把它的根烧成灰，能够烂石，故煮石方里古人经常使用它。

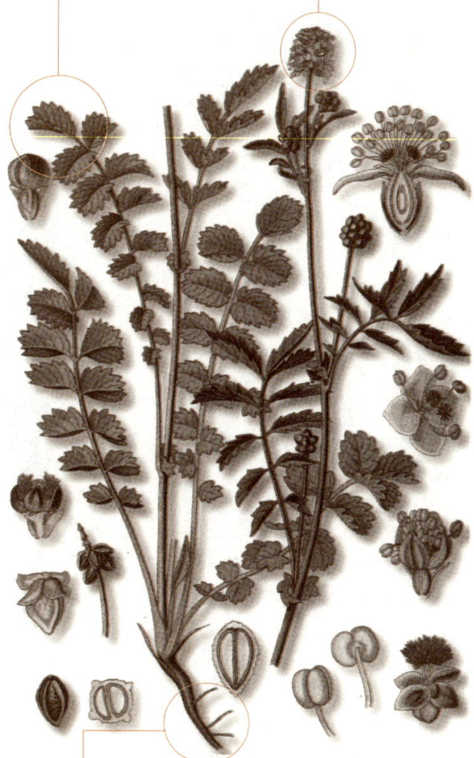
叶 [性味] 味苦，性微寒，无毒。
[主治] 作饮代茶，甚解热。
花 [性味] 味苦，性微寒，无毒。
[主治] 吐血、鼻出血、便血、月经不止。
根 [性味] 味苦，性微寒，无毒。
[主治] 产后腹部隐痛，恶肉，疗刀箭伤。

李时珍说，地榆除下焦血热，治大、小便出血。如果用来止血，取上半截切片炒用。它的末梢能行血，不可不知。杨士瀛曾说：“治疗各种疮，疼痛的加用地榆，伴瘙痒的加黄芩。”地榆汁酿的酒，可治风痹，且能补脑。将地榆捣汁外涂，用于虎、犬、蛇虫咬伤。

地榆根味苦，性微寒，无毒。恶麦门冬，伏丹砂、雄黄、硫黄。主产后腹部隐痛，带下崩漏，能止痛止汗，除恶肉，疗刀箭伤；止脓血，治诸瘘恶疮热疮，补绝伤，疗产后内塞，可制成膏药用疗刀箭创伤；治冷热痢疾、疳积，有很好的效果；止吐血、鼻出血、便血、月经不止、崩漏及胎前产后各种血证，并治水泻。

远志具有哪些养生价值?

远志，苗名小草、细草、棘菀、葽绕。服用此草能益智强志，所以叫远志。远志生长在泰山及冤句的川谷中，四月采根、叶阴干使用。用的时候去心取皮，一斤只能得到三两。小草像麻黄而色青。远志有大叶、小叶两种。陶氏说的是小叶，马氏说的是大叶，大叶的开红花。

远志、小草与茯苓、冬葵子、龙骨配伍使用，效果好。畏珍珠、藜芦、蜚蠊、齐蛤。主咳逆伤中，补虚，除邪气，利九窍，益智慧，聪耳明目，增强记忆力。久服可以轻身延年；利丈夫，定心气，止惊悸，益精。去心下膈气，皮肤中热，面目黄；煎汁饮用，杀天雄、附子、乌头的毒；治健忘，安魂魄，使人头脑清醒，还可补肾壮阳；生肌，强筋骨，治妇人血淤所致口噤失音，小儿客忤；治肾积奔豚气；治一切痈疽。

李时珍说，远志入足少阴肾经，不是心经药。它的作用主要是安神定志益精，治健忘。精与志都是肾经所藏。肾精不足，则志气衰，不能上通于心，所以迷惑健忘。

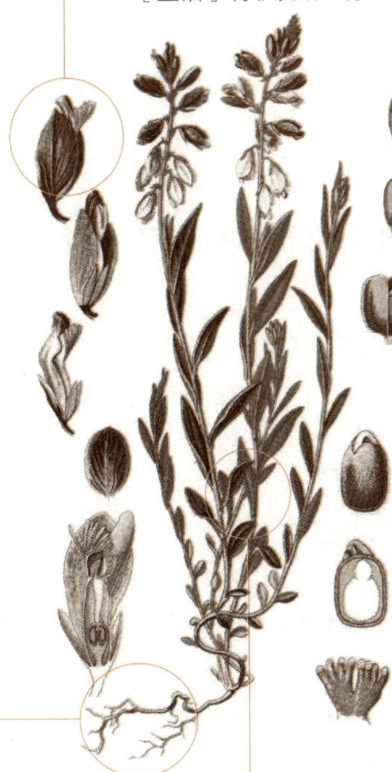
花［性味］味苦，性温，无毒。
［主治］肾积奔豚气。
叶［性味］味苦，性温，无毒。
［主治］能益精补阴气，止虚损梦泄。
根［性味］味苦，性温，无毒。
［主治］咳逆伤中，补虚，除邪气。

白茅具有哪些养生价值?

白茅根名茹根、兰根、地筋。李时珍说，因其叶像矛，所以称为茅。茅根牵连，故谓之茹。茅有好几种，夏季开花的是茅，秋季开花的是菅。两者功效相近但名称不同。

茅根生长在楚地的山谷田野，六月采根。茅有白茅、菅茅、黄茅、香茅、芭茅数种，叶都相似。白茅短小，三四月开白花成穗状，结细小果实。它的根很长，白软如筋而有节，味甘，俗称丝茅，可用来苫盖东西及供祭祀时作蒲包用。《神农本草经》所用的茅根，即丝茅根。它的根晒干后，晚上看去有光，腐烂后变为萤火。菅茅只生长在山上，像白茅但更长些。菅茅入秋抽茎，开花成穗状，像荻花。结的果实为黑色，有尖，长一分多，粘在衣服上会刺人。

其根短硬像细竹根，无节而味微甘，也可入药，只是功效不及白茅。菅茅也就是《尔雅》所说的白华野菅。黄茅像菅茅，但在茎上长叶，茎下有白粉，根头有黄毛，根很短且细硬无节。它在深秋开花成穗，像菅茅，可以编成绳索，古时名黄菅。《名医别录》所用的菅根即菅茅。香茅又名菁茅、琼茅，生长在湖南及江淮一带，叶有三脊，气味芳香，可以用来做垫子及缩酒。芭茅丛生，叶大如蒲，长六七尺，有两种，即芒。

李时珍说，白茅根味甘，能除伏热，利小便，所以能止各种出血、哕逆、喘急及消渴。用来治疗黄疸、水肿，是很好的药物。白茅根味甘，性寒，无毒。治劳伤虚羸，能补中益气，除淤血血闭寒热，利小便；治五淋，除肠胃热邪，能止渴坚筋，疗妇人崩漏；主妇人月经不调，能通血脉，治淋沥；止吐血和各种出血，治伤寒哕逆，肺热喘急，水肿黄疸，解酒毒。

秦艽具有哪些养生价值？

秦艽又名秦爪。秦艽俗作秦胶，本名秦糺，与纠相同。秦艽产自秦中，以根呈螺纹交纠的质优，故名秦艽、秦糺。秦艽生长在飞乌山谷，二月、八月采根晒干。以根呈螺纹相交且长大、色黄白的为好。其中间多含土，使用时须破开，将泥去掉。

现在河陕郡州大多都有秦艽。它的根为土黄色而相互交纠，长一尺多，粗细不等。枝干高五六寸，叶婆娑，连茎梗均是青色，如莴苣叶。秦艽在六月中旬开紫色花，似葛花，当月结子。

秦艽是手、足阳明经主药，兼入肝胆二经，所以手足活动不利，黄疸烦渴之类的病症须用，取其祛阳明湿热的作用。阳明经有湿，则身体酸疼烦热；有热，则出现日晡潮热、骨蒸。所以《圣惠方》治疗急劳烦热，身体酸疼，用秦艽、柴胡各一两，甘草五钱，共研为末，每次用白开水调服三钱。治小儿骨蒸潮热，食少瘦弱，用秦艽、炙甘草各一两，每用一至二钱，水煎服。钱乙治此证时加薄荷叶五钱。

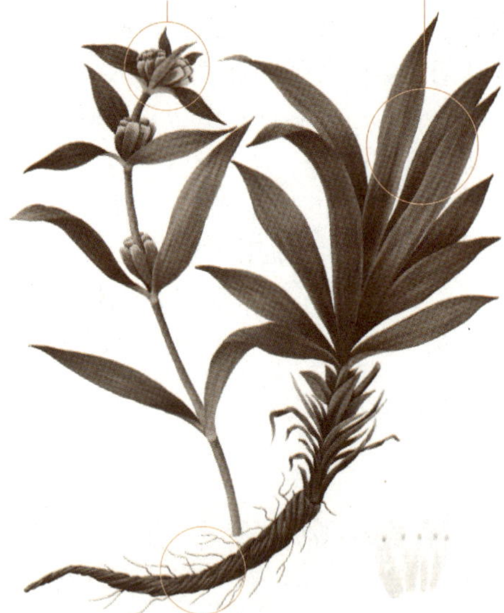
叶［性味］味苦，性平，无毒。
［主治］治胃热虚劳发热。
花［性味］味苦，性平，无毒。
［主治］泄热益胆气。
根［性味］味苦，性平，无毒。
［主治］寒热邪气，寒湿风痹，关节疼痛。

秦艽根味苦，性平，无毒。主寒热邪气，寒湿风痹，关节疼痛，能逐水利小便；疗新久风邪，筋脉拘挛；治肺痨骨蒸、疳证及流行疾病；加牛奶冲服，利大小便，又可疗酒黄、黄疸，解酒毒，祛头风；除阳明风湿，及手足不遂，治口噤牙痛口疮，肠风泻血，能养血荣筋；泄热益胆气；治胃热虚劳发热。

白鲜具有哪些养生价值?

白鲜又名白膻、白羊鲜、地羊鲜、金雀儿椒。《名医别录》载白鲜皮生长在上谷川谷及冤句，四月、五月采根阴干。苏颂说，现在河中、江宁府、滁州、润州都有。白鲜苗高一尺多，茎为青色，叶稍白，像槐叶，也像茱萸。它四月开淡紫色的花，像小蜀葵花。其根像小蔓青，皮是黄白色，实心。当地人采它的嫩苗当菜吃。

白鲜皮性寒善行，味苦性燥，是足太阴、阳明经去湿热的药物，兼入手太阴、阳明经，是治疗各种黄疸病和风痹的重要药物。

白鲜根皮味苦，性寒，无毒。恶螵蛸、桔梗、茯苓、萆薢。主头风黄疸，咳逆淋沥。女子阴中肿痛，湿痹死肌，不能屈伸起止走路；疗四肢不安，时行腹中大热饮水，小儿惊痫，妇人产后余痛；治一切热毒风、恶风，风疮疥癣赤烂，眉发脱落易断，肤冷麻木，壮热恶寒。能解热黄、酒黄、急黄、谷黄、劳黄；通关节，利九窍及血脉，通小肠水气，治流行性疾病，头痛眼疼。白鲜花也有这些功效。

产后中风，但体虚不能服用其他药物的病人，将白鲜皮用新汲水三升，煮取一升，温服即可治愈。

叶［性味］味苦，性寒，无毒。
［主治］一切热毒风、恶风。

花［性味］味苦，性寒，无毒。
［主治］通关节，利九窍及血脉，通小肠水气。

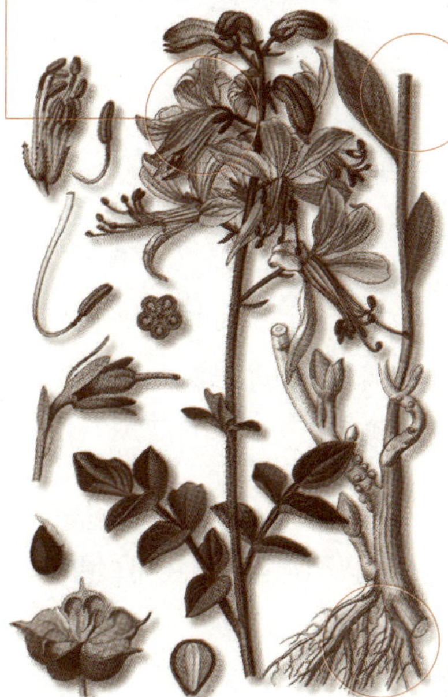

根［性味］味苦，性寒，无毒。
［主治］头风黄疸，咳逆淋沥。

芍药具有哪些养生价值?

芍药又名将离、犁食、白术、余容、红药。白的叫金芍药，赤的叫木芍药。芍药有赤、白两种，其花也有赤、白两种颜色。芍药十月生芽，到春天才长，三月开花。其品种多达三十多种，有千叶、单叶、楼子等不同。入药宜用单叶的根，气味全厚。根的颜色与花的赤、白颜色相应。

芍药根味苦，性平，无毒。气薄味厚，属阴，主降，为手足太阴行经药，入肝脾血分。恶石斛、芒硝，畏消石、鳖甲、小蓟，反黎芦。与白术同用，补脾；与川芎同用，泻肝；与人参同用，补气；与当归同用，补血；用酒炒，补阴；与甘草同用，止腹痛；与黄连同用，

花［性味］味苦，性平，无毒。
［主治］可通利血脉，缓中，散恶血，逐贼血。

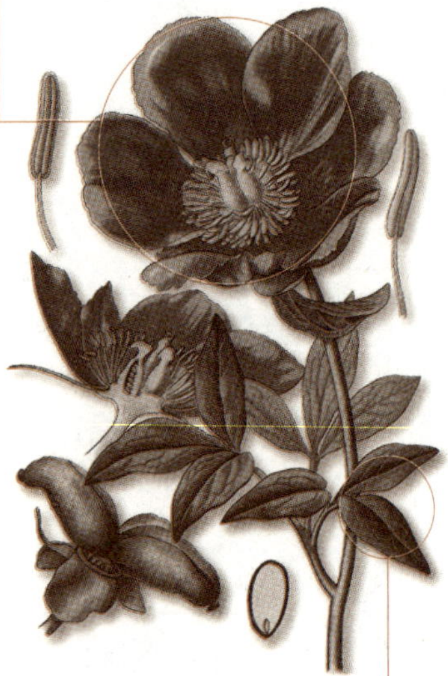

叶［性味］味苦，性平，无毒。
［主治］邪气腹痛，除血痹，破坚积。

止泻痢；与防风同用，发痘疹；与生姜、大枣同用，温经散湿。

赤芍利小便下气，白芍止痛散血。芍药用酒浸后，止中部腹痛；与姜同用，能温经散湿通塞，利腹中痛，胃气不通。白芍入脾经补中焦，是下利必用的药物。因泻利都属太阴病，所以不可缺少它。芍药得炙甘草相佐，治腹中痛，夏天用时加少量黄芩，如果恶寒则加肉桂，这是仲景神方。芍药的功用有六：一安脾经；二治腹痛；三收胃气；四止泻痢；五和血脉；六固腠理。

芍药可通利血脉，缓中，散恶血，逐贼血，去水气，利膀胱大小肠，消痈肿；治脏腑壅滞，能强五脏，补肾气，治时疾骨蒸潮热，妇人经闭，能蚀脓；主胎前产后诸疾，治风补劳，退热除烦益气，惊狂头痛，目赤明目，肠风泻血痔瘘，发背疮疥；能泻肝火，安脾肺，降胃气，止泻利，固腠理，和血脉，收阴气，敛逆气；理中气，治脾虚中满，心下痞，胁下痛，善噫，肺急胀逆喘咳，太阳鼻衄目涩，肝血不足，阳维病的寒热，带脉病的腹痛满，腰冷。

牡丹具有哪些养生价值？

牡丹又名姑、鹿韭、百两金、木芍药、花王。牡丹以色红者为上品，虽结子而根上长苗，所以称之为牡丹。唐人称它为木芍药，因其花像芍药而宿干似木。百花中以牡丹为第一，芍药为第二，故世谓牡丹为花王，芍药为花相。欧阳修《花谱》中记载牡丹品种有三十多个。

牡丹生长在巴郡山谷中及汉中，二月、八月采根阴干。牡丹只取红白单瓣的入药。那些千叶异品，都是人巧所致，气味不纯，不可入药用。《花谱》上载，丹州、延州以西及褒斜道中最多，与荆棘无异，当地人取来当作薪。它的根入药最好。凡栽种牡丹的人，都在根下入白敛末避虫，坑内点硫黄杀虫。

花［性味］味辛，性寒，无毒。
［主治］神志不足，无汗骨蒸，鼻出血、吐血。

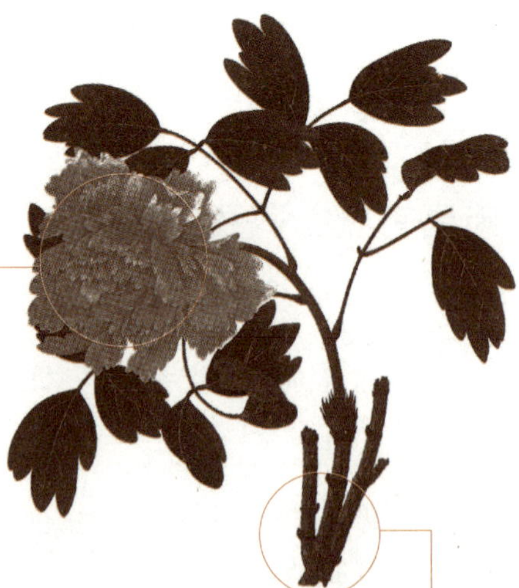

根皮［性味］味辛，性寒，无毒。
［主治］中风瘈疭，淤血留舍肠胃，能安五脏。

牡丹根皮味辛，性寒，无毒。阴中微阳，入手厥阴、足少阴经。畏贝母、大黄、菟丝子。忌蒜、胡荽，伏砒霜。主寒热，中风瘛疭，惊痫邪气，除癥坚、淤血留舍肠胃，能安五脏，疗痈疮；除时气头痛，邪热五劳，劳气头腰痛，风噤癫疾；久服可轻身长寿；治冷气，散各种痛证，疗女子经脉不通，月经淋漓腰痛；能利关节，通血脉，散扑损淤血，续筋骨，除风痹，落胎下胞，疗产后一切冷热血气。

茉莉具有哪些养生价值？

茉莉又名柰花。茉莉最早生长在波斯，后来移植到南海，现在滇、广两地的人，都栽种它。茉莉畏寒，不适宜在中原种植。它茎弱枝繁，绿叶团尖，初夏时开小白花，花瓣重叠而没有花蕊，到秋尽花谢，不结果实。茉莉有千叶的，有红色的，有蔓生的不同品种。它的花都在夜晚开出，芳香可爱，女人将它当作首饰佩戴，或者用来作面脂。茉莉也可以用来熏茶，或蒸取液汁来代替蔷薇水。还有像茉莉但花瓣更大，香味清绝的，叫作狗牙，也叫雪瓣，海南有种植。素馨和指甲花与它都属同类。

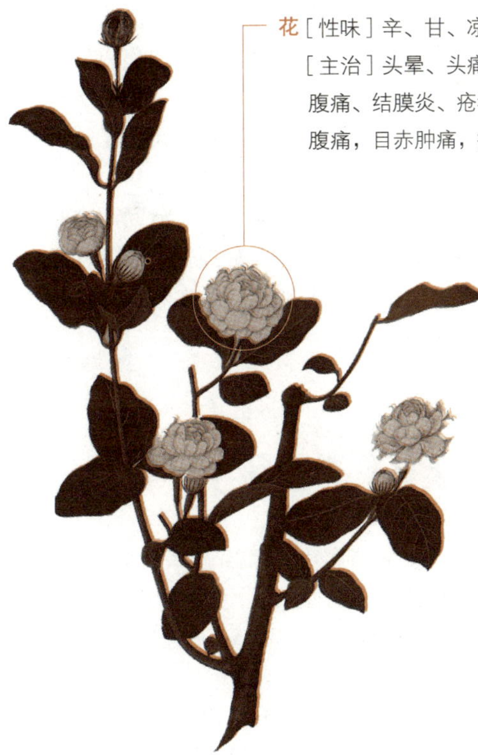
花［性味］辛、甘、凉。
［主治］头晕、头痛、下利腹痛、结膜炎、疮毒下痢、腹痛，目赤肿痛，疮疡肿毒。

茉莉花、叶和根都可药用。具有辛、甘、凉、清热解表、利湿作用。茉莉花味辛，性热，无毒。蒸油取液，作面脂和头油，能长发、润燥、香肌，也可加入茶中饮用。茉莉花所含的挥发油性物质，具有行气止痛、解郁散结的作用，可缓解胸腹胀痛，下痢里急后重等病状，为止痛之食疗佳品。治目赤肿痛，迎风流泪，用适量茉莉花煎水熏洗；或配金银花9克，菊花6克，煎水服。

治续筋接骨止痛，把茉莉根捣碎，酒炒，包患处。

治龋齿，用茉莉根研末，熟鸡蛋黄调匀，塞龋齿内。

补骨脂具有哪些养生价值？

补骨脂又名破故纸、婆固脂、胡韭子。称此物为补骨脂是说它的功能，胡人称为婆固脂，而人们误传为破故纸。胡韭子的名称，则是因其子的形状与韭子相似，并不是胡地所产的韭子。

补骨脂生长在岭南诸州及波斯国。如今岭外山地间多有，四川合州地区也有补骨脂。它茎高三四尺，叶小像薄荷，花为微紫色，结的实像麻子，圆扁而黑，九月采收。

补骨脂子味辛，性大温，无毒。恶甘草。忌芸薹及各种血，宜与胡桃、胡麻仁配用。主五劳七伤，风虚冷，骨髓伤败，肾虚滑精，及妇人血气堕胎；治男子腰疼，膝冷囊湿，逐诸冷顽痹，止小便，祛腹中寒气；兴阳事，明耳目；治肾泻，通命门，暖丹田，敛精神。

将破故纸与胡桃一起服用这种方法出自唐代郑相图。方法：破故纸十两，择净去皮，洗净后晒干，捣筛令细。胡桃瓤二十两，汤浸去皮，细研如泥。将胡桃泥与在破故纸末混合，用好蜜调和如饴糖，收好。每日早晨用暖酒二合，调药一匙服下，然后吃饭。如果不饮酒的人，则用热开水调服。

补骨脂丸，能壮筋骨，益元气，治元阳虚败，脚手沉重，夜多盗汗，具体做法是：补骨脂四两（炒香），菟丝子四两（酒蒸），胡桃肉一两（去皮），乳香、没药、沉香各二钱半，研末，加炼蜜做桐子大的丸子，每次空腹服二三十丸，用盐汤或温酒送下。从夏至起，服到冬至止，每天一次。

泽兰具有哪些养生价值？

泽兰又名水香、都梁香、虎兰、虎蒲、龙枣、孩儿菊、风药。根名：地笋。此草生长在池泽旁，故名泽兰。此草也可作香泽用，不单指其生长在池泽旁。齐安人称它为风药。《吴普本草》一名水香，陶氏说它也叫都梁香，现通称为孩儿菊。泽兰与兰草为同一类植物的两个品种。它的根可以食用，所以叫地笋。

《吴普本草》载，泽兰生长在低洼潮湿的水边，叶像兰草，二月生苗，赤节，四叶生长在枝节间。使用的时候须辨雌雄。大泽兰茎叶都是圆的，根为青黄色，能生血调气。它与小泽兰迥然有别。小泽兰叶上有斑，根头尖，能破血，通久积。

兰草、泽兰气香而性温，味辛而散，属阴中之阳，是足太阴、厥阴经主药。脾喜芳香，肝宜辛散。脾气舒，则三焦通利而正气和；肝郁散，则营卫流通而病邪解。兰草走气道，所以能利水道，除痰积，杀蛊辟恶，为消渴良药。泽兰走血分，所以能治水肿，涂痈毒，破淤血，消癥瘕，为妇科重要的药物。两药虽属同一类但功用有别，正如赤、白茯苓，赤、白芍药，有补泻的不同。

泽兰叶味苦，性微温，无毒。与防己相使。治哺乳妇女体内出血、中风后遗症、大腹水肿，身面四肢浮肿，骨节积水，刀箭伤及疮痈脓肿；治产后、外伤淤血证；治产后腹痛、生育过多所致气血不足成虚劳消瘦，妇人血淋腰痛；治产前产后各种病，能通九窍，利关节，养气血，破淤血，消癥瘕，通小肠，长肌肉，散跌打损伤淤血，止鼻出血、吐血，头风目痛，妇人劳瘦、男子面黄。

假苏具有哪些养生价值?

假苏又名姜芥、荆芥、鼠蓂。据《吴普本草》所说，假苏又名荆芥，叶细像落藜，蜀地人生食。之所以叫它作苏、姜、芥，都是因它的气味辛香，像苏、姜、芥。

假苏叶子像落藜而细，初长叶的假苏有辛香味，可以吃，人们取来生食。此药古方中很少用，近世的医家作为要药，取实成穗的，晒干后入药。

荆芥原是野生，因现在多为世人所用，所以栽种的较多。二月份播下种子，长出的苗茎方叶细，像扫帚叶而窄小，为淡黄绿色。八月开小花，作穗状花房，花房像紫苏房。花房里有细小的子，像葶苈子一样，色黄赤，连穗一同采收入药用。

荆芥入足厥阴经气分，善于祛风邪，散淤血，破结气，消疮毒。因厥阴属风木，主血，相火寄于肝，所以荆芥为风病、血病、疮病的要药。荆芥反鱼蟹河豚的说法，本草医方中并没有说到，然而在民间书中往往有记载。据李延飞《延寿书》中说，凡是吃一切没有鳞甲的鱼，忌吃荆芥。如果吃了黄鳝后再吃荆芥，会使人吐血，唯有地浆可以解。与蟹同吃，可以动风。时珍评价：荆芥是日常使用的药物，由于作用如此相反，所以详细描述，以示警诫。大抵养生者，宁可信其有毒而引以为戒。

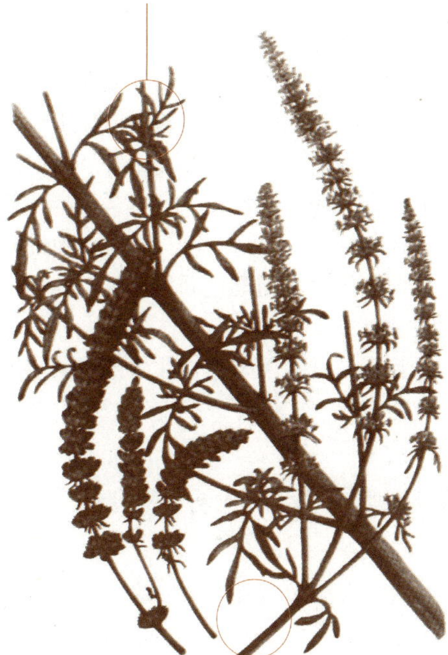
叶［性味］味辛，性温，无毒。
［主治］能破气，下淤血。
茎［性味］味辛，性温，无毒。
［主治］寒热鼠瘘，瘰疬生疮。

假苏茎、穗味辛，性温，无毒，气味都薄，浮而升，为阳。当做菜长期食用，可引发消渴，熏扰五脏之神。反驴肉、无鳞鱼。主寒热鼠瘘，瘰疬生疮，并能破气，下淤血，除湿痹；祛邪，除劳渴出虚汗，将其煮汁服用。捣烂用醋调，外敷疗肿肿毒；治恶风贼风，口面歪斜，周身麻痹，心气虚健忘，能益力添精，辟邪毒气，通利血脉，补五脏不足之气助脾胃；主血劳，风气壅满，背脊烦疼，以及阴阳毒之伤寒头痛，头旋目眩，手足筋急；利五脏，消食下气，醒酒。做菜食用，生、熟都可，也可以煎汤代茶饮。用豉汁煎服，治突然患伤寒，能发汗；散风热，清头目，利咽喉，消疮肿，治项强，眼花以及疮肿，吐血衄血，下血血痢，崩中痔漏。

马兰具有哪些养生价值?

马兰又名紫菊。此草的叶子像兰而大，花像菊而为紫色，故名紫菊。俗称大的东西为马，所以得名马兰。

马兰，在湖泽低洼潮湿的地方有很多。它在二月生苗，赤茎白根，叶长，边缘有刻齿状，像泽兰但没有香味。南方人多采摘来晒干后当蔬菜或做菜馅食用。马兰到夏天高达二三尺，开紫色花，花凋谢后有细子。

马兰味辛，性平，能入阳明血分，所以治血分疾病与泽兰的功效相同。现在人们用它来治疗痔漏，据说有效。春夏季用新鲜马兰，秋冬季节用干品，不加盐醋，用白水煮来吃，并连汁一起饮用。同时用马兰煎水，放少许盐，天天熏洗患处。马兰根、叶味辛，性平，无毒。破淤血，养新血，止鼻出血、吐血，愈金疮，止止血痢，解饮酒过多引起的黄疸及各种菌毒、蛊毒。生捣外敷，治蛇咬伤；主各种疟疾和腹中急痛，痔疮。

治疗绞肠痧痛用马兰根、叶在口中细嚼，将汁咽下，可止痛。

治疗外伤出血用马兰同旱莲草、松香、皂子叶共研细，搽入伤口。冬季没有皂子叶，可用树皮代替。

治疗缠蛇丹毒用马兰、甘草，磨醋涂搽患处。

徐长卿具有哪些养生价值?

徐长卿又名鬼督邮、别仙踪。现在所用的徐长卿，根像细辛短小而扁，二者气味也相似。现在狗脊散中所用的鬼督邮，取其强筋骨治腰脚的功效。

徐长卿生长在泰山山谷及陇西，三月采。川泽中都有徐长卿。它的叶似柳，两叶相当，有光泽。根像细辛，微粗长，色黄而有臊气。

今俗以它来代鬼督邮，是不对的。鬼督邮自有本条。鬼督邮、及己与杜衡相混，它们的功效、苗形都不相同。徐长卿与鬼督邮相混，它们的根苗不同，功效相似。杜衡与细辛相混，它们的根苗、功效都相似，因二者极相近而非常混乱，不能不仔细分辨。

徐长卿根味辛，性温，无毒。小便不通，小便淋沥，用徐长卿汤，徐长卿（炙）半两，茅根三分，木通、冬葵子各一两，滑石二两，槟榔一分，瞿麦穗半两，每次五钱，水煎服，再加朴硝一钱，温服。每日二次。晕车晕船，头痛欲吐，取徐长卿、石长生、车前子、车下李根皮各等份，捣碎，用方囊装半合系在衣带及头上。

薄荷具有哪些养生价值?

薄荷到处都有生长。它的茎叶像荏而略尖长，经冬根不死，夏秋季节采其茎叶晒干备用。薄荷在古方中很少用，现在是治风寒的要药，所以人们多有种植。二月时，薄荷老根长出苗，清明前后可分植。它的茎是方的，为赤色，叶子对生，刚长出来时叶子长而头圆，长成后则变尖。吴、越、川、湖等地的人多用它来代替茶叶。苏州所产的，茎小而且气味芬芳，江西产的稍粗，川蜀产的更粗。入药用，以苏州所产的薄荷为好。

薄荷味辛凉，气味都薄，浮而升，属阳，所以能去人体上部、头部以及皮肤的风热。薄荷入手太阴、足厥阴经，辛能发散，凉能清利，专于消风散热，所以是治疗头痛、头风、眼目、咽喉、口齿诸病，小儿惊热及瘰疬疥疮的重要药物。适宜与薤同做成腌菜食用。病刚好的人不能吃，否则会令人虚汗不止。瘦弱的人长期食用，会引动消渴病。主贼风伤寒，恶气心腹胀满，霍乱，宿食不消，下气，煮汁内服，能发汗，解劳乏，也可以生吃；长期做菜吃，能却肾气，辟邪毒，除疲劳，使人口气香洁。煎汤洗，治漆疮；能通利关节，发毒汗，驱邪气，破血止痢；治因中风而失音、吐痰；榨汁服，可去心脏风热；清头目，除风热；利咽喉，疗口齿诸病。治淋巴结核疮疥，风瘾疹。

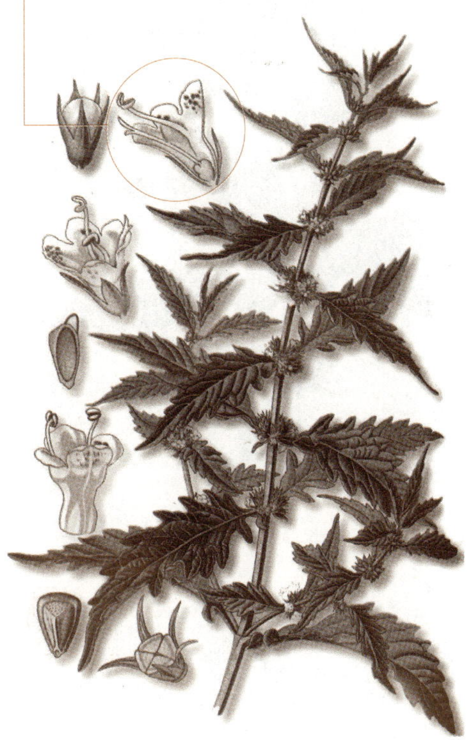
花［性味］辛，寒
［主治］外感风热、头痛、目赤、咽喉肿痛、食滞气胀、口疮、牙痛

菊具有哪些养生价值?

菊又名节华、女节、女华、女茎、日精、更生、傅延年、治蔷、金蕊、阴成、周盈。按陆佃《埤雅》所说，菊本作蘜，从鞠。鞠，穷尽的意思。

菊，春天生长，夏天繁茂，秋天开花，冬天结实，备受四时之气，饱经霜露，叶枯而不落，花槁而不凋，味兼甘苦，性禀平和。过去人们说它能除风热，益肝补阴，殊不知菊得金水

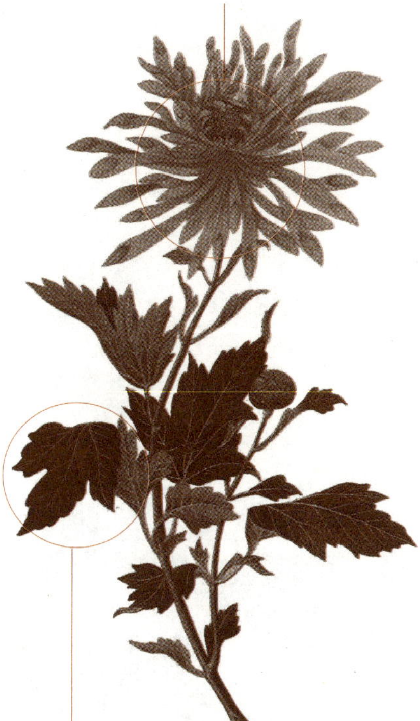
花［性味］味苦，性平，无毒。
［主治］诸风头眩肿痛。
叶［性味］味苦，性平，无毒。
［主治］恶风及风湿性关节炎。

的精华尤其多，能补肺肾二脏。补水能制火，益金能平木，木平则风息，火降则热除，用来治疗头目的各种风热，意义深奥微妙。黄菊入金水阴分，白菊入金水阳分，红菊行妇人血分，都可入药。它的苗可做蔬菜，叶可食用，花可做糕饼，根及种子可入药，装在布袋里可做枕头，蜜酿后可做饮品，自上而下，全身都是宝。古代圣贤将菊比作君子，《神农本草经》将它列为上品，隐士采摘它泡酒，文人墨客采食其花瓣。

菊花生长在雍州川泽及田野，正月采根，三月采叶，五月采茎，九月采花，十一月采实，都阴干备用。花大而香的，为甘菊；花小而黄的，为黄菊；花小而气味不好的，是野菊。菊的品种不下百种，宿根自生，茎、叶、花、色，各不相同。它的花细碎，品位不太高，花蕊像蜂巢，内有细小的子，也可将菊枝压在土中分植。菊的嫩叶和花可以炸着食用。白菊花稍大，味不很甜，也在秋季采收。菊中无子的，称为牡菊。

菊味苦、甘，性寒，可升可降，属阴中微阳。治诸风头眩肿痛，流泪，皮肤死肌，恶风及风湿性关节炎。长期服用利血气，抗衰老；治腰痛无常，除胸中烦热，安肠胃，利五脉，调四肢；治头目风热、晕眩倒地、脑颅疼痛，消身一切游风，利血脉；用菊做枕头可明目，菊叶也能明目，生熟都可食；养肝血，去翳膜；主肝气不足。

茺蔚子具有哪些养生价值?

茺蔚子又名益母、益明、贞蔚、蓷（音推）、野天麻、猪麻、火枕、郁臭草、苦低草、夏枯草、土质汗。此草及子都充盛密蔚，故名茺蔚。它的功用对妇人有益，还能明目益精，所以有益母、益明的名称。其茎像方麻，所以叫它野天麻。因猪爱吃此草，所以它又有猪麻的俗名。茺蔚在夏至过后即枯萎，所以也有夏枯的名称。近代效方称它为土质汗。

茺蔚在近水湿处生长繁茂。初春生苗，像嫩蒿，到夏天长至三四尺高，茎是方的，像麻黄茎。它的叶子像艾叶，但叶背为青色，一梗有三叶，叶子有尖尖的分叉。此草一寸左右长一节，节节生穗，丛簇抱茎。四五月间，穗内开小花，花为红紫色，也有淡白色的。每个花萼内有细子四粒，大小像茼蒿子，有三棱，为褐色。其草生长期间有臭气，夏至后即枯萎，根为白色。

益母草的根、茎、花、叶、实，都可以入药，可同用。如治手、足厥阴血分风热，明目益精，调女人经脉，则单用茺蔚子为好。如果治肿毒疮疡，消水行血，妇人胎产诸病，则适宜一同使用。因其根茎花叶专于行，而子则行中有补的作用。

茺蔚子味甘微辛，性温，属阴中之阳，是手、足厥阴经的主药。茺蔚开白花的入气分，开紫花的入血分。治疗妇女经脉不调及胎产一切血气诸病。

茺蔚捣汁服用，治浮肿，能利水。捣碎外敷可治蛇虫毒；用来作驻颜的药，可令人容颜光泽，除粉刺；活血破血，调经解毒；治流产及难产，胎盘不下，产后大出血、血分湿热、血痛，非经期大出血或出血不断，尿血、泄血，痞痢痔疾，跌打后内伤淤血，大小便不通。

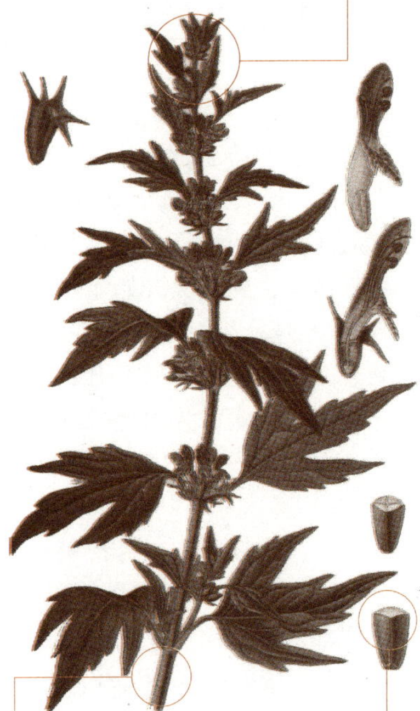
叶［性味］性寒。
［主治］荨麻疹，可作汤洗浴。
茎［性味］性寒。
［主治］荨麻疹，可作汤洗浴。
子［性味］味辛、甘，性微温，无毒。
［主治］明目益精，除水气，久服轻身。

青葙具有哪些养生价值？

青葙又名草蒿、萋蒿、昆仑草、野鸡冠、鸡冠苋。子名草决明。青葙生长在平谷道旁。三月采其茎叶，阴干用。五六月采其子。嫩苗像苋菜，可以食用。苗长高则有三四尺，苗、叶、花、实与鸡冠花没有什么差别。但鸡冠花穗有的大而扁，有的成团，青葙却在梢间长花穗，穗尖长四五寸，像兔尾，呈水红色，也有黄白色的。它的子在穗中，与鸡冠子和苋子一样难以辨认。

青葙茎叶味苦，性微寒，无毒。主邪气，皮肤中热，风瘙身痒异常，杀三虫；主治恶疮疥虱痔蚀、下部阴疮；捣汁内服，疗温疠；止金疮出血。

青葙子味苦，性微寒，无毒。主唇口发青；治五脏邪气，益脑髓，镇肝，明耳目，坚筋骨，去风寒湿痹；治肝脏热毒冲眼，赤障青盲翳肿，恶疮疥疮；治眼，与决明子、苋实作用相同。

红蓝花具有哪些养生价值?

红蓝花又名红花、黄蓝。此草的花为红色，叶像蓝，故有蓝名。马志说，红蓝花即红花，生长在梁汉及西域。《博物志》上说，张骞从西域带回种子。现今魏地也有种植。冬季撒子，到春天开始生苗，夏天才开花。花下结球猬，多刺，花开在球上。种植的人乘着露水采花，采后又开花，直到开尽为止。球中结实，为白色像小豆大的颗粒。将它的花晒干，可以用来染红布，还可作胭脂。

红花在二月、八月、十二月都可以下种。在雨后播种，像种麻的方法一样。初生的嫩叶、苗都可以食用。它的叶像小蓟叶，在五月开花，像大蓟花，为红色。

红蓝花味辛，性温，无毒。血生于心包，藏于肝，属于冲任。红花汁与之同类，所以能行男子血脉，通女子经水。多用则行血，少用则养血。治产后失血过多饮食不进，腹内恶血不尽绞痛，胎死腹中，用红蓝花和酒煮服。也治蛊毒；多用破积血，少用养血；活血润燥，止痛散肿，通经。

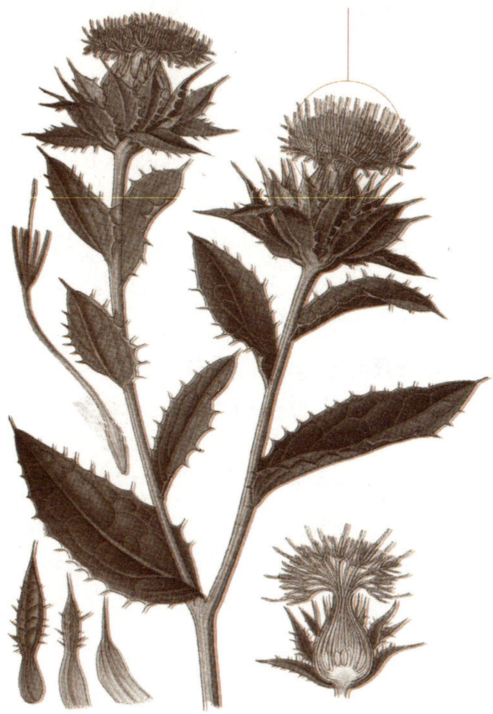
花［性味］辛、温、无毒。
［主治］风疾兼腹内血气痛、喉痹壅塞、胎衣不下、产后血晕。

治疗风疾兼腹内血气痛用红花一大两，分作四份。取一份，加酒一升，煎取一盅半，一次服下。如不止，再服。

治疗一切肿疾用红花熟捣取汁服。

治疗喉痹壅塞不通，将红花捣烂，取汁一小升服下，以病愈为度。如在冬天没有新鲜的花，可用干花浸湿绞汁煎服。

苎麻具有哪些养生价值?

苎麻也作纻，可以织粗布，故称为纻。凡用细麻织成的布叫纻，用粗麻织成的叫纻。闽、蜀、江、浙多有苎麻。剥其皮可以用来织布。它的苗高七八尺，叶像楮叶而无分叉，叶面青色，背面为白色，有短毛。夏秋间抽细穗开青花。其根黄白而轻虚，在二月、八月采割。按陆玑《草木疏》载，一棵苎麻有数十茎，旧根在土中，到春天便自己生长，不需栽种。园内种植的一年可收割两次，剥取其皮，用竹刀刮它的表皮，厚处自然脱落，得到里面如筋的部分，煮后搓捻成线用来织布。

苎，即家苎。另外还有山苎、野苎。紫苎，叶面为紫色；白苎，叶面青色而背面为白色。它们都可刮洗后煮食，用来救荒；味道甘美。其子茶褐色，九月收取，次年二月种植，老根也可自己生长。

苎麻根味甘，性寒，无毒。可安胎，外敷治丹毒热；治心膈发热，漏胎下血，产前产后心烦，流行热性疾病，大渴大狂，疗服金石药的人心热，治毒箭、蛇虫伤；苎麻根的功效在于破血。让产妇用苎麻做的枕头，可止血运。产后腹痛，用苎麻放在腹上，可止痛。

小便不通苎麻根、蛤粉各半两，同研末，每次服二钱，空腹用新汲水送下。

小便血淋用苎麻根煎汤频服。也治诸淋。

治疗脱肛不收，将苎麻根捣烂，煎汤熏洗。

续断具有哪些养生价值?

续断又名属折、接骨、龙豆、南草。续断、属折、接骨，都是以功效来命名。续断三月以后生苗，茎干有四棱，像苎麻，叶两两对生。四月开红白色花，像益母花。根像大蓟，为赤黄色。市面上卖的有好几种，很少人能辨好坏。医生以节节断、皮黄皱的为真品。

续断根味苦，性微温，无毒。与地黄相使，与雷丸相恶。主伤寒，补不足，治金疮痈疡、跌打损伤，能续筋骨，治妇人乳难，久服益气力；治妇人崩中漏血，金疮内出血，能止痛生肌肉，治踠伤恶血腰痛，关节缓急；能祛各种湿毒，宣通血脉；能益气，补五劳七伤，破癥结淤血，消肿毒，治肠风痔瘘、乳痈瘰疬，妇人产前产后各种病，胎漏、子宫冷，面黄虚肿，能缩小便，止遗精尿血。

治疗产后诸疾、血晕、心闷烦热、气接不上、心头硬、乍寒乍热等，用续断皮一把，加水三升，煎取二升，分三次服。

治疗跌打损伤用接骨草叶捣烂外敷。

叶［性味］味苦，性微温，无毒。
［主治］金疮痈疡、跌打损伤。

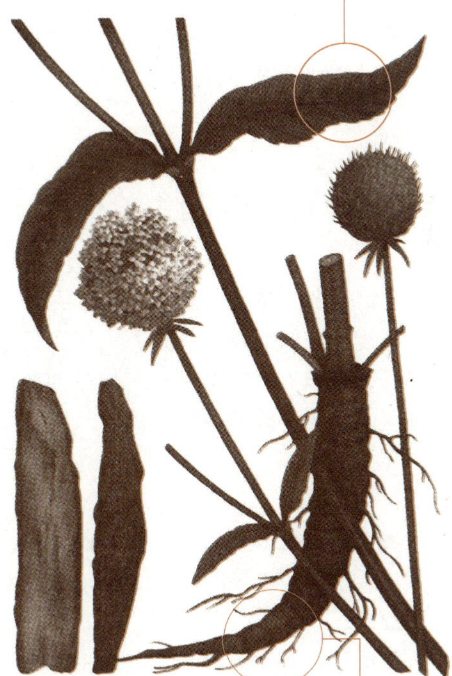

根［性味］味苦，性微温，无毒。
［主治］伤寒，补不足。

大青具有哪些养生价值?

大青的茎叶都是深青色，所以叫作大青。现在江东州郡以及荆南、眉、蜀、濠、淄等州都有。春季生长，茎为青紫色，叶像石竹苗叶，花呈红紫色，像马蓼，也像芫花，根黄色。三四月采茎叶，阴干使用。

大青处处都有，高二三尺，茎圆；叶长三四寸，叶面青色，背面色淡，对节而生；八月开小花，红色成簇；结青色果实，大如椒粒，九月果实变为红色。

李时珍说，大青性寒，味微苦、咸，能解心、胃热毒，不仅只是用来治疗伤寒。朱肱《南阳活人书》中，治疗伤寒发斑、红赤、烦痛，有犀角大青汤、大青四物汤。所以李象先在《指掌赋》中说：阳毒则狂斑烦乱，用大青、升麻，能挽回重病。

大青茎叶味苦，性大寒，无毒。治时气头痛，大热口疮；除时行热毒；治瘟疫寒热；治热毒风，心中烦闷，口干口渴，小儿身热风疹以及金石药毒；外敷治肿毒；治热毒痢疾，黄疸、喉痹、丹毒。

治疗喉风喉痹，用大青叶捣汁灌服，起效即止。

治疗小儿口疮，用大青十八铢，黄连十二铢，加水三升，煮成一升服下。一天服二次，病愈为止。

治热病下痢严重者，用大青汤，取大青四两，甘草、赤石脂各三两，阿胶二两，豉八合，加水一斗，煮成三升，分三次服。

天名精具有哪些养生价值?

天名精又名天蔓菁、天门精、地菘、玉门精、麦句姜、蟾蜍兰、蛤蟆蓝、蚵蚾草、豕首、彘颅、活鹿草、皱面草、母猪芥。果实名：鹤虱。根名杜牛膝。地菘即天名精，其叶像菘，又像蔓菁，所以有这两个名称。鹤虱即天名精的果实。天名精的嫩苗是绿色，像皱叶菘芥，微有狐气，淘净后炸熟也可食用。长则抽茎，开小黄花，像小野菊花。它结的果实像蒿子，最粘人的衣服，狐气更重。但炒熟后则香，所以人们都说其味辛而香。它的根是白色，像短牛膝。

天名精，是指根和苗一起。地菘、埊松，都是指它的苗叶。鹤虱，是说它的子。它的功用只是吐痰止血杀虫解毒，所以擂汁服能止痰疟，用来漱口能止牙疼，外敷治蛇咬伤，也能治猪瘟病。

天名精叶、根味微辛、甘，有小毒。生汁使人呕吐。主淤血血瘕欲死，下血。能止血，利小便；除小虫，去痹，除胸中结热，止烦渴，消水肿；能破血生肌，止鼻出血，杀寄生虫，除各种毒肿、疔疮、瘘痔，刀枪内伤；身体瘙痒不止者，用它擦拭，立即止痒；解恶虫蛇螫毒，用它外敷；吐痰止疟，治牙痛口紧喉痹。

鹤虱（天门精实）味苦，性平，有小毒。杀蛔虫、蛲虫，将其研为末，用肥肉汁调服一方寸匕，也可以入丸散剂使用；虫心痛，用淡醋和半匕服，即刻有效；杀五脏虫，止疟，外敷治恶疮。

灯心草具有哪些养生价值？

灯心草又名虎须草、碧玉草。灯心草长于江南泽地，丛生，茎圆，细而长直，人们用来编席。蒸熟待干后，折取中心的白瓤来点灯的，为熟草。有不蒸的，生干剥取为生草。入药宜用生草。

此草属龙须一类，但龙须紧小而瓤实，此草稍粗而瓤虚白。吴人栽种，取瓤为灯炷，以草织席及蓑衣。服食丹药的人以它来伏硫黄、朱砂。

灯心草茎、根味甘，性寒，无毒。治五淋，生煮服用。如果用破席煮服，更良；泻肺，治阴窍阻涩不利，行水，除水肿癃闭；治急喉痹，烧灰吹之甚捷。烧灰涂乳上，饲小儿，能止小儿夜啼；降心火，止血通气，散肿止渴。烧灰入轻粉、麝香，治阴疳。

治疗伤口流血，用灯心草嚼烂敷患处。

治疗鼻血不止，用灯心草一两为末，加丹砂一钱。每次用米汤送服二钱。

治疗喉痹，用灯心草一把，瓦上烧存性，加炒盐一匙，每取少许吹入喉中，数次即愈。

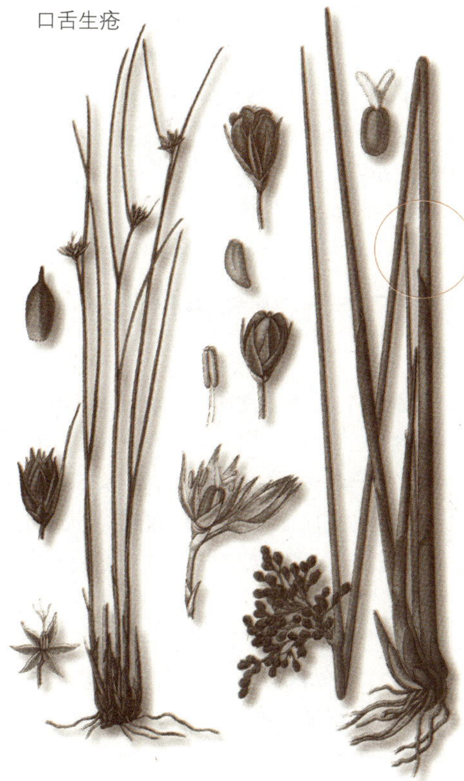

治疗失眠，用灯心草煎水代茶喝。

治疗湿热黄疸，用灯心草根四两，加酒、水各半，入瓶内煮半日，露一夜，温服。

延胡索具有哪些养生价值？

延胡索又名玄胡索。此草名玄胡索，因避宋真宗讳，故改玄为延。延胡索生长在奚地，从安东道运来，根像半夏，色黄。奚也就是东北夷地。现在二茅山西上龙洞有栽种。每年寒露后栽种，立春后生苗，叶如竹叶样，三月长三寸高，根丛生像芋卵，立夏后挖取。

玄胡索味苦、微辛，性温，入手足太阴、厥阴四经，能行血中气滞、气中血滞，所以专治一身上下诸痛，是活血行气第一品药。延胡索根味辛，性温，无毒。入手、足太阴经。能破血，疗妇人月经不调，腹中结块，崩漏，产后各种血病，血运，暴血冲上，因损下血。将其煮酒或用酒磨服。能除风治气，暖腰膝，止暴腰痛，破癥瘕，治跌打损伤淤血，能落胎。治心气小腹痛，有神。散气，治肾气，通经络。能活血利气，止痛，通小便。

玄胡索一两，枯矾二钱半，共研为末。每次取二钱，用软糖一块和药含咽。可治老少咳嗽。

玄胡索去皮醋炒，当归酒浸炒各一两，橘红二两，共研为末，酒煮米糊和药做成丸子，如梧子大，每次空腹用艾醋汤送服一百丸，可治妇女气血淤滞的腹中刺痛、月经不调。凡产后血污不净，腹满，及产后血晕，心头硬，或寒热不禁，或心闷，手足烦热等病，都可将玄胡索炒后研末，每次用酒送服二钱，很有效。

冷气腰痛者可用延胡索、当归、桂心等分，研为末，每次用温酒送服三四钱。

坠落车马致筋骨疼痛不止用豆淋酒送服玄胡索末二钱，一日二次。

时发时止或久不愈，身热足寒，用玄胡索（去皮）、金铃子肉等份，共研为末，每次用温酒或白开水送服二钱。

败酱具有哪些养生价值?

败酱又名苦菜、苦蘵、泽败、鹿肠、鹿首、马草。败酱俗名苦菜，山里人采来食用，江东人常采来储藏。败酱初春生苗，深冬才凋谢。初生时，叶铺地而生，像菘菜叶而狭长，有锯齿，为绿色，叶面色深，背面色浅。夏秋季节茎高二三尺而柔弱，数寸一节，节间生叶，向四面散开如伞，顶端开成簇的白花，像芹花、蛇床子花。它结的果实小而成簇，很像柴胡。

败酱是手足阳明、厥阴经的药物，善排脓破血。败酱根味苦，性平，无毒。主暴热、火疮、热毒、疥癣、瘙痒、痈疽、痔疮、马鞍热气；除痈肿、水肿、热结、风痹、产后腹痛；治毒风侵袭所致的萎缩麻木，破多年淤血；能化脓为水，治产后各种疾病，止腹痛，余疹烦渴；治气滞血淤心腹痛，除腹内包块，催生落胎，止鼻出血、吐血，赤白带下，治红眼、翳膜、眼内息肉，聤耳，疮疖疥癣丹毒，能排脓补瘘。

治疗腹痛有脓，取薏苡仁十分、附子二分、

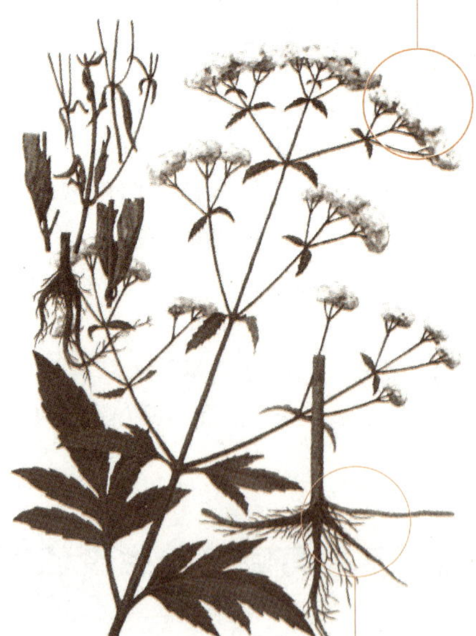
花［性味］味苦，性平，无毒。
［主治］痔疮、马鞍热气。
根［性味］味苦，性平，无毒。
［主治］暴热、火疮、热毒。

败酱五分，同捣末。每次取方寸匕，加水二升，煎成一升，一次服下。

治疗产后恶露，取败酱、当归各六分，续断、芍药各八分，芎䓖、竹茹各四分，生地黄（炒）十二分，加水二升，煮取八合，空腹服。

治疗产后腹痛如锥刺，取败酱草五两，加水四升，煮取二升，每次服二合，一天三次。

款冬花具有哪些养生价值?

款冬花又名款冻、颗冻、氐冬、钻冻、菟奚、橐吾、虎须。百草中只有它不顾冰雪，最先发芽，所以称它为破冰。款冬花虽在冰雪之下，到时间也照样生芽，春天人们采来代替蔬菜。如果入药用，须用微见花的为好。如果已经开花芬芳，则无药力。

款冬花的叶子像葵而大，丛生，花出根下。根是紫色，叶像萆薢，十二月开黄花，有青紫色的花萼，离地一两寸，则长出来时像菊花萼，通直而肥实无子。

款冬花味辛，性温，无毒。主咳嗽上气、哮喘，喉痹，及各种惊痫寒热邪气；治消渴，喘息呼吸；疗肺气心促急，热劳咳、咳声不断、涕唾稠黏，肺痿肺痈，吐脓血；润心肺，益五脏，除烦消痰，清肝明目，治中风等疾病。

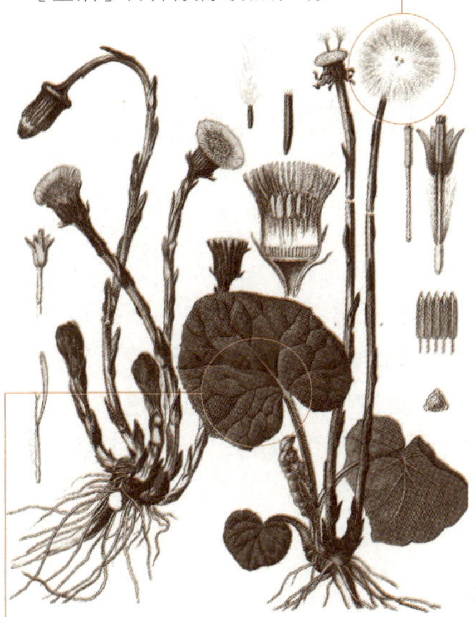
花［性味］味辛，性温，无毒。
［主治］各种惊痫寒热邪气。
叶［性味］味辛，性温，无毒。
［主治］咳嗽上气、哮喘，喉痹。

治疗咳嗽痰中带血，取款冬花、百合，蒸后焙，等分为末，加蜜做成龙眼大的丸子，每天临睡时嚼服一丸，姜汤送下。

木贼具有哪些养生价值?

木贼有节，表面粗糙而涩。治木骨者，用它磋擦则光净，称为木之贼。木贼出近水的地方。丛丛直上，长的二三尺，像凫茈苗以及粽心草，而中空有节，又像麻黄茎而稍精，没有枝叶。色青，经冬不凋。四月采。

木贼茎味甘、微苦，无毒。治目疾，退翳膜，消积块，益肝胆，疗肠风，止痢，及妇人月水不断，崩中赤白；解肌，止泪止血，去风湿，疝痛，大肠脱肛；木贼得麝香，治休息久痢。得禹余粮、当归、芎䓖，治崩中赤白。得槐蛾、桑耳，治肠风下血。得槐子、枳实，治痔疾出血。

木贼性温，味微甘苦，中空而轻，阳中之阴，主升，主浮。与麻黄同形同性，故亦能发汗解肌，升散火郁风湿，治眼目诸血疾。

治疗目昏多泪，用木贼（去节）、苍术（淘米水浸过）各一两，共研为末。每服二钱，茶水调下。或加蜜做成丸子吞服也可以。

治疗急喉痹塞，用木贼在牛粪火上烧存性，每服一钱，冷水送下，血出即安。

治疗肠痔下血，多年不止：用木贼、枳壳各二两，干姜一两，大黄二钱半，一起在锅内炒黑存性，研细。每次服二钱，用粟米汤送下，很有效。治疗大肠脱肛，将木贼烧存性，研为末，敷肛部，并把它托入体内。也可以往药中加龙骨。

治疗月经不净，用木贼（炒）三钱，加水一碗煎至七成，温服，每日一次。

葶苈具有哪些养生价值?

葶苈又名丁历、大室、大适、狗荠。葶苈生长在藁城平原沼泽及田野，初春生苗叶，高六七寸，像荠。它的根为白色，枝茎都为青色。三月开花，微黄，结角，种子扁小像黍粒，微长，呈黄色。立夏后采实，阴干。葶苈有甜、苦两种。狗荠味微甘，即甜葶苈。

葶苈甘苦二种，正如牵牛，黑白二色一样，急、缓不同；又像壶卢，甘、苦二味，良、毒也异。一般甜的下泄性缓，虽泄肺却不伤胃；苦的下泄性急，既泄肺也易伤胃，所以用大枣辅佐。然而肺中水气积满喘急者，非此不能除。只是水去则停药，不可过多服用。

葶苈大降气，与辛酸同用，以导肿气。《本草 ·十剂》载，泄可去闭，葶苈、大黄 之属。此二味药都大苦寒，一泄血闭，一 泄气闭。葶苈子味辛，性寒，无毒。葶苈子 子与榆皮相使，得酒良，恶白僵蚕、石龙芮。宜配大枣同用。主治腹部肿块、结气，饮食寒热，能破坚逐邪，通利水道；利膀胱水湿，伏留热气，皮间邪水上出，面目浮肿，身突然中风，热痱瘙痒，利小腹。久服令人虚弱；疗肺壅上气咳嗽，止喘促，除胸中痰饮；通月经。

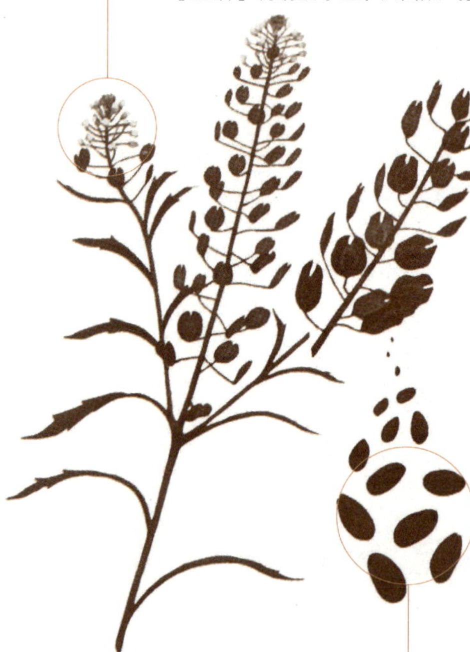
花［性味］味辛，性寒，无毒。
［主治］利膀胱水湿，伏留热气。
子［性味］味辛，性寒，无毒。
［主治］腹部肿块、结气，饮食寒热。

瞿麦具有哪些养生价值？

瞿麦又名蘧麦、巨句麦、大菊、大兰、石竹、南天竺草。石竹叶像地肤叶而尖小，又像初生的小竹叶而细窄，其茎纤细有节，高一尺多，梢间开花。山中野生的，花大如钱，红紫色。人们栽种的，花稍小而妩媚，有红、白、粉红、紫红、斑斓等色，俗称洛阳花。它结的果实像燕麦，里面有小黑子。将它的嫩苗炸熟，用水淘过后可食用。

瞿麦穗味苦，性寒，无毒。与蘘草、牡丹相使，恶螵蛸，伏丹砂。主关格、各种癃闭，小便不通，能出刺，去痈肿，明目去翳，破胎堕子，下淤血；养肾气，逐膀胱邪气，止霍乱，长毛发；主治五淋；治月经不通，有破血块、排脓的作用。

瞿麦叶主痔瘘并泻血，做成汤粥食用。又治小儿蛔虫，以及丹石药发。眼睛肿痛及肿毒，将其捣烂外敷。可治浸淫疮和妇人阴疮。

穗［性味］味苦，性寒，无毒。
［主治］关格、各种癃闭，小便不通。

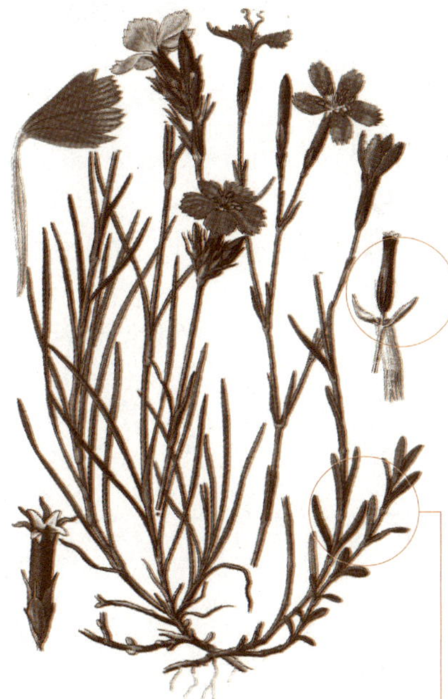

叶［主治］痔瘘并泻血，做成汤粥食用。

龙葵具有哪些养生价值？

龙葵又名苦葵、苦菜、天茄子、水茄、天泡草、老鸦酸浆草、老鸦眼睛草。龙葵，是说其性滑如葵。称苦菜，是因其味苦；称茄是其叶的形状而命名；天泡、老鸦眼睛，都是以其子的形状命名。因它与酸浆相似，所以加老鸦以区别。五爪龙也叫老鸦眼睛草，败酱、苦苣都叫作苦菜，这是名同物不同。

龙葵、龙珠，为同一类的两个品种，到处都有。四月生苗，嫩时可以食用，性质柔滑，逐渐长高到二三尺，茎像筷子般粗，又像灯笼草但没有毛，叶像茄叶而小。它在五月以后开小白花，花蕊呈黄色，果实浑圆，大如五味子，果上长有小蒂，数颗同缀，味酸。果实里面有细子，也像茄子的子。果实生青熟黑的为龙葵，生青熟赤的是龙珠，性味也相差不多。

龙葵苗味苦、微甘，性滑、寒，无毒。能解除疲劳，减少睡眠，祛虚热，消浮肿；治风证，补益男子元气，妇人败血；消热散血，压丹石毒，适宜食用。

龙葵茎、叶、根捣烂加土和好，外敷疔肿、火丹疮，效果好。根与木通、胡荽煎汤内服，能通利小便。

治疗发背痈疽成疮，用龙葵一两研为末，加麝香一分，研匀外涂。

治疗火焰丹肿，取龙葵草加醋研为细末外敷。

治疗诸疮恶肿：取龙葵草捣烂，用酒送服。另以药渣敷患处。

迎春花具有哪些养生价值?

迎春花丛生，高的可长到二三尺，茎呈方形，叶厚。叶像初生的小椒叶，但没有齿，叶面色青背面淡。对节生小枝，每枝长三叶。正月初开小花，形状如瑞香花，花黄色，不结果实。

迎春花的叶味苦涩，性平，无毒。治肿毒恶疮，取叶阴干，研成末，用酒送服二三钱，服后出汗即愈。迎春花叶可以止血，止痛。主要用于跌打损伤，外伤出血，口腔炎，痈疖肿毒，外阴瘙痒。

迎春花甘，涩，平。有清热利尿，解毒的之功。主要用于发热头痛，小便热痛，下肢溃疡。取叶 2 ~ 3 钱，捣烂敷患处或煎水坐浴或取花 1 ~ 3 钱，外用研粉，调麻油搽敷患处。

蓖麻具有哪些养生价值?

蓖麻叶像大麻，子像牛蜱，故名。蓖也作螕。螕即牛虱。此草的种子有麻点，故名蓖麻。蓖麻的茎有赤有白，中空。叶大像瓠叶，每叶有五尖。夏秋季节桠里抽出花穗，累累呈黄色。每枝结实数十颗，上有刺，攒簇像猬毛而软。三四子合成一颗，枯时劈开，状如巴豆，壳内有子大如豆。壳有斑点，状如牛螕。将斑壳去掉，中间有仁，娇白像续随子仁，有油可作印色及油纸。

取蓖麻油的方法是，取蓖麻仁五升捣烂，加水一斗煮，有沫捞起，待沫尽则止。将沫煎至点灯不炸，滴水不散为度。

蓖麻属阴，其性善收，能追脓取毒，是外科要药。能排出有形的积滞物，所以取胎产胞衣、剩骨胶血者用。蓖麻仁甘辛有毒热，气味与巴豆很相近，也能通利，故下水气。其性善走，能开通诸窍经络，

全草［性味］有毒。

［主治］祛湿通络、消肿、拔毒。

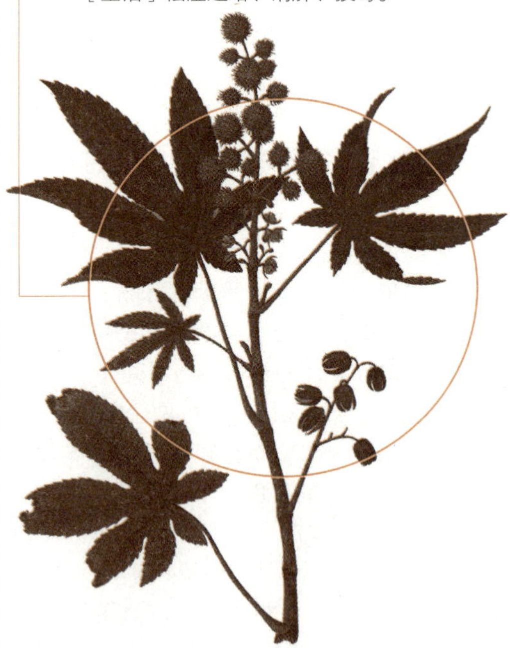

所以能治偏风、失音口噤、口目歪斜、头风七窍诸病，不止是排出有形之物。

蓖麻子味甘、辛，性平，有小毒。主水积。又主风虚寒热，身体疮痒浮肿，毒邪恶气，取蓖麻子榨取油外涂；研敷疮、疥、癞。涂手足心，用来催产；治瘰疬。取子炒熟去皮，每卧时嚼服二三枚，渐加至十数枚，有效；主偏风不遂，口眼歪斜，失音口噤，头风耳聋，舌胀喉痹，鼻喘脚气，毒肿丹瘤，烫伤，针刺入肉，女人胎衣不下，子宫脱出，开通关窍经络，能止诸痛，消肿追脓拔毒。

马兜铃具有哪些养生价值?

马兜铃又名都淋藤、独行根、土青木香、去南根、三百两银药。此草蔓生附木生长，叶脱落时果实还在，像马项上的铃铛，故名马兜铃。马兜铃的根会使人呕吐、腹泻，微有香气，故得名独行、木香。岭南人用它来治蛊，隐其名为三百两银药。

马兜铃果实味苦，性寒，无毒。主肺热咳嗽，痰结喘促，血痔瘘疮；治肺气上急，坐息不得，咳嗽连连不止；清肺气，补肺，去肺中湿热。

治疗水肿腹大喘急，用马兜铃煎汤。

治疗肺气喘急，取马兜铃二两，去壳及膜，加酥油半两，拌匀后用慢火炒干，再加炙甘草一两，同研成末。每次取一钱，加水一盏，煎至六成，温服，或噙口中咽服。

独行根（青木香）味辛、苦，性冷，有毒。不能多服，会使人呕吐、腹泻不止。治诸毒热肿，蛇毒，用水磨独行根成泥封患处，一天三四次。加水煮一二两，取汁服，吐蛊毒。将其捣为末，水调后用来涂疗肿，效果好；治血气，利大肠，治头风、瘙痒、秃疮。

果实［性味］苦，微寒，有毒
［主治］肺热喘咳，痰中带血，肠热痔血，痔疮肿痛。

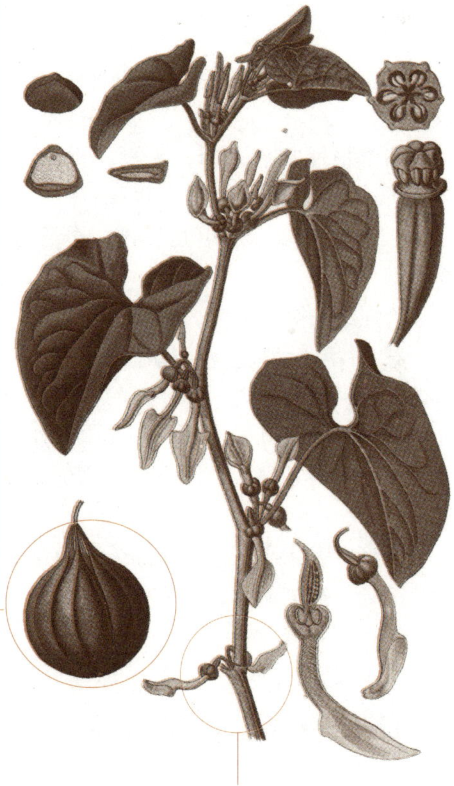

茎（天仙藤）［性味］有毒。
［主治］祛风和血。

郁李仁具有哪些养生价值？

郁李也叫车下李、爵李、雀梅、常棣。生于高山川谷及丘陵上，五六月采根。山野到处都有。子熟赤色，可食。郁李子红熟可食，微涩，可蜜煎，陕西甚多。核仁酸，平，无毒。阴中之阳，性主降，能下气利水，乃脾经气分药。主大腹水肿，面目四肢浮肿，利小便水道。肠中结气，关格不通。通泄五脏膀胱急痛，宣腰胯冷脓，消宿食下气。破癖气，下四肢水。酒服四十九粒，可泻结气。破血润燥。专治大肠气滞，燥涩不通。研和龙脑，点赤眼。

郁李根性味酸，凉，无毒。主治牙龈痛，龋齿。去白虫。还可治风虫牙痛，浓煎含漱。治小儿身热，作汤浴之。

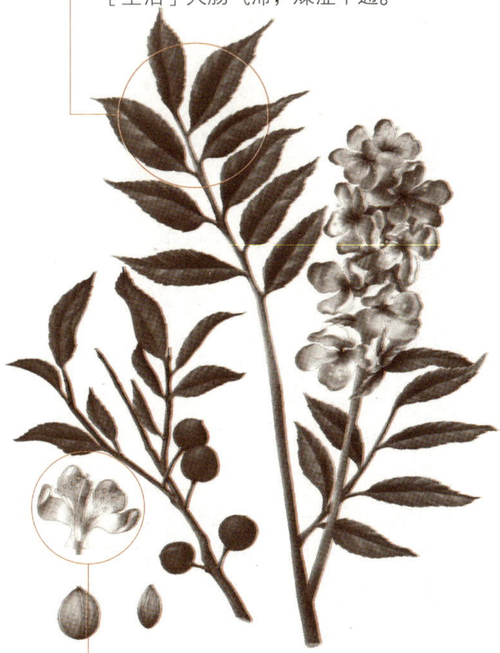
叶［性味］平，无毒。
［主治］大肠气滞，燥涩不通。
花［性味］酸，平，无毒。
［主治］破癖气，下四肢水。

治疗小儿惊热痰实，大小便不通，用大黄（酒浸后炒过）、郁李仁（去皮，研末）各一钱，滑石末一两，一起捣和成如黍米大的丸子。两岁小儿服三丸，其他儿童根据情况加减，开水送服。

治疗肿满气急，睡卧不得，用郁李仁一合，捣末，和面做饼吃，吃下即可通便，气泄出后即愈。

治疗心腹胀满，二便不通，气急喘息，脚气浮肿，取郁李仁十二分，捣烂，水磨取汁，薏苡三合，捣如粟大，一同煮粥吃。

胡椒具有哪些养生价值？

胡椒又名昧履支。因其辛辣似椒，所以得椒名，实际上并不是椒。

胡椒出自摩伽陀国，那儿称之为昧履支。它蔓生，依附在树上，或架棚引藤。胡椒叶像扁豆、山药。正月开黄白色的花，结椒累累，缠绕在藤蔓上，形状像梧桐子，也没有核，生的时候是青色，熟后变为红色，青的味更辣。胡椒四月成熟，五月采收，晒干后起皱。

现在人们的食品中大多都要用它，成为生活日用品。

辛热纯阳，走气助火，昏目发疮；多食损肺，令人吐血；主下气温中去痰，除脏腑中冷气；去胃口虚冷气，积食不消，霍乱气逆，心腹疼痛，冷气上冲；调五脏，壮肾气，治冷痢，杀一切鱼、肉、鳖、蕈毒；去胃寒吐水，大肠寒滑；暖肠胃，除寒湿，治反胃虚胀，冷积阴毒，牙齿浮热疼痛。

秦椒具有哪些养生价值?

秦椒又名大椒、花椒。它最早出自秦地，现在各地都可种植，很容易繁衍。它的叶是对生的，尖而有刺。四月开小花，五月结子，生时为青色，熟后变成红色，比蜀椒大，但其子实中的子粒不如蜀椒的黑亮。范子计说，蜀椒产自成都，红色的好；秦椒出自陕西天水，粒小的好。

秦椒能除风邪气，温中，去寒痹，坚齿发，明目；疗咽喉肿痛，吐逆疝瘕。散淤血，治产后腹痛。能发汗，利五脏；治上气咳嗽，久风湿痹；治恶风遍身，四肢麻痹，口齿浮肿摇动，闭经，产后恶血痢，慢性腹泻，疗腹中冷痛，生毛发，灭疤痕，消肿除湿。

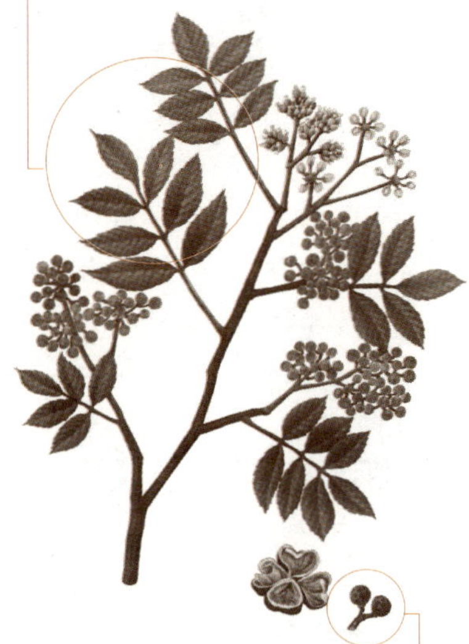
叶［性味］辛，性温，无毒。
［主治］胃寒吐水，大肠寒滑。
果实［性味］味辛，性大温，无毒。
［主治］下气温中去痰，除脏腑中冷气。

蒺藜具有哪些养生价值?

蒺藜又名茨、旁通、屈人、止行、豺羽、升推。蒺，疾的意思；藜，利的意思；茨即刺。它的刺伤人，很是快而利。叫它屈人、止行，都是因为蒺藜伤人。此草多生长在道路上及墙上，叶伏地，子有刺，形状像菱但小些。长安最多，人们行路多穿木履。

蒺藜布地蔓生，细叶，子有三角，绿叶细蔓，七月开黄紫色花，像豌豆花而略小些。九月结果实成荚，子便可采。它的果实味甜而微腥，褐绿色，与蚕种子有点像但差别大。又与马藻子非常像，但马藻子微大，不能入药，须仔细分辨。白蒺藜的子是补肾药，祛风只用刺蒺藜。蒺藜叶像初生的皂荚叶，整齐可爱。刺蒺藜像赤根菜子和细菱，三角四刺，果实有仁。白蒺藜结荚长一寸左右，里面的子大如芝麻，外形像羊肾而带绿色。

蒺藜子入药用，丸剂、散剂都可，炒去刺用。味苦，性温，无毒。与乌头相使。去恶血，破腹部肿块，治喉痹乳难。久服长肌肉，明目轻身；治身体风痒，头痛，咳逆伤肺肺痿，

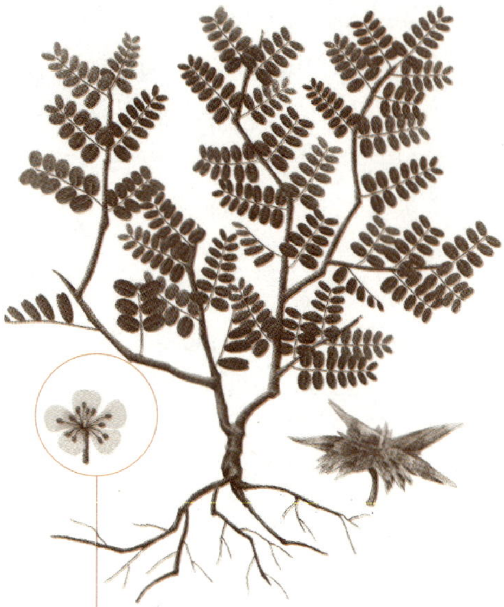

花［主治］阴干为末，每次用温酒送服二三钱，治白癜风。

止烦下气。小儿头疮，痈肿，阴溃，可做摩粉用；治各种风病、疬疡，疗吐脓，去燥热；治奔豚肾气，肺气胸膈满，能催生堕胎，益精，疗肾冷，小便多，止小便淋沥、遗精、尿血肿痛；治痔漏，阴部潮湿，妇人乳房疮痈，带下；治风邪所致的大便秘结，及蛔虫心腹痛。

治疗大便风秘，蒺藜子（炒）一两、猪牙皂荚（去皮、酥炙）五钱，共研为末。每次用盐茶汤送服一钱。

治疗月经不通，杜蒺藜、当归等分，研为末。每次用米汤送服三钱。

治疗白癜风，用白蒺藜子六两，生捣为末。每次用白开水送服二钱，一日二次。一月后断根。服至半个月时，白处见红点，即预示有效。

大黄具有哪些养生价值？

大黄又名黄良、将军、火参、肤如。大黄，是因其颜色而得名。称它为将军，是说它的作用骏快。它推陈致新，就像平定祸乱致太平，所以得将军之名。大黄生长在蜀郡北部或陇西。二月叶子卷曲生长，黄赤色，叶片四四相当，茎高三尺多。它三月开黄色花，五月结实黑色，八月采根。根有黄汁，切片阴干。大黄的叶、子、茎都像羊蹄，但茎高达六七尺而且脆，味酸，叶粗长而厚。根细的像宿羊蹄，大的有碗大，长二尺。其性湿润而易蛀坏，烘干就好。用的时候应当区分，如果取深沉、能攻病的，可用蜀中像牛舌片坚硬的；如果取泻泄迅速、除积滞去热的，当用河西所产有锦纹的大黄。

大黄味苦性寒，气味俱厚，沉而降，烦属阴。用之须酒浸煨熟，是寒因热用。大黄酒浸入太阳经，酒洗入阳明经，其余

花［性味］味苦，性寒，无毒。
［主治］通利水谷，调中化食，安和五脏。

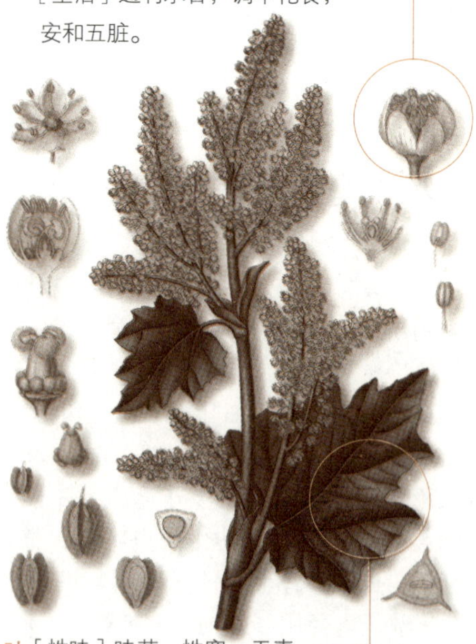

叶［性味］味苦，性寒，无毒。
［主治］能下淤血，除寒热，破肿块。

经不用酒。凡是病在气分以及胃寒血虚和妊娠产后，不要轻易使用。因大黄性苦寒，能伤元气、耗阴血。

大黄是足太阴、手足阳明、手中厥阴五经血分之药。凡病在五经血分者，适宜使用。如果病在气分而用大黄，是诛伐无过。泻心汤治疗心气不足、吐血、衄血，是真心之气不足，而手厥阴心包络、足厥阴肝、足太阴脾、足阳明胃之邪火有余。虽然说是泻心，实际是泻四经血中的伏火。

大黄能下淤血，除寒热，破肿块，去留饮宿食，荡涤畅胃，排出肠道积滞，通利水谷，调中化食，安和五脏；可平胃下气，除痰实，肠间积热，心腹胀满，女子寒血闭胀，小腹痛，各种陈久淤血凝结；通女子月经，利水肿，利大小肠，贴热肿毒，小儿寒热时疾，烦热蚀脓；泻各种实热不通，除下焦湿热，消宿食，泻心下痞满；主下痢赤白，里急腹痛，小便淋沥，实热燥结，潮热谵语，黄疸，各种火疮。

大戟具有哪些养生价值?

大戟又名邛巨、下马仙。此草的根辛苦，戟人咽喉，故名。当地人叫它下马仙，是说攻下很快。大戟苗像甘遂而高大，叶有白汁，花是黄色。它的根像细苦参，皮黄黑，肉黄白。五月采苗，二月、八月采根用。

大戟在平原沼泽上有很多。它直茎高二三尺，中空，折断有白浆。叶长窄像柳叶但不团，梢叶密攒向上。杭州紫大戟最好，江南土大戟次之。北方的绵大戟色白，根皮柔韧如绵，作用很是峻利，能伤人。体弱的人服用，甚至会吐血，不能不知道。

大戟根采来后，用浆水煮软，去除根基底的茎秆，晒干用。大戟根味苦，性寒，有小毒。反甘草，畏菖蒲、芦苇，与赤小豆相使，恶薯蓣。

大戟主蛊毒，水肿，腹满急痛积聚，中风皮肤疼痛，吐逆；治颈腋痈肿，头痛，能发汗，利大小便；泻毒药，除时疫黄病温疟，破肿结；能下恶血癖块，除腹内雷鸣，通经，堕胎；大戟根煮水，日日热淋，治隐疹风病，及风毒脚肿。牙痛时将大戟咬于痛处，止痛效果好。

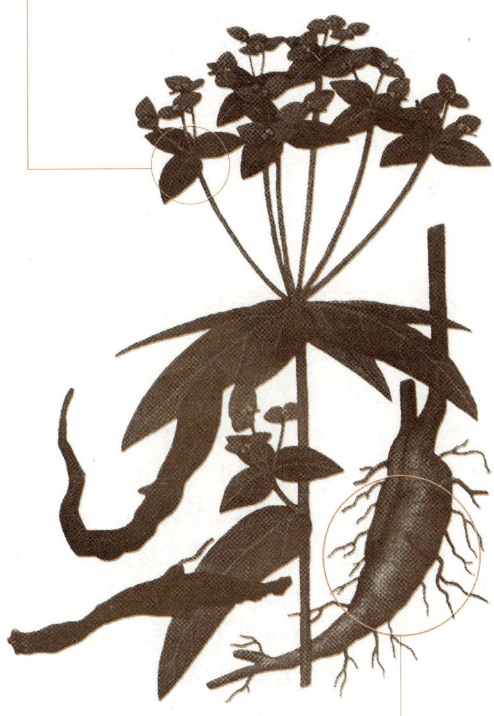

卷柏具有哪些养生价值?

卷柏又名万岁、长生不死草、豹足、求股、交时。卷柏、豹足，像其形。万岁、长生，是说它耐久。卷柏生于常山山谷石间，春天生苗，没有花、子，细叶似柏，高三五寸，弯曲如鸡足，青黄色。五月、七月采摘，老根呈紫色，多须。阴干用。使用时，去掉下面近沙石的部位。

卷柏味辛，性温，无毒。祛五脏邪气，治女子阴中寒热痛，癥瘕、血闭不孕。久服轻身，令人容颜润泽；止咳逆，治脱肛，散淋结。治头中风眩，痿蹶，养阴益精，令人好容颜；通月经，治尸疰鬼疰腹痛，惊恐啼泣；镇心，除头风，暖肾脏。生用破血，炙用止血。

治疗大肠下血，取卷柏、侧柏、棕榈等分，烧存性为末。每次用酒送服三钱。也可用饭做成药丸服用。

治疗远年下血，取卷柏、地榆焙等分。每用一两，加水一碗，煎数十沸，通口服。

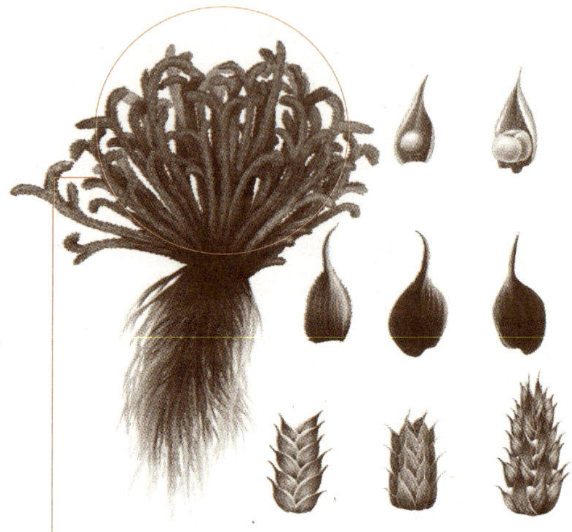

茎叶 [性味] 辛，平，无毒。

[主治] 咳血吐血，风湿痛，经闭痛经，跌扑损伤。

酸浆具有哪些养生价值?

酸浆又名醋浆、苦葴、苦耽、灯笼草、皮弁草、天泡草、王母珠、洛神珠。酸浆到处都有，苗像水茄而小，叶也能吃。结果实作房，房中有子如梅李大，都为黄赤色，小儿爱吃。酸浆、龙葵，是同一类的两种植物，苗、叶都相似，但龙葵茎上光滑没有毛，从五月份到秋天开小白花，花蕊呈黄色，结的子没有壳，累累数颗同枝，子有蒂，生时青色，熟时则为紫黑色。酸浆也同时开黄白色小花，紫心白蕊，其花像杯子，不分瓣，但有五个尖，结铃壳，

宿存萼 [功效] 清凉、化痰、镇咳、利尿。

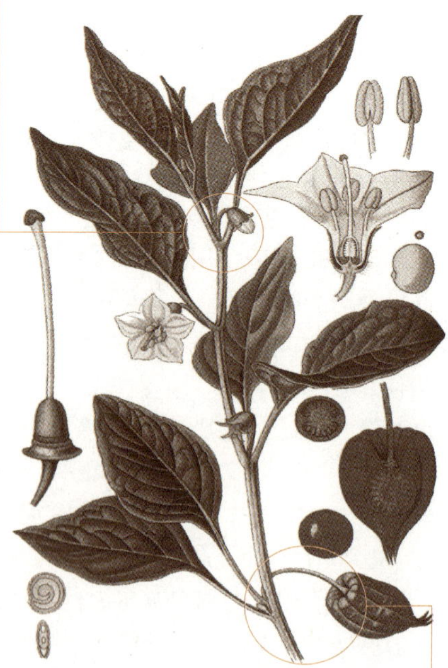

茎叶 [主治] 痛风，但有堕胎之弊，孕妇忌用。

壳有五棱，一枝一颗，像悬挂的灯笼，壳中有一子，像龙葵子，生青熟赤。这样就能将两者区分开来。

酸浆苗、叶、茎、根都可入药。味苦，性寒，无毒。治热烦满，定志益气，利水道；捣汁内服，治黄病效果较好；灯笼草治呼吸急促、咳嗽、风热，能明目，根、茎、花、实都适宜；治慢性传染病、高烧不退，腹内热结，目黄、食欲不振，大小便涩，骨热咳嗽，嗜睡、全身无力，呕吐痰壅，腹部痞块胀闷，小儿无名瘰疬，风火邪毒引起的寒热，腹肿大，杀寄生虫，落胎，去蛊毒，都可用酸浆煮汁饮用。也可生捣汁内服。将其研成膏，可敷治小儿闪癖。

酸浆子味酸，性平，无毒。主烦热，能定志益气，利水道。难产时服，立刻产下；能除热，治黄病，对小儿尤其有益；治阴虚内热及虚劳发热，体弱消瘦，胁痛热结。

治疗热咳咽痛可用清心丸，取灯笼草研为末，用开水送服。同时还以醋调药末敷喉外，治疗效果好。

五味子具有哪些养生价值？

五味子又名玄及、会及。五味子的皮肉甘、酸，核中辛、苦，都有咸味，五味俱全。五味子春初生苗，引赤蔓附于高木，长六七尺。叶尖圆像杏叶。三四月开黄白花，像莲花。七月结实，丛生于茎端，如豌豆样大，生时为青色，熟则变为红紫色，入药生晒不去子。五味子还有南北之分。南方产的五味子色红，北方产的色黑，入滋补药必用北方产的为好。也可以取根种植，当年即生长旺盛；如果是二月下种子，在第二年才生长旺盛，须搭架引蔓。

五味子与肉苁蓉相使。恶葳蕤。胜乌头。入补药熟用，入治嗽药则生用。李杲说，收肺气，补气不足，主升。酸以收逆气，肺寒气逆，宜用五味子与干姜同治。五味子收肺气，为火热必用之药，故治咳嗽以它为君药。但有外邪者不可立即使用，恐闭其邪气，必先发散然后再用为好。有痰者，与半夏相佐；气喘者，与阿胶相佐。

五味子酸咸入肝而补肾，辛苦入心而补肺，甘入中宫益脾胃。主治咳逆上气，劳伤羸瘦，补不足，强阴，益男子精；养五脏，除热，生阴中肌；治中下气，止呕逆，

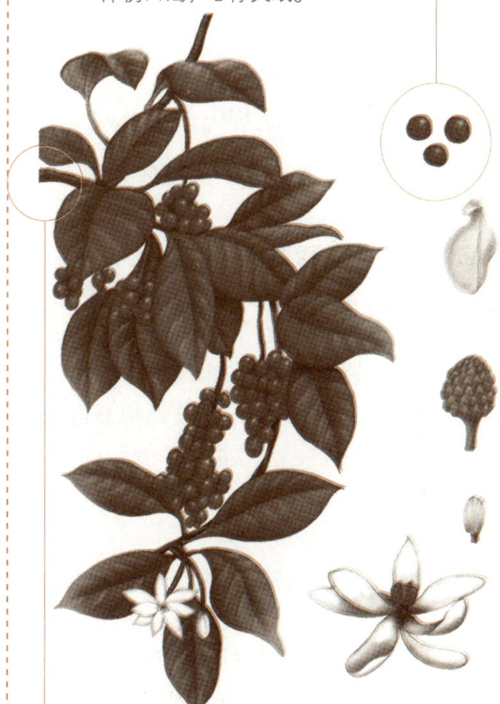
果实［性味］温；酸、甘；归肺、心、肾经。
［主治］久咳虚喘，遗尿尿频，久泻不止，盗汗，津伤口渴，心悸失眠。
藤茎［性味］辛、苦，温。
［主治］风湿骨痛，跌打损伤，胃痛，月经不调，肾炎。

补虚劳，令人体悦泽；明目，暖肾脏，壮筋骨，治风消食，疗反胃霍乱转筋，痃癖奔豚冷气，消水肿心腹气胀，止渴，除烦热，解酒毒；生津止渴，治泻痢，补元气不足，收耗散之气，瞳子散大；治喘咳燥嗽，壮水镇阳。

治疗久咳不止，用五味子五钱，甘草一钱半，五倍子、风化消各二钱，研末，干噙。

治疗阳事不起，取新五味子一斤，研为末，用酒送服方寸匕，一日三服。忌猪鱼蒜醋。

枳具有哪些养生价值?

枳子名枳实、枳壳。原长在商州川谷。现在洛西、江湖州郡等地皆有，以商州的为最好。树木像橘但稍小，高五七尺。叶如橙、多刺。春天开白花，秋天长成果实，在九、十月采摘的为枳壳。现在的人用汤泡去苦味后，蜜渍糖拌，当作果品。

枳实苦，寒，无毒。气厚味薄，浮而升(微降)，阴中之阳。可以除寒热结，长肌肉，利五脏，止痢，益气轻身。除胸胁痰癖，逐停水，破结实，心下急痞痛逆气，胁风痛，安胃气，消胀满，止溏泄，明目。解伤寒结胸，主上气喘咳，肾内伤冷，阴痿而有气。消食，散败血，破积坚，祛胃中湿热。

枳壳苦、酸，微寒，无毒。主治风痒麻痹，通利关节，劳气咳嗽，背膊闷倦，散留结胸膈痰滞，逐水，消胀满大肠风，安胃，止风痛。遍身风疹，肌中如麻豆恶痒，肠风痔疾，心腹结气，两胁胀虚。健脾开胃，调五脏，下气，止呕逆，消痰，治反胃霍乱泻痢，消食，破癥结痃癖五膈气及肺气水肿，利大小肠，除风明目。

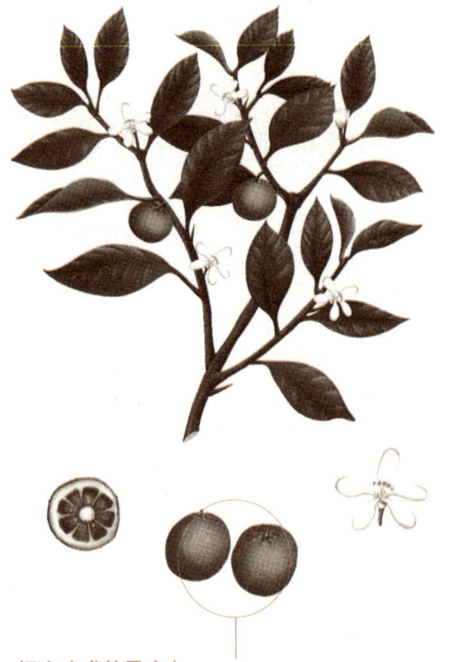

枳实(成熟果实)

[性味]苦、辛、酸，温。归脾、胃、大肠经。

[主治]胃肠积滞，湿热泻痢，气滞胸胁疼痛，产后腹痛。

治疗妇人阴肿、坚痛，用枳实半斤碎炒，棉裹熨。

治疗大便不通，取枳实、皂荚等份，研末，制饭丸，米汤送服。

如需消积顺气，可用枳壳三斤去穰，每个入巴豆仁一个，合定扎煮，慢火水煮一日。汤减再加热汤，勿用冷水。待时足汁尽，去巴豆，切片晒干研末，醋煮面糊做成如梧桐子大的丸子。每服三四十丸。

第2章 食疗

食疗又称食治，就是用食物代替药物而使疾病得到治疗、使细胞恢复功能、使人体恢复健康。从古至今一直有“药补不如食疗”的说法，尽管可能没有药补的见效快，然而方便、无毒副作用则是大家对它推崇备至的重要原因。本章就重点介绍各种常见果蔬的营养元素及药效主治。

各类粥都有什么食疗价值？

赤小豆粥	利小便，消水肿脚气，能驱除邪气。
绿豆粥	解热毒，止烦渴。
薏苡仁粥	除湿热，利肠胃。
莲子粉粥	健脾胃，止泻痢。
芡实粉粥	固精气，明耳目。
菱实粉粥	益肠胃，解体内烦热。
栗子粥	补肾气，益腰脚。
薯蓣粥（即山药粥）	补肾气，固肠胃。
芋粥	宽肠胃，使人不觉得饿。
百合粉粥	润肺调中。
萝卜粥	消食利膈。

胡萝卜粥	宽中下气。
马齿苋粥	治痹消肿。
油菜粥	调中下气。
菠菜粥	和中润燥。
荠菜粥	明目利肝。
芹菜粥	去伏热，利大小肠。
芥菜粥	豁痰辟恶。
葵菜粥	润燥宽肠。
韭菜粥	温中暖下。
葱豉粥	发汗解肌。
茯苓粉粥	清上实下。
松子仁粥	润心肺，调大肠。
酸枣仁粥	治烦热，益胆气。
枸杞粥	补精血，益肾气。
薤白粥	治老人冷利。
生姜粥	温中辟恶。
花椒粥	辟瘴御寒。
茴香粥	和胃治疝。
胡椒粥、茱萸粥、辣米粥	治心腹疼痛。
麻子粥、胡麻粥、郁李仁粥	润肠胃，治痹。
苏子粥	下气，利膈。
竹叶汤粥	止渴清心。
猪肾粥、羊肾粥	补肾虚。
羊肝粥、鸡肝粥	补肝虚，明目。
鸭汁粥、鲤鱼汁粥	消水肿。
牛乳粥	补虚羸。
酥蜜粥	养心肺。
炒面加粥	止白痢。
烧盐加粥	止血痢。

菠菜具有什么食疗价值？

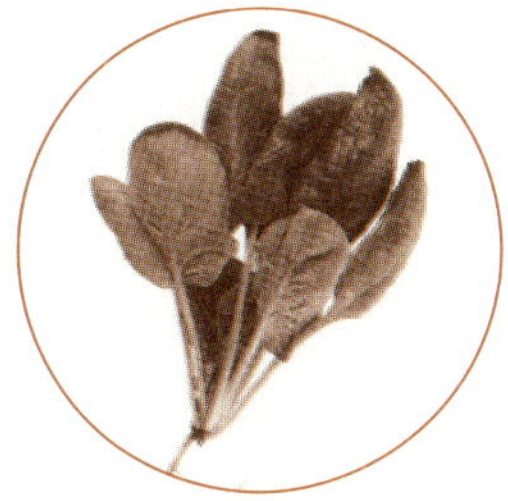

别　　名　菠棱、赤根菜、波斯草、鹦鹉菜

主　　治　防癌、动脉硬化、便秘、整肠、贫血、感冒、消除疲劳

功　　效　补血止血，止渴润肠，滋阴平肝，助消化

适宜人群　特别适合老、幼、病、弱者

菠菜中含有的铁元素是所有蔬菜中最高的，可以用来预防贫血。但是，植物中所含的铁质被称为非血红素铁，与动物中所含的铁质（血红素铁）相比较，具有吸收率不高的缺点。因此，要促进铁元素的吸收就必须同时摄取蛋白质、柠檬酸、维生素C。而菠菜中含有能提升铁质吸收的维生素C，只要搭配蛋白质就可提高吸收率。菠菜中β–胡萝卜素的含量在所有蔬菜中排第二位。β–胡萝卜素具防癌效果。只要食用 80克的菠菜，就可摄取到2330IU的维生素A，而我们一天所需的维元素A为800IU。这种β–胡萝卜素属于脂溶性维生素，因此要有效摄取到养分，就必须与油脂或含油脂的食品一起摄取。此外，它与维生素C&E组合成的营养组合，能击退活性氧，预防癌症和延缓衰老。

小油菜具有什么食疗价值？

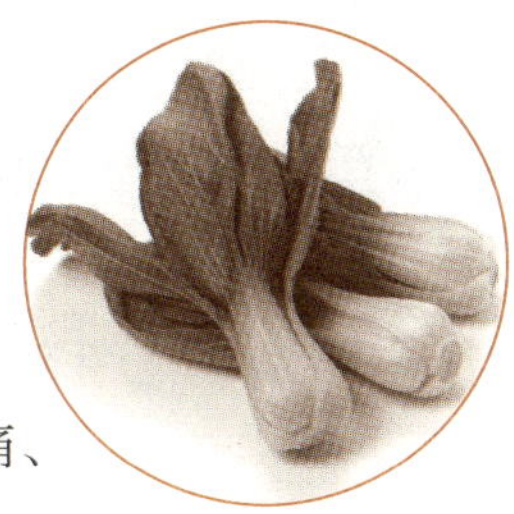

别　　名　芸薹、寒菜、胡菜、苦菜、苔芥、青菜

主　　治　动脉硬化、贫血、强化骨骼与牙齿、消除疲劳、稳定精神

功　　效　活血化淤，解毒消肿，宽肠通便，强身健体

适宜人群　特别适宜口腔溃疡、牙龈出血、牙齿松动、淤血腹痛、癌症患者

油菜属于油菜科植物，是从“青芜”改良为叶菜，由于当初只能在冬季采收，因此又称为冬菜或雪菜。油菜属于黄绿色蔬菜的代表，其营养特征为含有非常丰富的钙质，而且含量是菠菜的五倍。这种钙质以100克的小油菜量来计算的话，就可摄取到一天所需量的 1/2左右钙质能强健骨骼或牙齿，而且还具有缓和压力的作用。此外，以100克油菜来计算β–胡萝卜素 (促进体内维生素A的吸收)，就可摄取到一天所需量的75%。β–胡萝卜素能强健皮肤与黏膜，维持免疫功能，抑制黏膜产生癌症，而且与维生素E组合的话，还能提升抑制癌症的能力。

茼蒿具有什么食疗价值?

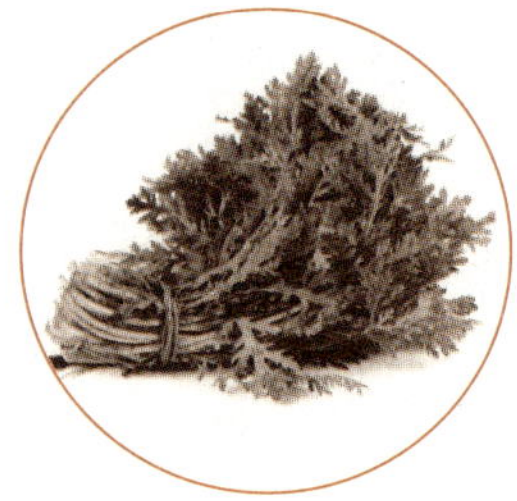

别　　名　蒿子秆、蓬蒿菜、蒿菜、菊花菜、茼莴菜、春菊、花冠菊

主　　治　预防动脉硬化、高血压、便秘、整肠、感冒、美化肌肤、防癌

功　　效　清血、养心、降压、润肺、清痰

性　　味　味甘、辛，性平，无毒

适宜人群　高血压患者、脑力劳动人士、贫血及骨折患者

茼蒿的茎和叶可以同食，具特殊的香味、鲜香嫩脆，一般营养成分无所不备。它的形状类似菊花，所以又称为菊花菜。如果想要拥有美丽的肌肤，就要多食茼蒿，因为它能改善肌肤粗糙的问题。此外茼蒿具备了四种强化心脏的药效成分。其一就是含有许多会在体内发挥维生素 A 效力的 β- 胡萝卜素（含量紧接于菠菜之后，位于小油菜之上）；其二就是含有丰富的食物纤维；其三就是含有丰富的维生素 C；最后就是它的香味，这才是茼蒿特有的药效成分。因为香味可以对自律神经发挥作用，能促进肠胃的运动，尤其是对于因内脏功能降低而引起的肌肤粗糙问题最为有效。此外茼蒿含有新鲜且深绿色的色素、叶绿素，具有去除胆固醇的功效。而且茼蒿也含有丰富的钾，能将盐分运出体外，对于患高血压的人来说，可以说是最佳的食用蔬菜。

韭菜具有什么食疗价值?

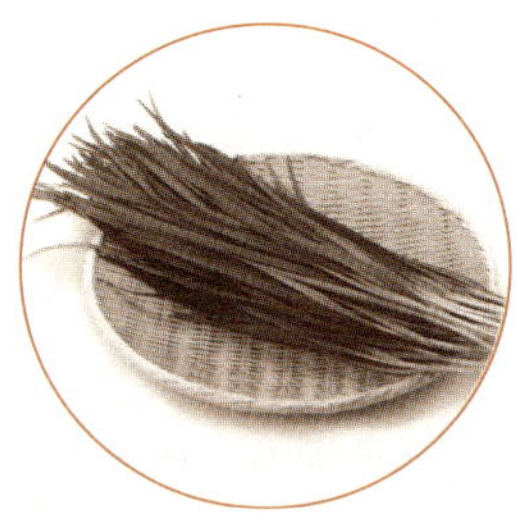

别　　名　壮阳草、起阳草、长生草

主　　治　动脉硬化、健胃整肠、便秘、冰冷症

功　　效　主归心，安五脏，除胃中烦热

性　　味　味辛、甘，性温，无毒

适宜人群　便秘、产后乳汁不足女性以及寒性体质的人

与大蒜同属百合科的韭菜，自古以来就被视为可增强体力的蔬菜。它含有丰富的维生素 A、B 族维生素、维生素 E，还含有臭气成分——蒜素，因此被称为“力蔬菜”。蒜素能提升促进糖类新陈代谢的维生素 B_1 在肠内的吸收利用率，而且还具有强烈的抗菌性、可以保温内脏，活化身体各种功能。

如果想要增强体力，食用韭菜最能发挥效果。维生素 B_1 与含丰富蛋白质的猪肉、内脏等副菜搭配食用后，能更好地发挥作用，防止夏热病的产生。此外，韭菜也含有丰富的维生素类。一束韭菜的β－胡萝卜素刚好是一天所需的摄取量，不过维生素C则为一天所需摄取量的1/3，维生素E含量也是1/3，因此韭菜堪称极优秀的食品。这些营养成分会综合运作其功效，可以改善寒证，预防感冒、健胃、整肠，消除眼睛疲劳及身体疲劳，顾名思义“起阳草”的确是相当适合韭菜的名称。

胡萝卜具有什么食疗价值？

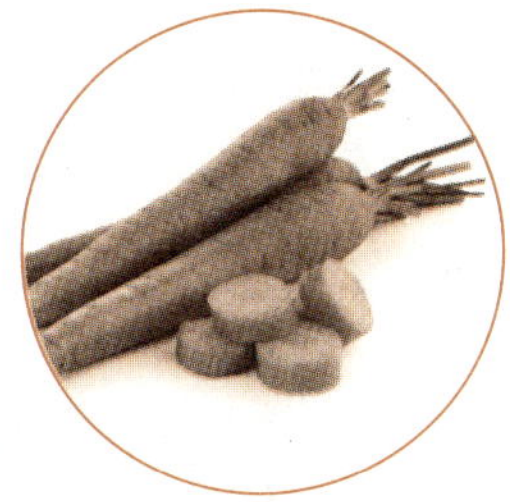

别　　名　红萝卜、甘荀

主　　治　癌症、动脉硬化、感冒、贫血、眼睛疲劳

功　　效　益肝明目，利膈宽肠

性　　味　味甘、辛，性微温，无毒

适宜人群　癌症、高血压、夜盲症、干眼症患者以及营养不良、食欲不振、皮肤粗糙者

胡萝卜之所以如此受欢迎，主要是因为其含有大量的胡萝卜素，而胡萝卜素能有效地防癌。胡萝卜素在体内会变化成维生素A，从而提高身体的抵抗力，抑制导致细胞恶化的活性氧等。而且胡萝卜素也具有造血功能，因此能改善贫血。除此之外，胡萝卜还有补肝明目的作用，可治疗夜盲症，也可强健黏膜或皮肤，因此在美容方面也具有相当大的功效。胡萝卜含有丰富的钾，因此具有降血压的作用，特别适合高血压和冠心病患者食用。胡萝卜还含有丰富的食物纤维，吸水性强，在肠道中体积容易膨胀，可促进肠道的蠕动，能发挥整肠的功效。

南瓜具有什么食疗价值？

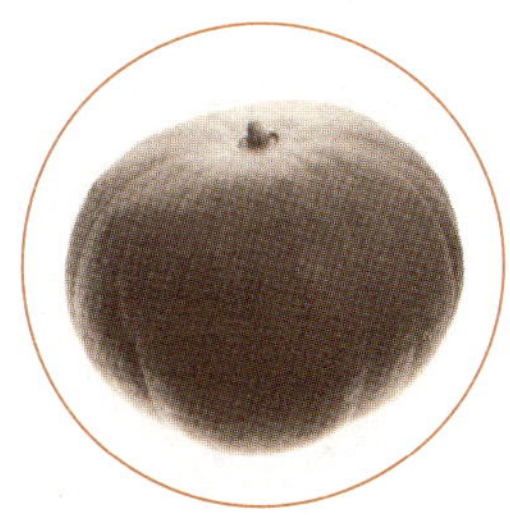

别　　名　麦瓜、番瓜、倭瓜、金瓜

主　　治　癌症、动脉硬化、高血压、健胃、感冒

功　　效　补中益气，解毒杀虫，降糖止渴

性　　味　味甘，性温

适宜人群　肥胖者、糖尿病患者以及中老年人

黄色的南瓜果肉含有丰富的β－胡萝卜素，它能强健肌肤与黏膜，能提高身体的抵抗力，具有缓解眼睛疲劳的功效。而且β－胡萝卜素能去除活性氧，具有防止癌细胞产生的抗氧化作用，可以提升免疫功能，并且当产生癌细胞时，能强化对抗癌细胞的大型噬菌体。南瓜中维生素C的含量是番茄的2倍。维生素C与β－胡萝卜素可在体内合成为预防癌症的物质，同时对于感染也具有抵抗作用。如果从夏天起就充分食用南瓜，那么就不怕冬天感冒病毒的侵袭

了。此外，南瓜中维生素 E的含量也是所有蔬菜中较多的，而且还含有丰富的食物纤维。食物纤维能将肠内的致癌物质运出体外，以防止大肠癌。

青椒具有什么食疗价值？

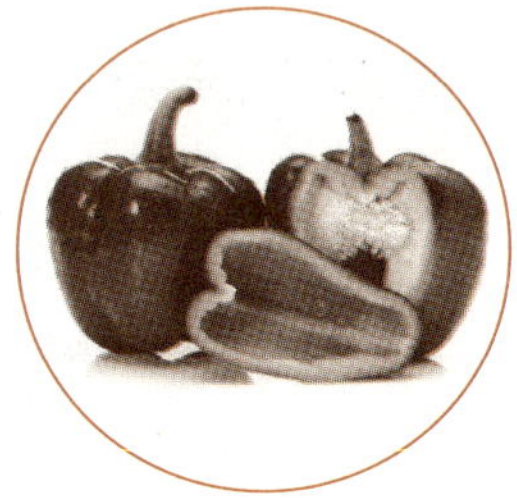

别　　名　青柿子椒、菜椒、甜椒、翠椒、海椒
主　　治　动脉硬化、高血压、便秘整肠、感冒、消除疲劳
功　　效　温中散寒，开胃消食
性　　味　味辛，性热
适宜人群　一般人群均可食用

青椒属于茄科蔬菜，与辣椒同属一族。越成熟的青椒含有越多的辣椒素，因而从绿色变成红色。不过因品种改良的关系，市面上已经出现了红、橙、黄等七种色彩的青椒。青椒中含有丰富的维生素，其中维生素 C 的含量为番茄的四倍。维生素 C 是生成骨胶原的材料，具有消除疲劳的重要功效。而且青椒中还含有能促进维生素 C 吸收的维生素 P，因此就算加热，维生素 C 也不易流失，可说是相当有效的成分。此外，维生素 P 还能强健毛细血管，预防动脉硬化与胃溃疡等疾病的发生。由于夏天容易出汗，维生素 C 的消耗量较大，因此我们可以经常吃青椒，以摄取充足的维生素 C。青椒还含有丰富的维生素 K，可以防治坏血病，对牙龈出血、贫血、血管脆弱有积极的治疗意义。青椒的绿色部分来自于叶绿素，叶绿素能防止肠内吸收多余的胆固醇，能积极地将胆固醇排出体外，从而达到净化血液的作用。

番茄具有什么食疗价值？

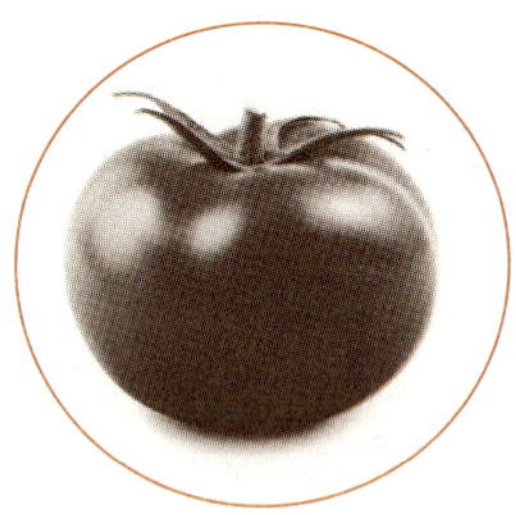

别　　名　番茄、小金瓜、番李子、金橘、洋柿子、番柿
主　　治　高血压、动脉硬化、健胃、强肝、宿醉、便秘整肠
功　　效　生津止渴，健胃消食，清热解毒，凉血平肝，补血养血
性　　味　味甘、酸，性微寒
适宜人群　发热、食欲不振、习惯性牙龈出血、贫血、头晕、心悸、高血压、急慢性肝炎、急慢性肾炎、夜盲症和近视眼患者

番茄并不只是一种美味的蔬菜，在欧洲有一句谚语："家庭中有番茄，就不会发生胃痛"，说明它还具有一定的药效。番茄的酸味能促进胃液分泌，帮助消化蛋白质等。此外，番茄含有丰富的维生素 C，一个番茄就可提供一天所需维生素 C 摄取量的40%。维生素 C 能结合细

胞之间的关系，制造出骨胶原，可以强健血管。番茄中的矿物质则以钾的含量最丰富，由于钾元素有助于排出血液中的盐分，因而具有降血压的功能。番茄中还含有极具魅力的维生素 B_6，要发挥其促进脂肪新陈代谢的功用，最好与肉类菜肴等油腻食品一起食用。此外，番茄中还含有能强化毛细血管的芦丁成分。值得一提的是，番茄红色部分含有的番茄红素，与 β – 胡萝卜素的类胡萝卜素系相同，也具有防癌的效果。

高丽菜具有什么食疗价值?

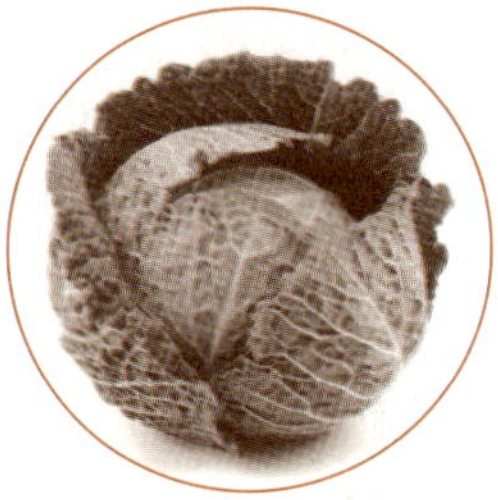

别　　名　球叶甘蓝、蓝菜、包心菜、洋白菜、卷心菜
主　　治　动脉硬化、胆结石
功　　效　强身壮体、健脑益智、延缓衰老
性　　味　味甘，性平、无毒
适宜人群　高胆固醇人群、正在发育的儿童和减肥的女士

高丽菜的主要效用是健胃、防止便秘、感冒、贫血，可以美肤、消除疲劳。

高丽菜在蔬菜中属于分布最广的蔬菜，而且是各种蔬菜的根本。茎上带圆形芽的就是高丽菜缨，茎部呈现圆形状的是球茎甘蓝，可食用花苞的改良品种就是花椰菜或菜花。原属花材的叶牡丹也是高丽菜族群。关于其他的营养特性方面，则含有丰富的维生素 C。只要食用 1 ~ 2 片的高丽菜叶，就可摄取到一天所需维生素 C的40%摄取量，此外，还含有鲜少在蔬菜中所发现的维生素 K（用来凝固血液，强化骨骼）。高丽菜与鱼贝类、肉类、大豆加上食品、牛乳、乳制品、植物油、核桃等种子类搭配高蛋白、低脂肪的健康食品，就可以创造出美丽肌肤。

白菜具有什么食疗价值?

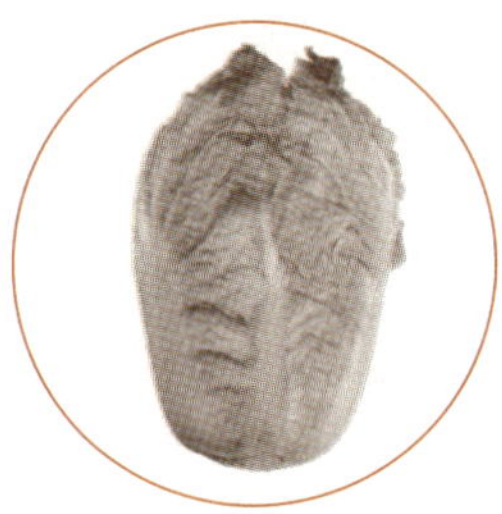

别　　名　结球白菜、黄矮菜、黄芽菜、菘
主　　治　高血压、便秘、整肠、感冒、消除疲劳、利尿
功　　效　清热除烦、解渴利尿、通利肠胃
性　　味　味甘，性平
适宜人群　特别适合肺热咳嗽、便秘、肾病患者以及女性

中国是白菜的原产地。白菜含有均衡的多种营养，主要营养为维生素 C，丰富的含量仅次于菜花，不过相对于水果来说，却稍比柑橘类略逊一筹。白菜甘甜味较淡，热量也较低。白菜中丰富的维生素 C能为身体增强抵抗力，具有预防感冒及消除疲劳的功效。除了维生素 C之外，白菜还含有 β – 胡萝卜素、铁、镁（提升钙质吸收率的所需成分）以及对高血压患者有

益的钾（将盐分排出体外，具利尿作用）等，而且还含有丰富的食物纤维。由于经过炖煮后的白菜有助消化，因此最适合肠胃不佳或病患者食用。

莴苣具有什么食疗价值？

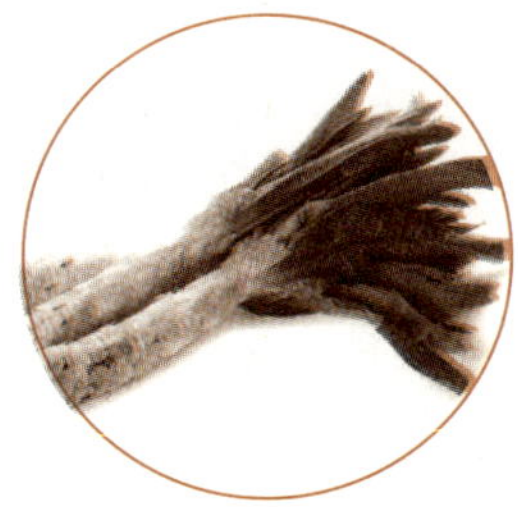

别　　名　莴笋、香笋、千金菜
主　　治　高血压、便秘
功　　效　消除疲劳、美肤、稳定精神、防止老化、净化体内
性　　味　性凉，味甘
适宜人群　一般人群都适用

莴苣含有 95%的水分，虽然营养价值并不高，但是却含有 β－胡萝卜素、维生素 B_1、维生素 C、维生素 E、铁、钾等。生食的话，可避免因加热而流失养分。在药效方面，具有镇静、稳定精神、净化体内毒素等作用。与“茎凹”族群的生菜相较之下，维生素类、钙，都比生菜来的高。莴苣具有清爽的香气，可做成能品尝到柔软纤维的生菜沙拉。因其丰富的食物纤维适合搭配含牛磺酸的贝类、乌贼、虾。

菜花具有什么食疗价值？

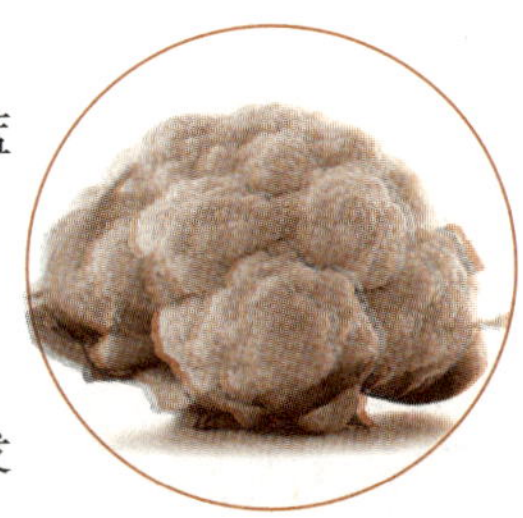

别　　名　花菜、花椰菜、椰花菜、花甘蓝、洋花菜、球花甘蓝
主　　治　癌症、动脉硬化、高血压、便秘、整肠、美肤
功　　效　补肾填精，健脑壮骨，补脾和胃
性　　味　性凉，味甘
适宜人群　食欲不振、消化不良、心脏病、中风患者以及生长发育期的儿童

菜花含有丰富的维生素 C。从含量来看，在未烹调的状态下100克中含有65毫克的维生素 C，而且菜花中的维生素 C，不会因加热而流失。维生素 C 对病毒具有抵抗力，能防癌，创造美丽肌肤，具有强健身体的功效。此外，要注意的地方是菜花中的维生素 C 位于根茎部位，要善加利用，才能确保维生素 C 的摄取量。菜花还有一个不容忽视的地方就是含有丰富的食物纤维。食物纤维具有消除便秘、整肠、防癌的作用。除此之外，菜花还能分解及排泄胆固醇，促进酵素运动，抑制导致动脉硬化发生的因素，增加血液中的过氧化脂肪。此外，菜花中的维生素 K 具有强化骨骼的作用。菜花中还含有蔗糖、果糖等糖类，因此口味甘甜。现代研究发现，菜花中含有具有抗癌作用的异硫氰酸酯，因此越来越受到人们的瞩目。

黄瓜具有什么食疗价值?

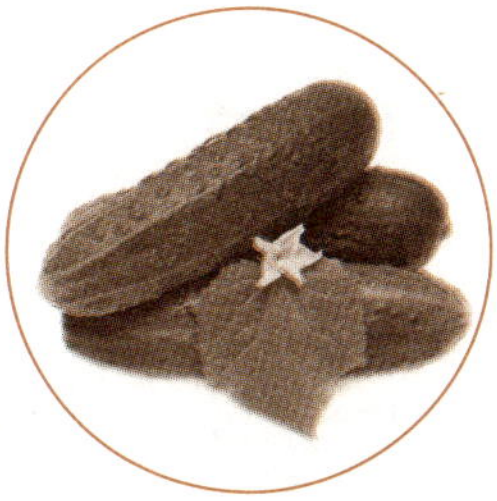

别　　名　胡瓜、刺瓜、王瓜
主　　治　健胃、利尿、浮肿、宿醉
功　　效　清热利水，解毒消肿，生津止渴
性　　味　味甘，性寒，有小毒
适宜人群　糖尿病、肥胖、高血压、高脂血症、水肿、热病患者

黄瓜是在完全酷热的环境中栽种而成，因此最符合夏季蔬菜的称号，自古以来在东方医疗上就被用来作为降低体温、改善夏季食欲不振的食疗佳蔬。黄瓜还具有极高的利尿效果，被视为“消暑蔬菜”而广被食用。这是因为黄瓜含有水分及钾，能发挥利尿作用与消解浮肿的作用。此外，钾还能将盐分排出体外，防止血压上升，促进肌肉运动。夏天容易排出大量的汗水，钾会随汗水一起流失，这是形成夏热病的主要因素，因此应积极摄取钾营养素，多吃黄瓜就可以及时补充身体所需的钾元素。黄瓜中还含有丰富的维生素 E，可起到延年益寿、抗衰老的作用。黄瓜中的黄瓜酶，有很强的生物活性，能有效地促进机体的新陈代谢。

洋葱具有什么食疗价值?

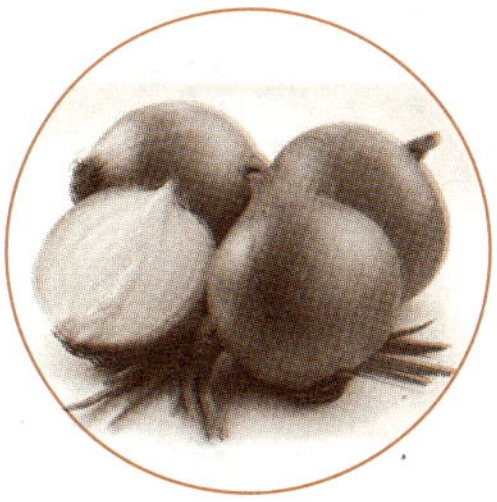

别　　名　球葱、圆葱、玉葱、葱头
主　　治　动脉硬化、高血压、食欲不振、消除疲劳、稳定精神、失眠
功　　效　理气和胃，发散风寒，散淤解毒
性　　味　味甘、微辛，性温
适宜人群　高血压、高脂血症、动脉硬化、糖尿病、癌症、急慢性肠炎、痢疾患者以及消化不良者

洋葱含有丰富的营养，其气味辛辣，具有祛风散寒的作用。洋葱辛辣的气味来自于洋葱鳞茎和叶子中所含的一种油脂性挥发物质，这种物质具有较强的杀菌能力，可以抗寒，抵御流感病毒。洋葱辛辣的气味还能刺激胃、肠及消化腺分泌，增进食欲，促进消化，而且洋葱不含脂肪，还可降低胆固醇，是一种良好的治疗消化不良、食欲不振的蔬菜。洋葱是目前所知唯一含前列腺素 A 的蔬菜。前列腺素 A 具有扩张血管、降低血液黏度的作用，可以降血压、预防血栓的形成，因此高血压、高脂血症和心脑血管病人都适宜吃洋葱。洋葱中含有很多微量元素，尤其是所含的钙质，能提高人体骨密度，有助于防治骨质疏松症，而硒元素则具有防癌、抗衰老的作用。

燕麦具有什么食疗价值?

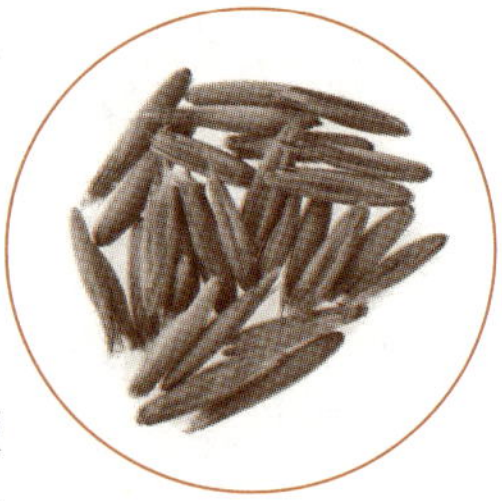

别　　名　雀麦、野麦、油麦、玉麦
主　　治　心脑血管疾病、脂肪肝、糖尿病、浮肿、便秘
功　　效　益肝和胃
性　　味　性平，味甘
适宜人群　便秘、糖尿病、脂肪肝、高血压、高脂血症、动脉硬化患者

燕麦在我国种植历史悠久，遍及各山区、高原和北部高寒冷凉地带。燕麦的医疗价值和保健作用，已被古今中外医学界所公认。燕麦可以有效地降低人体中的胆固醇，经常食用，即可对中老年人的主要威胁——心脑血管病起到一定的预防作用。裸燕麦能预防和治疗由高血脂引发的心脑血管疾病，对于因肝、肾病变，糖尿病、脂肪肝等引起的继发性高脂血症也有同样明显的疗效。长期食用燕麦片，有利于糖尿病和肥胖病的控制。燕麦还可以改善血液循环，缓解生活工作带来的压力。燕麦含有高黏稠度的可溶性纤维，能延缓胃的排空，增加饱腹感，控制食欲。由于维生素 E 对人体皮肤有益，而燕麦富含维生素 E，因此具有很好的美容功效。

莲子具有什么食疗价值?

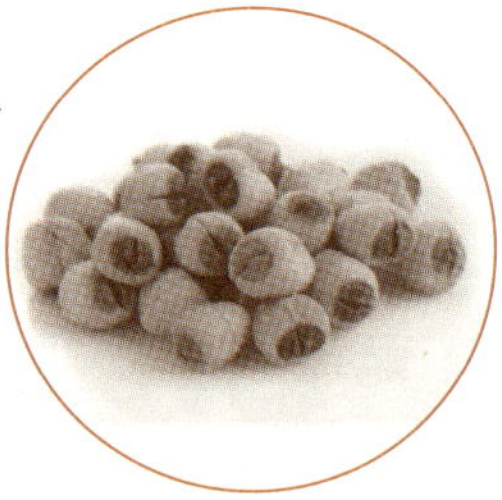

别　　名　莲宝、莲米、藕实、水芝、丹泽芝、莲蓬子、水笠子
主　　治　防癌、强心、补身、遗精
功　　效　补脾止泻，益肾涩清，养心安神
性　　味　性平，味甘、涩
适宜人群　体质虚弱、脾肾亏虚、心慌、慢性腹泻、失眠多梦、遗精者及癌症患者

莲子是一种常见的滋补佳品，古人认为经常服食可祛百病，因此历来为宫中御膳房必备食疗之品。莲子营养丰富，有很高的食疗价值。中医认为，莲子利于补养五脏，通畅经脉气血，从而有助于健康。据现代医学研究，莲子含有氧化黄心树宁碱，其对鼻咽癌有很好的抑制作用，因此莲子具有防癌抗癌的保健功效。莲子还含有一种生物碱，具有降血压的作用，而且莲子碱可平抑性欲，青年人多梦，遗精频繁或滑精者，食用莲子，可止遗涩精。莲子中所含的棉子糖，是老少皆宜的营养滋补品，对于久病、妇女产后或老年体虚者有极好的疗效。此外，莲子芯所含的生物碱具有显著的强心作用，可以辅助治疗心律不齐。

开心果具有什么食疗价值？

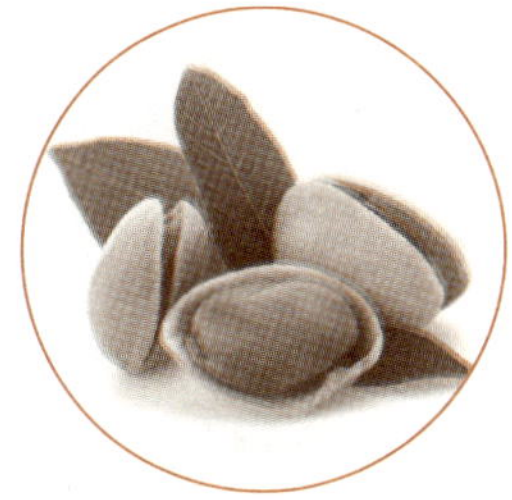

别　　名　必思答、绿仁果、无名子、阿月浑子
主　　治　抗衰老、润肠通便、神经衰弱、浮肿、贫血、营养不良
功　　效　补益肺肾，调中顺气，理气开郁
性　　味　性温，味辛、涩，无毒
适宜人群　一般人群均可食用

开心果主要产于叙利亚、伊拉克、伊朗、俄国和南欧，我国仅在新疆等边远地区有栽培，是现在人们生活中十分常见的高营养休闲干果。开心果富含纤维、维生素、矿物质和抗氧化元素，具有高纤维、低脂肪、低热量的特点，尤其是它含有丰富的维生素E，具有抗衰老的作用，并能增强体质。开心果的含油率非常高，因此有润肠通便的作用，可以帮助身体排毒。此外，开心果还具有很好的食疗作用，它可以温肾暖脾、理气开郁、调中顺气，因此能治疗神经衰弱、浮肿、贫血、营养不良、慢性泻痢等症。开心果中还含有大量的抗氧化叶黄素，具有保护眼睛健康的作用。

葵花子具有什么食疗价值？

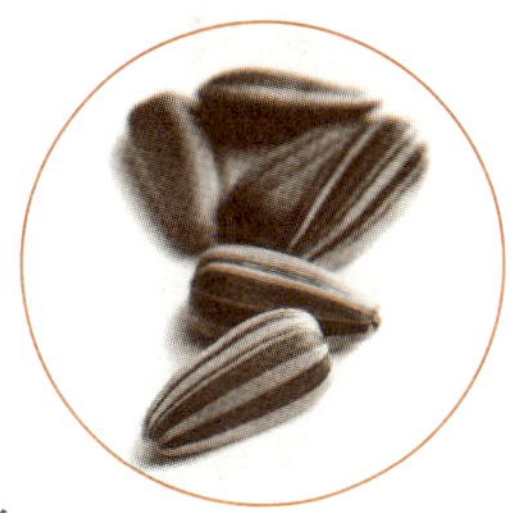

别　　名　向日葵子、天葵子、葵瓜子、西番菊、迎阳花
主　　治　心脑血管疾病、结肠癌、贫血、高血压、冠心病、动脉粥样硬化
功　　效　补虚损，降血脂，抗癌
性　　味　味甘，性平
适宜人群　高脂血症、动脉硬化、高血压、神经衰弱、癌症及蛲虫病患者

葵花子营养丰富，含有丰富的植物油脂、胡萝卜素、麻油酸等，并含有蛋白质、糖类、多种维生素及锌、铁、钾、镁等微量元素。葵花子脂肪含量可达50%左右，其中主要为不饱和脂肪酸，而且不含胆固醇。葵花子富含亚油酸，不仅有助于降低人体血液胆固醇水平，还有益于保护心血管健康。葵花子中维生素E含量特别丰富，可安定情绪，对防止细胞衰老、预防成人疾病都有好处。葵花子还具有防止贫血、治疗失眠、增强记忆力的作用，对癌症、动脉粥样硬化、高血压、冠心病、神经衰弱都有一定预防功效。

草莓具有什么食疗价值？

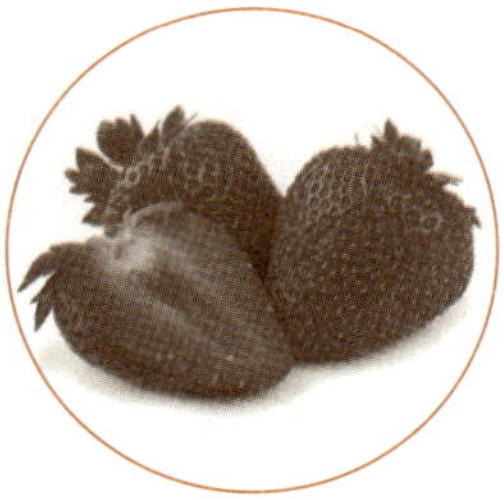

别　　名　洋莓、地莓、地果、红莓、士多啤梨
主　　治　癌症、动脉硬化、高血压、感冒
功　　效　润肺生津，健脾，消暑，解热，利尿，止渴
性　　味　味甘、酸，性凉，无毒
适宜人群　声音嘶哑、风热咳嗽、烦热口干、咽喉肿痛及癌症患者

草莓属于蔷薇科多年生草本植物，原产于南美智利。草莓富含大量的维生素C，实验证明，只要吃5颗就能摄取到一天所需的维生素C。维生素C具有非常重要的作用，它不仅可以产生组成皮肤或肌腱组织的骨胶原，而且可以帮助铁质的吸收，并抗菌、抑制致癌物质的产生。此外，它还可以预防感冒。对于女性来说，维生素C的功效就更重要了。它能促进肌肤的新陈代谢，是改善黑斑、雀斑、粉刺等肌肤问题的良药。而且它还能强健牙床，有预防牙床发炎的作用。由于维生素C富含水溶性食物纤维与果胶，因此能降低血液中的胆固醇，改善动脉硬化、冠心病等症。除上述功效之外，草莓对胃肠道和贫血也具有一定的滋补调理作用，同时还可预防坏血病。并且草莓中所含的天冬氨酸，可以自然平和地清除体内的重金属离子。

柿子具有什么食疗价值？

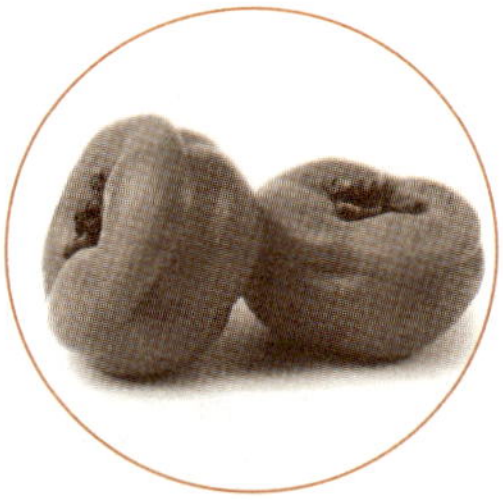

别　　名　米果、猴枣、镇头迦
主　　治　动脉硬化、高血压、感冒、疲劳、宿醉
功　　效　清热润肺，生津止渴，健脾化痰
性　　味　味甘、涩，性寒，无毒
适宜人群　高血压、甲状腺疾病患者及大便干结、长期饮酒者

柿子味美且药用价值很高，日本一直有这样的说法："柿子一旦红了，医生的脸就绿了。"可见，柿子是一种对身体相当有益的健康水果。柿子的主要成分是糖类，富含葡萄糖、果糖、蔗糖，它们都可立即转化为身体所需要的能源。柿子中维生素C的含量仅次于柑橘类，吃一个大柿子，就可摄取到一天所需的维生素C。此外，柿子还含有丰富的维生素B_1、维生素B_2、β－胡萝卜素及多种矿物质等营养素。甜柿所带有的苦涩味来源于矢布脑和醇脱氢酶酵素，这两种物质具有分解酒精的功效。再加上柿子中含有可降血压的涩单宁和有利尿作用的钾，喝完酒后吃个柿子，更能防止宿醉。柿子叶的营养素也不输给果实。柿子叶被称为"天然的维生素C剂"，其维生素C的含量为柑橘的数十倍，因此使用柿子叶做成油炸食品等，可补充因吸烟或喝酒所流失的维生素C。

西瓜具有什么食疗价值?

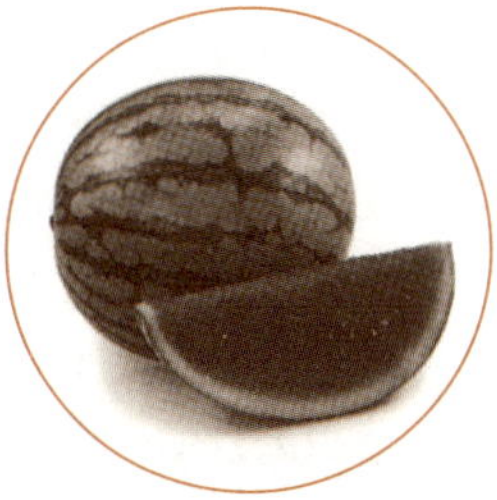

别　　名　寒瓜、夏瓜、水瓜
主　　治　高血压、动脉硬化、膀胱炎、肾脏病、浮肿、宿醉
功　　效　清热除烦，解暑生津，利尿
性　　味　味甘、淡，性寒，无毒
适宜人群　急慢性肾炎、高血压、胆囊炎患者及高热不退者

据说西瓜的原产地在非洲中部的沙漠地区，四五世纪时，由西域传入我国。因为这是由西方引进的瓜，所以便命名为“西瓜”。英语将西瓜称为“Water Melon”，顾名思义，它的成分中有90%是水，剩余的10%则是糖。西瓜汁内含有利尿作用的钾与瓜氨酸，由于西瓜有较强的利尿作用，因此被用于治疗多种疾病上。它除了能改善浮肿之外，还能将多余的盐分与尿一起排出，因此对高血压、动脉硬化、膀胱炎、肾炎具有良好的治疗效果。而且西瓜外皮的利尿作用比果瓤更强。此外，西瓜还具有美容养颜的功效，新鲜的西瓜汁和鲜嫩的瓜皮都可增加皮肤弹性，减少皱纹，为皮肤增加光泽。

梨具有什么食疗价值?

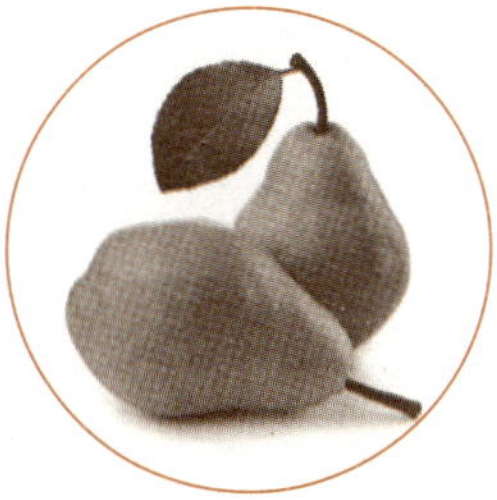

别　　名　快果、玉乳、果宗、蜜父、雪梨、香水梨、青梨
主　　治　促进消化、增强体力、解热、利尿、止咳
功　　效　润肺清心，消痰止咳，解毒疮
性　　味　味甘、微酸，性寒，无毒
适宜人群　咳嗽、咽喉痒痛、慢性支气管炎、肺结核、高血压、肝炎及醉酒者

梨因其鲜嫩多汁，酸甜适口，有“天然矿泉水”之称。梨的90%都是水，维生素和无机质的含量均不多，不过却含有能促进蛋白质消化的酶，因此可以帮助消化肉类，人们也经常在食用肉类菜肴后把梨当作甜点。而且梨中还含有天冬氨酸，这种物质能提升身体对疲劳的抵抗力，是增强体力的有效成分。此外，梨也是一种可以生津止渴、解热的水果。它的甜味来源于所含有的果糖、葡萄糖和蔗糖，并且它的酸味较少。恰到好处的甜味及丰富的果汁，使其特别适宜因患感冒或扁桃体炎而喉咙疼痛的人食用。梨还可以有效缓解中毒和宿醉，而且其性凉，能清热镇静，常食可降低血压，改善头晕目眩的症状。

猕猴桃具有什么食疗价值?

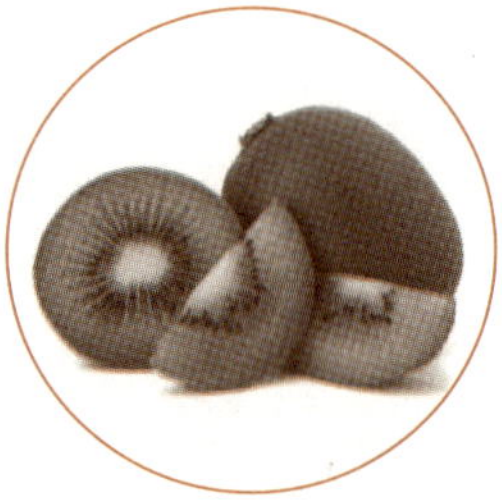

别　　名　毛桃、藤梨、苌楚、羊桃、毛梨、连楚、奇异果

主　　治　癌症、动脉硬化、便秘、感冒、整肠、消除疲劳

功　　效　清热生津，健脾止泻，止渴利尿

性　　味　味酸、甘，性寒，无毒

适宜人群　癌症、高血压、冠心病、心血管疾病、食欲不振、消化不良者

猕猴桃的果肉会随着果子的逐渐成熟而变软，还会散发出香气，由于其恰到好处的酸味及甜味，因此相当受大众的欢迎。猕猴桃富含维生素 C，食用一个猕猴桃，几乎可以摄取到一天所需维生素 C。维生素 C 不仅可以抗菌、抗压力，还能促进构成皮肤、肌腱和软骨组织的主要成分——骨胶原的形成，还可提高铁的吸收率，抑制致癌物质的产生，美白肌肤等。此外，猕猴桃中富含水溶性食物纤维及果胶，它们有防止动脉硬化、高血压、便秘等疾病的功效。猕猴桃中还含有钾，因此非常适合高血压患者食用。猕猴桃的外皮附近含有能分解蛋白质的酶——猕猴桃碱，所以在食用肉类或鱼类食物时，最适合用猕猴桃作为饭后甜点。

樱桃具有什么食疗价值?

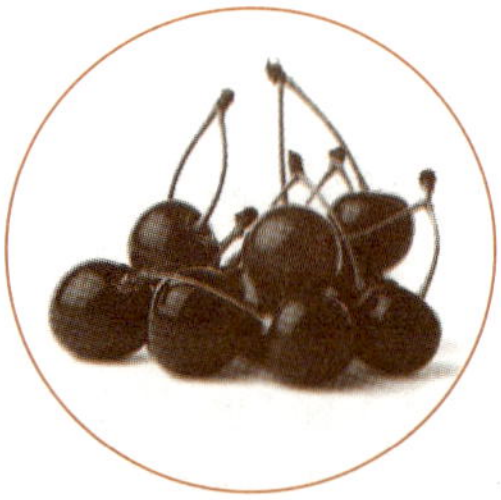

别　　名　樱珠、朱樱、朱果、莺桃、含桃、荆桃

主　　治　贫血、麻疹、杀虫、祛风、止痛、养颜

功　　效　解表透疹，补中益气，健脾和胃，祛风除湿

性　　味　性温，味甘、微酸

适宜人群　体质虚弱、消化不良者，瘫痪、风湿腰腿痛患者

樱桃因外形美丽、味道酸甜可口，且营养丰富，一直受到人们的青睐。樱桃的成熟期早于其他水果，因而有“百果第一枝”的美誉。樱桃含有丰富的铁元素，含铁量居各种水果之首。因此常食樱桃可补充铁元素，防治缺铁性贫血，并且还能增强体质，补益大脑。樱桃不仅营养丰富，还具有很高的药用价值。樱桃具有补中益气、健脾和胃、祛风湿的功效，因此食用樱桃可辅助治疗食欲不振、消化不良、风湿腰腿疼痛等症。而且樱桃还可以止痛，用来治疗烧伤、烫伤。樱桃树根有很好的驱虫、杀虫作用，能祛除体内的蛔虫、蛲虫等。此外，樱桃含有多种营养元素，经常食用樱桃还能美容养颜，使皮肤变得红润、光滑、嫩白。

梅子具有什么食疗价值?

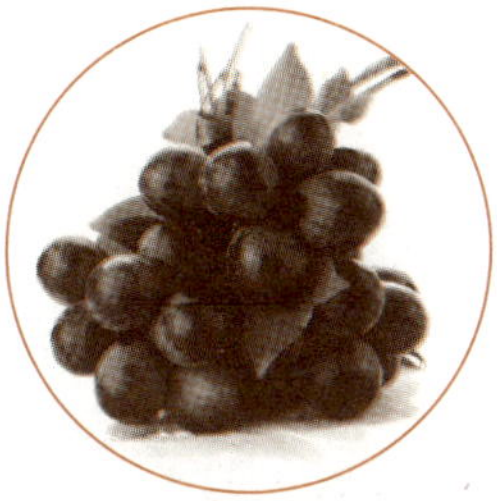

别　　名　梅、梅实、酸梅、青梅、乌梅
主　　治　健胃、食欲不振、便秘、整肠、消除疲劳、宿醉、减缓衰老
功　　效　止渴调中，去痰止吐，除热下痢
性　　味　味酸，性平，无毒
适宜人群　一般人群均可食用

自古以来，人们就认为梅子具有生津解渴、调气的作用，是一种宝贵的食疗佳品。梅子之所以具有强烈的酸味，主要是因为它含有丰富的柠檬酸与苹果酸。柠檬酸能促进肠胃蠕动，增进食欲，消化蛋白质。由于梅子属酸性，因此不可生食，但加工成咸梅等食品后，却能抑制肠内的不良细菌，具有整肠的作用。此外，柠檬酸还能使血液循环顺畅，具有消除疲劳与减缓衰老的功效，而且它可避免血液中囤积乳酸，因而也可防止肩膀酸痛、腰痛、肌肉疲劳或疼痛等症。柠檬酸与钙结合后，还能强化骨骼、促进铁的吸收和血液循环。由于梅子富含维生素，因此具有预防感冒与改善宿醉的功效。

菠萝具有什么食疗价值?

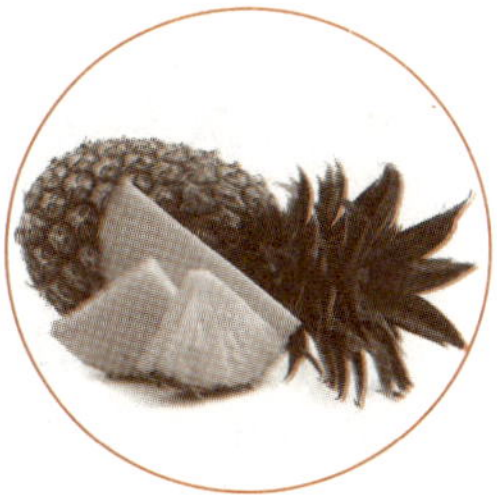

别　　名　番梨、露兜子、凤梨
主　　治　促进消化、消除疲劳、预防骨质疏松症、减缓衰老
功　　效　止渴解烦，健脾解渴，消肿祛湿，醒酒益气
性　　味　味甘、微酸，性平
适宜人群　消化不良、身热烦躁者，肾炎、高血压、支气管炎患者

菠萝原产于巴西，是热带和亚热带地区的著名水果。菠萝的主要成分为糖类，也富含蛋白质和钙，最适合用作主菜的甜点，此外还富含维生素 B_1、维生素 C 和食物纤维。肉类菜肴中经常会用到菠萝，这是因为菠萝中所含的菠萝蛋白酶能软化肉类。菠萝的酸味来源于其所含的丰富的柠檬酸，因此菠萝能促进胃液分泌，帮助消化，并促进营养吸收。但应注意的是，食用不成熟的菠萝反而会引起消化不良。除此之外，菠萝蛋白酶具有消炎、消肿和分解肠内腐败物质的作用，因此对治疗下痢或癌症等症相当有效。菠萝所含的维生素 B_1 能减缓衰老、消除疲劳。而且，菠萝还含有微量的矿物质——锰。锰能促进钙的吸收，预防骨质疏松症，还能治疗口渴及缓和不稳定的情绪。

桑葚具有什么食疗价值？

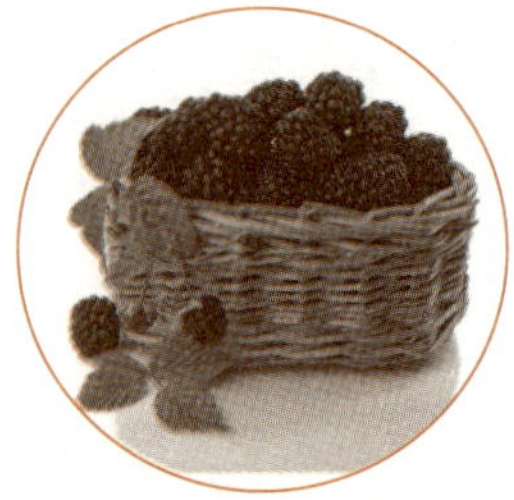

别　　名	桑果、桑枣、桑实、桑子
主　　治	护肝养肾、利水消肿、安神解酒、延缓衰老、防止血管硬化
功　　效	补血滋阴，生津润燥
性　　味	味甘、酸，性寒
适宜人群	女性、中老年人及过度用眼者

两千多年前，桑葚已是中国皇帝御用的补品，而且不论是传统医学还是现代医学都视其为防病保健之佳品。桑葚中的脂肪酸具有分解脂肪、降低血脂、防止血管硬化的作用。而且还含有丰富的天然抗氧化成分维生素C、β－胡萝卜素、硒、黄酮等，可有效清除自由基，抗脂质过氧化，改善免疫机能，起到延缓衰老及润肤美容的功效。另外，桑葚具有多种活性成分，具有调整机体免疫功能、促进造血细胞生长、降血糖、降血脂、降血压、护肝和抗艾滋病的作用。特别值得一说的是，桑葚中含有一种叫白藜芦醇的物质，能刺激人体内某些基因抑制癌细胞生长，并能阻止血液细胞中栓塞的形成，起到预防癌症和血栓性疾病的作用。

香蕉具有什么食疗价值？

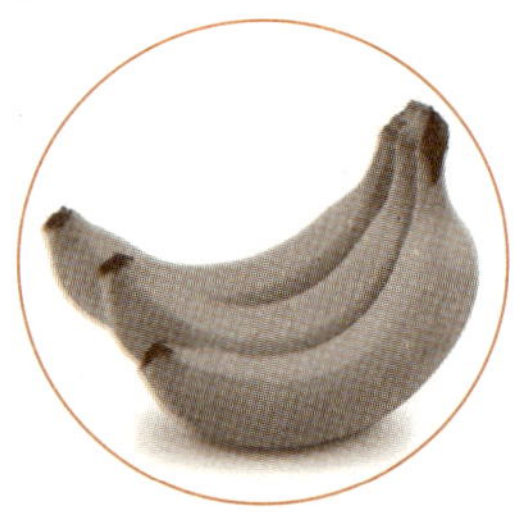

别　　名	甘蕉、芎蕉
主　　治	癌症、高血压、便秘、感冒、整肠、美肤、消除疲劳
功　　效	清热解毒，润肠通便，润肺止咳，降低血压
性　　味	味甘，性寒
适宜人群	高血压、冠心病、动脉硬化、咽干喉痛、大便干燥、痔疮患者

香蕉原产于东南亚热带地区，是一种营养十分丰富的热带水果。香蕉含有助消化的糖类、柠檬酸、蛋白质、维生素B_2、钾以及丰富的食物纤维。香蕉中所含的维生素B_2与柠檬酸具有互补的效果，它们能分解形成疲劳因子的乳酸和丙酮酸，从而防止或消除身体疲劳。正是由于香蕉含有以上两种营养成分，才成为运动员经常食用的补充能量的来源。据研究，香蕉还含有大量的钾元素，一根香蕉中钾的含量相当于2～3颗钾锭。钾能排除体内多余的盐分，而且具有利尿作用，有助于水分的新陈代谢，因此可以治疗浮肿。香蕉的水溶性食物纤维中含有果胶质与欧力多寡糖，有润肠通便、整肠的作用。并且欧力多寡糖还能增加肠内乳酸杆菌的数量，促使肠胃蠕动，从而可有效改善便秘的症状。

葡萄具有什么食疗价值？

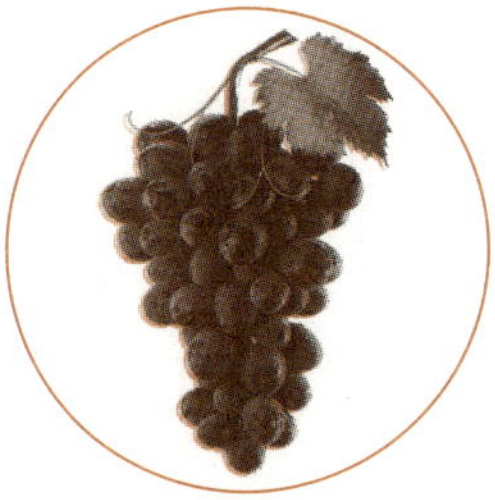

别　　名	蒲桃、草龙珠、山葫芦、李桃
主　　治	高血压、便秘、贫血、强化骨骼与牙齿、美肤、消除疲劳、整肠
功　　效	补气血，强筋骨，利小便
性　　味	味甘，性微寒，无毒
适宜人群	肺虚咳嗽、肾炎、高血压、贫血、水肿、神经衰弱患者，过度疲劳、体倦乏力者及儿童、孕妇

葡萄的原产地位于里海、高加索地区，自古埃及时代起，就已广为种植，而且还被酿制成酒，可以说是世界上最古老的水果之一。葡萄的主要成分是糖，而且几乎都是葡萄糖与果糖。葡萄糖特别容易被身体吸收，而且可以迅速转化为能量，而不需要糖类代谢所需的维生素 B_1，因此对消除大脑或身体疲劳具有立竿见影之效。虽然葡萄中其他营养素的含量较少，但也含有钙、钾等多种矿物质，因此特别适宜贫血患者经常食用。尤其是葡萄中所含的高浓度的铁元素，最适合需要恢复体力的病后、产后者和发育中的儿童食用。葡萄干是葡萄成熟后用自然曝晒或干燥机干燥所制成的食品。100克葡萄干中含有83克的糖，因此它属于高热量食品。

哈密瓜具有什么食疗价值？

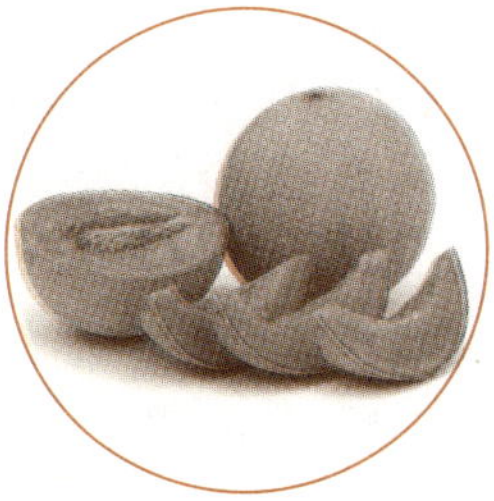

别　　名	甜瓜、甘瓜、库洪
主　　治	感冒、咳嗽、强肝、美肤、消除眼睛疲劳、稳定精神
功　　效	利便，益气，清热止咳
性　　味	味甘，性寒
适宜人群	肾病、贫血、便秘、胃病和咳嗽痰喘患者

哈密瓜被人们称为“瓜中之王”，其形态各异，味道多样，有的带奶油味，有的具柠檬香，但都甘甜如蜜，香味袭人，因而备受人们喜爱。哈密瓜的主要成分是糖，包括果糖、葡萄糖和蔗糖，人体吸收这些糖的速度很快，食用后即可获得能量，活力四射。此外，哈密瓜还可止渴、增进食欲及消除夏日病。哈密瓜也含有具利尿作用的钾，钾能将多余的水分排出体外，可消除浮肿。另外，哈密瓜也有冷却身体的作用，手足容易冰冷者最好避免在夜晚食用。不过，也正因此哈密瓜可清凉消暑，解除烦热，是夏季解暑的佳品。哈密瓜还能促进人体的造血机能，可以用来作为贫血患者的食疗补品。

桃具有什么食疗价值?

别　　名　桃实、桃子
主　　治　口渴、便秘、痛经、虚劳喘咳、疝气疼痛、自汗、盗汗
功　　效　补中益气，养阴生津，润肠通便
性　　味　味辛、酸、甘，性热，微毒
适宜人群　年老体虚、身体瘦弱、阳虚肾亏、肠燥便秘者

在我国的传统文化中，桃子一直作为福寿祥瑞的象征，被人们冠以“寿桃”和“仙桃”的美称。而在众多的水果中，桃以其外形美观，口味香甜被誉为“天下第一果”。桃不仅营养丰富，而且有很高的食疗作用。桃含有丰富的铁元素，是缺铁性贫血患者的理想食物。桃还含有大量钾元素，而含钠少，非常适合水肿病人食用。桃子可以补益气血、养阴生津，是大病后，气虚血亏、心悸气短者的营养佳果。此外，桃仁也具有很高的药用价值。它可以活血化淤、润肠通便，能辅助治疗闭经、跌打损伤等症。并且桃仁提取物有止咳、抗凝血的功效，同时还能降血压，用于辅助治疗高血压病。

苹果具有什么食疗价值?

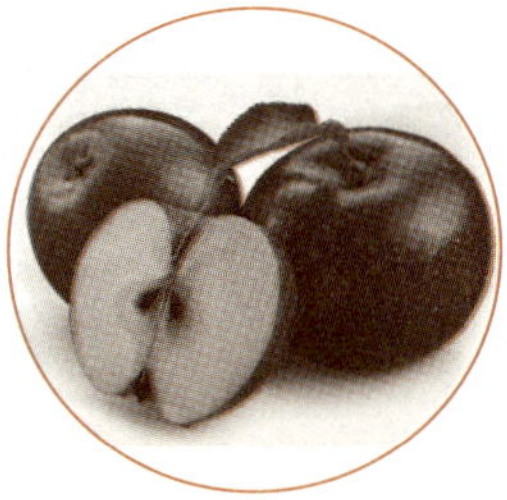

别　　名　滔婆、柰子、频婆、平波、超丸子、天然子
主　　治　动脉硬化、高血压、心脏病、便秘、整肠、消除宿醉
功　　效　生津润肺，开胃醒酒，止泻，除烦解暑
性　　味　味甘、酸，性凉
适宜人群　慢性胃炎、消化不良、便秘、慢性腹泻、高血压、高脂血症、贫血患者和肥胖、维生素缺乏者

苹果营养丰富，备受人们喜爱，欧洲有句谚语说：“一天一个苹果，就可远离医生。”苹果含有丰富的具整肠作用的水溶性食物纤维果胶原，有助于肠胃蠕动，消除有害的肠内菌，也可防治便秘。需要注意的是，果胶原在苹果果皮中的含量多于果肉部分，而且香甜味也以果皮最为强烈，因此，食用苹果时尽可能连同外皮一起吃，或者薄薄地削去一层皮后食用，这样才能获得充分的营养。苹果的酸味来源于其所含的苹果酸、柠檬酸、酒石酸等有机酸，它们与为身体提供能量的果糖及葡萄糖互相合作，可消除疲劳、稳定精神。而且苹果中还含有多种微量元素，常食可使皮肤细腻、光滑、红润、有光泽。此外，苹果还含有具利尿作用的钾元素。据研究，在空气污染的环境中，多吃苹果可改善呼吸系统和肺功能，保护肺部免受污染和烟尘的侵害。

柠檬具有什么食疗价值？

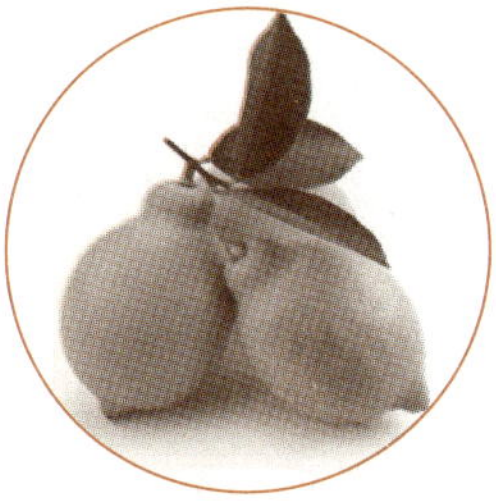

别　　名　柠果、黎檬、洋柠檬、益母果

主　　治　肾结石、动脉硬化、感冒、消除疲劳、美肤、稳定精神

功　　效　化痰止咳，生津，健脾

性　　味　味酸甘，性平

适宜人群　肾结石、高血压、心肌梗死患者，消化不良、维生素 C 缺乏者，胎动不安的孕妇

柠檬的果实汁多肉脆，具有芳香的气味，它含有丰富的柠檬酸，因此被誉为“柠檬酸仓库”。又因其味极酸，受到孕妇的喜爱，所以又称益母果或益母子。柠檬的强烈酸味源自于其所含的维生素 C 与柠檬酸，它们都具有美白肌肤的功效。据研究，100克柠檬中含有45毫克的维生素 C，因此食用1个柠檬就可摄取到一天所需维生素 C的1/2。维生素 C 可以促进皮肤的新陈代谢，预防黑斑或雀斑的生成。柠檬酸味的另一个来源就是柠檬酸，它不仅可以止血，还具有缓解肌肤疲劳的作用。因此，柠檬可说是最具功效的护肤水果。柠檬生食还具有安胎止呕的作用，所以柠檬是最适合女性的水果。此外，柠檬汁中含有大量的柠檬酸盐，可以防止肾结石的形成，甚至可以溶解已形成的结石，所以常食柠檬能防治肾结石。而且柠檬还可以防治心血管疾病，可预防和治疗高血压与心肌梗死。

杏具有什么食疗价值？

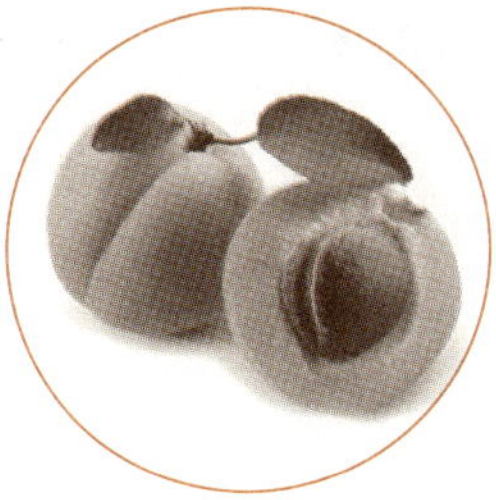

别　　名　甜梅、叭达杏

主　　治　心脏病、心肌梗死、止咳、通便、抗癌

功　　效　止渴生津，清热去毒

性　　味　味甘酸，性微温、冷利，有小毒

适宜人群　慢性气管炎、咳嗽、肺癌、鼻咽癌、乳腺癌患者及放化疗者

杏是我国北方常见的水果之一，其果实早熟、色泽鲜艳、果肉多汁、口味酸甜，深受人们的喜爱。杏是一种营养价值较高的水果，它含有多种有机成分和人体所必需的维生素及无机盐类。值得一提的是，杏仁的营养更丰富，其含有丰富的蛋白质、粗脂肪、糖类、多种维生素以及磷、铁、钾等多种微量元素，是一种滋补佳品。杏也具有很好的食疗作用。未熟的杏中含有很多类黄酮，此类物质可预防心脏病，并能降低心肌梗死的发病率。而且杏还含有丰富的维生素 B_{17}，而维生素 B_{17} 是极有效的抗癌物质，可以有效地杀灭癌细胞。此外，杏仁

的药用价值也是不容忽视的。其含有丰富的维生素C和多酚类成分，能显著降低心脏病和很多慢性病的发病概率，还能够降低人体内胆固醇的含量。并且杏仁具有止咳平喘、润肠通便的功效，可以治疗肺病、咳嗽等症。

李子具有什么食疗价值？

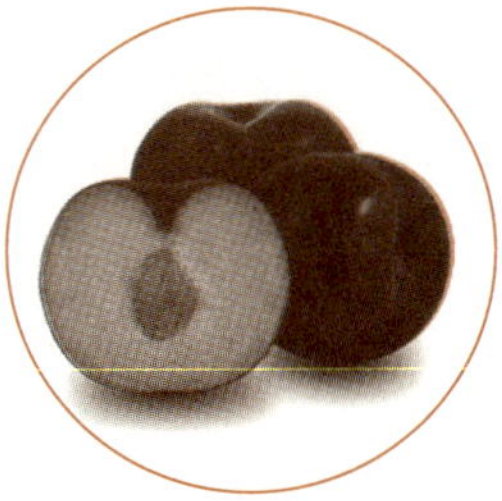

别　　名　麦李、脆李、金沙李、嘉庆子、李实、嘉应子
主　　治　护肝、腹水、小便不利、消渴、止咳、润喉
功　　效　清热解毒，利湿，止痛
性　　味　味苦、酸，性微温，无毒
适宜人群　发热、口渴、肝病腹水、慢性肝炎、肝硬化患者及喉咙沙哑或失音者

李子外形美观，饱满圆润，玲珑剔透，口味甘甜，是人们喜食的传统水果之一。它既可鲜食，又可以制成罐头、果脯，是夏季的主要水果之一。李子营养丰富，有很好的食疗作用。它能促进胃酸和胃消化酶的分泌，可以促进肠胃的蠕动，所以经常吃李子能促进消化，增强食欲，有助于治疗胃酸缺乏、食后饱胀、大便秘结等症。鲜李子中含有多种氨基酸，生食可以起到辅助治疗肝硬化腹水的作用。李子仁也是一种食疗佳品，它含有苦杏仁苷和大量的脂肪油，有利水降压的功效，并可加快肠道蠕动，改善便秘的问题。同时李子仁还具有止咳祛痰的作用。此外，根据《本草纲目》记载，李花和于面脂中，有很好的美容作用，可以“去粉滓黑黯”“令人面泽”，对汗斑、黑斑等有很好的疗效。

柚子具有什么食疗价值？

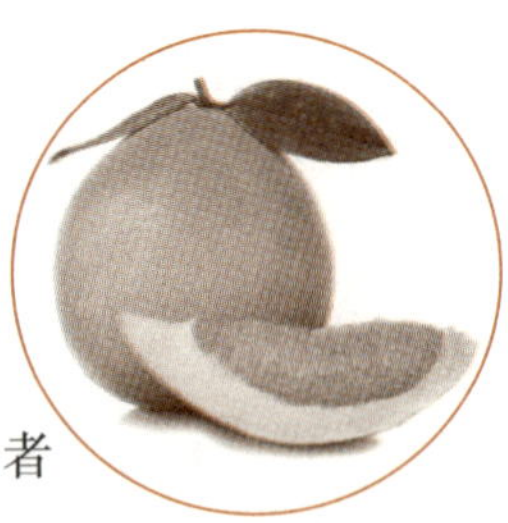

别　　名　文旦、香抛、霜柚、臭橙
主　　治　高血压、糖尿病、血管硬化、止咳、健胃、补血、利便
功　　效　健脾，止咳，解酒
性　　味　味甘酸，性寒，无毒
适宜人群　痰多、慢性支气管炎、咳嗽、气喘胃病、心脑肾病患者

柚子味道清香、酸甜，略带苦味，含有丰富的营养素和多种微量元素，是医学界公认的最具食疗效果的水果。柚子的果肉中含有非常丰富的维生素C以及类胰岛素等成分，具有降低血液中胆固醇、降血糖、降血脂、减肥、养颜等功效，因此经常食用，对高血压、糖尿病、血管硬化等疾病都有辅助治疗作用。此外，柚子还含有高血压患者所需的微量元素钾，而含有特别少量的钠，因此是患有心脑血管病及肾脏病患者最佳的食疗水果。柚子还具有增强体

质的功效，它能帮助身体吸收更多的钙及铁质。而且柚子所含的天然叶酸，可以预防贫血症的发生，并促进胎儿发育，因此特别适合孕妇食用。此外，常食柚子还可健胃、润肺、补血、清肠、利便，同时还能促进伤口愈合，对败血症等有良好的辅助治疗效果。而柚皮具有抗炎作用，也是不可忽视的食疗佳品。

荔枝具有什么食疗价值?

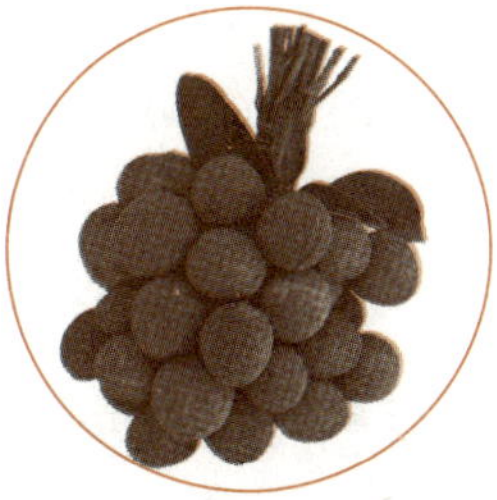

别　　名　丹荔、丽枝、香果、勒荔、离支

主　　治　失眠、健忘、止血、止痛、降血糖、美容祛斑

功　　效　补脾益肝，理气补血，温中止痛，补心安神

性　　味　味甘，性平，无毒

适宜人群　产妇、老人、贫血、胃寒、身体虚弱及病后调养者

荔枝营养丰富，果肉中含糖量高达20%，且每100毫升果汁中，维生素C含量最高可达70毫克，此外还含有蛋白质、脂肪、柠檬酸、果酸、磷、钙、铁等营养成分。荔枝所含的丰富糖分，具有补充能量、增加营养的作用。研究证明，荔枝对大脑有补养的作用，能够改善失眠、健忘、疲劳等症状。荔枝果肉所含的丰富的维生素C和蛋白质，有助于增强机体免疫力，提高抗病能力。荔枝还含有多种维生素，可促进血液循环，防止雀斑的产生，令皮肤光滑润泽。中医认为荔枝可止呃逆，治腹泻，是顽固性呃逆及五更泻患者的食疗佳果，同时还有消肿解毒、止血止痛、开胃益脾和促进食欲的功效。

龙眼具有什么食疗价值?

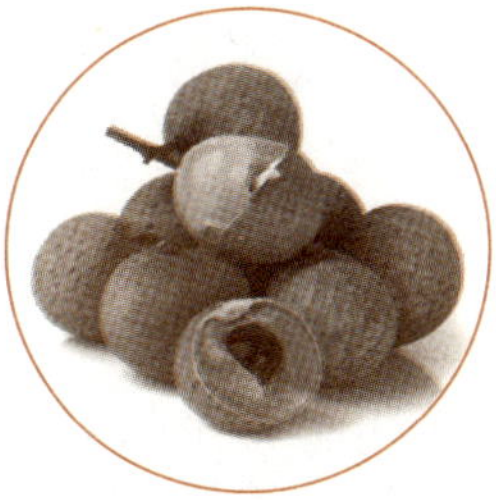

别　　名　桂圆、益智、骊珠、元肉

主　　治　增强记忆、补血、安胎、降血脂、补充营养

功　　效　壮阳益气，补益心脾，养血安神，润肤美容

性　　味　味甘，性平，无毒

适宜人群　记忆力低下、头晕失眠者，体质虚弱的老年人

龙眼俗称“桂圆”，是我国南亚热带著名的特产，历史上有南“桂圆”北“人参”的说法。龙眼果实营养丰富，被视为珍贵的补品，历来备受人们喜爱。李时珍曾有“资益以龙眼为良”的评价。因龙眼富含多种营养，因而有很高的食疗价值。它含有丰富的葡萄糖、蔗糖及蛋白质等，含铁量也较高，在提高热能、补充营养的同时，又能促进血红蛋白再生以补血。龙眼肉除对全身有补益作用外，还对脑细胞特别有益，能增强记忆力，消除疲劳。龙眼中还含有大量烟酸，可用于治疗因烟酸缺乏而引起的腹泻、痴呆、皮炎，甚至精神失常等症。此外龙

眼肉还可以安胎，并具有降血脂、增加冠状动脉血流量的作用。

芒果具有什么食疗价值？

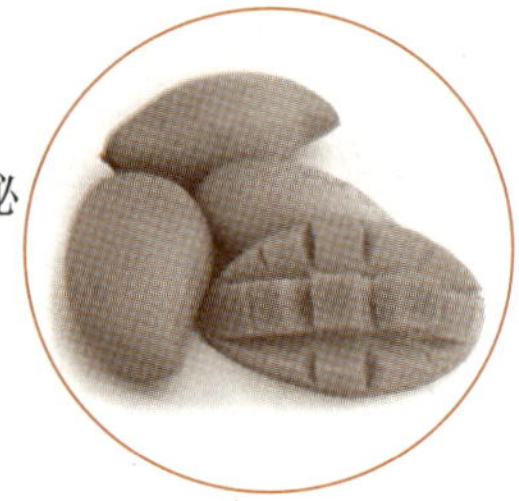

别　　名　庵罗果、闷果、檬果、蜜望子、香盖
主　　治　抗癌、清肠胃、美化肌肤、高血压、动脉硬化、便秘
功　　效　益胃止呕，解渴利尿
性　　味　性凉，味甘酸
适宜人群　一般人群均能食用

芒果原产于热带地区，其味道酸甜，有浓郁的香气，集热带水果精华于一身，有“热带水果之王”的美誉。芒果色、香、味俱佳，营养丰富，而且还具有益胃、解渴、利尿、清肠胃的功效，对于晕车、晕船有一定的止吐作用。芒果含有大量的维生素A、芒果酮酸、异芒果醇酸等三醋酸和多酚类化合物，具有抗癌的作用。尤其是维生素A的含量，是其他水果所无法比的，具有很好的明目作用。此外，芒果含有多种营养素及维生素C、矿物质等，对动脉硬化及高血压等症有很好的食疗作用。由于芒果中含有大量的维生素，因此常食芒果，可以滋润肌肤，美容养颜。除此之外，芒果汁也具有增加胃肠蠕动、排除体内垃圾的作用，因此常食芒果对防治结肠癌有很大益处。

山楂具有什么食疗价值？

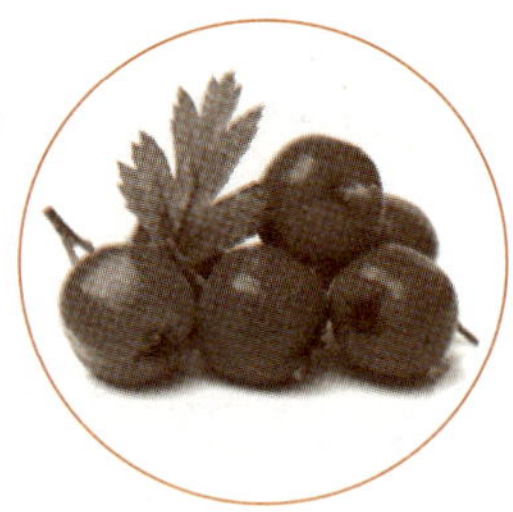

别　　名　山果红、红果、胭脂果、酸梅子、山梨、酸查、赤枣子
主　　治　心血管病、健胃消食、腹泻、高脂血症、高血压
功　　效　消食健胃，活血化淤，驱虫
性　　味　味酸，性冷，无毒
适宜人群　心血管疾病、癌症、肠炎患者及消化不良者

山楂营养丰富，其中钙的含量居水果之首，而胡萝卜素的含量仅次于枣和猕猴桃，特别适于小儿食用。自古以来，山楂就被认为是健脾开胃、消食化滞、活血化淤的良药。由于山楂含山楂酸等多种有机酸，并含解脂酶，食用后，可以促进肉食消化，且有助于胆固醇转化。山楂还含有丰富的糖类、蛋白质、脂肪、维生素C、胡萝卜素、淀粉、苹果酸、枸橼酸等物质，因而具有降血脂、降血压、强心和抗心律不齐等作用。此外，山楂还含有槲皮苷，它具有扩张血管、祛痰平喘的功能，故山楂是防治心血管病的理想保健食品。而且山楂中果胶含量居所有水果之首，果胶具有防辐射的作用，可以带走体内的放射性元素；它还有吸附和抗菌性质，对治疗腹泻有很好的疗效。

椰子具有什么食疗价值?

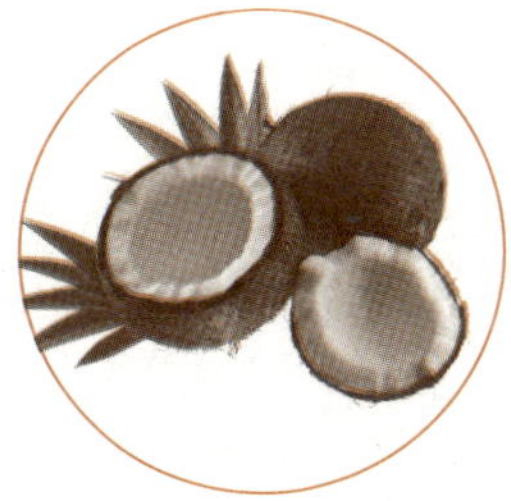

别　　名　胥椰、胥余、越子头、椰僳、越王头、椰糅
主　　治　浮肿、利尿、杀虫、美颜
功　　效　补虚强壮，益气祛风，消疳杀虫
性　　味　味甘，性平，无毒
适宜人群　一般人群均可食用

椰子是棕榈科植物椰子树的果实，在我国的种植历史已有2000多年。椰子营养丰富，几乎全身是宝。椰肉中含有蛋白质、碳水化合物；椰油中含有糖分、维生素 B_1、维生素 B_2、维生素 C 等；椰汁含有更多的营养成分，如果糖、葡萄糖、蔗糖、蛋白质、脂肪、维生素 B 族、维生素 C 以及钙、磷、铁等微量元素。我国中医认为，椰肉味甘，性平，具有补益脾胃、益气祛风、杀虫消疳的功效，经常食用能令人面部润泽，增强体质及耐受饥饿，而且还可以治疗小儿绦虫、姜片虫等病。椰汁则有生津、利水等功能，能治疗暑热、津液不足引起的口渴。椰子壳油还可治疗癣和杨梅疮，所以说椰子是一种药食兼用的食疗佳品。

木瓜具有什么食疗价值?

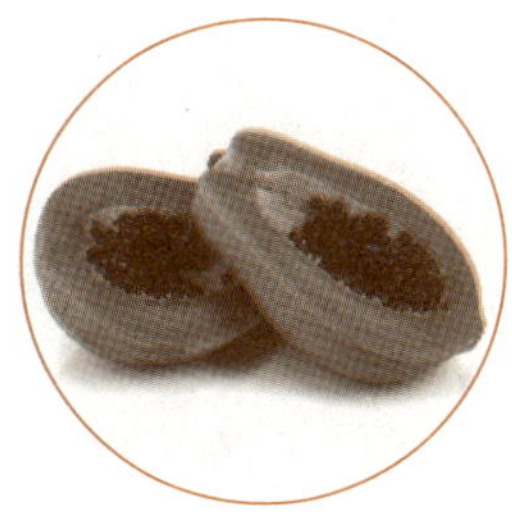

别　　名　乳瓜、木梨、文冠果
主　　治　肾炎、便秘、助消化、杀虫、通乳
功　　效　消食驱虫，清热祛风
性　　味　味酸，性温，无毒
适宜人群　慢性萎缩性胃炎、风湿筋骨痛、跌打扭挫伤、消化不良、肥胖患者及缺奶的产妇

木瓜果肉厚实、味道甜美、香气浓郁、营养丰富，有“百益之果”“水果之皇”“万寿瓜”的美称，是岭南四大名果之一。木瓜具有很高的食疗价值，它特有的木瓜酵素，能消化蛋白质，促进人体对食物的消化和吸收，所以有健脾消食、清心润肺的功效。而木瓜碱和木瓜蛋白酶具有抗结核杆菌及寄生虫的作用，因此可用于杀虫抗结核，同时木瓜碱还具有抗淋巴性白血病和缓解痉挛疼痛的功用。木瓜中含有大量的水分、碳水化合物、蛋白质、脂肪、维生素及多种人体所必需的氨基酸，能够有效补充人体的养分，增强身体的抗病能力。木瓜中还含有凝乳酶，具有通乳的作用。此外，木瓜也可防治肾炎、便秘，能促进人体的新陈代谢和抗衰老，同时还有护肤养颜的功效。椰子壳油还可治疗癣和杨梅疮，所以说椰子是一种药食兼用的食疗佳品。

杨梅具有什么食疗价值?

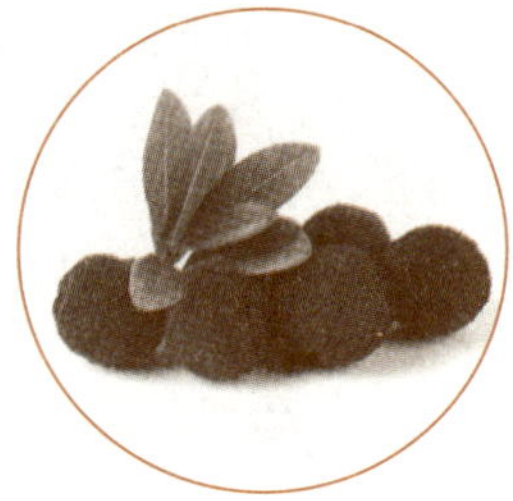

别　　名　树梅、珠红
主　　治　口干，食欲不振、口腔咽喉炎症、心胃气痛
功　　效　消食、除湿、解暑、生津止咳、助消化、御寒、止泻、利尿、防治霍乱
性　　味　味酸、甘，性平
适宜人群　清热、阴湿体质的人群

杨梅有很高的营养价值，据测定，优质杨梅果肉的含糖量为12%～13%，含酸量为0.5%～1.1%，富含纤维素、矿质元素、维生素和一定量的蛋白质、脂肪、果胶及8种对人体有益的氨基酸，其果实中钙、磷、铁含量要高出其他水果10多倍。杨梅有生津止渴、健脾开胃的功效,《本草纲目》记载,"杨梅可止渴、和五脏、能涤肠胃、除烦愦恶气。"杨梅果实、核、根、皮均可入药，性平和、无毒。果核可治脚气，根可止血理气，树皮泡酒可治跌打损伤，红肿疼痛等。盛夏时节，食用白酒浸泡的杨梅，会顿觉气舒神爽。腹泻时，取杨梅熬浓汤喝下即可止泻。杨梅具有消食、除湿、解暑、生津止咳、御寒、止泻、利尿、防治霍乱等多种功效，因此有"果中玛瑙"之誉。现代医学认为，杨梅的槲皮素具有抗氧化性，可消除体内自由基，被广泛应用于医药、食品、保健品和化妆品。杨梅的核仁中含有维生素B_{17}，这是一种抗癌物质，还含粗蛋白32%、粗脂肪21%，被称为高蛋白、高植物油脂食品，可供炒食或榨油。

榴莲具有什么食疗价值?

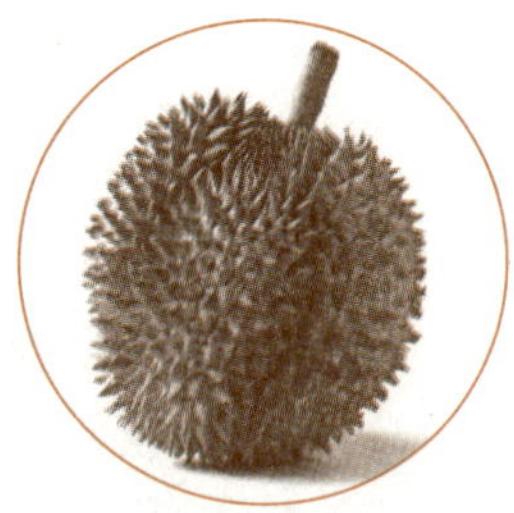

别　　名　韶子、麝香猫果、金枕头
主　　治　精血亏虚须发早白、风热、黄疸、皮肤瘙痒
功　　效　滋阴强壮、疏风清热、利胆退黄、杀虫止痒
性　　味　味辛、甘，性寒
适宜人群　一般健康人都可食用。病后及妇女产后可用之来补养虚寒性身体

注意：热气体质、喉痛咳嗽、患感冒、阴虚体质、气管敏感者吃榴莲会令病情恶化，对身体无益，不宜食用。

榴莲，又名韶子、麝香猫果。营养价值很高，含淀粉11%，糖分13%，蛋白质3%，还有多种维生素、脂肪、钙、铁和磷等。榴莲也有一定的保健作用。对身体有很好的补养作用，是良好的果品类营养来源。而且果肉中丰富的膳食纤维能促进肠蠕动。榴莲有特殊的气味，不同的人感受不同，有的人认为其臭如猫屎，有的人认为香气馥郁，这种气味有开胃、促进食欲之功效。榴莲最好配着山竹吃。因为榴莲性热而滞，吃得太多容易导致身体燥热，其丰富的营养还会因肠胃无法完全吸收而引起“上火”；山竹为中性水果，稍偏凉，具有降燥、清凉解热的作用，如果吃了榴莲再吃上几枚山竹，则正好可以寒热均衡，保护身体不受损害。榴莲和山竹同时吃能避免上火，但却有可能引起便秘。因为这两种水果都富含纤维素，在肠胃中会吸水膨胀，过多食用反而会阻塞肠道，引起便秘，所以不可多吃。此外，在吃完榴莲后多喝些水，或多吃些含水分比较多的水果，也能解除燥热，其中梨、西瓜就是很好的选择。

山竹具有什么食疗价值?

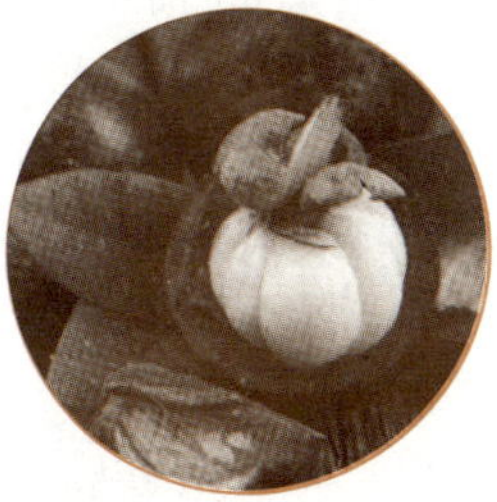

别　　名　山竹子，凤果，倒捻子

主　　治　脾虚腹泻，口渴口干

功　　效　健脾生津，止泻、祛火、清凉解热、滋补身体

性　　味　性平，味甘、微酸

适宜人群　一般人都可食用。体弱、病后的人更适合

注意：肥胖者宜少吃，糖尿病者更应忌食。因为含较高钾质，所以肾病及心脏病人应少吃。

山竹原名莽吉柿，一般种植10年才开始结果，对环境要求非常严格，因此是名副其实的绿色水果，非常名贵。其幽香气爽，滑润而不腻滞，与榴莲齐名，号称“果中皇后”。山竹营养丰富，果肉含可溶性固形物16.8%，柠檬酸0.63%，还含有维生素 B_1、维生素 B_2、维生素 C_4，膳食纤维、糖类及镁、钙、磷、钾等矿物元素，具有降燥、清凉解热的作用，因此，山竹不仅味美，而且还有降火的功效，能克榴莲之燥热。在泰国，人们将榴莲、山竹视为“夫妻果”。如果吃了过多榴莲上了火，吃上几个山竹就能缓解。山竹相对榴莲，性偏寒凉，有解热清凉的作用，可消脂，润肤降火，若皮肤生疮，年轻人长青春痘，可生食山竹，也可用山竹煲汤。一王一后，一热一凉，吃了大补的榴莲之后，再吃山竹有清热的功效。所以山竹也不宜和一些寒凉的食物同吃。山竹的果皮或外皮蕴涵丰富的吨酮，不但具备抗氧化能力，也有助增进免疫系统健康，令人身心舒畅。另外，山竹含有丰富的蛋白质和脂类，对身体有很好的补养作用，对体弱、营养不良、病后都有很好的调养作用。

石榴具有什么食疗价值?

别　　名　安石榴、若榴、丹若、金罂、金庞、涂林

主　　治　冠心病、高血压、抗胃溃疡、软化血管、降血脂血糖、降低胆固醇

功　　效　生津止渴，收敛固涩，止泻止血

性　　味　味甘、酸、涩，性温，无毒

适宜人群　口干舌燥、腹泻、扁桃体发炎者

石榴原产于西域，汉代时传入我国。石榴子红润晶莹如宝石，味道酸甜，令人回味无穷。石榴全身是宝，果皮、花、汁皆可入药。石榴果皮含有苹果酸、鞣质、生物碱等成分，具有显著的抑菌和收敛作用，能使肠黏膜收敛，并使其分泌物减少，所以能有效地治疗腹泻、痢疾等病症。石榴皮煎剂还能抑制流感病毒。另外，石榴果皮所含的碱性物质，具有驱虫的功效。石榴花也具有很好的药效，如果晒干研末，可用于止血，且石榴花泡水洗眼，还有明目的功效。石榴汁含有多种氨基酸和微量元素，能促进消化，可以抗胃溃疡、软化血管、降血脂和血糖，还可降低胆固醇，同时也可防治冠心病、高血压，具有健胃提神、增强食欲、益寿延年的功效。

杨桃具有什么食疗价值？

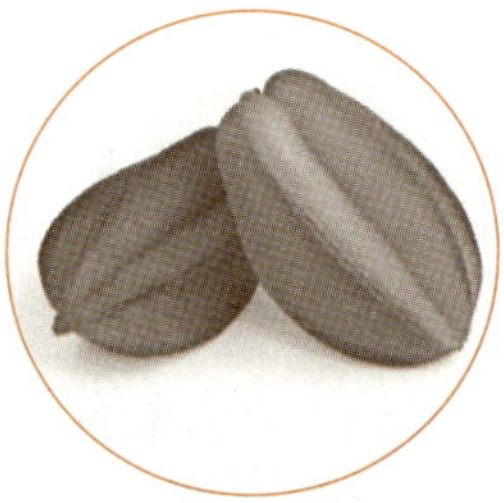

别　　名　阳桃、洋桃

主　　治　咽痛口干，小便不利，痔疮出血，慢性头痛、跌打伤肿痛

功　　效　止渴生津，下气和中，开胃消食

性　　味　味酸甘涩，性平，无毒

适宜人群　用它来做甜品能护肤养颜，适合熬夜的人

注意：杨桃鲜果，性稍寒，多食易使致脾胃湿寒，便溏泄泻，有碍食欲及消化吸收。若为食疗目的，无论食生果或饮汁，最好不要冰镇及加冰饮食。

杨桃是一种水分很多的水果，鲜果可溶性固性物为9%。每100克可食部分含碳水化合物6.2克，维生素C7毫克，内含蔗糖、果糖、葡萄糖、苹果酸46.8克、草酸7.2克。还含有柠檬酸及维生素B_1、维生素B_2以及钙、钾、镁、微量脂肪和蛋白质等各种营养素，是一种营养成分较全面的水果。

杨桃的药用价值也很大，它对口疮、慢性头痛、跌打伤肿痛的治疗有很好的功效。它里面含有的纤维质及酸素能解内脏积热，清燥润肠，通大便，是肺、胃有热者最适宜食用的清热水果。另外杨桃还是医治咽痛的能手。杨桃的叶、花和根也有很好的药用作用：它的叶片利小便；它的花可治寒热；它的根能治关节痛。

杨桃除了对人体健康有益外，对女士的美容也有很好的疗效。杨桃里面含有特别多的果酸，能够抑制黑色素的沉淀，能有效去除或淡化黑斑，并且有保湿的作用，可以让肌肤变得滋润、有光泽，对改善干性或油性肌肤组织也有显著的功效。另外，杨桃对减肥有奇效。尽管杨桃的营养价值很高，但肾脏病患者还是应少吃。

橄榄具有什么食疗价值?

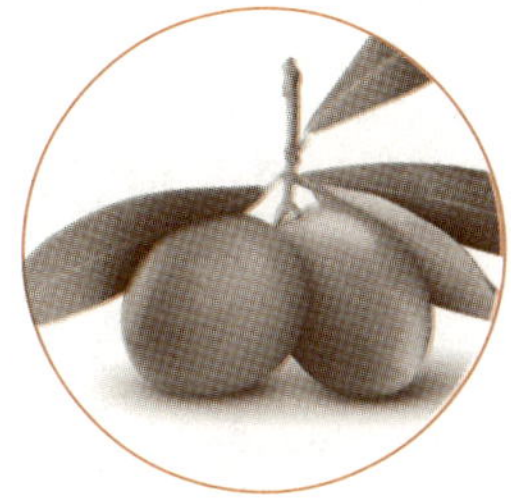

别　　名　青果、忠果、谏果

主　　治　润喉、消炎、解毒、解酒

功　　效　清热，利咽喉，解酒毒

性　　味　味酸、甘，性温，无毒

适宜人群　咽喉疼痛、烦热口渴、肺热咳嗽、咯血、流感、动脉硬化患者

橄榄是南方特有的亚热带水果之一。橄榄鲜食味酸或甜，有的略带涩味，但回味甘甜，且有特殊的香气，深得人们喜爱。橄榄含有多种营养物质，其中维生素C的含量是苹果的10倍，梨、桃的5倍。而且钙含量也很高，易被人体吸收。儿童经常食用橄榄，有益于骨骼的发育。橄榄的食疗价值很高。橄榄中含有大量鞣酸、挥发油、香树脂醇等，具有润喉、消炎、抗肿的作用。橄榄味道甘酸，含有大量水分及营养物质，能有效地补充人体的体液及所需营养，具有生津止渴的功效。此外，橄榄所含有的大量碳水化合物、维生素、鞣酸、挥发油及微量元素等，能帮助解除酒毒，并安神定志，同时也可以解河豚、毒蕈中毒。

橙子具有什么食疗价值?

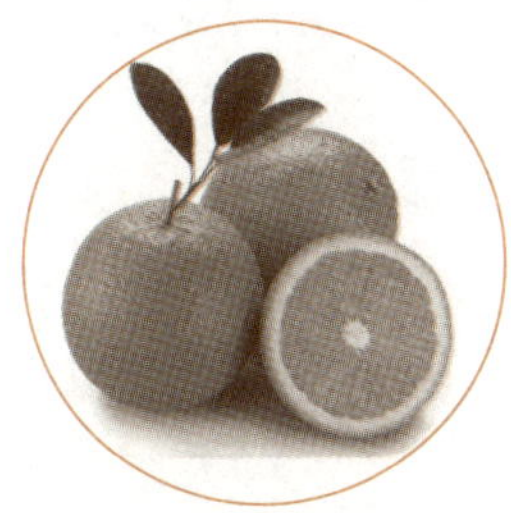

别　　名　金球、香橙、黄橙

主　　治　动脉硬化、高血压、便溏、腹泻、止咳、降血脂

功　　效　生津止渴，开胃下气

性　　味　性微凉，味甘、酸

适宜人群　胸膈满闷、恶心欲吐、饮酒过多及宿醉未醒者

橙子含有丰富的维生素C、维生素P、钙、磷、β－胡萝卜素、柠檬酸、果胶以及醛、酮、烯类等物质，因而有“疗疾佳果”的美誉。橙子中丰富的维生素C和维生素P，不仅能增强机体抵抗力，增加毛细血管的弹性，还能将脂溶性有害物质排出体外，是名副其实的保健康抗氧化剂。此外，维生素C还可抑制胆结石的形成，因此常食橙子可降低胆结石的发病率。所含的果胶能帮助尽快排泄脂类及胆固醇，具有降低血脂的作用。另外，橙子中的黄酮类物质具有抗炎症、强化血管和抑制凝血的作用，与较强抗氧化性的类胡萝卜素，都可抑制多种癌症的发生。橙皮中除了含有果肉的成分外，还含有较多的胡萝卜素，有止咳化痰的功效，是治疗感冒咳嗽、食欲不振、胸腹胀痛的良药。橙皮中所含的橙皮油，对慢性支气管炎有治疗的作用。

大枣具有什么食疗价值?

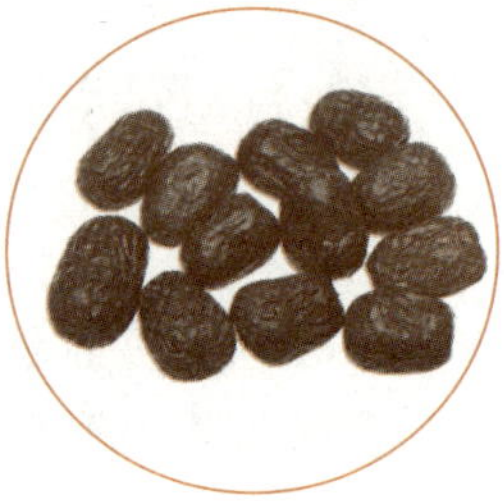

别　　名　红枣、枣子、美枣、良枣
主　　治　心血管病、胆结石、贫血、高血压、抗癌
功　　效　润心肺，止咳，补五脏，治虚损，除肠胃癖气
性　　味　味甘，性平，无毒
适宜人群　中老年人、青少年、女性

大枣自古以来就被列为“五果”(桃、李、梅、杏、枣)之一，有着悠久的历史。大枣最突出的特点是维生素含量高，因而被人们誉为“天然维生素丸”。所含的丰富维生素C和维生素P，对于健全毛细血管、维持血管壁的弹性、抗动脉粥样硬化有很大益处。而且维生素C可使体内多余的胆固醇转变为胆汁酸，从而使胆结石形成的概率减小，故经常食用鲜枣可预防胆结石。大枣中富含钙和铁，它们对防治中老年人骨质疏松以及青少年和女性贫血都有很重要作用，其效果通常是药物所不能比的。大枣不但能补血，而且与蜂蜜搭配泡红茶又是很好的养胃饮品。此外，枣中丰富的糖类和维生素C以及环磷酸腺苷等，能减轻各化学药物对肝脏的损害，并有促进蛋白合成，增加血清总蛋白含量的功效，具有护肝作用，并可辅助治疗慢性肝炎和早期肝硬化。

无花果具有什么食疗价值?

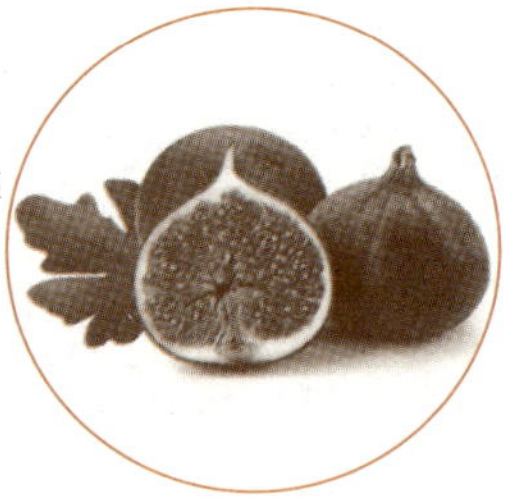

别　　名　天生子、文仙果、蜜果、奶浆果、隐花果、映日果
主　　治　健胃整肠、消除便秘、喉咙疼痛、痔疮、黄疸、宿醉
功　　效　清热生津，健脾开胃，解毒消肿
性　　味　味甘，性平，无毒
适宜人群　高脂血症、高血压、冠心病、动脉硬化、癌症患者，消化不良、食欲不振、便秘者

无花果原产地位于阿拉伯南部，属于桑科植物。由于无法看到花朵，因此称其为“无花果”。无花果具有独特的甘甜味，目前都以生吃居多。很久以前人们就发现它具有促进消化、健胃、整肠、治疗痔疮的作用，因此它的枝与叶都被拿来用于治病，从而成为药用植物中的一种。无花果含有丰富的食物纤维、维生素B_1、维生素B_2、维生素C、钙、铁等优秀的营养素。其中，属水溶性食物纤维的果胶，具有促进肠胃蠕动的功效，可以消除便秘。除此之外，无花果还有消炎的作用，可治疗发炎。无花果含有脂肪酶、水解酶等物质，具有降低血脂和分解血脂的作用，可减少脂肪在血管内的沉积，从而能够降低血压、预防冠心病。此外，无花果还有抗癌、防癌的作用。

腰果具有什么食疗价值?

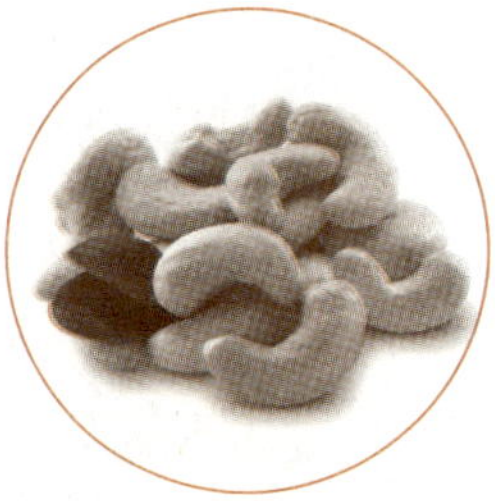

别　　名　鸡腰果、介寿果
主　　治　心血管病、高血脂症、冠心病、便秘、美容养颜
功　　效　补脑养血，补肾健脾，下逆气，止久渴
性　　味　味甘，性平
适宜人群　一般人群均可食用

腰果因形状像肾而得名，其与榛子、核桃、杏仁并称为“世界四大干果”。腰果味道香浓甘甜，清脆可口，是一种营养丰富的干果，既可当零食食用，又可制成美味佳肴。腰果也具有一定的食疗保健价值。腰果中所含的某些维生素和微量元素成分有很好的软化血管作用，可以保护血管、防治心血管疾病。而且腰果含有丰富的油脂，可以润肠通便、润肤美容及延缓衰老。腰果还含有大量的亚麻油酸和不饱和脂肪酸，这两种有益脂肪酸可以帮老年人预防动脉硬化、心血管疾病、脑中风和心脏病。此外，经常食用腰果可以提高身体的抗病能力，但会增加体重。

小麦具有什么食疗价值?

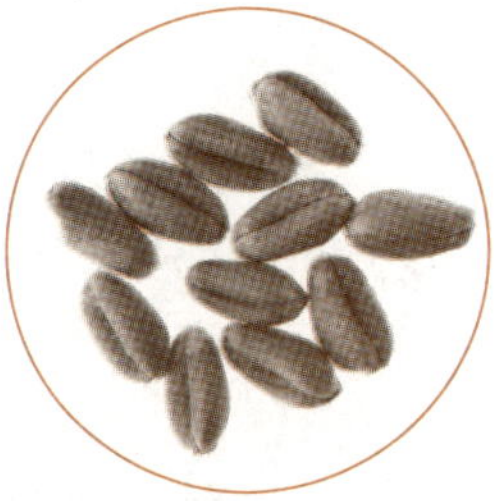

别　　名　麦子、浮小麦
主　　治　癌症、更年期综合征、便秘
功　　效　养心除烦，健脾益肾，除热止渴
性　　味　味甘，性微寒，无毒
适宜人群　失眠多梦、患有脚气者、多汗者

小麦的原产地为波斯(现在的伊朗)，在公元前100世纪就开始栽种，是人类第一次栽培的农作物。小麦可直接做成酱油等，不过其主要作用还是制成面粉。虽然面粉的主要成分是糖类，不过其含有的蛋白质、钙和铁多于米。此外，面粉含有的维生素 B_1、维生素 B_2 和维生素E具有恢复体力、防止精神恍惚的作用。经常食用面粉能强健内脏与肠胃，非常适合容易下痢的人。小麦制粉时去除的胚芽和外皮被称为“麸皮”。麸皮在很久以前被用作饲料，不过最近得知麸皮内含有铁、锌、铜、锰等矿物质和丰富的食物纤维，是具有消除便秘和防止大肠癌功效的营养素来源，因而再度受到关注。

玉米具有什么食疗价值?

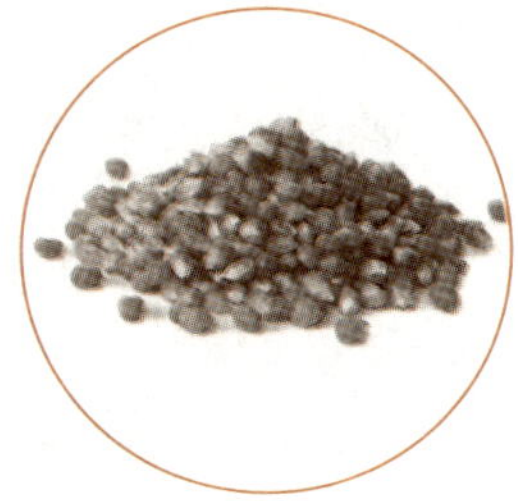

别　　名　苞谷、棒子、玉蜀黍
主　　治　水肿、小便淋沥、黄疸、胆囊炎、胆结石、高血压、糖尿病
功　　效　益肺宁心，健脾开胃
性　　味　性平，味甘、淡
适宜人群　肥胖症、脂肪肝、水肿、便秘、营养不良者等

玉米相当耐干旱，即使贫瘠的土地也可栽种，因此世界各地均视其为救荒的农作物而广为培育。玉米中富含蛋白质，虽然未含有蛋白质所必需的全部氨基酸，缺少了赖氨酸、色氨酸，但是蛋白质的含量却优于小麦和大米。因此，具有增强体力、强化肝脏功能的作用。玉米也含有微量的镁、锌和铁。镁是维持肌肉和神经正常运作所不可欠缺的营养素，铁能预防贫血，锌则能防治味觉障碍。玉米所拥有的特殊风味，来自于属于无机物的硅酸。硅酸能形成骨骼，降低胆固醇。而且，玉米中也富含 B 族维生素，具有消除疲劳，强化肝功能，预防便秘、胃溃疡、胆结石的功效。

一般人皆可食用，尤适宜脾胃气虚、气血不足、营养不良之人食用，更适宜习惯性便秘之人食用，还适宜慢性肾炎水肿者食用。需要注意的是，玉米忌和田螺同食，否则会中毒，还应尽量避免与牡蛎同食，否则会阻碍锌的吸收。

小米具有什么食疗价值?

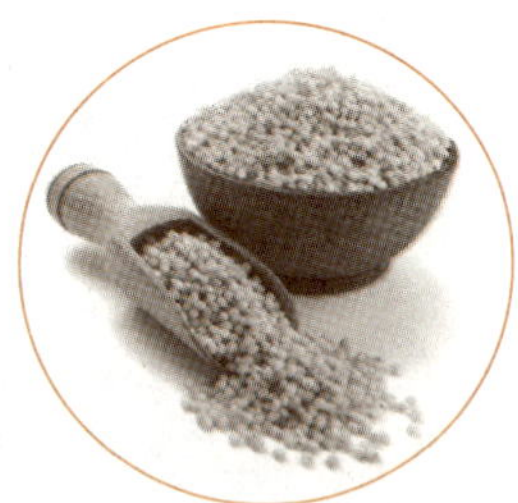

别　　名　粟谷、粟米、硬粟、灿粟、谷子
主　　治　寒热、利尿、胃热消渴、漆疮、筋骨挛急
功　　效　益肾，益气，除热，解毒
性　　味　性寒，无毒，味甘
适宜人群　体虚者、消化不良者、口角生疮者等

粟是一年生草本植物，属禾本科，我国北方通称谷子，去壳后叫小米，它性喜温暖，适应性强。小米粒小，颜色淡黄或深黄，质地较硬，制成品有甜香味。小米熬粥营养丰富，有“代参汤”之美称。我国北方许多妇女在生育后，都用小米加红糖来调养身体。因为小米具有滋阴养血的功能，可以使产妇虚寒的体质得到调养，帮助她们恢复体力。小米因富含维生素 B_1、维生素 B_{12} 等，具有防止消化不良及口角生疮的功效。小米还具有防止反胃、呕吐的作用。此外，小米还有美容的作用，具有减轻皱纹、色斑、色素沉着的功效。

小米营养丰富，一般人均可食用，是老人、病人、产妇宜用的滋补品，但气滞者应忌用，且身体虚寒，小便清长者要少食。此外，小米忌与杏仁同食。

一般小米呈鲜艳自然黄色，光泽圆润，用手轻捏时，手上不会染上黄色。若用姜黄或地板黄等色素染过的小米，在用手轻捏时会在手上染上黄色。也可把少量小米放入杯中加入少量水，摇晃后静置，若水变黄即可说明该小米染过色。

糯米具有什么食疗价值？

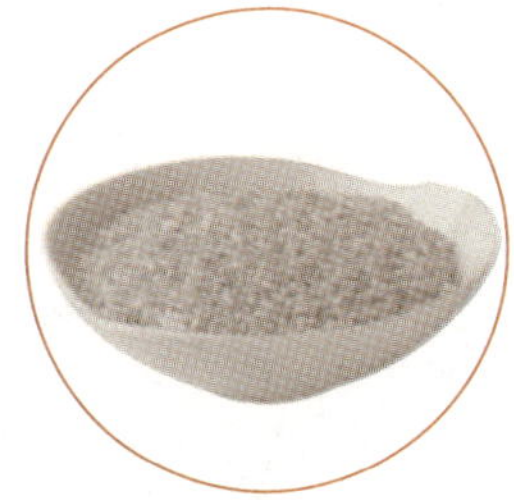

别　　名　粘稻、江米、术米、元米

主　　治　脾胃虚弱、气虚自汗、便泻、安胎、解毒疗疮

功　　效　益气止泻，补脾胃，益肺气

性　　味　性温，无毒，味甘

适宜人群　体质虚弱者、腹泻者、脾胃虚寒等

糯米为禾本科植物糯稻的种仁，其有补益中气、暖脾胃、止腹泻的作用，对脾胃气虚、便泻、体质虚弱者最为适宜，主要适用于脾胃虚寒所致的反胃、食欲降低、泄泻和气虚引起的汗虚、气短无力、妊娠腹坠胀等症。糯米富含B族维生素，能温暖脾胃、补益中气，对脾胃虚寒、食欲不佳、腹胀腹泻有一定缓解作用。除此之外，糯米还有收涩作用，对尿频、自汗有较好的食疗效果。

糯米制成的酒，可用于滋补健身和治病。民间流传用糯米、杜仲、黄芪、枸杞、当归等酿成“杜仲糯米酒”，饮用后有壮气提神、美容益寿、舒筋活血的功效。糯米不但可配药物酿酒，而且可以和果品同酿，如“刺梨糯米酒”，常饮能预防心血管疾病和癌症。

芡实具有什么食疗价值？

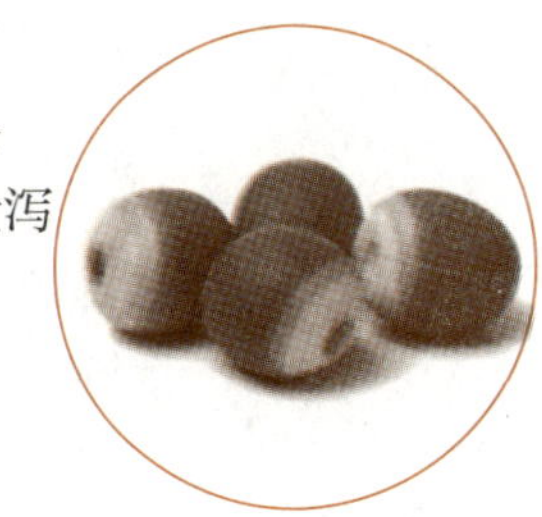

别　　名　鸡头实、鸡头米、鸡头莲、刺莲藕、鸡嘴莲、雁头

主　　治　腰膝痹痛、遗精、淋浊、带下、小便不禁、大便泄泻

功　　效　固肾涩精，补脾止泻

性　　味　性平，味甘、涩，无毒

适宜人群　体虚尿多的儿童、小便频繁的老人、遗精早泄者、慢性腹泻者等

芡实是一年生草本植物芡的种子，中国中部、南部各省均有种植，多生于池沼湖塘浅水中。芡实营养丰富，主要成分为淀粉、蛋白质、脂肪等，其可食用，也可作药用。芡实性味甘、涩、平，具有固肾涩精、补脾止泻的功效。芡实可补中益气，为滋养强壮性食物，和莲子有些相似，但芡实的收敛镇静作用比莲子强，适用于慢性泄泻和小便频数，梦遗滑精，妇女带下腰酸等症。在我国古代，芡实就已经被看作是永葆青春活力、抗衰老的食疗佳品。

第3章 药膳

药膳其实是食疗的一部分，但是因其独特而重要的地位，所以在此单列一章来介绍。药膳即药材与食材相配伍而做成的美食。它着眼于“寓医于食”，就是把药物做成食物，将食物赋予药用，二者相辅相成，相得益彰，既有较高的营养价值，又可防病治病、保健强身。以下一章中，以老百姓常见疾病为主线，介绍各类药膳的做法及功用。

治疗感冒的药膳有哪些?

豆浆蜜

材料：新鲜豆浆250毫升，蜂蜜15毫升

调味料：红枣6个，生姜15克，粳米100克，食盐、糖、味精各适量

功效：新鲜豆浆富含人体所需优质植物蛋白，八种必需的氨基酸，多种维生素及钙、铁等微量元素。豆浆的大豆营养对高血压、冠心病、糖尿病、骨质疏松有许多好处，可平补肝肾、防老抗癌、降脂降糖、增强免疫力。

做法：1.将鲜豆浆在锅中加热。

2.待豆浆冷却到60℃左右时，加入蜂蜜，搅拌即可。

双绿饮

材料：绿豆50克，绿茶5克

调味料：冰糖15克

功效：清热解毒，利尿止渴。

做法：1.绿豆洗净、捣碎，放入砂锅，加3碗水煮至1碗半。

2.再加入茶叶继续煮5分钟，加入冰糖搅拌即可。

冬瓜排骨粥

材料：冬瓜200克，排骨250克，粳米100克

调味料：盐适量

功效：生津止渴，去火解热。

做法：1.将冬瓜切成块状，排骨去血污，粳米洗净。

2.将所有材料放入锅内一起煮，直到熟透即可食用。

治疗哮喘的药膳有哪些？

肉丝炒菠菜

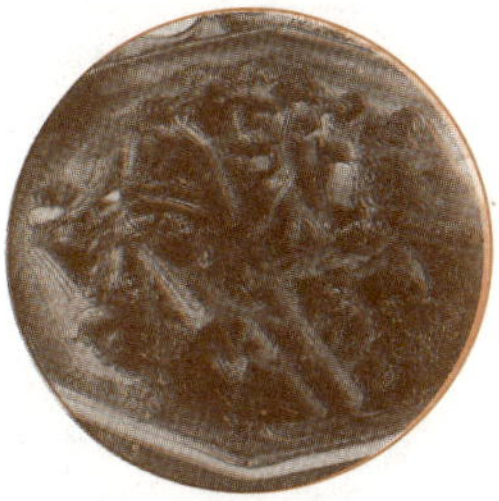

材料：猪瘦肉150克，菠菜300克，小虾15克

调味料：豆油50毫升，醋、味精、香油各适量

功效：益气健脾，止咳嗽。

做法：1.将菠菜去掉黄叶、老根，洗净后切成长段，用开水泡透后捞出，入冷开水中过凉后取出，沥干水分装盘。

2.猪瘦肉切丝，小虾用温水泡发，锅内放入豆油烧热，下入肉丝、菠菜、小虾煸炒，再加少许酱油、醋、味精、香油拌匀即可。

果仁粥

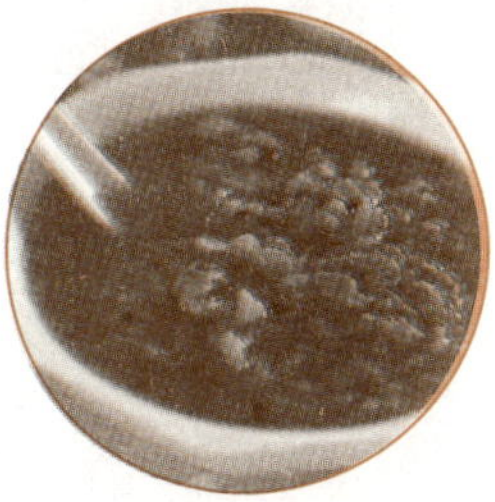

材料：白果10克，浙贝母10克，萝卜种子15克，粳米100克

调味料：盐、麻油各适量

功效：下气，平喘，止咳。

做法：1.白果、粳米洗净，与浙贝母、萝卜种子一起装入瓦煲内。

2.加入2000毫升清水，烧开后改为小火慢煮成粥样调味。

五味子爆羊腰

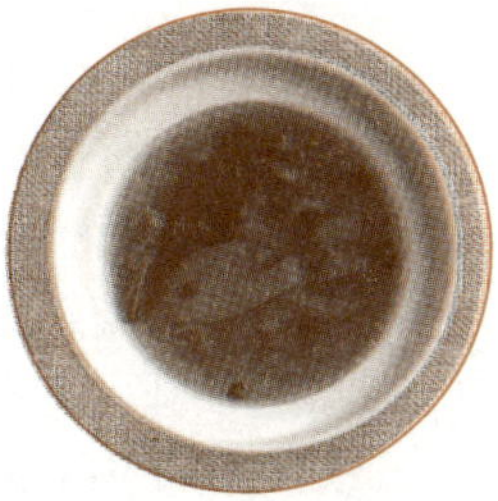

材料：杜仲15克，五味子6克，羊腰500克，清水1000毫升

做法：1.将杜仲、五味子洗净，放入锅中，加适量水，一同煎煮40分钟左右。再去掉浮渣，加热熬成稠液。

2.羊腰洗净，处理干净筋膜和臊线，切成小块的腰花，用芡汁裹匀。

3.烧热油锅，放入腰花爆炒，熟嫩后，再加入葱、姜等调味料即可。

治疗急性支气管炎的药膳有哪些?

无花果糖水

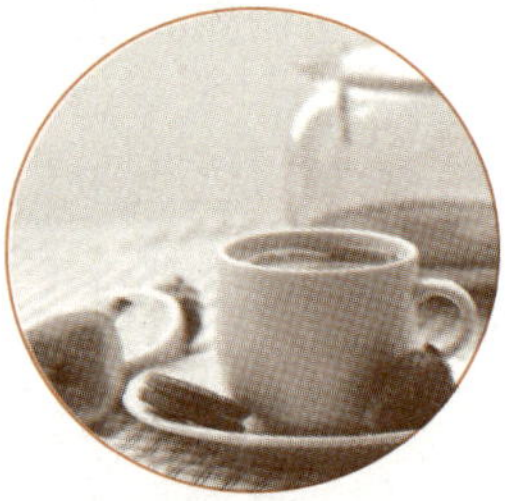

材料：无花果30克，枸杞少许

调味料：冰糖适量

功效：去痰理气，润肺止咳。

做法：1.将无花果、枸杞洗净。

2.无花果与枸杞加水一起放入沙煲内，再加入冰糖煮沸即可。

川贝梨

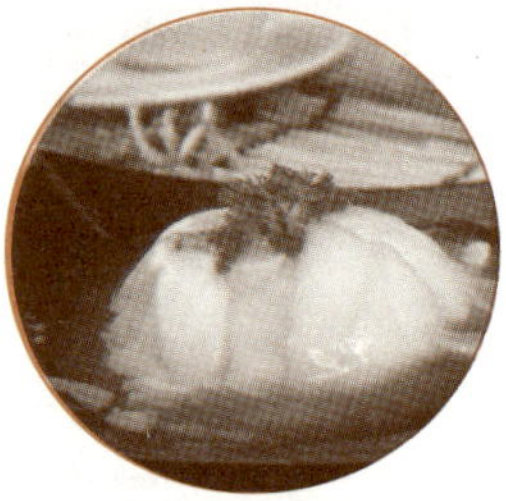

材料：川贝10克，梨子1个

调味料：冰糖适量

功效：止咳，平喘，清热。

做法：1.将川贝冲洗净；梨子去皮、核，切成块。

2.川贝、梨子下入锅中，加适量的水和冰糖，煮开后再煲10分钟即可。

急支宁

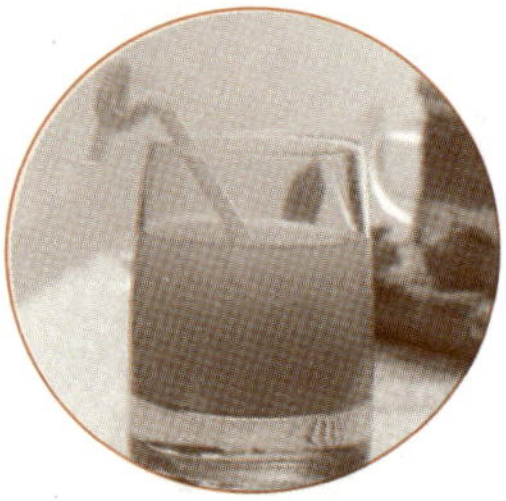

材料：蜂蜜100毫升，白皮大萝卜1个

功效：润肺止咳。

做法：1.将白皮大萝卜洗净，挖空中心，倒入蜂蜜。

2.将萝卜置大碗内，隔水蒸熟服用。

用法：每日2次。

治疗肺结核的药膳有哪些?

鸡蛋银耳浆

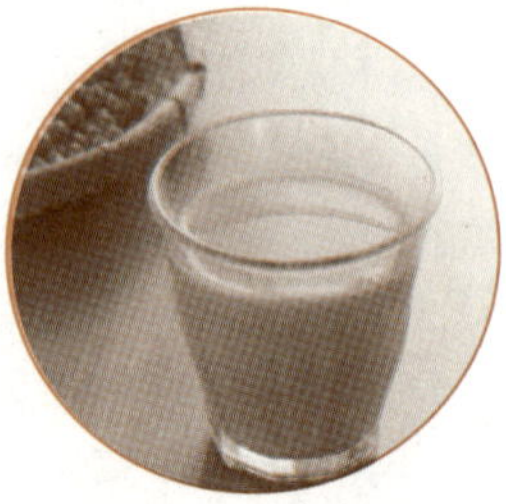

材料：鸡蛋1个，银耳50克，豆浆500毫升

调味料：白糖适量

功效：润肺，止咳，健脾，和中。

做法：1.鸡蛋打在碗内搅拌，银耳泡开。

2.将银耳与豆浆入锅同煮。

3.煮好后冲入鸡蛋液，再加白糖即可。用法：每天1次，连服15天。

用法：每天1次，连服15天。

凤梨银耳汤

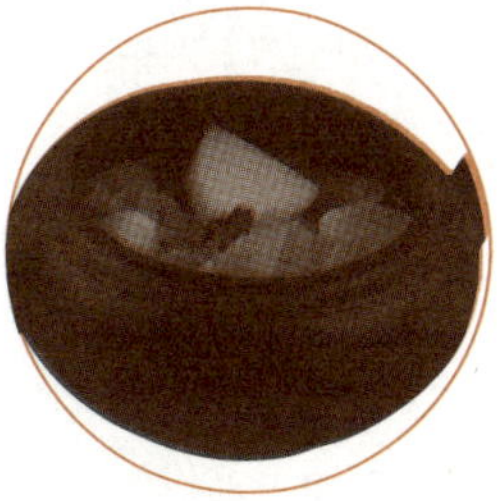

材料：菠萝1/4个，枸杞20粒，银耳2朵

调味料：冰糖适量

做法：1.将枸杞洗净，用温水泡发，菠萝去皮，挖去丁眼，洗净后切成小块,银耳用温水泡软，洗净后摘去根蒂，撕成小朵。

2.锅内倒入适量清水,放入银耳，用大火煮沸,改小火煮1小时，再放入菠萝块、枸杞煮10分钟，加冰糖，待冰糖煮化即可。

猪肺花生汤

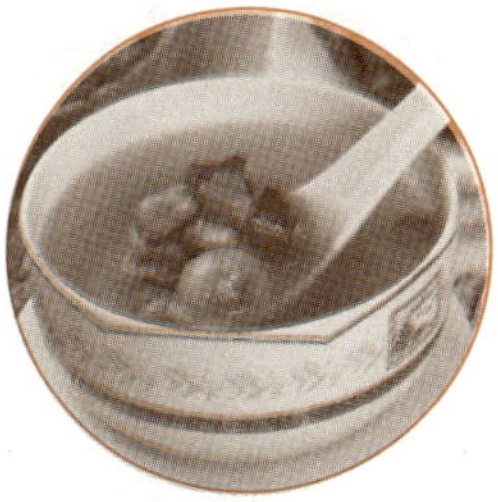

材料：猪肺1具，花生米100克

调味料：黄酒2匙，盐适量

功效：润肺，止血，止咳。

做法：1.猪肺洗净，切块，同花生米共入锅内，文火炖1小时。

2.去浮沫，加入盐、适量黄酒，再炖1小时即可。

治疗肺气肿的药膳有哪些?

贝母粥

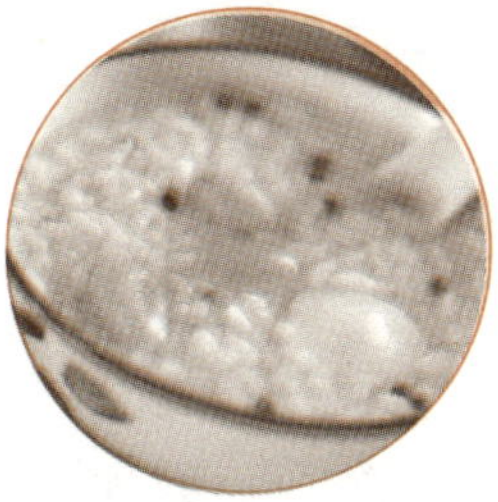

材料：贝母10克，北粳米50克

调味料：冰糖适量

功效：化痰止咳，清热散结。

做法：1.将贝母洗净，北粳米、冰糖加水煮粥，待米汤未稠时调入贝母。

2.改文火稍煮片刻，粥稠即可。

用法：每日早晚温服。

土茯苓煲瘦肉

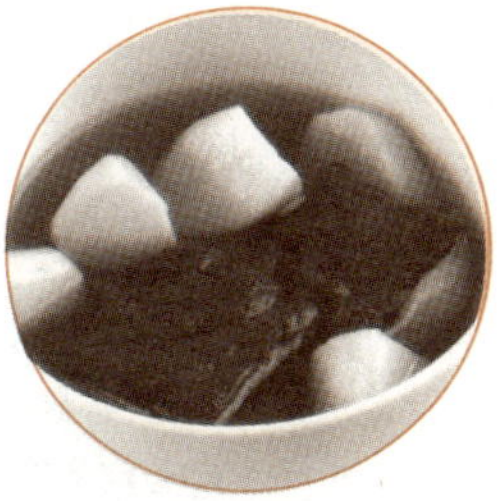

材料：猪瘦肉450克，山药30克，土茯苓20克

调味料：盐适量

功效：化痰止咳，清热散结。

做法：1.山药、土茯苓洗净，沥水备用，先将猪瘦肉滚烫，去血水，再切成小块，备用。

2.将2000毫升清水放入砂锅内，加入全部材料，待武火煮开后改用文火煲3小时，直到药材的药性全都侵入汤汁中，加盐调味起锅。

银耳红枣羹

材料：银耳15克，红枣20克

调味料：冰糖适量

功效：润肺，止咳，健脾，和中。

做法：1.银耳用冷水泡开，洗净，去蒂；红枣洗净，去核，共放入锅中。

2.加水400毫升，小火煮至熟，再下冰糖即可。

治疗肺心病的药膳有哪些？

萝卜炖猪肺

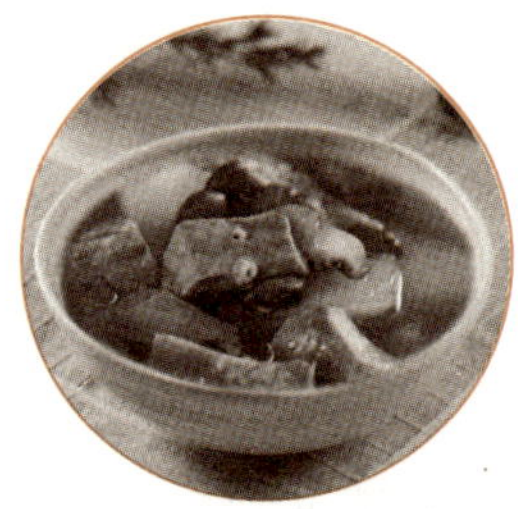

材料：猪肺1具，白萝卜300克，杏仁20克

调味料：姜、盐、味精、麻油各适量

功效：补肺纳气。

做法：1.猪肺挑除血丝气泡,洗净,切成小块;白萝卜洗净，切块;杏仁洗净，去皮。

2.将猪肺、白萝卜、杏仁一同放入砂锅中，注入清水600毫升，加入姜丝，烧开后，挑去浮沫，小火炖 1小时；下盐、味精，淋麻油调匀即可。

莲子排骨汤

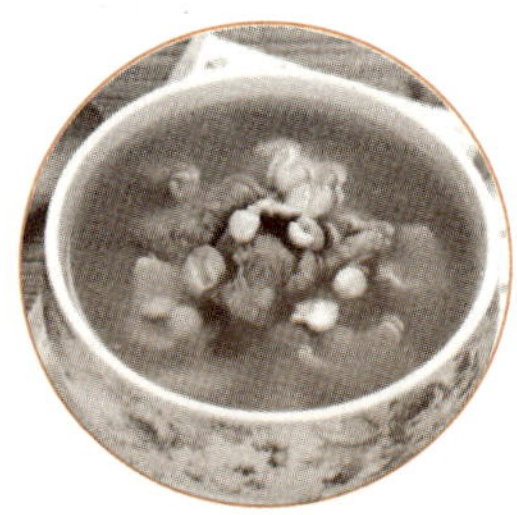

材料：排骨500克，枸杞少许，莲子、百合各50克

调味料：米酒、盐、味精各适量

做法：1.将排骨洗净，斩块，放入沸水烫一下，去掉血水，捞出。

2.莲子和百合洗净，莲子去心，百合剥成块。

3.将所有的材料一同放入锅中炖煮至排骨完全熟烂，再加入调味料及枸杞即可。

多味百合蔬菜

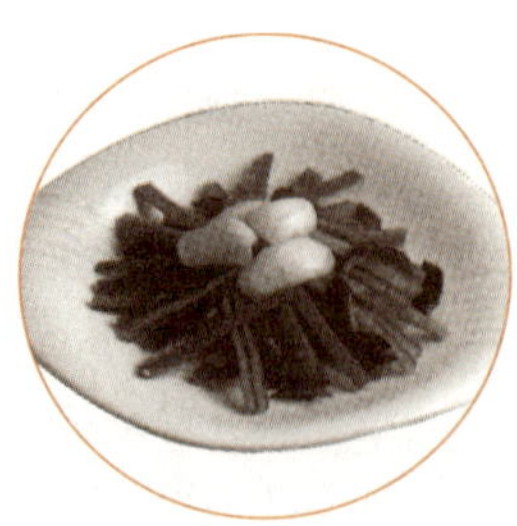

材料：豌豆荚15克，新鲜香菇、银耳、青椒、红椒各10克，低钠盐0.5克，淀粉4克，百合30克

调味料：盐适量

做法：1.将材料洗净，百合剥片，银耳泡软，入滚水滚烫，捞起沥干。香菇切条，入滚水滚烫捞起沥干备用。

2.起油锅，放百合炒至透明，加香菇、银耳拌炒，加盐、豌豆、红椒快炒，放淀粉水勾薄芡即可食用。

治疗肺炎的药膳有哪些？

复方菊花茶

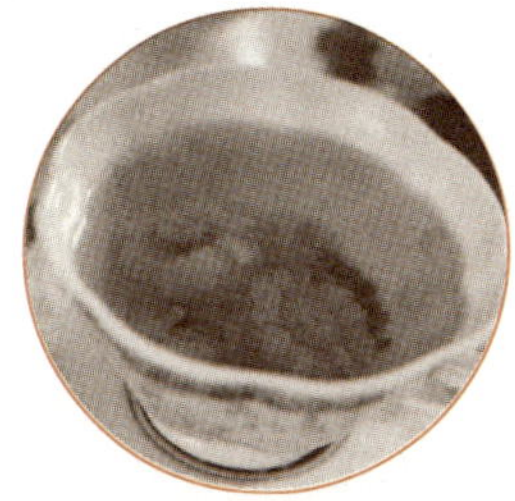

材料：金银花21克，菊花、桑叶各9克，杏仁6克，芦根30克

调味料：蜂蜜适量

功效：清肺热。

做法：1.将金银花、菊花、桑叶、杏仁、芦根用水略冲洗。

2.放入锅中用水煮，将汤盛出，待凉后再加入蜂蜜即可饮用。

无花果木耳汤

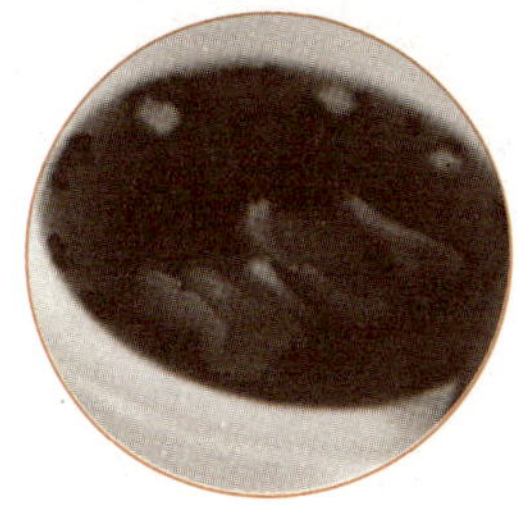

材料：无花果50克，荸荠100克，猪肠400克，猪瘦肉150克，黑木耳20克，红枣3颗，淀粉适量

调味料：盐适量

做法：1.无花果、黑木耳和荸荠洗净、前两者浸泡1小时，荸荠去皮;猪肠用花生油、淀粉反复搓搽,避腥味和黏液,冲洗干净,沸水。

2.将清水放入瓦煲内，煮沸后加入以上调料，煮沸后改用文火煲3小时，加盐调味即可。

复方鱼腥草粥

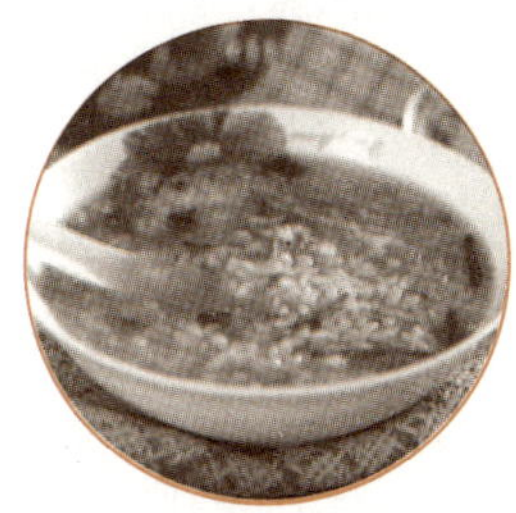

材料：鱼腥草、金银花、生石膏各30克，竹茹9克，粳米100克

调味料：冰糖30克

功效：清热养肺。

做法：1.将鱼腥草、金银花、生石膏、竹茹用水煎成汤。

2.下入粳米及适量水，共煮为粥，再加冰糖，稍煮即可。

治疗腹泻的药膳有哪些？

马齿苋蒜汁饮

材料：大蒜25克，马齿苋50克

调味料：红糖20克

功效：补脾止泻。

做法：1. 将大蒜去皮，洗净。

2.将马齿苋放入锅中煎取1碗水，再加入大蒜、红糖调味即可。

用法：一日内分2次服完。

山药炒豌豆

材料：豌豆50克，竹荪、香菇、胡萝卜、辣椒各适量，山药250克，冬笋200克

调味料：盐半茶匙，水淀粉3汤匙

做法：1.香菇轻划十字，备用；豌豆、胡萝卜、辣椒斜切片，山药、冬笋切薄片，竹荪切段。

2.热油锅，放入香菇、辣椒稍微拌炒。

3.放入胡萝卜、山药等，同炒，再加4杯水。

4.煮滚下豌豆、竹荪，最后勾芡即可装盘。

蒜肚汤

材料：猪肚1000克

调味料：大蒜、生姜、盐各适量

功效：健脾止泻。

做法：1.将猪肚洗净，去脂膜，切块。

2.将大蒜、生姜、盐、猪肚放入锅内，加水煮2小时，至大蒜被煮烂、猪肚熟即可。

木耳猪肠汤

材料：猪大肠250克，木耳15克，海参120克

调味料：盐、味精、香油各适量

功效：滋阴养血，凉血止痢。

做法：1.将木耳泡水后，洗净；海参洗净，切丝；猪大肠用粗盐1汤匙擦洗净，放入开水中稍烫，再用冷水冲洗净，切段。

2.把全部材料放入锅内，加适量清水，武火煮沸后，文火1～2小时，调味即可。

治疗慢性胃炎的药膳有哪些？

生姜米醋炖木瓜

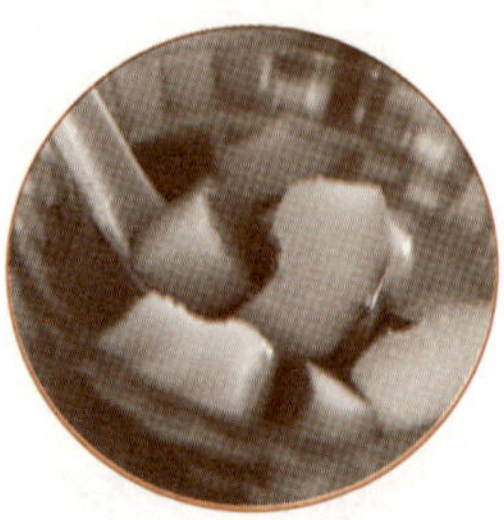

材料：生姜5克，木瓜100克

调味料：米醋少许

功效：补气益血，解郁调中，去风散寒，消积解毒。

做法：1.木瓜洗净，切块，生姜洗净，切片，一同放入砂锅。

2.加米醋和水，用文火炖至木瓜熟即可。

用法：喝汤吃木瓜，可随意饮用。

党参黄鳝汤

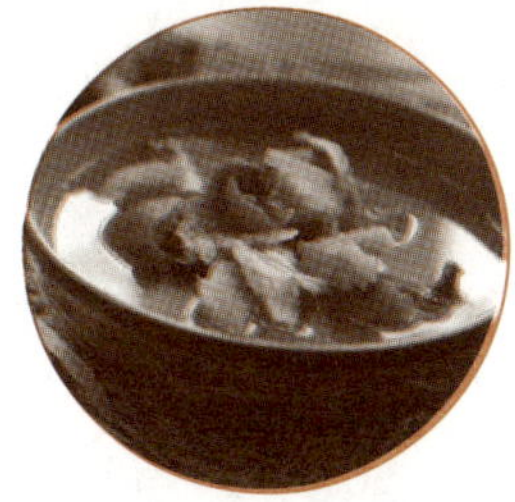

材料：黄鳝200克，党参20克，红枣10克，佛手5克

功效：温中健脾，行气止痛。

做法：1.将黄鳝去内脏，洗净切段；党参、红枣、佛手洗净。

2.把全部材料加适量清水，武火煮沸后，文火煮1小时，调味即可。

用法：饮汤食肉，可佐餐用。

猪肚汤

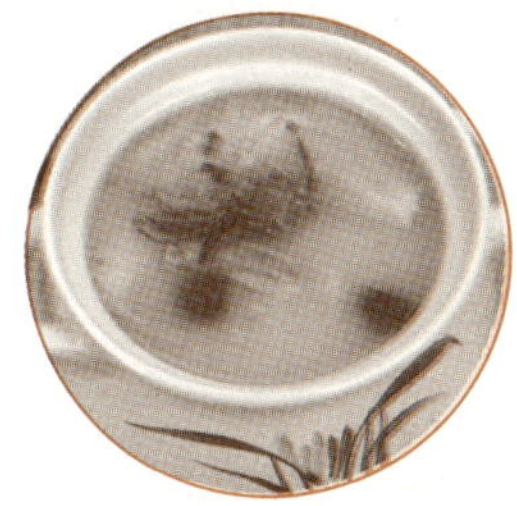

材料：胡椒9克，猪肚1个

功效：温中行气，健脾和胃。

做法：1.猪肚洗净。

2.猪肚与胡椒一起放入砂锅中，大火煮开，小火煲熟即可。

用法：可佐餐食用。

治疗急性肠胃炎的药膳有哪些？

山楂粥

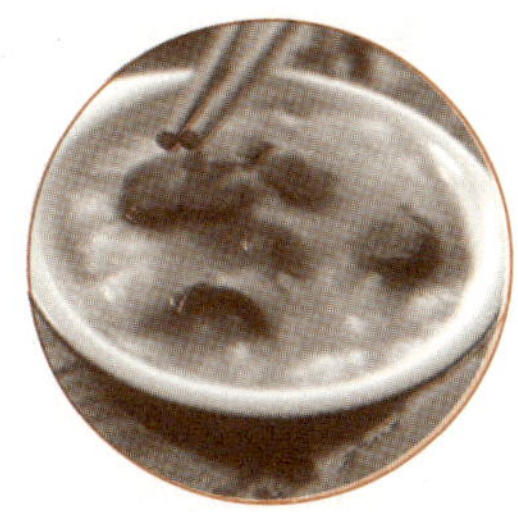

材料：山楂50克，神曲30克（健脾胃助消化的中药），鸡内金20克，粳米50克

调味料：盐适量

功效：补脾，消食，止泻。

做法：1.将鸡内金焙干，研成末;粳米洗净，和山楂、神曲一同放入锅内，加1000毫升清水。

2.烧开后，慢煮成粥样，再加入鸡内金，煮至粥成，加盐调味即可。

生姜花椒粥

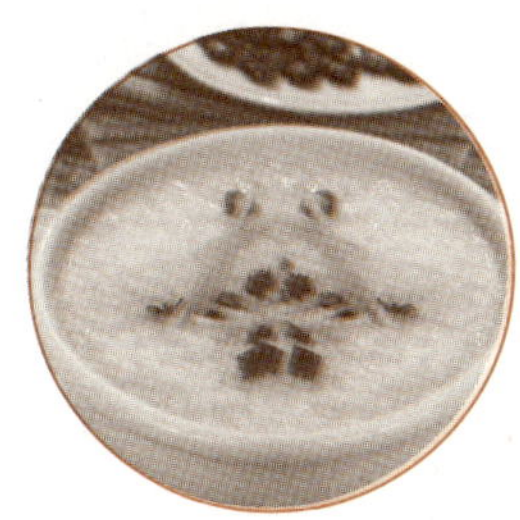

材料：粳米100克，花椒10克，生姜２片

调味料：盐适量

功效：温中止泻。

做法：1.将粳米洗净，加水800毫升，烧开。

2.将花椒和姜片一起放入，慢火煮成粥，下盐调味即可。

用法：分2次服用。

绿豆马齿苋汤

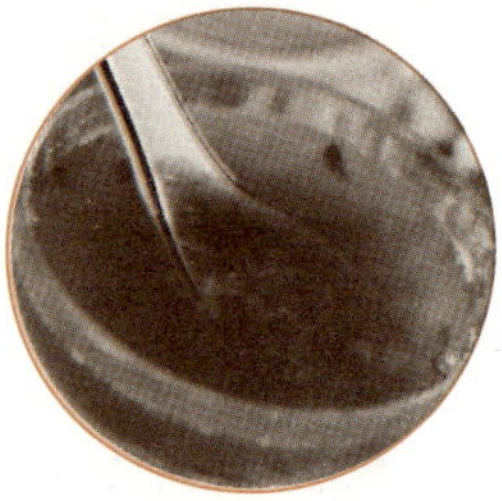

材料：绿豆60克，马齿苋30克

功效：清热解毒，利水消肿。

做法：1.马齿苋、绿豆洗净。

2.将材料放入锅内加适量的清水，用小火煮汤服用。

用法：每日早晚一次。

治疗十二指肠溃疡的药膳有哪些？

佛手元胡猪肝汤

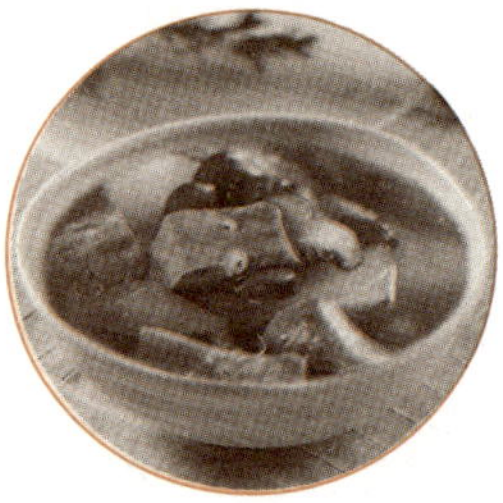

材料：佛手9克，元胡9克，制香附6克，猪肝100克

功效：行气止痛。

做法：1.将佛手、元胡、制香附洗净后，放入锅内，加适量水煮沸，再用文火煮15分钟左右。

2.加入已洗净切好的猪肝片，放适量盐、姜丝、葱花，熟后即可食用。

用法：每天或隔天吃一次。

田三七炖鸡

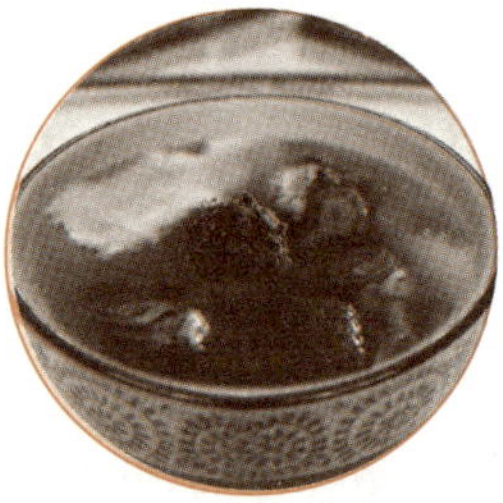

材料：母鸡1000克，丹参20克，田三七10克

调味料：生姜、盐、味精各适量

功效：活血，止血，补中，开胃。

做法：1.将母鸡宰杀，洗净，斩切；丹参切片，田三七捣碎。

2.将丹参、田三七与鸡同放于砂锅中，加600毫升清水，烧开加入姜丝和盐，小火炖1小时，放味精即可。

田七煮鸡蛋

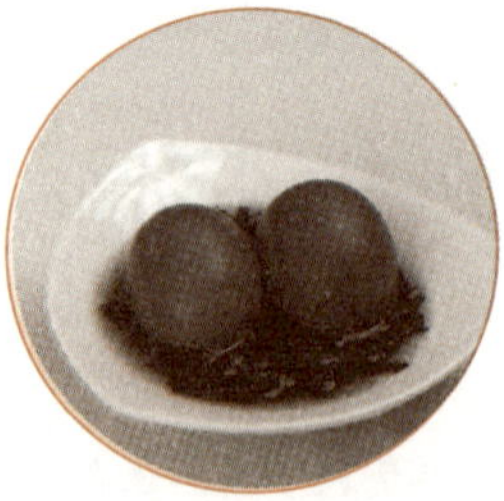

材料：鸡蛋1个，田七10克

调味料：盐适量

做法：1.田七去除杂质，洗净；锅置火上，田七加水煮片刻，捞起沥干。

2.另起锅，倒入适量水，待烧开后，打入鸡蛋，煮至熟，再将备好的田七放入锅中，待再次煮沸后，加入盐等调味料即可熄火，盛入碗中。

治疗胃下垂的药膳有哪些？

山楂肉丁汤

材料：山楂15克，陈皮、枳壳各10克，猪瘦肉100克

调味料：盐适量

功效：疏肝理气，健脾和中。

做法：1.先将猪瘦肉切丁腌渍。其他材料放入锅中煮半个小时。

2.下入猪瘦肉丁，煮至熟加入盐调味即可。

人参莲子汤

材料：人参片10克，红枣10克，莲子40克

调味料：冰糖10克

做法：1.红枣洗净，去籽，用水泡发30分钟，莲子洗净，泡发备用。

2.把材料放入锅里加水煮11分钟，移入蒸笼加冰糖蒸半小时即可。

姜韭牛奶

材料：韭菜250克，鲜姜25克，牛奶250克

做法：1.将姜、韭菜洗净，切碎。

2.再将姜和韭菜以及牛奶一同放入锅内，直到牛奶等煮沸即可食用。

参芪炖牛肉

材料：牛肉250克，党参、黄芪各20克，升麻5克

调味料：姜片、黄酒、味精、麻油各适量

功效：大补元气，健脾开胃。

做法：1.将牛肉洗净，切块；党参、黄芪、升麻分别洗净，同放于纱布袋中，扎紧袋口。

2.药袋与牛肉同放入砂锅中，加入清水500毫升，烧开后，撇去浮沫，加入姜片和黄酒，炖至熟烂。

3.弃去药袋，最后下味精，淋上麻油即可。

治疗便秘的药膳有哪些？

核桃仁猪肝汤

材料：猪肝 200 克，核桃仁 50 克。

调味料：料酒、葱姜、胡椒粉、盐、猪油各适量

做法：1.将猪肝洗净，切片；核桃仁洗净。

2.炒锅上火烧热，放入猪油，油热后放入猪肝片、姜片把猪肝片用油煸炒，放入葱姜，烹入料酒，加盐继续煸炒。

3.注入适量清水，放入核桃仁，待煮至猪肝熟透，放入胡椒粉、盐调味即可食用。此药膳滋阴润燥、润肠通便。

五仁粥

材料：郁李仁、芝麻、火麻仁、决明子、柏子仁各10克，粳米100克

调味料：蜂蜜适量功效：润肠通便。

做法：1.将所有材料洗净。

2.加适量的水放入煲内煮至粥样，加入适量蜂蜜调味即可。

大黄通便茶

材料：大黄10克，番泻叶10克，蜂蜜20毫升

调味料：清热，泻火，通便。

做法：1.大黄用适量水煎煮半小时。

2.熄火加番泻叶、蜂蜜，加盖焖10分钟即可。

无花果煎鸡肝

材料：鸡肝3对，无花果干3粒

调味料：砂糖1大匙

做法：1.鸡肝洗净，入沸水中滚烫，捞起沥干。

2.将无花果洗净，切小片。平底锅加热，加1匙油，待油热，将鸡肝、无花果干一同爆炒，至鸡肝熟透，无花果飘香。

3.砂糖加1/3碗水，煮融化。待鸡肝煎熟盛起，淋上糖液调味。

治疗便血的药膳有哪些?

白及猪蹄汤

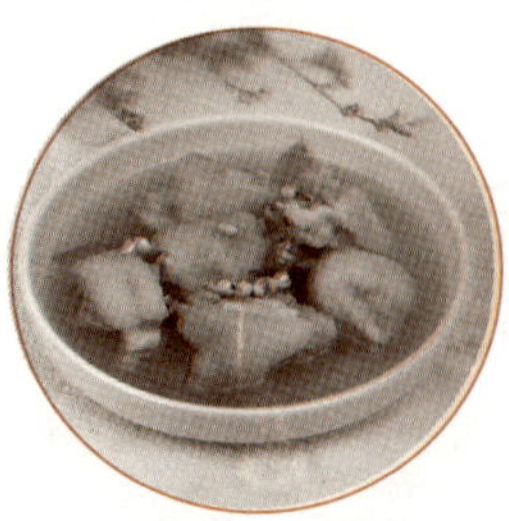

材料：猪蹄600克，白及10克，田三七10克

调味料：姜、葱、盐、酒各适量

功效：凉血止血。

做法：1.将猪蹄洗净，斩切；田三七捣碎。

2.把白及、田三七、姜、料酒、猪蹄一同放入锅中，煮3小时至猪蹄烂熟为止，再加入葱、盐即可。

用法：每日1次。

猪肉槐花汤

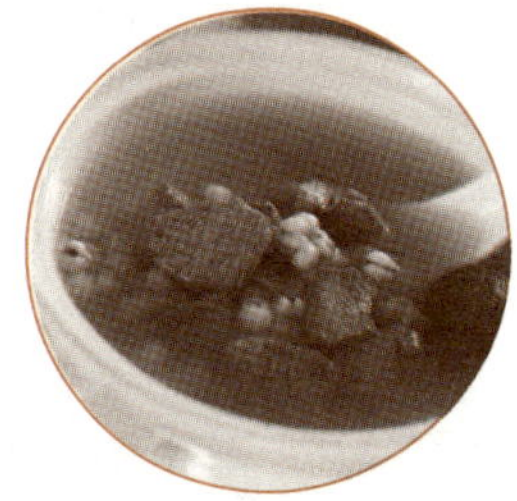

材料：猪肉500克，槐花15克

调味料：盐、生姜各适量

功效：清肠止血。

做法：1.猪肉洗净切块，与生姜、槐花放入锅中，先武火煮沸，再文火炖煮。

2.肉熟烂后停火，加盐等调味即可。

用法：空腹食用，每日1剂。

炒山药

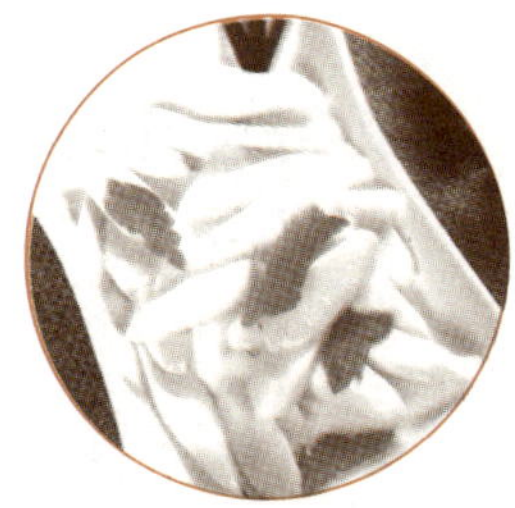

材料：胡萝卜20克，山药35克，秋葵35克，红枣5克

调味料：味精5克

做法：1.山药削皮洗净，切片；秋葵洗净、斜切；胡萝卜削皮、切片。

2.山药、胡萝卜、秋葵放入锅中煮熟，捞起。红枣洗净、去籽，放入滚水煮15分钟，捞起沥干。

3.起油锅，放入秋葵、胡萝卜，一块翻炒，再加山药片及红枣搅拌即可食用。

治疗胆结石的药膳有哪些？

荸荠海蜇汤

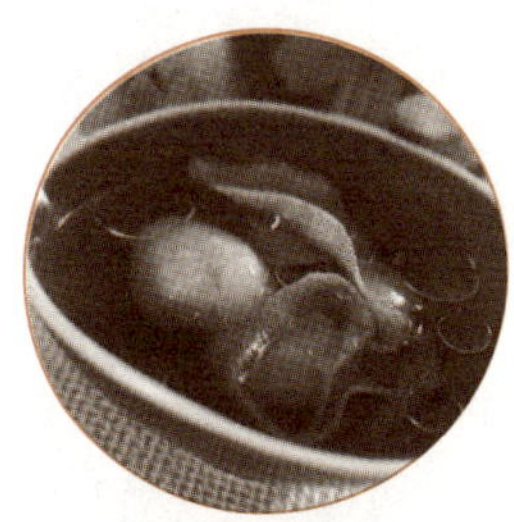

材料：荸荠30克，海蜇丝50克

功效：清热，化痰，消积。

做法：1.将荸荠洗净，去皮，切块；海蜇丝洗净。

2.将荸荠、海蜇丝一同放入砂锅中，加适量水，煎汤即可饮用。

用法：可随意饮用。

玉米须煲蚌肉

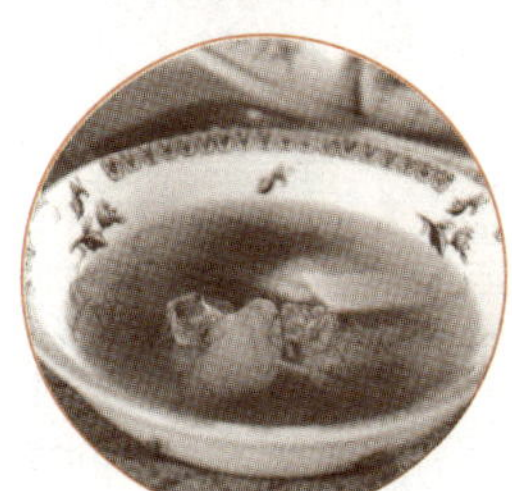

材料：玉米须50克，蚌肉150克

调味料：生姜15克

功效：清热利胆，止血降压。

做法：1.蚌肉洗净，生姜洗净切片。

2.蚌肉、生姜和玉米须一同放入砂锅，加水，文火炖煮1小时，

加调料即可，饮汤吃肉。

洋葱炖乳鸽

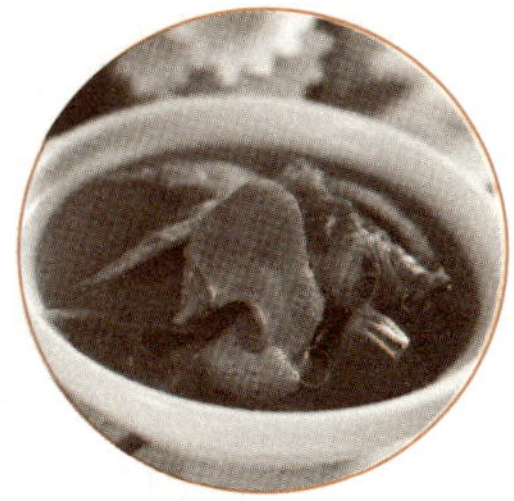

材料：乳鸽500克，洋葱250克，姜5克

调味料：白糖5克，酱油10毫升，胡椒粉、盐、味精各适量

功效：凉血止血。

做法：1.乳鸽洗净砍成小块，洋葱洗净切成角状；锅中加油烧热，洋葱片爆炒至出味。

2.下入乳鸽，加高汤用文火炖20分钟，放白糖等调料至入味后出锅。

治疗肝硬化的药膳有哪些？

枸杞炖鳖

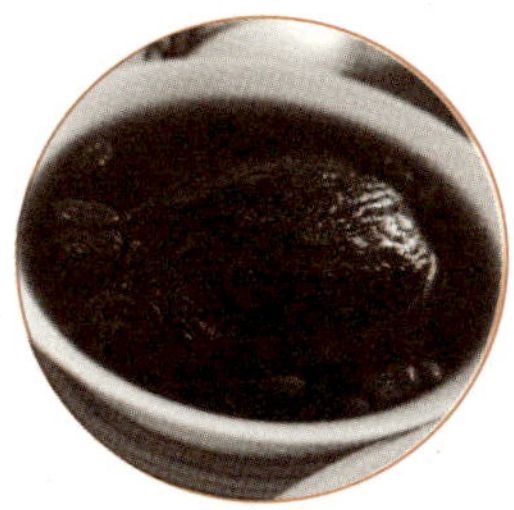

材料：鳖250克，枸杞30克，熟地黄30克，红枣10枚

调味料：盐、味精各适量

功效：滋阴养血，补益肝肾。

做法：1.鳖宰杀后洗净。

2.枸杞、熟地黄、红枣去核洗净。

3.将全部用料一齐放入煲内，加开水适量，文火炖2小时，调味即可。

田七蒸乌鸡

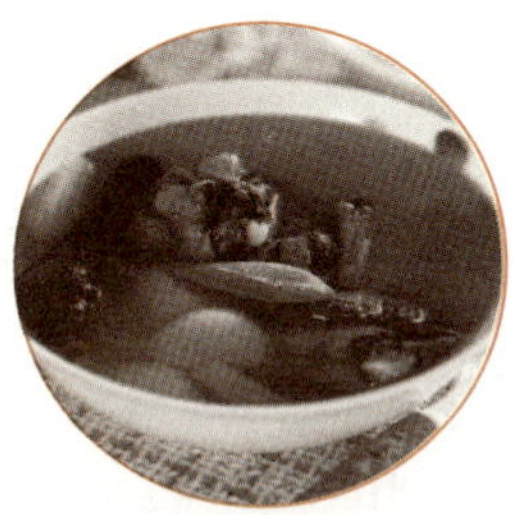

材料：田七6克，郁金9克，乌鸡500克，绍兴酒10毫升，姜5克，葱5克，盐5克，大蒜10克

做法：1.田七洗净，打碎；郁金洗净润透，切片；乌鸡肉洗净，切块。

2.乌鸡块放入蒸盆内，加入姜片、葱段、蒜片、绍酒、盐、田七和郁金，再加入300毫升清水。

3.把蒸盆置蒸笼内，用武火蒸50分钟即可。

石斛花生

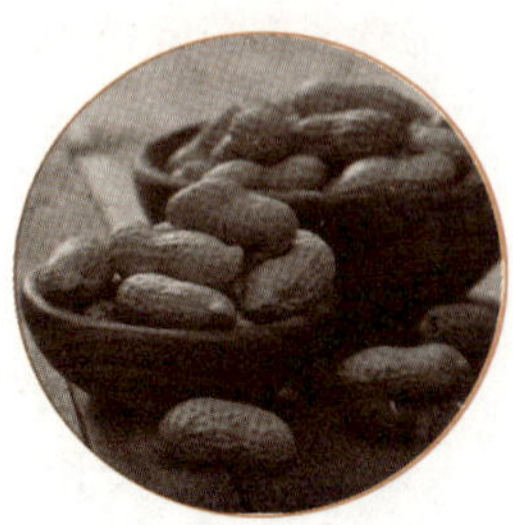

材料：石斛15克，花生200克

功效：养阴，生津，和胃。

做法：1.先用石斛煎水。

2.再加入花生同煮，至花生熟、水焖干为宜，装盘即可。

用法：平时嚼食花生。

治疗肝炎的药膳有哪些？

女贞子蒸带鱼

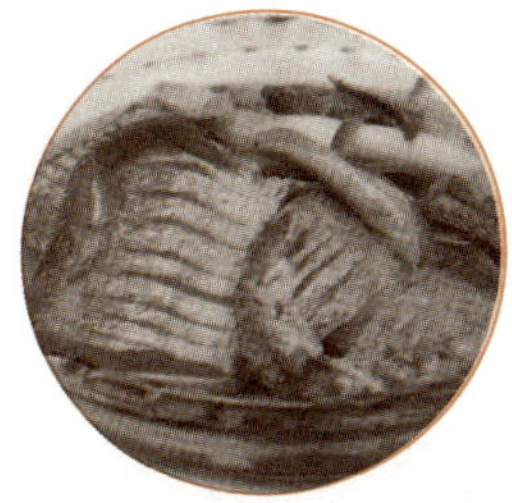

材料：带鱼1条，女贞子20克

调味料：姜10克

功效：凉血止血。

做法：1.将带鱼洗净，去内脏及头鳃，切成段，放入盘中，入蒸锅蒸熟；姜切丝备用。

2.下女贞子，加水再蒸20分钟，下入姜丝即可。

用法：可佐餐用。

灵芝瘦肉汤

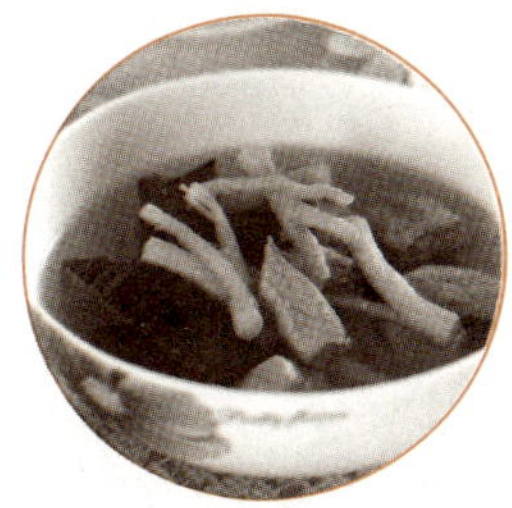

材料：瘦肉100克，黄芪15克，党参15克，灵芝30克

调味料：生姜、葱各适量

功效：健脾和胃。

做法：1.将黄芪、党参、灵芝洗净；猪肉洗净，切块。

2.黄芪、党参、灵芝与猪肉、生姜一起入锅中，加入适量水，文火炖至肉熟后，加入葱等调味即可食用。

香菇炖杏仁

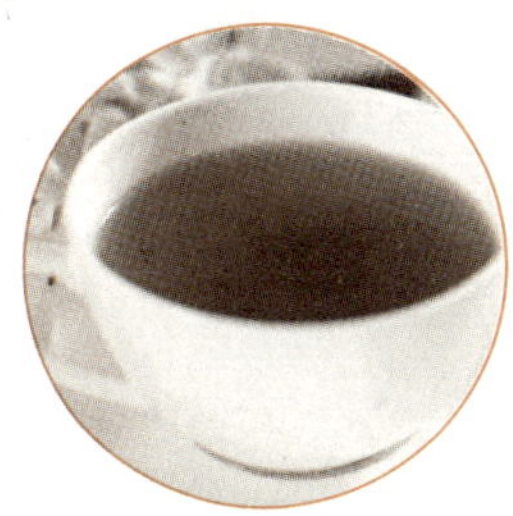

材料：水发香菇150克，杏仁50克，青豆30克

调味料：味精、酱油、白糖、湿淀粉、麻油、花生油各适量

做法：1.水发香菇去杂质洗净，沥干水分；杏仁洗净，下油锅中略炸。

2.炒锅烧热，放入花生油，投入香菇和杏仁、青豆略煸炒。

3.加白糖、高汤、酱油、味精，用旺火烧沸后改小火，炖至入味，再用湿淀粉勾芡，淋上麻油即可。

治疗呃逆的药膳有哪些？

麦冬竹茹茶

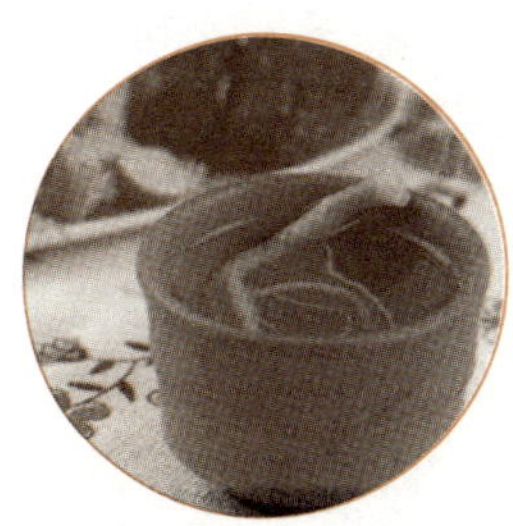

材料：绿茶3克，麦冬20克，竹茹10克

调味料：冰糖10克

功效：清热，降气，止呃。

做法：1.将麦冬、竹茹、绿茶一起放入砂锅，加400毫升清水，浸透。

2.煎至约250毫升，去渣取汁，再调入冰糖溶即可。

用法：代茶频服。

苁蓉炖羊肉

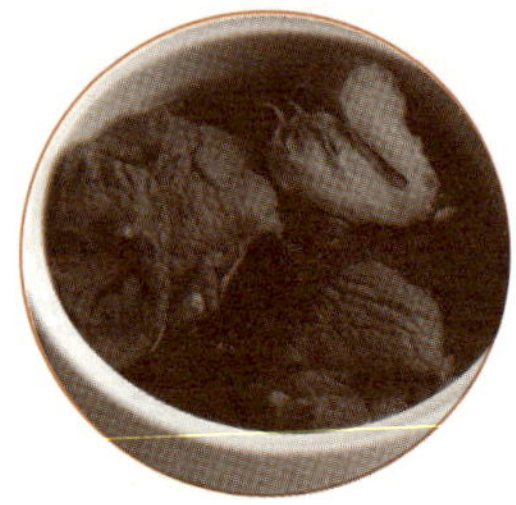

材料：核桃15克，黑枣6颗，羊肉250克，姜3片，米酒少许，当归10克，肉苁蓉15克，淮山25克，桂枝5克

调味料：盐适量

做法：1.先将羊肉洗净，在沸水中滚烫一下，去除掉血水和羊臊味。

2.所有药材入锅中，羊肉置于药材上方，加入少量米酒，以及适量水（水量盖过材料即可）。

3.用大火煮滚后，再转文火炖约40分钟即可。

鹌鹑柿蒂汤

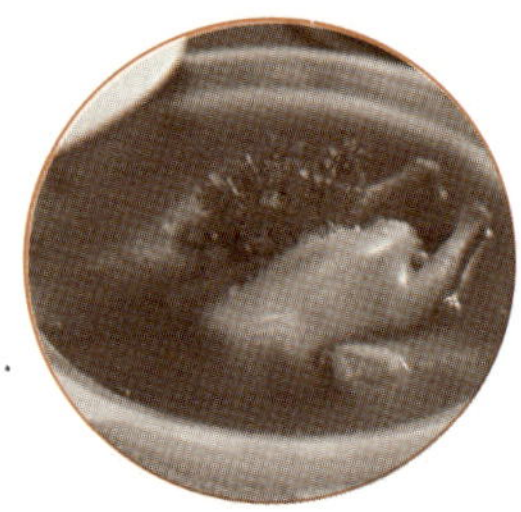

材料：鹌鹑1只，柿蒂10克，丁香3克

调味料：姜、味精、盐、麻油各适量

做法：1.柿蒂和丁香洗净，同放入砂锅中，煎2次，每次用水250毫升，煎半小时，将汁混合，去渣留汁于锅中。

2.再将鹌鹑宰净，斩切，和姜片、盐一起放入锅中，小火炖至熟烂，下味精、淋麻油即可。

治疗痔疮的药膳有哪些？

鱼肚甜汤

材料：鱼肚50克，白砂糖50克

功效：止血消肿。

做法：1.将鱼肚用清水洗干净。

2.鱼肚和白砂糖同放入砂锅内，加适量水，炖熟即可。

用法：每日1次，连续服用有效。

椰菜炒蛤蜊

材料：胡萝卜、白萝卜各1条，绿花椰菜半朵，蛤蜊500克，白茅根75克

调味料：水淀粉、葱丝各适量

做法：1.将白茅根加水煮15分钟后沥渣，蛤蜊蒸好挖出蛤肉备用，绿花椰菜烫熟。

2.胡萝卜、白萝卜切块，泡汤，捞起。

3.热油锅，加入胡萝卜和白萝卜以及白茅根水以小火煨煮至热软，再加入绿花椰菜及水淀粉勾芡，最后将蛤蜊肉淋上即可。

香蕉粥

材料：香蕉250克，大米50克

功效：清热，解毒，润肠。香蕉味甘性寒，清热润肠，促进肠胃蠕动，但脾虚泄泻者却不宜。

做法：1.将香蕉去皮，大米用清水洗净。

2.将香蕉和大米一同放入锅中，加入适量水，煮成粥即可食用。

大肠香蕉粥

材料：猪大肠250克，香蕉肉适量。

功效：清热疗痔，脾虚泄泻者不宜食用。

做法：将大肠、香蕉果肉洗净，切碎，同放入锅内煮汤，调味服食。

用法：每日1次，连服数日。

治疗直肠脱肛的药膳有哪些？

黄芪芡实煲大肠

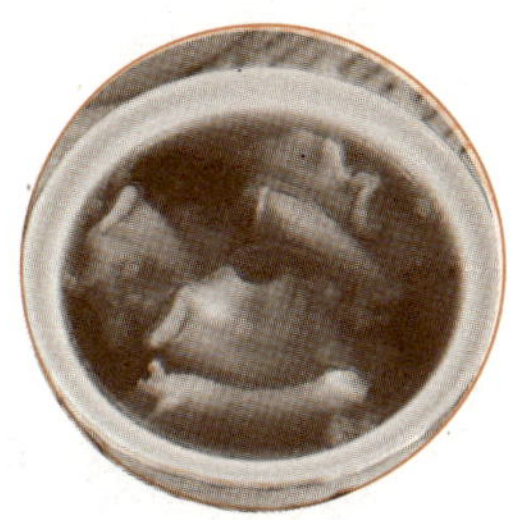

材料：猪大肠150克，黄芪、芡实各30克

调味料：盐少许

功效：补气健脾，升提固摄。

做法：1.猪大肠用沸水略煮去味。

2.下入黄芪、芡实，加适量水以小火煲至肠烂熟，再调味即可。

用法：饮汤食肠。

黄芪牛肉汤

材料：牛肉600克，黄豆芽200克，胡萝卜1条，黄芪15克

调味料：盐适量

做法：1.牛肉洗净切块，滚烫后捞起。

2.胡萝卜削皮、洗净、切块；黄豆芽掐去根须、冲净。

3.将备好的材料和黄芪同以8碗水炖煮，大火煮沸后，转小火炖约50分钟，加盐调味即可。

黄芪煲黄鳝

材料：黄鳝200克，黄芪30克，红枣10个

调味料：盐少许

功效：补气养血，升提。

做法：1. 将黄鳝宰杀后去内脏，切段。

2. 将黄鳝与黄芪、红枣同入砂锅，加适量水和植物油，小火煲煮熟烂，再调味即可。

治疗呕吐的药膳有哪些？

豆豉鱼粥

材料：鲫鱼250克，淡豆豉15克，粳米100克。

调味料：葱、生姜、料酒各适量

功效：健脾和胃，理气消肿。

做法：1.先将鲫鱼去鳞、腮及内脏，洗净，放入锅内，加清水、料酒、葱、生姜，煮至熟烂。

2.加入淘洗干净的淡豆豉、粳米，加适量清水，改文火慢煮至米开花时，加入盐调味即可。

生姜乌梅饮

材料：乌梅肉、生姜各10克

调味料：红糖适量

功效：和胃止呕，生津止渴。

做法：1. 将乌梅肉洗净，生姜切片。

2. 加水200毫升煎汤，再加入红糖，取汁即可。

用法：每次100毫升，每日2次。

莲子茯苓猪心汤

材料：猪心1只，莲子200克，茯苓25克

调味料：葱2株，盐适量

做法：1. 猪心滚烫去除血水，捞起，再放入清水中处理干净。

2. 莲子（去心）、茯苓冲净，入锅，然后加4碗水熬汤，以大火煮开后，转小火煮20分钟。

3. 猪心切片，放入煮好莲子和茯苓的锅内，煮滚后加葱段、盐即可起锅。

竹茹芦根饮

材料：竹茹、芦根各30克

调味料：生姜3片，冰糖适量

功效：清火降逆。

做法：1. 将竹茹、芦根、生姜用清水洗净，放入锅内。

2. 在锅中加清水300毫升，直到煎煮成100毫升，然后加适量冰糖调味即可食用。

用法：每日1剂，分2次服用。

治疗高血压的药膳有哪些?

山楂降压汤

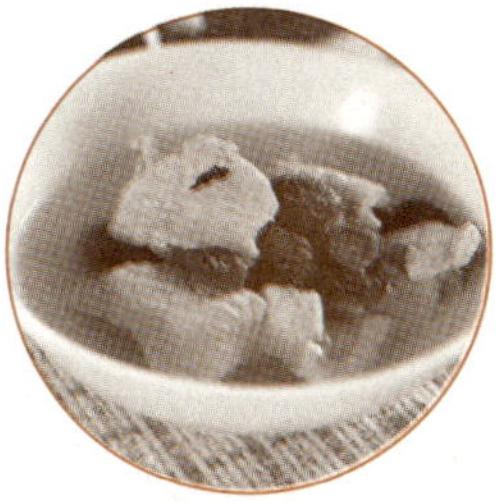

材料：山楂15克，猪瘦肉200克

调味料：食用油30毫升，姜5克，葱10克，鸡汤1000毫升

功效：滋阴潜阳，化食消积，降低血压。

做法：1.把山楂洗净，待用。

2.猪瘦肉洗净，去血水，切片；姜拍松；葱切段。

3.把锅置中火上烧热，加入食用油，烧至六成熟时，下入姜、葱爆香，加入鸡汤，烧沸后下入猪肉、山楂、盐，用文火炖50分钟即可。

芹菜爆香菇

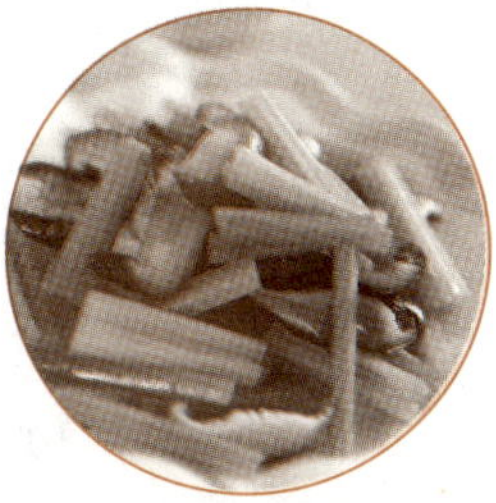

材料：芹菜400克，香菇（水发）50克

调味料：醋、干淀粉、酱油、味精、菜油各适量

做法：1.芹菜择去叶根，洗净，剖开切成约2厘米的长节，用盐拌匀约10分钟，再用清水清洗，沥干待用；香菇切片；醋、味精、淀粉混合后装入碗里，加水约50毫升兑成汁待用。

2.炒锅置武火上烧热后，倒入菜油30毫升，待油炼至无泡沫冒青烟时，即可下入芹菜，煸炒3分钟后，投入香菇片迅速炒匀，再加入酱油炒约1分钟后，淋入芡汁速炒起锅即可。

菊楂决明饮

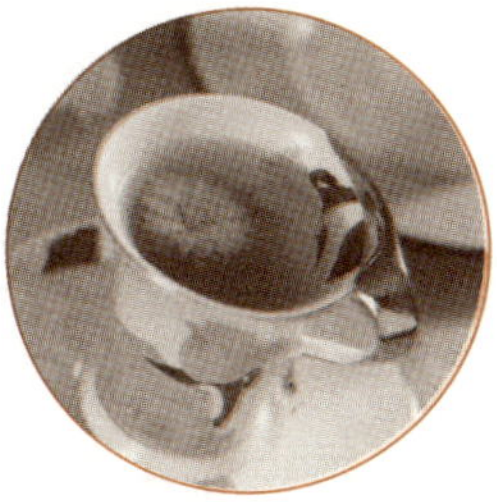

材料：菊花5克，决明子15克，生山楂15克

功效：清热泻火，凉肝明目，降血压。

做法：1.将所有材料加水煮5分钟。

2.将汤水装入杯中即可饮用。

用法：可当茶服用。

治疗低血压的药膳有哪些?

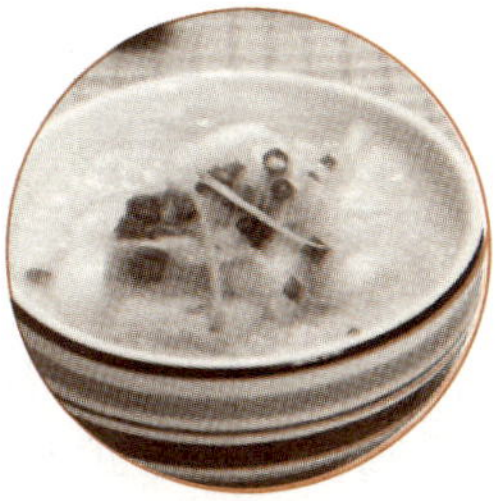

鲫鱼糯米粥

材料：鲫鱼500克，糯米100克

功效：鲫鱼味甘性温，可利水消肿，益气健脾，通脉下乳，清

热解毒。若与赤小豆同煮，可治体虚浮肿、腹水等症；若是产妇乳少者，可取新鲜活鲫鱼一条，猪蹄2只，煮汤食之。此粥具有升提血压的功效。

做法：1.将鱼宰杀，去内脏，洗净。

2.鲫鱼与糯米同入锅内，加水煮粥至熟即可。

用法：每周2次。

木耳桂圆汤

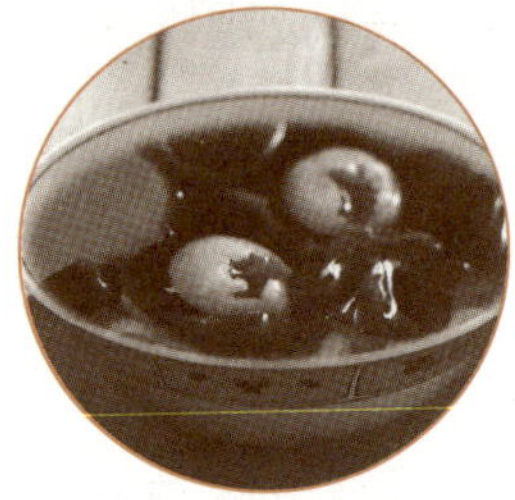

材料：木耳30克，糙米30克，红枣5粒，桂圆15克

调味料：白糖2小匙

做法：1.红枣洗净、切开去除枣核。

2.木耳、糙米洗净，分别泡发、待用。

3.木耳与糙米洗净后，与红枣、桂圆（即龙眼干），加水1000毫升，煮滚后，以小火再煮30分钟。用滤网滤出汤汁当茶饮，其余剩料可留待以后运用。

海鲜山药饼

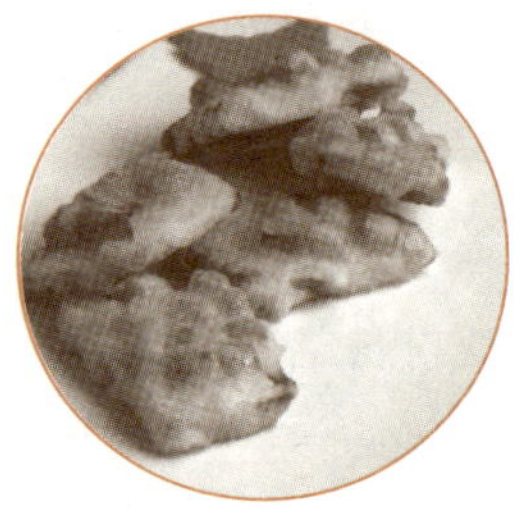

材料：虾仁35克，鲜干贝2颗，花枝50克，西蓝花1朵，玉米粒3大匙，玉米粉1/3匙，奶粉 1大匙，山药粉2/3杯，黄精15克，枸杞10克

调味料：白糖2小匙，色拉油1大匙

做法：1.黄精洗净用水煮滚，熬出汤汁备用，虾仁洗净去肠泥，枸杞、干贝、花枝、西蓝花洗净后切小丁。

2.将药汤与备好的菜丁以及奶粉、色拉油等一起搅拌，做成面糊，煎成金黄色即可。

治疗动脉硬化的药膳有哪些？

丹参炒肉片

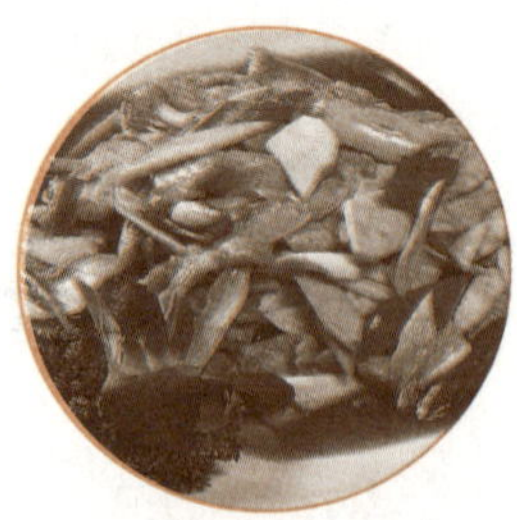

材料：茭白20克，猪瘦肉300克，丹参10克，鸡汤200毫升，鸡蛋1个

调味料：盐、绍酒、味精、胡椒粉、淀粉、麻油各适量

做法：1.猪瘦肉去筋膜后切成薄片；茭白洗净切片；鸡蛋去黄留清；肉片用蛋清、食盐、绍酒、味精、胡椒粉、淀粉调匀浆。

2.丹参洗净后和鸡汤一起放于锅中煮沸，再用文火煮10分钟，然后在汤中放盐、胡椒粉、湿淀粉、麻油。

3.取炒锅置武火上烧热，放豆油少许，烧至五成热时，投入肉片、姜、葱煸炒，倒入鸡汁，翻炒几下，接着将菊花入锅搅拌便能起锅装盘。

松仁玉米

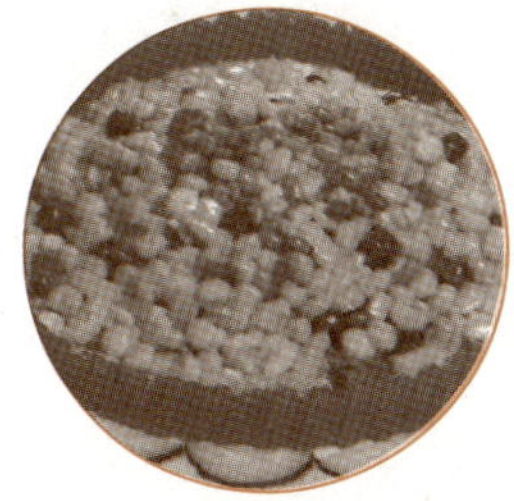

材料：玉米粒200克，青、红椒各15克，松仁20克

调味料：盐5克，味精3克

做法：1.将青、红椒洗净，切成粒状。

2.锅上火烧热，下入松仁爆香后即可盛出。不可在锅内停滞太久。

3.原锅上火，加油烧热，下青、红椒稍炒后，下入玉米粒，炒至入味，加入爆香的松仁和调味料即可。

玉米红枣肉粥

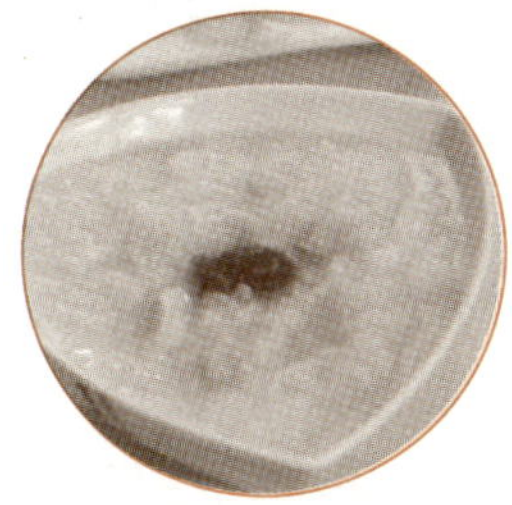

材料：玉米粒、瘦肉各150克，红枣10颗，糯米适量，枸杞30克

做法：1.红枣、枸杞各洗净、皆泡发30分钟。瘦肉洗净剁成肉末状，糯米可事先泡软，以便煮烂变稠。

2.起锅倒水，大火烧至水开，下糯米，烧沸后放肉和红枣。

3.再次沸腾后转入小火，倒入玉米粒和枸杞，待沸后煮半个小时即可。

治疗冠心病的药膳有哪些？

玉竹炖猪心

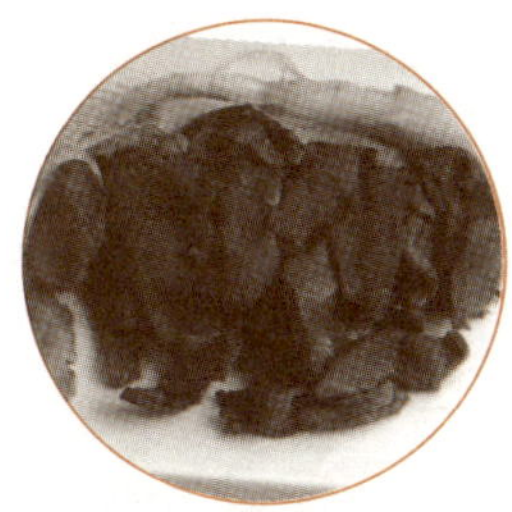

材料：玉竹50克，猪心500克

调味料：生姜、葱、花椒、食盐、白糖、味精、香油各适量

功效：安神宁心，养心生津。

做法：1. 将玉竹洗净，切成段；猪心剖开，洗净血水，切块。

2.将玉竹、猪心、生姜、葱、花椒同置锅内煮40分钟。

3. 下食盐、白糖、味精和香油于锅中即可。

用法：趁热空腹分2次食用。

山药白果粥

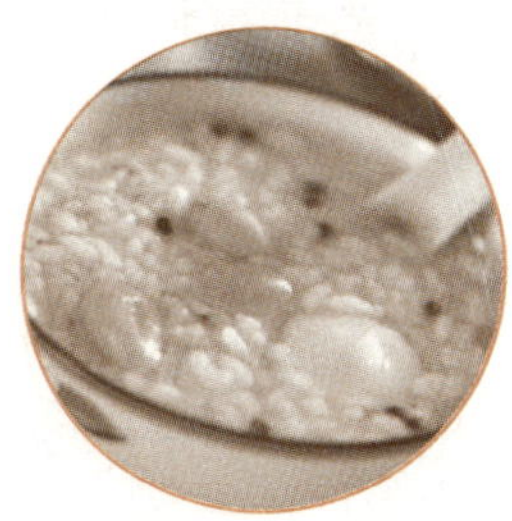

材料：山药300克，瘦肉30克，香菜5克，白果10克，红枣4粒

调味料：生姜、葱、盐、鸡精等适量

做法：1. 山药去皮、切片，红枣泡发切碎，瘦肉剁蓉，白果、米淘洗净，姜切丝，葱切花，香菜切末备用。

2. 砂锅中注水烧开，放入米煮成粥，放入白果、山药煮5分钟后加入红枣、瘦弱、姜丝煮烂，放适量盐和鸡精拌匀，即可收火。

丹参酒

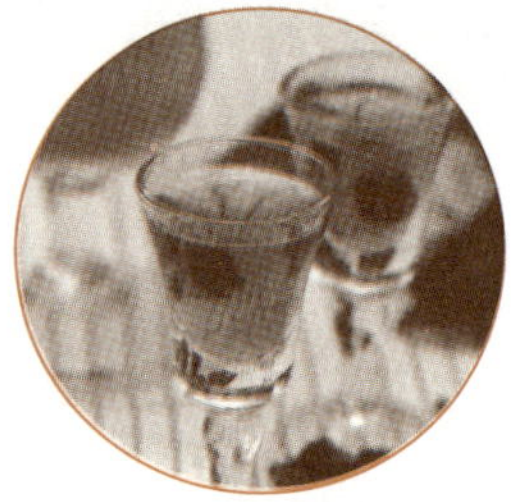

材料：丹参30克，白酒500毫升

功效：补气活血。

做法：1.将丹参洗净，泡入白酒中。

2.约 7 天后即可服用。

用法：每次10克左右，饭前服。酌量饮用。

治疗牙周病的药膳有哪些?

紫甘蓝胡萝卜沙拉

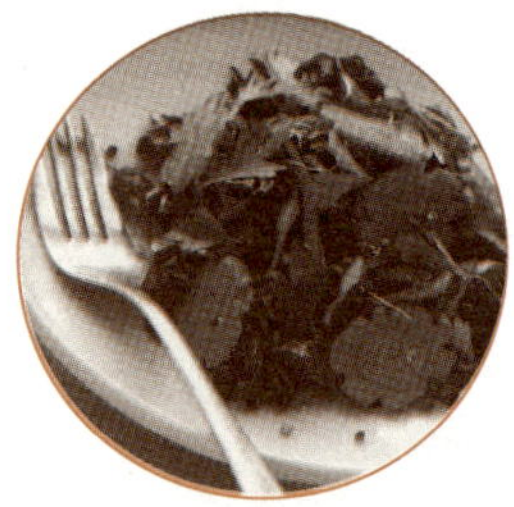

材料：紫甘蓝100克，胡萝卜20克，香菜叶5克，扁豆芽10克

调味料：橄榄油8毫升，醋6毫升，食盐、白糖各适量

做法：1.紫甘蓝洗净，切好，备用；胡萝卜洗净，去皮，切片，然后打上花刀，备用；扁豆芽洗净，放入沸水锅中焯水；香菜叶均洗净，沥干水分，备用。

2.将上述食材摆入盘中。取一小碟，里面放入橄榄油、醋、食盐、白糖，拌匀，调成料汁。将调好的料汁淋在食材上即可。

雪梨豌豆炒百合

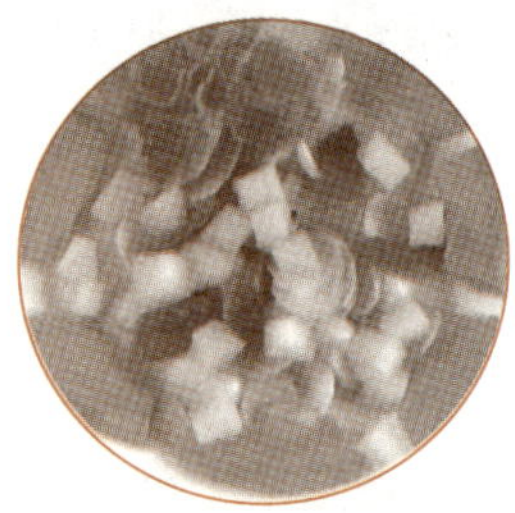

材料：雪梨、豌豆（豌豆荚）各200克，南瓜150克，柠檬半颗，百合1个

调味料：盐、味精各3克，水淀粉少许，油 50毫升

做法：1.雪梨削皮切块，豌豆、鲜百合掰开洗净，南瓜切薄片，柠檬挤汁。

2.雪梨、豌豆、百合、南瓜过沸水后捞出，锅中油烧热，放入材料、调料炒1～2秒。

3.用水淀粉勾芡出锅即可。

补骨脂红枣粥

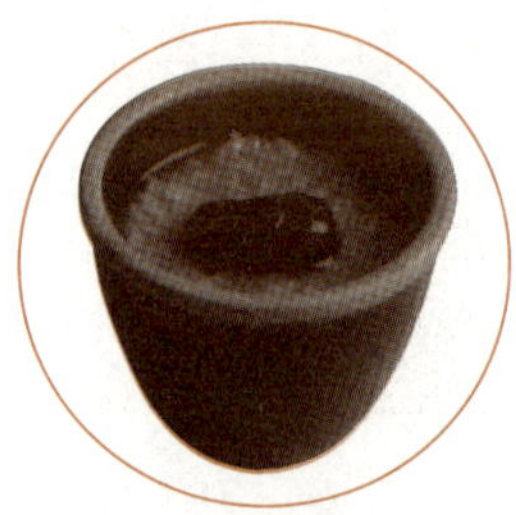

材料：补骨脂20克，红枣6枚，糯米100克

调味料：温补脾肾。

做法：1.补骨脂用水煎15分钟。

2.糯米中加入药汁、红枣，煮成粥即可食用。

用法：趁热分2次服用。

针 刺

第4章

针刺就是把毫针按一定穴位刺入患者体内，运用捻转与提插等针刺手法来治疗疾病。是一种中国特有的治疗疾病的手段。它是一种“从外治内”的治疗方法。是通过经络、腧穴的作用，以及应用一定的手法，来达到治疗全身疾病的目的。

一般针法的运用原则是什么？

一般针法的运用原则是：虚证用补法，实证用泻法，气血淤结的则用破血行气法，邪气盛的则用攻邪法。《大要》说：徐缓进针而疾速出针，则能使正气充实，这是补法；疾速进针而徐缓出针，则能使邪气随针外泄，这是泻法。针下有气的为实，针下无气的为虚。通过考察病情的缓急，决定补泻的先后顺序。根据气的虚实，来决定留针或出针。所谓实与虚，就是对于正气虚的，采用补法，使患者感到若有所得；对于邪气盛的，采用泻法，使患者感到若有所失。

虚实补泻的要点，以运用九种不同的针具和手法最为奇妙，补泻的合适时机都可利用针刺的手法来实现。所谓泻法，就是要很快持针刺入，而得气后要缓慢地将针退出，并摇大针孔，在属阳的体表部位，通过针刺，使邪气随针外泄。若出针时按住针孔，就会使血气蕴蓄于内，郁血不能泄散，邪气也不能外出，这是一般所说的内温。所谓补法，就是指顺着经脉循行的方向进针，在行针导气，按穴下针时手法熟练轻巧，就像蚊虫叮在皮肤上的感觉，似有似无。出针时，要迅速，像箭离弦那样快，当右手出针时，左手应当随即按住针孔，使经气因此而留止，像把外面的门关起来一样，中气自然就充实了。应当要防止淤血停留，若有淤血，应及时除去。

持针的方法，以紧握针柄最为重要。进针时用右手拇、食、中三指夹持针具，下针要端正直刺，针体不可偏左偏右。在操作过程中，持针者精神要集中，注意针下的感觉，并留意

刺手与压手

刺手即用来持针并刺皮肤的手，压手即用来按压皮肤的手。刺手与压手互相配合，协同进针是针刺时常用的一种手法。

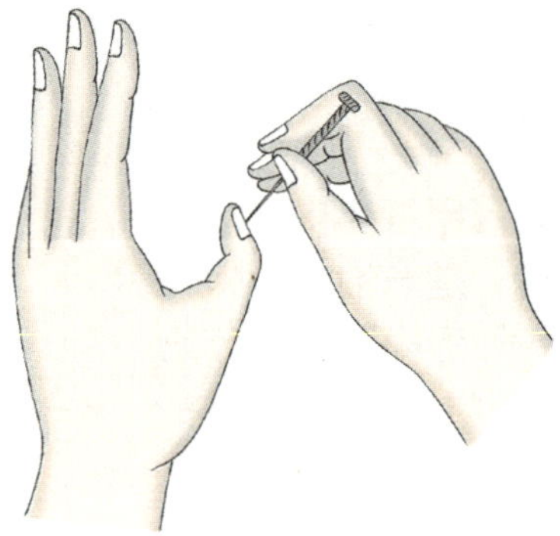

刺手：持针并针刺

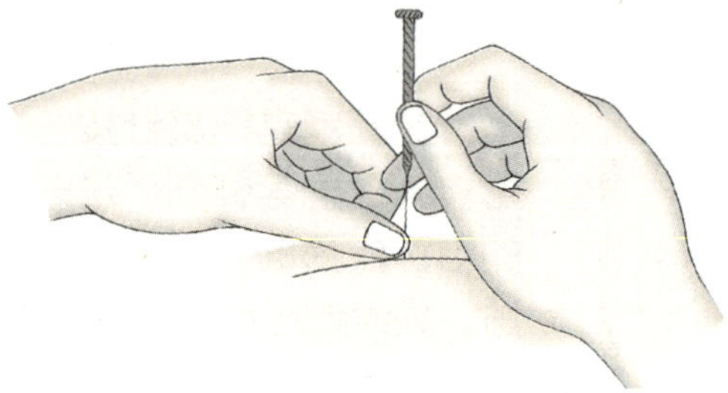

压手：用来按压皮肤

观察病人，仔细审视血脉虚实，这样针刺就不会发生危险。将要针刺的时候，要注意病人的双目及面部神色的变化，以体察其神气的盛衰，不可稍有疏忽，从而测知疾病的好坏和转归。如果血脉横布在腧穴周围，看起来很清楚，用手按切也感到坚实，下针时就应该避开它。

针刺穴位时有哪些需要注意的？

在左右缺盆之间的正中线上，是任脉所行之处，此处的穴位叫天突穴。次于天突穴后第一行的动脉应手处，是足阳明胃经的人迎穴；次于天突穴后第二行是手阳明经的扶突穴；天突穴后第三行是手太阳经的天窗穴；天突穴后第四行是足少阳经的天容穴；天突穴后第五行是手少阳经的天牖穴；天突穴后第六行是足太阳经的天柱穴；天突穴后第七行是后项中央督脉的风府穴。腋内脉跳动处是手太阴经的天府穴。腋下三寸的地方是手厥阴心包经脉所行之处，此处穴位叫天池穴。

针刺上关穴时，要张口取穴而不能闭口，因为张口才有空隙；针刺下关穴时，要闭口取穴而不能张口，因为闭口下关穴处才有空隙；针刺犊鼻穴时，要屈膝取穴而不能伸足，因为屈膝空隙明显；针刺外关穴和内关穴时，前臂要伸展而不能弯曲，因为屈臂针就不能进去。

足阳明经的人迎穴位于结喉两旁的动脉搏动处，与之脉气相通的该经腧穴还分布在胸之两旁膺部。在人迎穴之外离曲颊一寸处，是手阳明经的扶突穴。手太阳经的天窗穴，在下额角下方动脉搏动的凹陷中，扶突穴后一寸处。足少阳经的天冲穴，在曲颊之后，沿天窗穴斜上。手少阳经的天牖穴，在耳后方完骨穴之上。足太阳经的天柱穴，在挟项后部大筋外侧沿发际的凹陷中。手太阴尺泽穴上三寸有动脉处，是手阳明经的五里穴，此穴是一个禁用针刺的穴位。如果误刺该穴，会使井、荥、输、经、合五腧穴所内行的脏气衰竭。

针刺中的留针

留针是毫针刺法的一个重要环节，通过留针，可以加强针刺感应和延长刺激作用，还可以起到候气与调气的目的。

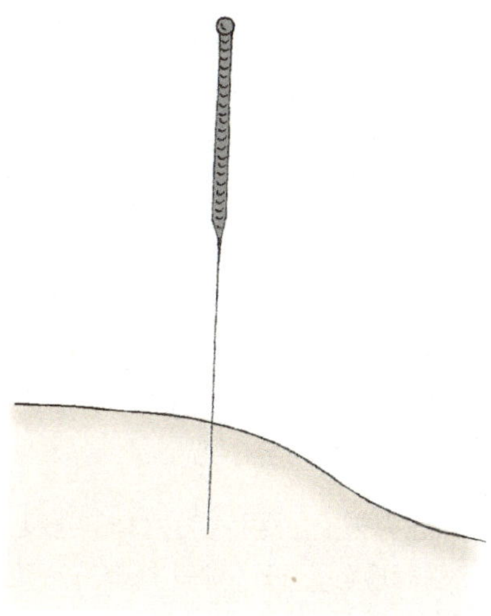

静留针法

针下气至后，让其自然地留置穴内，不再运针，到时出针。多用于对针感耐受性较差的慢性、虚弱性患者

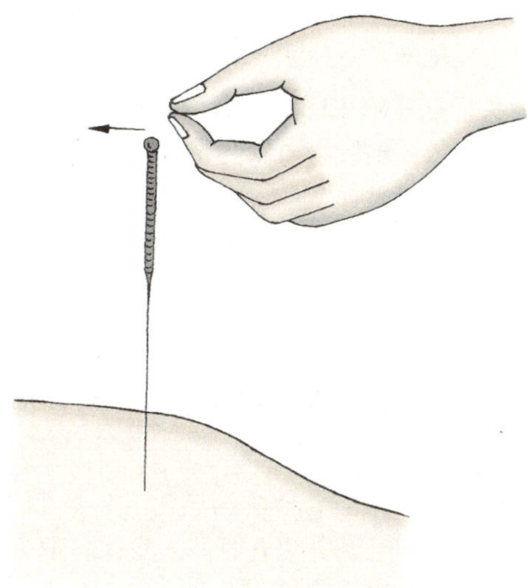

动留针法

将针刺入腧穴后留置一定时间，留针时反复运针。多用于针后经气不至者，可边行针催气，边留针候气，直待气至

留针必须排除以下几种情况

1. 排除不适于留针的患者，如不能合作的儿童、惧针者、初诊者、体质过于虚弱者。
2. 排除不宜留针的部位，如眼区、喉部、胸部等。
3. 排除不适宜留针的病情，如尿频、尿急、咳喘、腹泻等类病证。

九针是什么？

九针的名称和形状都各不相同：第一种叫做镵针，长一寸六分；第二种叫做圆针，长一寸六分；第三种叫做鍉针，长三寸五分；第四种叫做锋针，长一寸六分；第五种叫做铍针，长四寸，宽二分半；第六种叫做员利针，长一寸六分；第七种叫做毫针，长三寸六分；第八种叫做长针，长七寸；第九种叫做大针，长四寸。

九针的功用：镵针，头大而针尖锐利，适用于浅刺，以泻皮肤肌表的阳热；员针，针头一样圆而微尖，主要用来按压经脉，流通气血，但不会深陷皮肤之内，所以可以引正气而祛邪气；锋针，针锋锐利，三面有刃，用以治疗顽固的宿疾；铍针，针尖像剑锋一样锐利，可以用来刺痈排脓；员利针，针尖如长毛，圆而锐利，针的中部稍粗，可以用来治疗急病；毫针，针尖纤细像蚊虫的嘴，可以轻缓地刺入皮肤，轻微提针而持久留针，正气因而得到充养，邪气尽散，出针后加以调养，用以治疗痛痹；长针，针尖锋利而针身细长，可以治疗经久不愈的痹证；大针，身粗而巨，针尖略圆，针形如杖，可以用来泻去关节积水。九针的名称、形状与主治作用，大致就是如此了。

九针如何与天地、四时、阴阳相对应？

第一为天，第二为地，第三为人，第四为四时，第五为五音，第六为六律，第七为七星，第八为八风，第九为九野。人身体各部分都是与此相对应的，每一种针具都有特定的形状和特定的适应证，因而叫做九针。人的皮肤与天相对应，人的肌肉与地相对应，人的脉搏与人相对应，人的筋与四时相对应，人的发声与自然界五音相对应，人的脏腑阴阳之气与六律相对应，人的面部七窍和牙齿的分布与天上的七星排列相对应，人身之气的运行与天地间的八风相对应，人的九窍及三百六十五络脉与大地上九野的分布相对应。所以在九针中，第一种针用来针刺皮肤的病变，第二种针用来针刺肌肉的病变，第三种针用来针刺络脉的病变，第四种针用来针刺筋的病变，第五种针用来针刺骨的病变，第六种针用来针刺脏腑经脉阴阳失调的病变，第七种针用以补益精气，第八种针用以祛除风邪，第九种针用以疏通九窍，清除三百六十五个骨节之间的邪气。这就是九针各有的功能和用途。人的思想意识变化多样，与自然界飘浮不定的八风相对应，人体之正气与天相对应，人体的牙齿、头发、耳目、声音与自然界五音、六律相对应，人的阴阳血气的运行与地相对应，人的肝脏之气通于目，与九数相对应。

九针功用

九针包括镵针、圆针、鍉针、锋针、铍针、员利针、毫针、长针、大针。它们与天地、阴阳、四时对应，分别用于治疗不同的疾病。

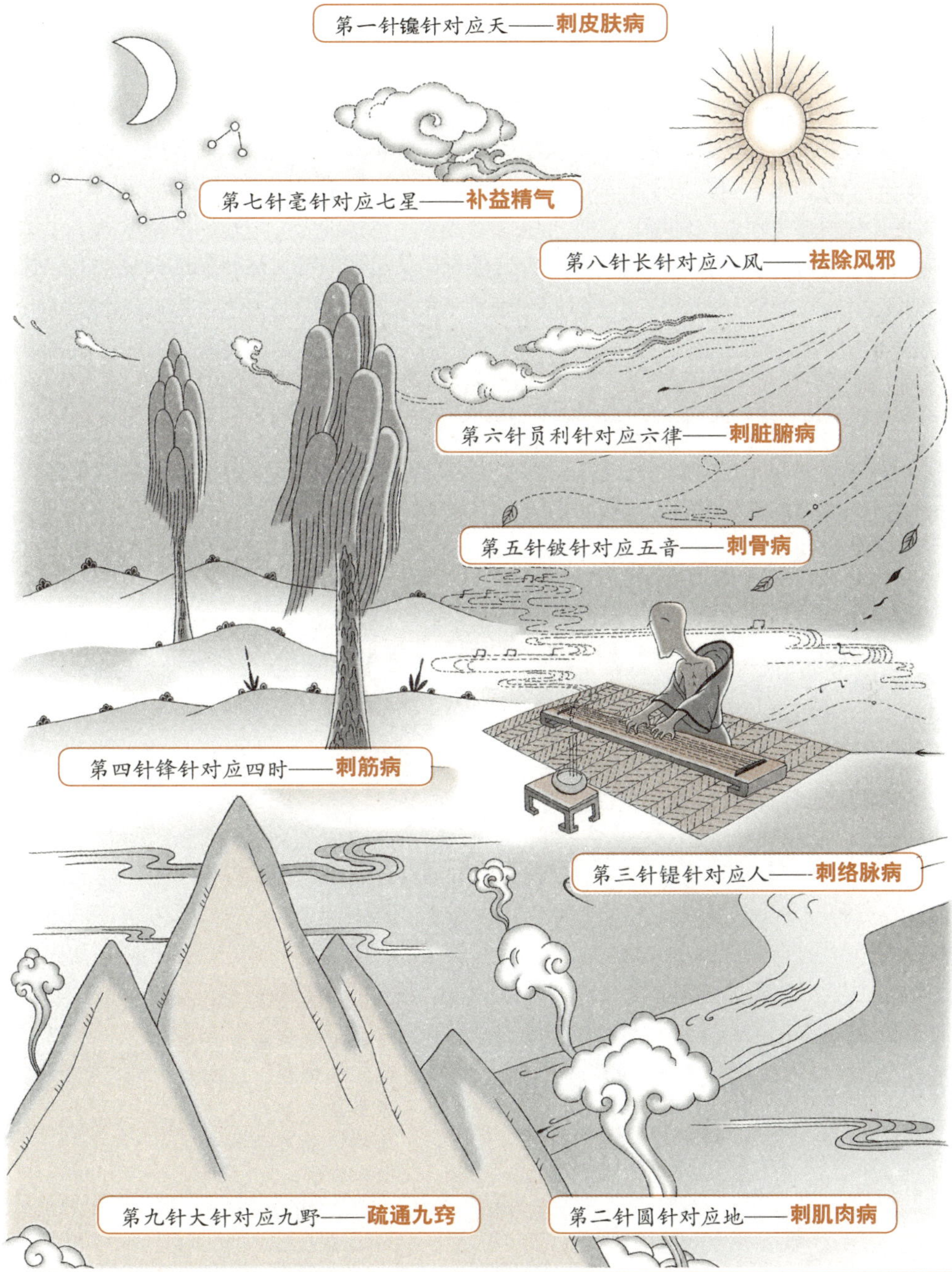

第一针镵针对应天——刺皮肤病
第七针毫针对应七星——补益精气
第八针长针对应八风——祛除风邪
第六针员利针对应六律——刺脏腑病
第五针铍针对应五音——刺骨病
第四针锋针对应四时——刺筋病
第三针鍉针对应人——刺络脉病
第九针大针对应九野——疏通九窍
第二针圆针对应地——刺肌肉病

四季针刺时的取穴原则是怎样的?

在春天针刺时，应取浅表部位的络脉、十二经的荥穴以及大筋与肌肉之间的部位，病情严重的可深刺，病情轻微的可浅刺。

在夏天针刺时，应取十二经的腧穴、孙络以及肌肉、皮肤之上的浅表部位。

在秋天针刺时，应取十二经的合穴，其余方面与春天的针刺方法一样。

在冬天针刺时，应取十二经的井穴或脏腑的俞穴，同时应深刺并留针。

四季阴阳消长的气候有一定的变化顺序，人的气血随着四季的变化而有内外盛衰的不同表现，疾病的发作也有与之相应的部位，这些因素决定了四季要用不同的针刺方法。治疗转筋病，应让患者站立而取穴针刺，这样可以使痉挛现象很快消失。治疗四肢痿废和手足厥逆病，应让患者仰卧，四肢伸开再进行针刺，这样可以使患者的气血运行畅通而立即有轻快的感觉。

速刺法、缓刺法

针刺时对速度的快慢很有讲究，速刺和缓刺除了能产生不同的疗效外，它们还分别适用于身体的不同部位。

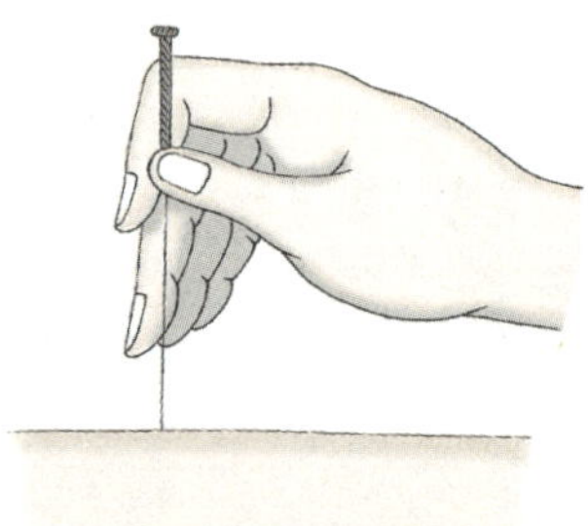

速刺法

将针尖抵于腧穴皮肤时，运用指力快速刺透表皮，针入皮下的手法。适用于四肢腧穴和耳穴

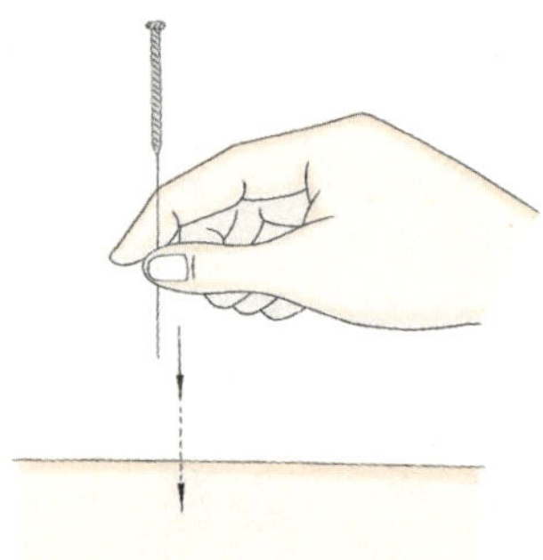

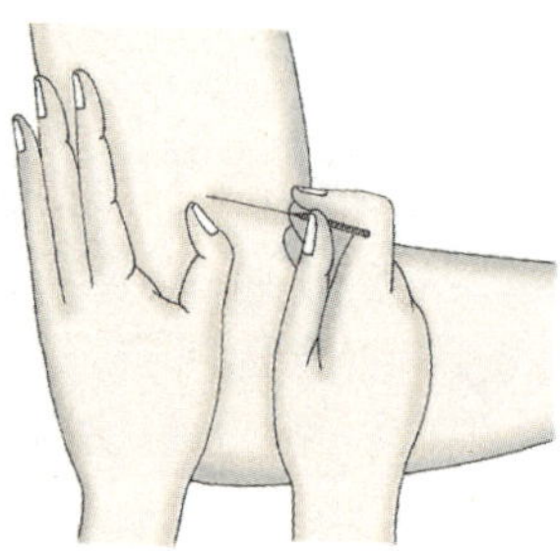

缓刺法

将针尖抵于腧穴皮肤时，运用指力缓缓刺透表皮，针入皮下的手法。适用于头身腧穴和头穴

五脏积病的针刺治疗是怎样的？

凡是脉象紧急的多为寒性；脉象缓的多为热性；脉象大的为阳盛而气有余，阴衰而血不足；脉象小的为阳虚阴弱，气血皆不足；脉象滑的为阳气盛实而微有热；脉象涩的为气滞血少，阳气不足微有寒象。因此，在针刺治疗脉急有寒的病时，应深刺，并长时间留针；针刺治疗脉缓有热的病，应浅刺并迅速出针，以去其热；针刺治疗脉大而多气少血的病，应微泄其气，但不能出血；针刺治疗脉滑而阳盛有热的病，应当在进针后迅速出针，且进针也应该较浅，以疏泄阳气而祛除热邪；针刺治疗脉涩而气滞血少的病，在针刺时必须刺中患者的经脉，根据经气的运行方向，可以长时间留针，此外在针刺之前还要按摩肌肉，使其气血流通以利经气运行，出针后，要快速按住针孔，不能让它出血，以调和经脉中的气血；凡是脉象小的，因阳虚阴弱，气血皆少，不宜用针刺治疗，而应当使用甘味药物调治。

对人之阴阳刚柔针刺时如何区分对待？

阴中有阴，阳中有阳，只有熟知阴阳的性情及掌握了阴阳的规律，针刺时才有法度可

不同人在治疗时的区别

人与人之间由于生活习惯、饮食等的不同，肌肉坚厚程度不同，血气运行的滑涩也不一样，针刺时所选用的针以及刺的深浅、速度等也要有所区别。

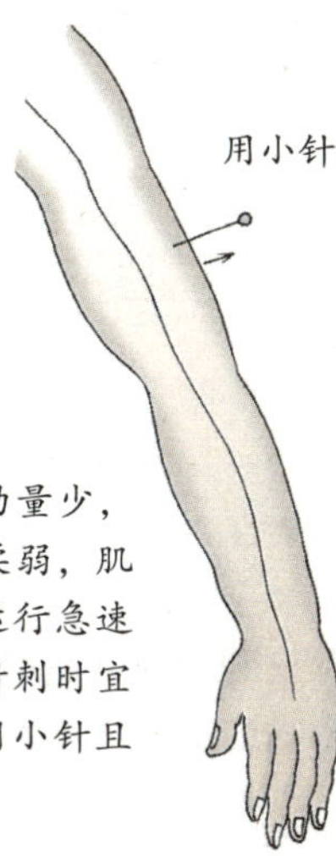

富贵之人

饮食精细，活动量少，所以身体比较柔弱，肌肉柔软。血气运行急速而滑利。所以针刺时宜快速出针，应用小针且浅刺

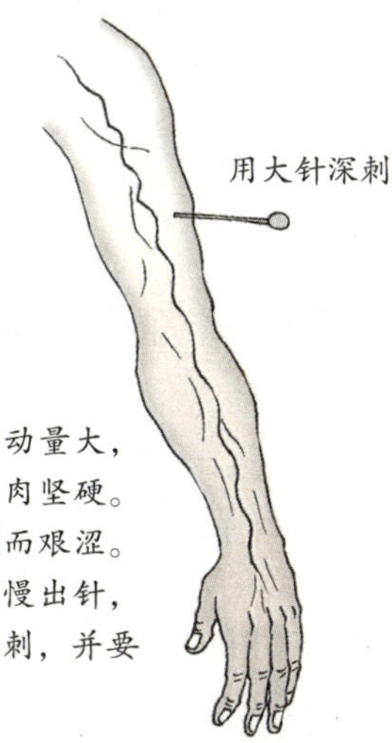

平民百姓

饮食粗糙，活动量大，皮肤粗糙，肌肉坚硬。血气运行缓慢而艰涩。所以针刺时宜慢出针，应用大针且深刺，并要留针

循。同时还要了解疾病发生的根源，及发病所处的时节，对症对时准确下针。施用针法，于体内要符合五脏六腑所表现的症状，于体外要与筋骨皮肤之症候相应。不仅人体内有阴阳，人体外亦有阴阳。在人体内五脏属阴，六腑属阳；在人体外筋骨属阴，皮肤属阳。因而治疗时，病在五脏者，可针刺阴经的荥穴和腧穴；病在皮肤者，可针刺阳经的合穴；病在筋骨者，可针刺阴经的经穴；病在六腑者，可针刺阳经的络穴。所以说，病在体表的称为“风”，病在体内的称为“痹”，表里阴阳俱病的，称为“风痹”。如果人体表形体有病状而内脏无疼痛症状，多属于阳证；外表形体无病状而内脏有疼痛症状的，多属于阴证。是阴证者，应当急治其内脏，不要误攻其体表；是阳证者，应当速治其体表，不要误攻其内脏。如果表里同时有病，症状有时表现于体表，有时表现于内脏，加之病人烦躁不安，就成为内脏病甚于体表病，此时可说病邪既不单单在表，也不仅仅在里，属于表里同病，预示着其不久将会死亡。

什么叫缪刺？

外部邪气侵袭人体，一般情况下，总是先停留于皮肤和毫毛之间，若没有及时进行治疗清除邪气，邪气就会向里渗入到孙脉中。若仍然没有进行治疗，邪气就会再向里传到络脉中。若还没有得到清除，邪气就会更进一步地向里传到经脉中，这时病邪就会通过经脉而侵入五脏，布散到人体肠胃中。这样，人体阴阳各部皆会受到病邪侵袭，五脏就会受到损伤。这就是外邪从皮肤和毫毛开始侵入，一步步地传到五脏的次序。在这样的情况下，应当从经脉着手进行治疗。假如外邪侵袭皮肤毫毛，没有得到及时清除，而向里传到孙脉，仍然没有进行清除，在孙脉中停留时间久了，就会引起孙脉阻塞不通，邪气便不能通过孙脉而传到经脉中，而满溢流到大络中去，这样就会产生平常不多见的奇病。外邪侵入大络，病邪就会从身体左侧流窜到身体右侧，从身体右侧流窜到身体左侧，或上下流窜。由于病邪上下左右到处流窜，干扰经脉的正常工作，病邪布散到四肢的末端，邪气流窜不定，无固定的停留部位，也不侵入经脉，往往出现病邪所在部位与症状表现之处不相一致的情况。针刺时，只能是左病右治，右病左治，这种针刺方法，就叫做缪刺法。

缪刺与巨刺有什么区别？

邪气侵入人体经脉，左侧的邪气亢盛，而症状却表现在右侧；右侧的邪气亢盛，而症状却表现在左侧，但也有不同于这种情况的，如左侧疼痛还未治好而右侧的脉象又出现了病变。诸如此类的情况，必须采用巨刺法，在针刺时必须刺到经脉，而不是刺到络脉。邪气侵入络脉而发生的病变，其疼痛部位与经脉病变所引起疼痛的部位不一致，所以对络脉病变的治疗，应采用缪刺法。

缪刺与巨刺

缪刺和巨刺的原则都是“左病右治，右病左治”，即身体一侧（左侧或右侧）有病时，针刺对侧（右侧或左侧）穴位的一种方法。所不同的是，巨刺刺经，缪刺刺络。

缪刺刺络

采取左病右治，右病左治的方法刺入络脉

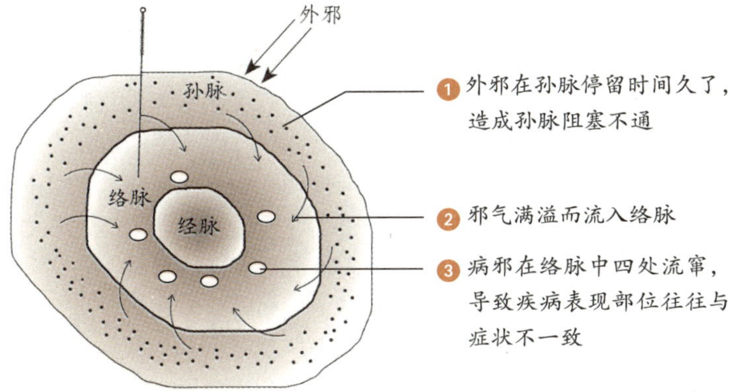

巨刺刺经

采取左病右治，右病左治的方法刺入经脉

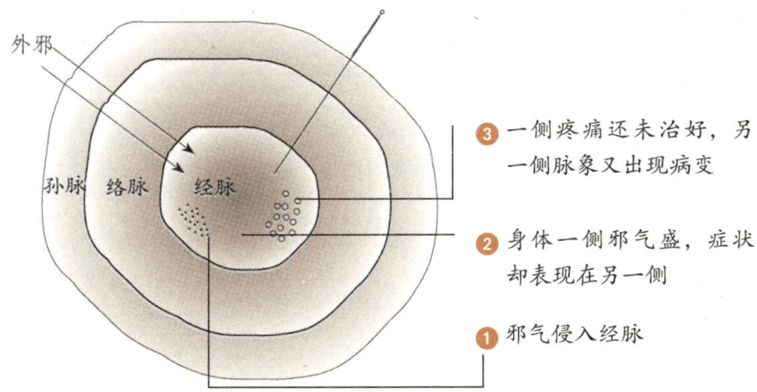

如何进行缪刺？

如果邪气侵袭到足少阴肾经的络脉，则会使病人突然心痛，腹部胀满，胸胁支撑胀闷的症状。若病人只有上述症状，而没有形成积聚的，可针刺然谷穴至出血，大约过一顿饭的工夫，病就会痊愈。若病仍然未愈的，就要采取左病刺右，右病刺左的方法进行治疗了，如果是新病，连续针刺五天就可以痊愈了。

如果邪气侵袭到手少阳三焦经的络脉，则会使病人出现喉肿且痛、舌卷曲、口舌发干、心中烦闷、手臂外侧疼痛且不能上举至头部的症状。治疗时可针刺手上无名指上的关冲穴，在距离指甲角大约韭菜叶宽的地方，左右各针一次。

如果邪气侵袭到足厥阴肝经的络脉，则会使病人突然出现疝气疼痛的症状。治疗时，可针刺脚大趾甲与体肉相接处的大敦穴，左右各针一次。

如果邪气侵入到足太阳膀胱经的络脉，则会使病人出现头部、后项以及肩部均疼痛的症状。治疗时，可针刺脚小趾甲与肉相接处的至阴穴，左右各针一次。

如果邪气侵入到手阳明大肠经的络脉，则会使病人出现胸中气满、气喘、胸胁胀满且胸中发热的症状。治疗时，可针刺手食指端离指甲大约韭菜叶宽处的商阳穴，左右各针一次，也应采取左病刺右，右病刺左的方法进行治疗，大约一餐饭的时间病便会好。

如果邪气侵入到手臂与手掌之间的络脉，则会使病人出现腕关节不能弯曲的症状。治疗时，可针刺腕关节之后的部位，先以手按压，在有疼痛感的地方进行针刺。

如果邪气侵入到足部的阳蹻脉，则会使病人出现眼睛疼痛的症状，且疼痛感总是先从眼睛内角开始。治疗时，可针刺脚外踝下部约半寸处的申脉穴，左右各二次，也应采取左病刺右，右病刺左的方法进行治疗。大概要人行走十里路的工夫，病就会痊愈了。

如果邪气侵入到手阳明大肠经的络脉，则会使病人出现耳聋、经常听不到声音的症状。治疗时，可针刺手食指端距离指甲大约韭菜叶宽处的商阳穴，左右各针一次，一般情况下，

刺法三变

刺法三变指的是，根据疾病的不同针刺时要达到的三种不同效果：刺营分要出血，刺卫分要出气，刺寒痹要使其产生内热。

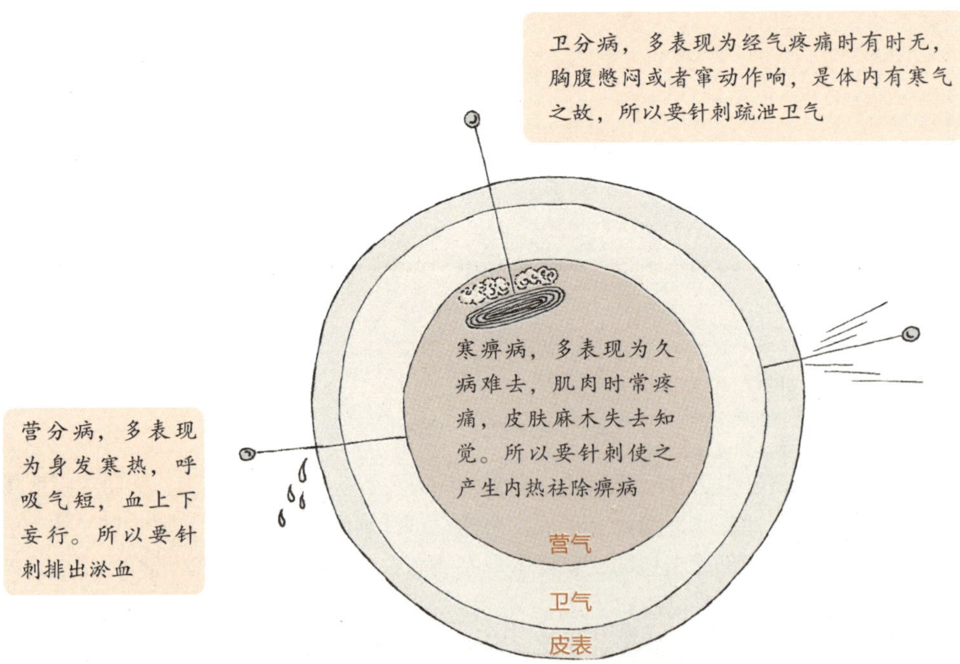

病人立刻就能听到声音。若仍未愈，再针刺中指指甲与肉相交处的中冲穴，病人片刻之后便可听到声音。如果病人还不能听到声音，就不要再采用针刺进行治疗了。

如果邪气侵入到足阳明胃经的络脉，则会使病人出现流鼻血、上牙齿发冷的症状。治疗时，可针刺足第二趾趾甲与肉相交处的厉兑穴，左右各针一次。应采用左病刺右，右病刺左的方法进行治疗。

如果邪气侵入到足少阳胆经的络脉，则会使病人出现胁痛、呼吸困难、咳嗽、出汗等症状。治疗时，可针刺足四趾趾甲与肉相交处的窍阴穴，左右各针一次，呼吸困难的症状立刻就会治好，出汗的症状也会停止。

如果邪气侵入到足少阴肾经的络脉，则会使病人出现咽喉疼痛、无法进食、易无故发怒、气上逆等症状。治疗时，可针刺脚心的涌泉穴，左右各针三次，共计六次，症状便立刻消除。采用左病刺右，右病刺左的方法进行治疗。

如果邪气侵入到足太阴脾经的络脉，则病人会感觉腰痛，牵连小腹部疼痛，并波及胁肋部位，不能挺胸呼吸。治疗时，可针刺腰骶部之间夹脊两侧肌肉上的下髎穴。

如果邪气侵入到足太阳膀胱经的络脉，则会使病人出现背部痉挛拘急、牵连胁肋疼痛的症状。治疗时，可从后项开始向下数脊椎骨，以手按压脊骨的两旁向下，在病人出现疼痛部位的脊椎骨旁边针刺三次，病立刻便好。

如果邪气侵入到足少阴胆经的络脉，则会使病人出现臀部环跳穴处持久性疼痛，大腿不能抬高的症状。治疗时，可取用较细的毫针，针刺其环跳穴。如果寒邪严重的，进针后留针的时间稍长，根据月亮的圆缺来确定针刺的次数。出针后，病立刻就会有好转。

各种针具应如何使用？

根据病况以选用符合规格的针具是施用针治的关键。九种针具长短大小不一，作用不同，各有其不同的施用对象。用针不当，疾病就不能除去。病情轻微而针刺深，就会伤及内部未染疾病的肌肉，同时导致外部皮肤发生痈肿；病情严重而针刺浅，邪气不能全部外泄，皮肤上也会出现大的脓肿。小病而用大针，外泄太多而大伤元气，致使病情加重；大病而用小针，邪气不能全部外泄，也未能产生好的效果。选用不符合规格的针具往往是宜用小针而误用了大针，就会损伤元气；宜用大针而误用了小针，就不能祛除病邪。

疾病在皮肤浅表游走不定，没有固定部位的，当取用镵针针刺于患处，若患处的皮肤苍白而无红肿充血的现象，则说明热血已去，就不能使用此法；病在肌肉之间的，当取用员针针刺于患处；病在经络，属于顽固性的痹病，当取用锋针进行治疗；病在经脉，属气虚不足应施用补法的，当取用鍉针按压井、荥、输等穴位；病属于脓疡之类且较严重的，当取用铍针进行治疗；病属痹病且急性发作的，当取用员利针针刺于患处；病属痹病且疼痛日久不愈的，当取用毫针进行治疗；病在体内的，当取用长针治疗；因患水肿病而在关节间积水以致关节不通利的，当取用大针治疗；病在五脏久而不愈的，当取用锋针，在井、荥、输等穴行用泻法刺治，并依据四时与腧穴的关系来进行选穴。

九针的分类

九针是指具有九种不同形状的金属针具，各有不同的治疗用途。一般认为，九针是在青铜器时代开始萌芽，到铁器时代才制作成功的。是在承袭“砭石、针石、镵石”的基础上，不断改进，逐渐完善而成的。

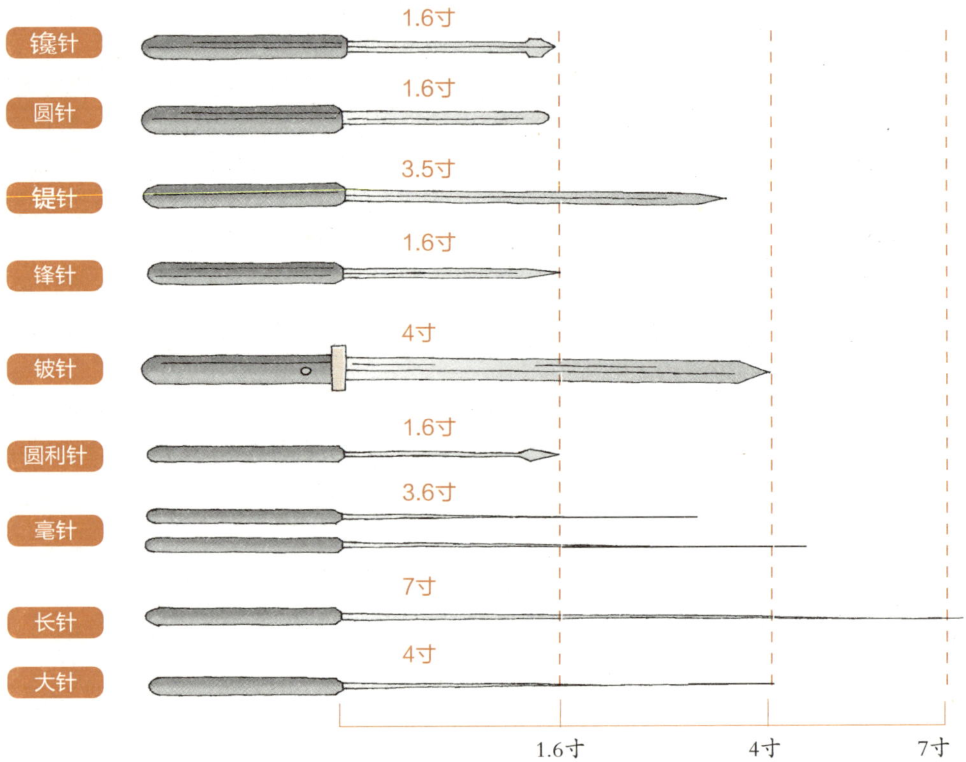

如何确定针刺的次数?

得病九天的，针刺三次就可以了。得病时间为一个月的，针刺十次也就差不多了。无论得病时间长短，都可以依据病三天针一次的规律来推算需要针治的次数。如果疾病长久地存留在人体内而不离开，可仔细观察其发病部位的血络，针刺相应血络去其淤血即可。

外在形体先染病而未侵入其内脏的，针刺的次数可以根据已病的日数减半，再依据病三日针一次的规律来计算。如果内脏先受病，进而形体受到影响的，针刺的次数则应当为得病的天数加倍，再依规律推算。这就是说疾病发生的部位有内外之分，而在治疗上也相应有难易之别。

针刺的次数的选择

针刺时次数的选择是有规律的，一般是按照病 3 天针刺 1 次的方法计算。具体到实际情况，还要看疾病是由外向内发展，还是由内向外发展。

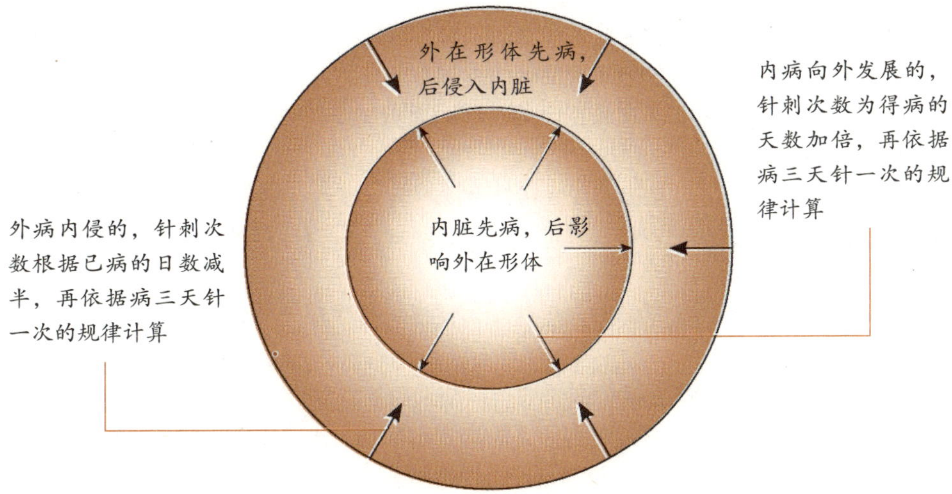

针刺的方法有哪些？

一般说来，针刺的方法有九种，以应对九种不同的病症。

第一种叫“输刺”，就是用来针刺十二经在四肢部位的荥穴和腧穴以及背部的在足太阳膀胱经上的五脏俞穴。

第二种叫“远道刺”，顾名思义，就是病在上部的，从下部取穴，针刺足三阳经所属的下肢的腧穴。

第三种叫“经刺”，就是针刺五脏六腑之内的经与络间积聚不通的地方。

第四种叫“络刺”，就是针刺皮下浅表的小络血脉。

第五种叫“分刺”，就是针刺各经肌肉的间隙。

第六种叫“大泻刺”，就是用铍针针刺大的脓疡。

第七种叫“毛刺”，就是针刺皮肤表层的痹病。

第八种叫“巨刺”，就是指身体左侧发病针刺右侧穴位，右侧发病针刺左侧穴位的交叉针刺法。

第九种叫“焠刺”，就是用火烧过的针来治疗痹病。

针刺的方法还有十二种，以专门应对十二经病变的治疗。

第一种叫“偶刺”，就是刺两次，以手按其胸、背部，找到痛处并进针，前胸、后背各一针，可治疗心痹病。在前胸刺针时，为避免伤及内脏，针尖一定要向两旁倾斜。

第二种叫“报刺”，就是针刺疼痛没有固定部位的病。此病上下妄行，可在痛处垂直进针且留针，用左手在其痛处四周按摩，然后将针拔出，再重复此法进针。

第三种叫“恢刺”，是指紧挨筋脉直接刺患处，前后捻转，使筋脉拘急的症状得以舒缓，可治疗筋痹病。

第四种叫“齐刺”，就是在患处正中直刺一针，两旁各侧刺一针，以治疗患染寒气或痹气范围小但较深的病症，因三针齐下故又称“三刺”。

第五种叫“扬刺”，就是在患处正中刺一针，周围加刺四针，且都用浅刺法，以治疗患染寒气范围较大的病症。

第六种叫“直针刺”，就是提起皮肤将针沿皮直刺，以治疗患染寒气部位较浅的病症。

第七种叫“输刺”，就是将针垂直进出皮肤，只此一针但针刺较深，以治疗邪气充盛而有热的病症。

第八种叫“短刺”，就是将针刺入皮肤并稍稍摇晃使之深入到骨的附近，上下提插，摩擦骨头，用以治疗骨痹病。

第九种叫“浮刺”，就是在病位旁浮浅地斜刺入肌表，以治疗肌肉挛急而有寒的病症。

第十种叫“阴刺”，就是左右皆刺针，以治疗寒厥病，患染上寒厥病应当刺足内踝后方足少阴经的太溪穴。

第十一种叫“傍针刺”，就是在病所的正中及一侧各刺一针，以治疗痹痛久居而不散的病症。

第十二种叫“赞刺”，就是垂直进出针，多发针而浅刺至出血，用来治疗痈肿。

三刺法

三刺法是就针刺时的三种不同深度而命名的，针刺深度不同，所达到的效果也不一样。

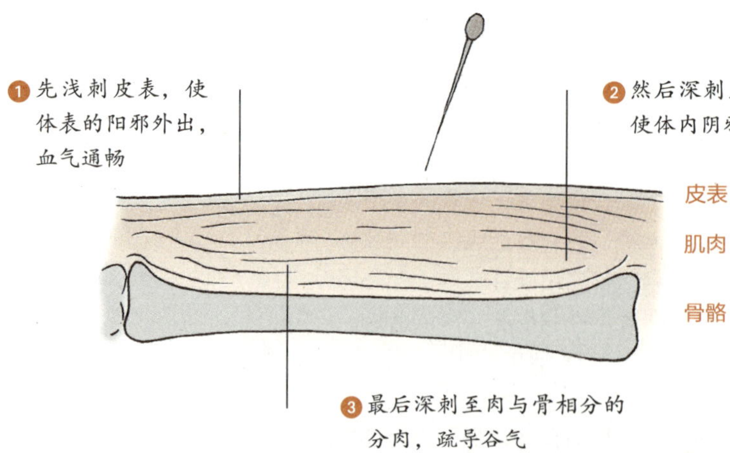

针刺有什么禁忌？

所有施用针刺的禁忌有：行房事不久的不可针刺，针刺不久的不可行房事；喝醉酒的人不可针刺，针刺不久的不可醉酒；刚发过怒的人不能针刺，针刺不久的不能发怒；刚刚劳累的人不可针刺，针刺不久的人不能过度疲劳；刚吃饱饭的人不可针刺，针刺不久的人不能吃得过饱；饥饿之人不可针刺，针刺不久的人不可太饥饿；太渴的人不可针刺，针刺不久的人不可受渴；刚刚大惊大恐，不可马上刺之，必须先定其神再针刺之；乘车远道而来的，要躺下来休息一会儿，大概一顿饭的工夫再针刺之；步行来的也要坐下来休息大约走十里路的时间，再行针刺。

凡是属于上述十二种针刺禁忌的患者，他们的脉气错乱，正气分散，营卫失调，经气不能依次运行于全身，如果在此情况下为其针刺，则会导致阳经的病邪深入内脏，阴经的病邪传入阳经，使邪气更盛而病情加重。草率的医生不顾及这些禁忌而肆意行针，可以说是在摧残病人的身体，使得病人形体消瘦，正气耗散，甚至脑髓消耗，津液不能化生，同时丧失饮食五味所化生的神气，这就是所谓的“失气”。

人体禁刺要害

人体的五脏各有其要害所在，针刺时要避开这些地方，否则，就会发生危险。

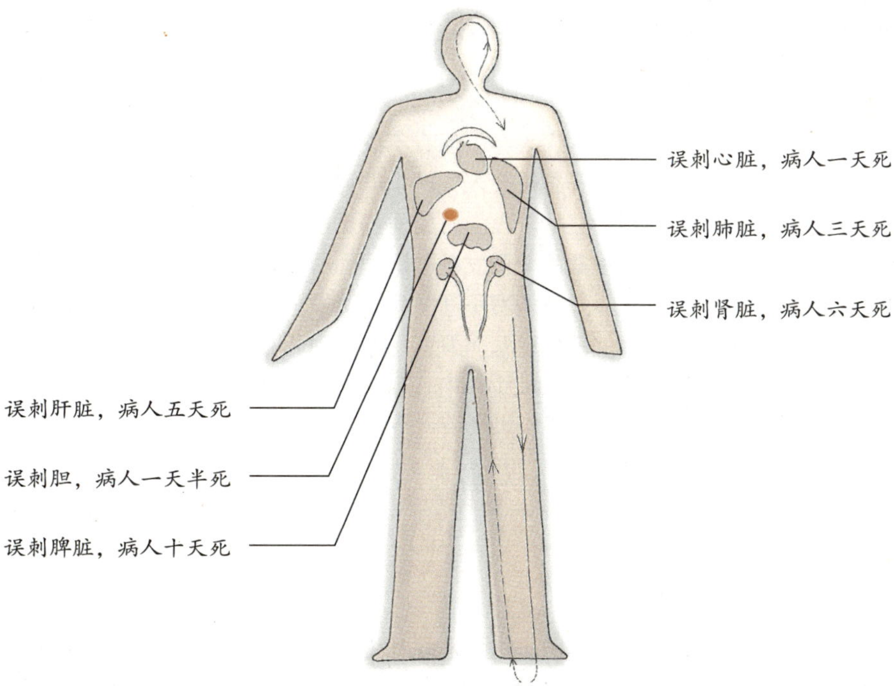

四时病变时分别应如何采用针刺？

每一个季节都有自己的气候特点，其影响人体也有一定的发病部位，针刺的方法，也是要以这一季节的气血特点为依据的。因此，在春天针刺，应该取大经脉、血脉和分肉之间的气道，病重的用深刺法，病轻的用浅刺法；在夏季针刺，应取在这一季节偏盛的六阳经皮腠间的支络，或者用刺透皮肤而只到达分肉之间的浅刺法；在秋季针刺，应取经脉的腧穴，如若病邪在六腑，则取阳经的合穴；在冬季针刺，应取已病脏腑所对应经脉的井穴和荥穴，而且一定要深刺并留针时间长些。

违背四时针刺会产生什么后果？

在春季，如果误刺了络脉，络脉受伤，人体的血气向外散溢，就会使人出现少气的症状；如果误刺了肌肉，就会使人体血气的循环运行发生紊乱，病人会出现气喘的症状；如果误刺了筋和骨，就会使血气停留在体内而不通畅，病人会出现腹胀的症状。在夏季，如果误刺了经脉，就会损伤人体的血气，使气血衰竭，病人会出现倦怠无力的症状；如果误刺了肌肉，就会使人体的血气阻闭于内，病人会出现恐惧的症状；如果误刺了筋和骨，就会使人体的血气运行紊乱而逆行于上，病人会出现易怒的症状。在秋季，如果误刺了经脉，也会使人体血气紊乱而逆行于上，病人会出现健忘的症状；如果误刺了络脉，使阳气不能运行于体表，病人就会出现嗜睡而不想活动的症状；如果误刺了筋和骨，就会使人体内部的血气受到损伤而紊乱，病人会出现恶寒战栗的症状。在冬季，如果误刺了经脉，就会使人的血气受到损伤而虚弱，不能向上运行滋养双眼，病人会出现看不清东西的症状；如果误刺了络脉，就会使人体的血气外泄，内脏空虚，外邪趁机而入，诱发严重的痹病；如果误刺了肌肉，就会使人体阳气衰竭，病人会出现健忘的症状。以上所说的都是违背了四时之中人体经气的变化规律进行针刺，因而使人的血气严重紊乱而诱发各种疾病。所以在针刺时，必须遵从四时之气的变化规律，否则就会产生乱气，并使病变不断演化，诱发更多的疾病。所以说，针刺时若没有掌握四时之中人体经气所在的部位以及病变产生的原因和有关情况，就会把正常的方法当做错误的方法，乱用针刺，使正气混乱于体内，与精气相抗衡。诊断时必须仔细地审察九候的脉象变化，给予适当的治疗，才能使正气运行不被扰乱，人体精气就不会出现逆转。

如何确定针刺方法？

病变起始于阴经的，应当先治疗其阴经而后治疗其阳经；病变起始于阳经的，应当先治疗其阳经而后治疗其阴经。针刺治疗热厥病，进针后应留针，以使热证转寒；针刺治疗寒厥

补泻的顺序

中医治病最注重整体，不仅力求祛除疾病，而且不能增加新病。所以针刺时，如果经脉之气一方虚弱，一方旺盛，必先补虚弱的经气，再泻旺盛的经气。

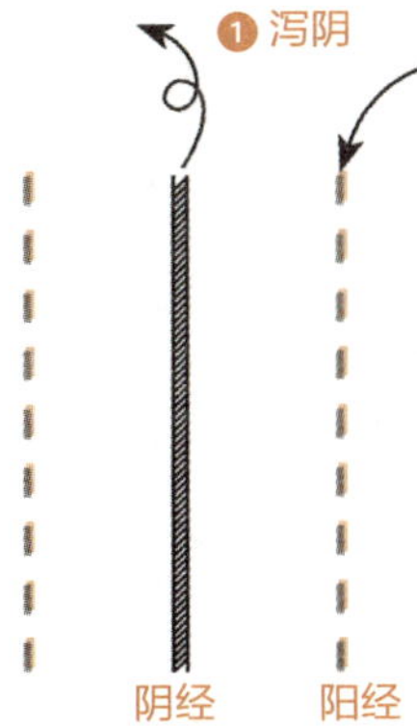

阴经的邪气旺盛而阳经的正气虚弱，应先用补法补足阳经的正气，再用泻法祛除阴经的邪气，如此可使阴阳之气得以调节至平衡

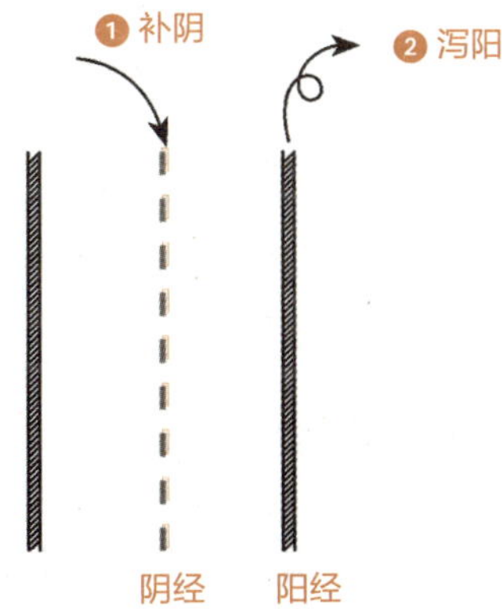

阴经的正气虚弱而阳经的邪气旺盛，应先用补法补足阴经的正气，再用泻法祛除阳经的邪气，如此使阴阳之气得以调节至平衡

病，进针后也应留针，以使寒证转热。治疗热厥病的刺法，应当刺阴经二次，刺阳经一次；治疗寒厥病的刺法，应当刺阳经二次，刺阴经一次。所谓“二阴”，是指针刺阴经两次；所谓“一阳”，是指在阳经针刺一次。患病时日长久以致邪气入侵较深的，针刺时必须采用深刺法且长时间留针，每隔一日再针刺一次。针刺之前，必须先调和其左右的经络，除去血络中的淤血。

所有的针刺方法，必须诊察病人外在形体强弱与内在元气盛衰的情况。若患者形体及肌肉并不消瘦，只是元气衰少而脉象表现为躁动的，必须采用左病刺右，右病刺左的缪刺法，以收敛四散于各部的精气，散去积聚的邪气。施针者在针刺时，一定要如深居幽静处所一样，静察病人的精神活动，又如人在室内将门窗关闭一样，不被外物所干扰，全神贯注，把精神集中在针刺上，或用浅刺而留针法，或用轻微的浮刺法，以转移病人的注意力，直到针下得气为止。针刺之后，应使阳气内敛，阴气外散，持守正气而不让其泄出，祛除邪气而不让其侵入，这就是所谓的“得气”。

病邪在五脏时要怎样针刺？

病邪在肺，就会有皮肤疼痛、恶寒发热、气逆而喘、出汗的症状，并因剧烈咳嗽而引起肩背疼痛。治疗时应取胸部中部和外侧的腧穴，以及背部的第三胸椎旁的肺俞穴，针刺之前先用手快速地按压，患者有了舒适感以后再将针刺入，然后再取缺盆正中间的天突穴，用来驱散肺中的邪气。

病邪在肝，就会有两胁疼痛，中焦脾胃寒气偏盛的症状，且肝藏血，肝病会有淤血停留积滞在体内，使得肝气不足以养筋，行走时就会出现小腿抽筋的现象，关节有时也会肿痛。治疗时应取足厥阴肝经的荥穴行间穴，用来引导郁结之气向下运行，便可缓解胁痛；补足三里穴用来温胃暖中，同时针刺本经的脉络以散除其中的淤血，再刺双耳后的青络，以缓解牵引痛。

邪气在脾胃，就会有肌肉疼痛的症状。如果阳气有余，阴气不足，那么胃腑阳热的邪盛会使人感到胃中灼热，从而导致消化加快，容易饥饿；如果阳气不足，阴气有余，那么就会使人感到脾气虚寒，导致肠鸣腹痛；如果阴气和阳气都有余，就会导致邪气偏盛；如果阴气阳气都不足，就会导致正气不足，从而病发寒热。但不论是寒是热，都可以用针刺足阳明经的足三里穴的方法来进行调治。

邪气在肾，就会有骨痛、阴痹的症状。阴痹，就是身体疼痛的地方不固定，即使用手按压也不能确定疼痛的具体部位，会腹胀，腰痛，大便困难，肩、背、颈、项都出现屈伸不利的疼痛，而且经常感到眩晕。治疗时应取涌泉、昆仑两穴，如果伴有淤血的现象就用针刺使其出血。

邪气在心，就会心痛，情绪悲伤，时常有眩晕甚至昏倒的症状。治疗时应根据其阴阳气血的有余和不足，来确定如何取本经的腧穴，用补虚泻实的方法进行调治。

邪气在肝对身体的影响

肝主藏血，滋养全身，如果邪气停留在肝脏，其所滋养的部位就会直接表现出疼痛等症状。

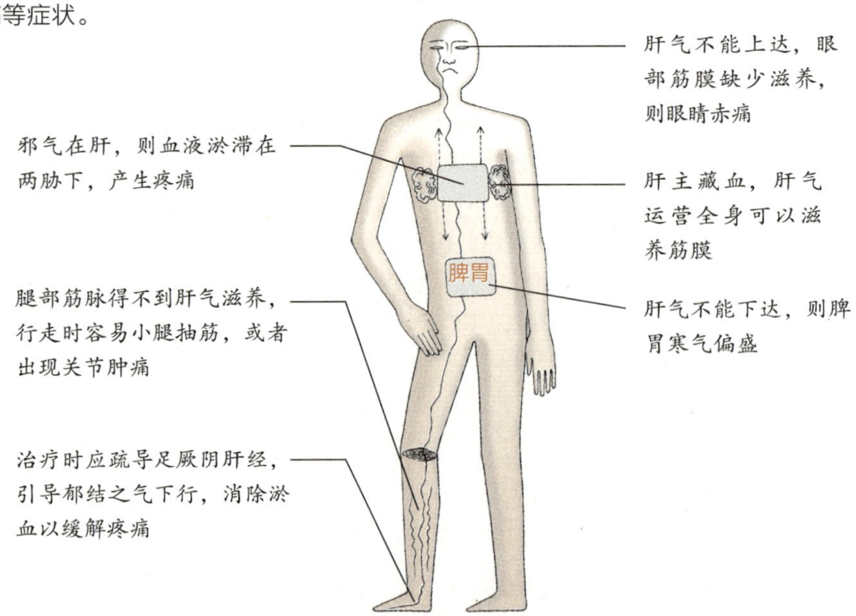

寒热病应如何针刺？

邪在皮肤而发生的寒热病，表现为皮肤疼痛甚至不能着席。肺寒热，所以体内津液不能很好的输布，使得毛发焦枯，鼻中干燥，汗不能出。在治疗时应泻足太阳之络以祛表热，并补手太阴经的穴位。邪在肌肉而发生的寒热病，表现为肌肉痛，毛发焦枯且口唇干裂，无汗。在治疗时取足太阳经在小腿部的穴位，放出其淤血，再补足太阴经的穴位，以达到通过出汗而将其治愈的效果。

邪在骨而发生的寒热病，表现为病人焦躁不安，出汗不止。如果牙齿还没有枯槁，说明阴气还在，在治疗时可取足少阴经在大腿内侧的络穴大钟；如果牙齿已经枯槁了，那就是死症，已经无法救治了。骨厥病也是这样来诊治、判断的。患骨痹病的人，全身关节活动不自如，而且关节疼痛，大汗淋漓，烦躁不安，在治疗时应用补法取三阴经的穴位。

如果受了外伤，出血较多，又恰巧受了风寒外邪，就会感觉像从高处坠下来一般，四肢松散无力，这种病称为“体惰”。在治疗时应取病人小腹之下的三结交处，“三结交”就是足阳明胃经、足太阴脾经与任脉三经交接的地方，在脐下三寸，叫关元穴。患厥痹的人，是

针刺的深度

针刺治疗疾病时，要把握好深度，太深或太浅都起不到预期的效果，甚至可能会造成意想不到的后果。

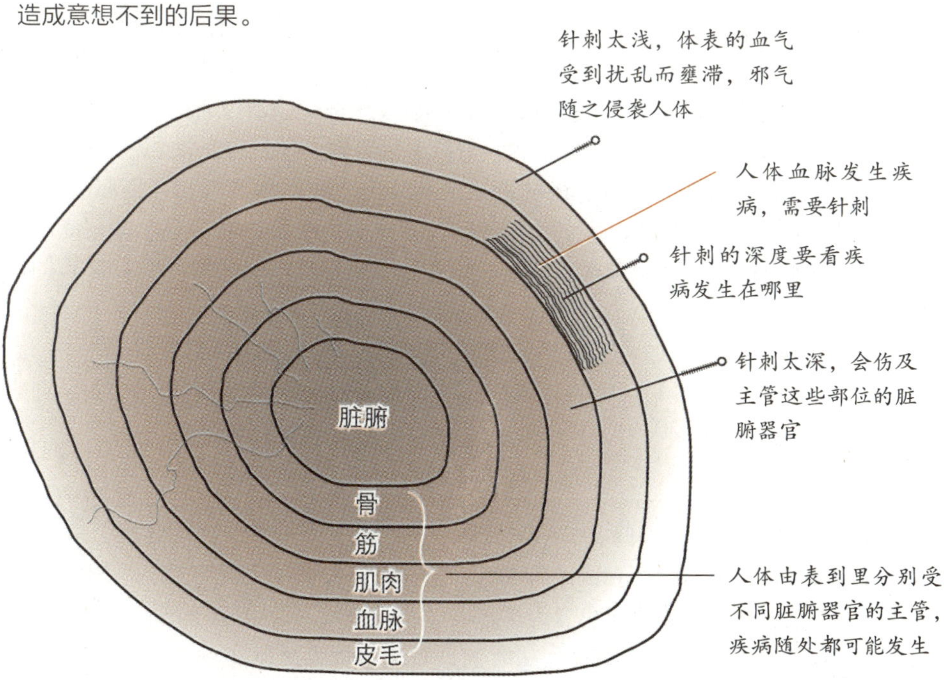

厥逆之气由下上行传到腹部，在治疗时应该取阴经或阳经的络脉，必须根据其主要的症状，用泻阳经补阴经的方法进行治疗。

颈部两侧的动脉叫做人迎脉。人迎脉上的穴位叫人迎穴，属于足阳明经，位置在颈部两侧筋脉的前面。颈筋的后面是手阳明经的穴位，叫做扶突。手阳明经之后是手少阳经的穴位，叫做天牖。再往后是足太阳经的穴位，叫做天柱。腋下的动脉是手太阴经的腧穴，叫做天府。

如果阳热的邪气向上逆行，就会出现头痛、胸中满闷、呼吸不利的症状，治疗时应取人迎穴。如果突然失音，喉舌发硬，治疗时就应用针刺入扶突穴，并点刺舌根出血。如果突然耳聋，经气不通，耳失聪，目不明，治疗时就应用针刺其天牖穴。如果突然发生筋脉拘挛、癫痫、眩晕、两足软弱不能站立的，应用针刺其天柱穴。如果突然患热病，胸腹气机向上逆行、肝肺二经邪火相搏而导致口鼻出血的，应用针刺其天府穴。这就是天牖等五部穴位的所在及其主治的病症。

癫病应如何针刺？

癫病开始发作时，病人先是感觉精神抑郁，闷闷不乐，并觉头部沉重疼痛，双眼直视，眼睛发红。而在严重发作时就会心中烦乱。诊断的时候，可以通过观察其天庭部位的色泽来判断其病是否将要发作。治疗这一类型的癫病时应取手太阳经、手阳明经和手太阴经的穴位，针刺将其恶血泄出，等到其血色由紫暗转变为正常以后停针。癫病发作的时候口角歪斜，啼哭、呼叫、气喘、心悸等症状随即出现，此时应取手阳明大肠经和手太阳小肠经的穴位进行治疗，采用缪刺法，根据其牵引的方向，向左侧牵引时就在右侧经脉的穴位上施针，向右侧牵引时就在左侧经脉的穴位上施针，针刺出血，直到血色变正常之后才能停针。癫病开始发作的时候会出现身体僵硬、脊柱疼痛的症状，据其具体发病部位，治疗时选取足太阳膀胱经、足阳明胃经、足太阴脾经、手太阳小肠经的穴位放血，等到血色变得正常之后才能停针。

病已经深入骨中的癫病，在腮、齿的各腧穴及分肉之间，因邪气壅滞而胀满，骨骼强直，出汗，胸中烦闷。要是呕吐出大量的涎沫，气泄于下，这就是难以治愈的病症。病深入到筋的癫病，身体弯曲不伸，筋脉拘挛抽搐，脉大，治疗时可以用针刺颈项部的足太阳膀胱经的大杼穴的方法。

狂病应如何针刺？

狂病刚刚发生的时候，一开始表现为情绪低落，悲伤，健忘，容易发怒，常常感到恐惧，这种病大多是由过度的忧伤和饥饿引起的。治疗时应针刺手太阴肺经、手阳明大肠经的腧穴，用针刺以泻去邪血，直到血色变为正常以后才能止针，还可以针刺足太阴经和足阳明经的穴位加以配合治疗。狂病开始发作的时候，表现为病人睡眠很少，不感到饥饿，自以为是十分贤德的圣人，是最聪明的人，以为自己极其尊贵，并且常常谩骂不休，日夜吵闹不停。治疗时应针刺手阳明经、手太阳经、手太阴经、舌下和手少阴经的腧穴。

患狂病的人，表现为言语狂妄，容易受惊，爱笑，喜欢高声歌唱，行为狂妄没有休止，治疗的时候应该针刺手阳明经、手太阳经和手太阴经的穴位。衰病的症状，表现为两眼总是看见异物，两耳总是听到异常的声音，时常呼叫，治疗的时候应取手太阳经、手太阴经、手阳明经、足太阴经及头部和两腮的穴位。患狂病的人食量特别大，经常像见了鬼神一样，常笑但是不发出笑声，治疗的时候应取足太阴经、足太阳经、足阳明经的穴位，配以手太阴经、手太阳经和手阳明经的穴位。狂病病人在刚刚患病，还没有见到以上诸种症状时，治疗应先取足厥阴经的左右曲泉穴两侧的动脉，邪气盛的经脉就用放血疗法，病可很快痊愈。如果仍然不好，就依照前述的治法取穴针刺，并灸骶骨二十壮。

逆病应如何针刺？

风逆病的表现为突发的四肢肿胀，身体像被水淋一样发冷颤抖，嘴里发出欷歔的声音，饥饿的时候心中烦闷，吃饱以后动扰而不宁。治疗的时候应该针刺手太阴肺经和与之相对应的手阳明大肠经，以及足少阴肾经和足阳明胃经的腧穴。如果有肌肉发冷的症状，就选取上述经脉的荥穴进行治疗；如果有骨骼发冷的症状，就选取上述经脉的井穴和经穴进行治疗。

厥逆病的表现为腹胀，肠鸣，胸中满闷而呼吸不利。治疗时应针刺胸部之下的两胁间的穴位，将手放在胁部，当病人咳嗽时，感到应手而动的地方就是穴位；再取背部的穴位，用手按压该穴位时，患者马上感到舒服畅快。

要是有小便不通的症状，就针刺足少阴经、足太阳经，并用长针刺骶骨之上的穴位。如果感到气向上逆行，就针刺足太阴经、足阳明经的腧穴；气逆行较严重的，就应该针刺足少阴肾经和足阳明胃经上利于行气的腧穴。

正气衰弱而全身战栗的病人，说话时言语间断还发出欷歔的声音，身体骨骼酸重，四肢乏力，不愿活动，治疗时应取足少阴肾经之气，用补法。气息短促的病人，呼吸急迫而不能连续，身体只要一活动就会感到疲乏，呼吸更加困难，治疗时应取足少阴肾经，用补法，有血络淤阻的，应将淤血放出。

热病应如何针刺？

热病刚开始的时候，会感到身体艰涩不爽，心中烦闷并发热，唇燥咽干，应当刺其血脉，用九针中的第一针（镵针），在治疗热病的五十九个穴位中，选择与脉有关的穴位针刺。要是腹胀，口中干燥，出冷汗，这也是邪在血脉，因心主血脉，因此当治疗心经的腧穴。但是治疗的时候，不能刺治属水的肾经腧穴，因为肾水能克制心火。

热病如果表现为咽干，口渴喜饮，易受惊吓，不能安卧等症状，就是邪在肌肉的病变，治疗时应用九针中的第六针（员利针），在治疗热病的五十九个穴位中，选择与肌肉有关的

毫针的双手进针方法

根据两手相互协调的程度，可以将毫针的进针法分为以下几种：

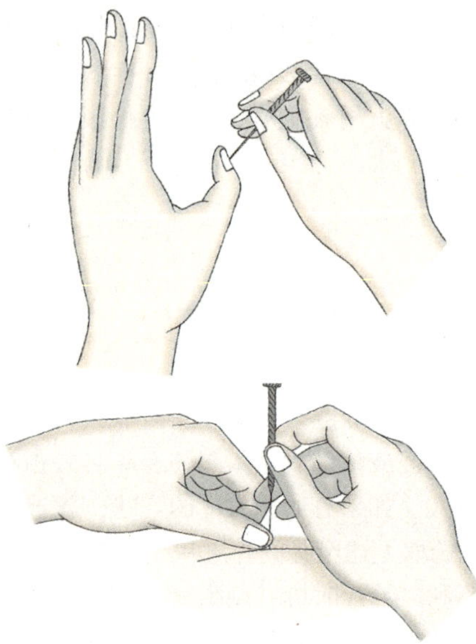

爪切法

以左手拇指或食指之指甲掐切穴位上，右手持针将针紧靠左手指甲缘刺入皮下的手法

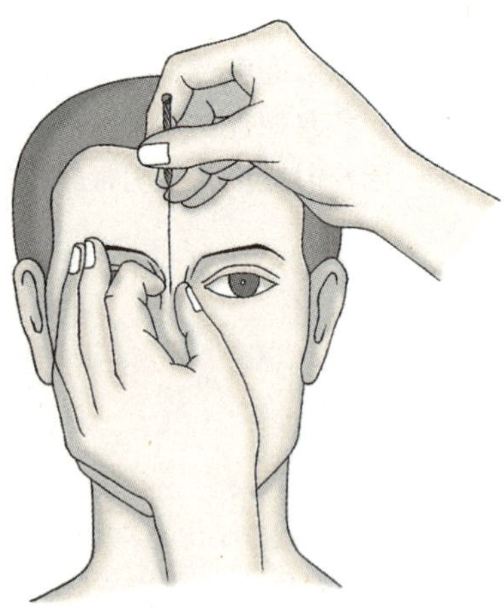

提捏法

用左手拇食两指将腧穴部位的皮肤捏起，右手持针从捏起部的上端刺入。此法主要用于皮肉浅薄的穴位，特别是面部腧穴的进针

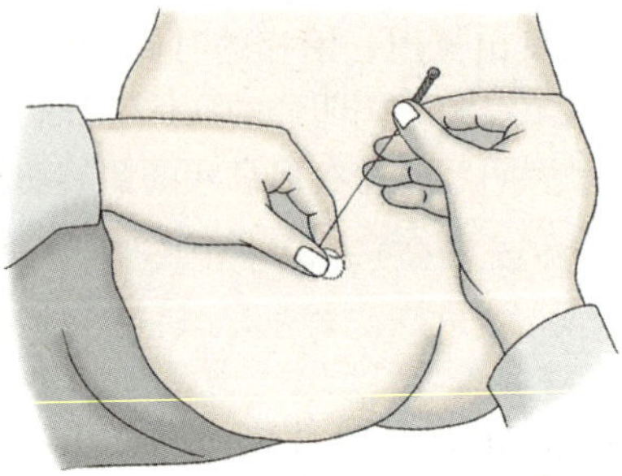

夹持法

左手拇食两指用消毒干棉球捏住针身下段，露出针尖，右手拇食指执持针柄，将针尖对准穴位刺入

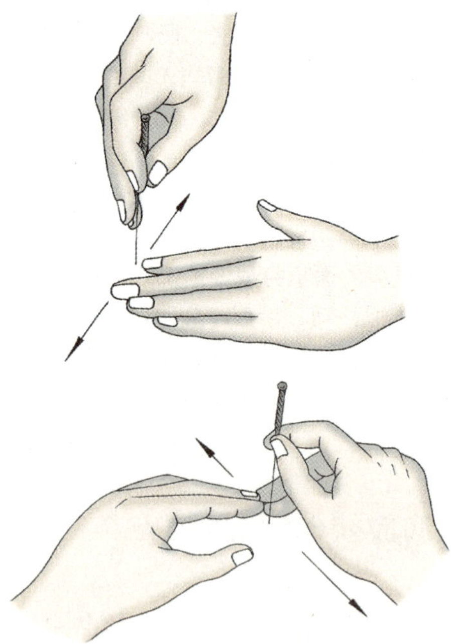

舒张法

左手将要针刺的穴位处皮肤撑开，右手持针，让针尖从撑开皮肤的指尖刺入皮下。行针时，左手食中两指可夹持针身，以免弯曲

穴位针刺。如果眼角色青，属于脾经的病变，因脾主肉，所以治疗时应当针刺肌肉，也就是从脾经入手。但是治疗的时候，不能刺治属木的肾经腧穴，因为肝木能克制脾土。

热病如果表现为面色青，头痛，手足躁动等，就是邪客于筋的病变，治疗时应用九针中的第四针（锋针），在治疗热病的五十九个穴位中，选择与之有关的穴位针刺。要是脚不能走路，泪流不止，属于肝经的病变，肝主筋，所以治疗时应当针刺到筋，也就是从肝入手。但是治疗的时候，不能刺治属金的肺经腧穴，因为肺金能克制肝木。

热病如果表现为惊悸多次发作，手足抽搐，精神狂乱等，就是邪热入心的病变，治疗时应该深刺直到血络，用九针中的第四针（锋针），迅速将多余的邪热排出。如癫病发作的时候毛发脱落，属于心经的病患，心主血脉，所以治疗时应当针刺血脉，也就是从心入手。但是治疗的时候，不能刺治属水的肾经腧穴，因为肾水能克制心火。

热病如果表现为身体酸重，周身骨节疼痛，耳聋，双目常闭不开等症状，就是邪热入肾的病变，治疗时应深刺到骨头，用九针中的第四针（锋针），在治疗热病的五十九个穴位中，选择与骨头有关的穴位针刺。但是治疗的时候，不能刺治属土的脾经腧穴，因为脾土能克制肾水。

什么情况下，热病不能使用针刺来治疗？

热病有九种情况是禁用针刺疗法的：第一，不出汗，两颧发红，呃逆呕吐的，是虚阳上越的死证；第二，泄泻，腹部胀满很严重的，为脾气败绝的死证；第三，双眼看不清东西，发热不退的，是精气衰竭的死证；第四，老人和婴儿出现发热而腹中胀满的，是邪热伤脾的死证；第五，不出汗，呕吐并带血的，为阴血耗损的死证；第六，舌根已经溃烂，但仍发热不退的，为阴气大伤的死证；第七，咳嗽，鼻子出血，不出汗，即便是出汗，也达不到足部的，为真阴耗竭的死证；第八，热邪已入骨髓的，是肾阴衰竭的死证；第九，严重发热而导致痉病的，是耗伤阴血，热极生风的死证。痉病出现时，会出现腰背反张、抽搐、牙关紧闭和咬牙等症状。但凡遇见上述几种情况，都是不能用针刺的方法来治疗的。

治疗热病应该针刺哪些穴位？

胸中气满，喘息急促的，在治疗的时候，应取足太阴经位于大趾内侧端的隐白穴，具体位置在距爪甲角如韭菜叶宽的地方。要是寒证，就用留针的方法治疗；要是热证，就用疾刺的方法治疗，直到上逆之气下降，不再喘息为止。

心疝病的症状为腹中突发剧痛，应针刺足太阴经和足厥阴经，使用放血的疗法，除去其经脉中的淤血，消除邪气。

喉痹的症状是舌体卷曲不伸，口干，心烦，心痛，手臂内侧疼痛，不能上举到头部，治疗时可针刺位于手无名指靠小指侧的关冲穴，在距爪甲角约有韭菜叶宽的位置上。

风痉的症状为颈项强直，角弓反张等，在治疗时应该先针刺太阳经脉在腘窝中的委中穴，并刺其浅表络脉上的血络使其出血。有内寒的，应针刺足阳明经的足三里穴。

若男子患了像疝瘕一样的蛊病，女子患了月经闭阻的病，都表现为腰脊如同要分解开一样疼痛无力，不思饮食，治疗时应先点刺足少阴经的涌泉穴使其出血，再观察足背上血络盛满的地方，也要全部点刺出血，以祛除邪气。

针刺热病和寒病

针刺热病和寒病时都要留针，且根据其所要达到的不同效果对阴经和阳经的针刺次数也是不一样的。

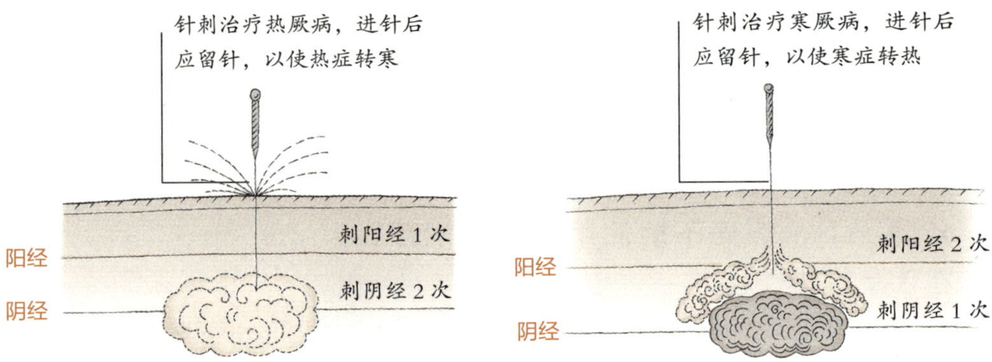

厥头痛应如何针刺？

经气上逆而导致头痛的，称为厥头痛。如果伴有面部浮肿、心烦等症状，可以针刺足阳明胃经和足太阴脾经的穴位进行治疗。

患了厥头痛的，如果表现为头部脉络跳痛，心情悲伤，常常哭泣，经诊察，其头部络脉搏动明显且有充血的情况，治疗时可以针刺放出恶血，然后调治足厥阴肝经。

患了厥头痛的，如果表现为头沉重，痛而不移，则应针刺头上纵行排列的五条经脉中的穴位，每行中选取五个，用以祛除邪气。泄手少阴心经，然后调补足少阴肾经。

患了厥头痛的，如果表现为记忆力减退，嗳气，头痛时用手按头，却找不到疼痛的具体位置，那治疗时可以针刺头面部左右的动脉，祛除邪气，然后再针刺足太阴脾经加以调理。

患了厥头痛的，如果表现为项部先痛，而后腰脊也随之作痛，在治疗时应先针刺足太阳膀胱经的天柱穴，然后再针刺该经的其他相应穴位进行治疗。

患了厥头痛的，如表现为头痛严重，耳朵前后的脉络充盛、发热，治疗时应先刺破脉络将血放出，然后再取足少阳经上的穴位进行调治。

如患真头痛，疼痛剧烈，整个脑袋都痛，手脚冰冷直达肘膝关节，就是不可治的死证。

厥心痛应如何针刺？

厥心痛发作时，牵引到后背，就像有人从背后触动心脏一样，病人痛得弯腰屈背，这是由肾经邪气上犯于心造成的心痛病，所以叫做肾心痛。治疗时应先取足太阳经的京骨和昆仑两穴，如针刺后仍然疼痛不止，就取足少阴经的然谷穴。

厥心痛发作时，感觉胸腹内胀满，心痛尤其严重，这是由胃经的邪气犯于心造成的，所以叫胃心痛。治疗时应取足太阴脾经的大都穴和太白穴。

厥心痛发作时，痛得如同锥子刺心一般，十分严重，这是由脾气犯于心所造成的，所以叫脾心痛。治疗时应取足少阴肾经的然谷穴和太溪穴。

厥心痛发作时，面色青如同死灰一般，不能深呼吸，这是由肝气犯于心所造成的，所以叫肝心痛。治疗时应取足厥阴肝经的行间穴和太冲穴。

厥心痛发作时，卧床休息或在闲暇安静的时候疼痛不是很严重，一旦活动起来，疼痛就会加剧，但面色不变，这是由肺气逆乱犯于心所造成的，所以叫肺心痛。治疗时应取手太阴肺经的鱼际穴和太渊穴。

真心痛发作的时候，手足冰冷直达肘膝关节部位，心痛极其严重，往往早上发作到晚上就死亡，或者晚上发作第二天早上就死亡。

如何用针刺治疗常见杂症？

厥病，经气上逆导致身体脊柱两旁的部位至头部疼痛无比，头部昏沉，眼睛视物不清，腰脊强直的，应取足太阳经在腘窝的委中穴处的络脉针刺之至出血。

厥病，经气乱行，以致出现腹部胀满，寒气内盛，肠鸣，大小便不利等症状的，应取足太阴脾经的穴位进行针刺。

膝关节疼痛，应取足阳明胃经的犊鼻穴，用员利针刺之，出针之后要间隔一定时间再刺。员利针针身大如牛尾的长毛，非常适合针刺膝部。

牙齿疼痛，喜吃冷饮的，应取足阳明胃经的穴位以刺之；怕吃冷饮的，应取手阳明大肠经的穴位以刺之。

耳聋而无疼痛感的，应取足少阳经的穴位以刺之；耳聋且伴有疼痛感的，应取手阳明大肠经的穴位以刺之。

下巴疼痛的，应针刺其手阳明大肠经的穴位与足阳明胃经的穴位至出血。

脖子疼痛且不能俯仰的，应取足太阳经的穴位以刺之；脖子痛且不能回头看的，应取手太阳经的穴位以刺之。

小腹胀满膨大，向上影响到胃以至心脏，身体时热时寒，小便不利的，应取足厥阴经的穴位以刺之。

偏枯与风痱

偏枯就是我们常说的半身不遂。偏枯和风痱皆由风邪入侵，导致营卫之气运行失常，真气去而邪气独留，经气淤滞，但两种疾病的发展程度和表现又有不同。

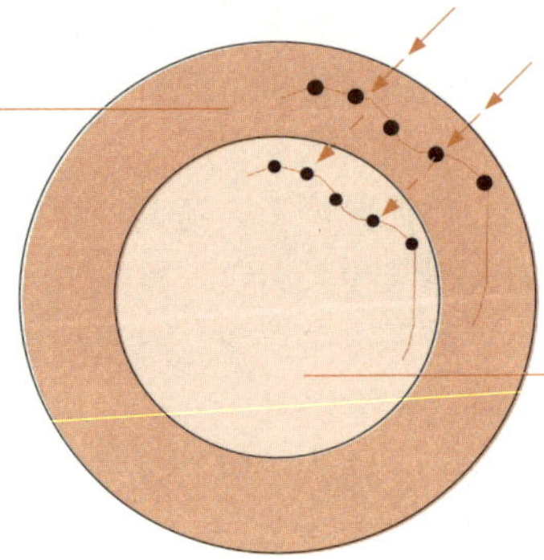

心痛引起腰脊痛，且想呕吐的，应取足少阴经的穴位以刺之。

心痛，腹部胀满，大便涩滞不畅的，应取足太阴脾经的穴位以刺之。

心痛引起背部疼痛，呼吸困难的，应取足少阴肾经的穴位以刺之；若未见效果，则取手少阳三焦经的穴位以刺之。

如何把经脉与十二月的阴阳配属关系应用到针刺治疗上？

正月、二月、三月，人体的阳气分别偏重于身体左侧下肢的足少阳胆经、足太阳膀胱经和足阳明胃经，治疗时不宜针刺左足的三阳经；四月、五月、六月，人体的阳气分别偏重于身体右侧下肢的足阳明胃经、足太阳膀胱经和足少阳胆经，治疗时不宜针刺右足的三阳经；七月、八月、九月，人体的阴气分别偏重于身体右侧下肢的足少阴肾经、足太阴脾经和足厥阴肝经，治疗时不宜针刺右足的三阴经；十月、十一月、十二月，人体的阴气分别偏重于身体左侧下肢的足厥阴肝经、足太阴脾经和足少阴肾经，治疗时不宜针刺左足的三阴经。

什么是运用针刺的道理？

若有寒热交争等阴阳不和的现象，须从阴阳来调和它。虚与实疑似的疾病，要辨证准确而通调之；如果外邪侵入大络，左侧邪气盛，影响到右边发病，右侧邪气盛，影响到左边发病，必须把握病邪逗留的处所，采用右病刺左，左病刺右的缪刺法。脏腑阴阳调和，就可以知道疾病好转的时间；同时也需要推究疾病的标本，观察其寒热的变化，懂得病邪侵入传变的规律及其盘踞的地方，针刺时就不会发生错误。若能了解九针的不同性能并能灵活运用，

艾灸疗法

艾灸是用艾绒做成大小不同的艾炷，或用纸卷成艾条，在穴位上火疼痛处烧灼熏蒸的一种治疗方法，一般适用于慢性和虚汗的病症。下面是几种常用的灸法。

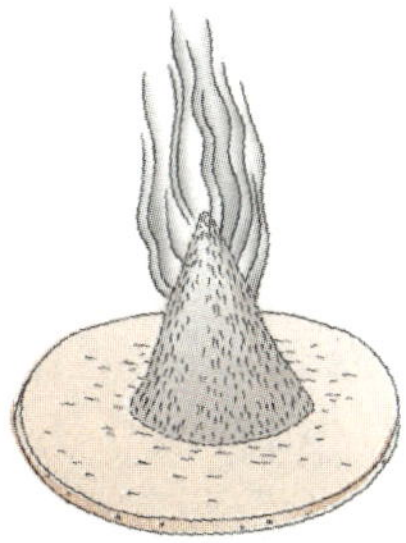

隔姜灸

用大片生姜，上放艾炷烧灼，一般可灸3～5壮。除隔姜灸外，还有隔蒜片灸、隔盐灸、隔附子片灸等

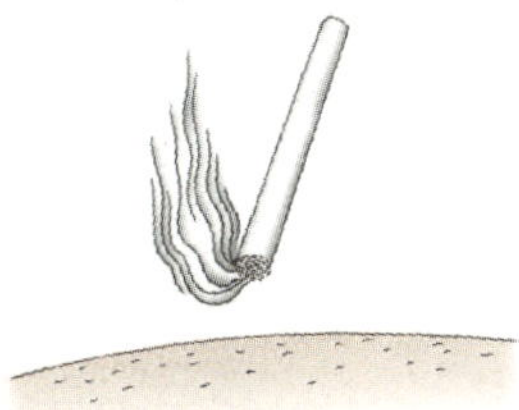

艾条灸

用艾绒卷成直径1.5～2厘米的艾条，一端点燃后熏灸患处，但不碰到皮肤。一般可灸10～15分钟

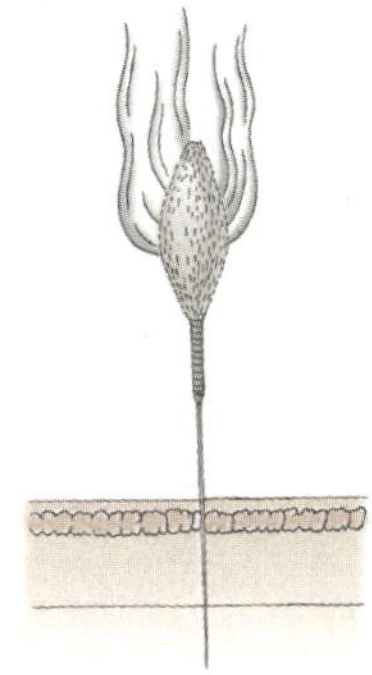

温针灸

在针刺之后，用针尾裹上艾绒点燃加温，可烧1～5次

就算是全面掌握了针刺治法。

要明确手足十二经的井、荥、输、经、合五腧穴的功能，便可以根据虚实的病情施以疾徐的针法，经气的往来运行、屈曲伸展、出表入里都有一定的规律；说到人体的阴阳两方面，也是和五行相合的。五脏六腑则分别有所藏蓄，四时节令、八方之风都包含有阴阳的道理；人身的面部，也分属阴阳五行，与脏腑相合，并集中反映在称为明堂的鼻部，其在各部显现出的不同色泽，可作为测候五脏六腑内在变化的标志。五脏六腑的疾病，也可反映在面部上下左右各个不同部位，根据这些情况，就可以判断病变性质的寒热及病位所在的经脉。

审察皮肤的寒温、滑涩，可以知道患者的痛苦所在以及疾病的阴阳虚实。心肺居于膈上属阳，肝脾肾居于膈下属阴，通过审察膈肌上下，判断病气所在的部位。先明确经脉循行的规律，然后才能进针，依据病情正确选择穴位。热邪滞留于身体上半部的，可针刺推热下行；热邪从下逆行于上的，可针刺导引邪热消散；痛有先后，先痛者先治；邪气在外，当留针补阳，助阳以散寒；寒气入于体内，可以取合穴，针刺去寒；凡病有不宜应用针刺的，可用艾灸法。

上部的气不足的，当引导其气上行以补其气；下部的气不足的，当留针随气而补益其下部之气；假若阴阳之气均不足，可用艾灸治疗；寒邪凝结、经脉下陷的，当用艾灸治疗，以驱散寒邪；络脉因寒邪聚结而坚紧的，同样采用艾灸治疗；假若病人不知病痛的确切部位，男子当灸阳蹻的申脉穴，女子当灸阴蹻的照海穴，若男灸照海，女灸申脉，这是高明医生应当禁忌的。能熟练地掌握和运用这些技术，用针的理法就完备了。

第5章 拔罐

拔罐法又名“火罐气”“吸筒疗法”，因为古人常以兽角做罐治病，所以又将之称为“角法”。这是一种以杯罐作工具，借热力排去其中空气而产生负压，使吸着于皮肤从而造成郁血现象的一种疗法。最初被用于吸血排脓，后来它的应用扩大到肺痨、风湿等疾病的治疗。

什么是拔罐？

拔罐疗法，在中国有着非常悠久的历史，因为古人常以兽角做罐治病，所以又将之称为“角法”。考古发现表明，早在西汉时期，中国就已经有了拔罐疗法。在湖南长沙马王堆汉墓中出土的《五十二病方》中，就有以兽角治疗疾病的记载。

东晋医学家葛洪著的《肘后备急方》里，也有角法的记载。唐代王焘著的《外台秘要》一书中，也曾介绍使用竹筒火罐来治病，如文内说：“取三指大青竹筒，长寸半，一头留节，无节头削令薄似剑，煮此筒子数沸，及热出筒，笼墨点处按之，良久，以刀弹破所角处，又煮筒子重角之，当出黄白赤水，次有脓出，亦有虫出者，数数如此角之，令恶物出尽，乃即除，当目明身轻也。”唐代太医署还将“角法”单列为一门学科，学制三年，从理论、操作和临床等方面形成比较完整的医学体系。从以上介绍的情况看来，我国晋、唐时代就已非常流行用火罐疗病了。

唐以后的医家们，不仅继承了先人的成果，而且还进一步发展了拔罐疗法，使之发挥出了更大的作用。比如，宋代的医家就将拔罐疗法的适应证扩大到了内科疾病中。在宋代医书《苏沈良方》中，就有用火罐治疗久咳的记载。清代著名医药学家赵学敏曾用拔罐疗法治疗风寒头痛、风痹、腹痛等症。另一清代医家吴谦在《医宗金鉴·外科心法诀要》中记载了拔罐配合中医、针刺等法治疗疾病的方法。

拔罐疗法简史

拔罐疗法在古代被称为“角法”，历史悠久，甚至可以追溯到西汉时期。经过2000多年历代医家的改良，拔罐疗法已经发展成为一种可以治愈内、外、妇、儿、骨、皮肤、五官等科诸种疾病的重要的治疗手段。

西汉（公元前202年～公元9年）

在湖南长沙马王堆汉墓中出土的《五十二病方》中，就有以兽角治疗疾病的记载。

东晋（317年～420年）

东晋医学家葛洪著的《肘后备急方》里，有关于角法的记载。

唐代（618年～907年）

① 唐人王焘所撰的《外台秘要》一书，是一部由文献辑录而成的综合性医书。在书中就较详细地介绍了拔罐疗法的一些情况。

② 唐代太医署将“角法”单列为一门学科，学制三年，从理论、操作和临床等方面形成比较完整的医学体系。

宋代（960年～1276年）

在宋代医书《苏沈良方》中，有用火罐治疗久咳的记载。

元代（1206年～1368年）

元人沙图穆苏所撰的医书《瑞竹堂经验方》中有关于“竹筒吸毒法”的介绍。

明代（1368年～1644年）

由明代医家陈实功编著的外科专著《外科正宗》中介绍有“煮竹筒法”。

清代（1616年～1911年）

① 清代著名医药学家赵学敏曾用拔罐疗法治疗风寒头痛、风痹、腹痛等症。

② 清代医家吴谦在《医宗金鉴·外科心法诀要》中记载了拔罐配合中医、针刺等法治疗疾病的方法。

当代

现当代的拔罐疗法取得了更大的发展，应用范围得到极大的扩展。又因为其一系列的优点而被称做是21世纪的“自然疗法”。

新中国成立后，拔罐疗法取得了更大的发展，临床应用从比较单一的范围已经扩展到内、外、妇、儿、骨、皮肤、五官等诸多分科。不仅如此，拔罐疗法还走出国门，受到了世界各国人民的喜爱。比如，拔罐疗法在法国被称为“杯术”，在前苏联被称为“淤血疗法”。总之，拔罐疗法已经被越来越多的人所接受，又因为一系列的优点而被称作是21世纪的“自然疗法”。

拔罐为什么能治病？

中医认为，拔罐之所以可以祛病强身，总的来说是因为拔罐可以调节人体功能使之正常运行。比如，当人体的脏腑功能低弱时，就加强它们的功能；当人体的脏腑功能过于强大时，就削弱它们的功能。具体来说，中医所认为的拔罐疗法作用机制的原因主要有以下几种：

疏通经络气血

中医认为，人体内存在一个经络系统，它们纵横捭阖，遍布全身，将人体内外的脏腑等各个组织器官联系成一个有机整体，并借以运行周身气血，营养全身。当经络系统当中的某一部分遭到破坏，那么整个系统就会受到影响，疾病因此产生。而拔罐疗法正是在经络气血凝滞或空虚时，通过对经络穴位的吸拔作用，从而引导经络中的气血输布，使衰弱的脏腑器官得以亢奋，恢复功能，从而赶走疾病。

祛湿散寒

拔罐不仅有平衡人体阴阳、疏通经络气血的作用，而且还可以祛风散寒、祛湿除邪。如清代著名医药学家赵敏学在其著作《本草纲目拾遗》中就说，不用服药，只用火罐就可以治疗风寒头痛、风痹、腰痛等疾病。其作用原理是利用拔罐的吸力，将充斥在身体表面、经络穴位甚至是身体组织器官内部的风寒、淤血、痰湿、脓血、热毒等外邪吸拔出来。这样，有关的疾病自然就会痊愈。

拔毒排脓

如果人体内部毒气郁结、恶血淤滞。那么在其未化脓时施以拔罐疗法，那么就可将毒血吸出，使气血疏通，消散于阻。在其化脓时施以拔罐疗法，则可拔毒排脓，使病症迅速减轻。

拔罐疗法分为哪些种类？

按拔罐的形式可分为单罐法、多罐法、闪罐法、留罐法、走罐法。

按排气方法可分为火罐法、水罐法、抽气罐法、挤压罐法。

按综合治疗方法可分为温水罐法、针罐法、药罐法、刺络罐法。

多罐法可分为哪些种类?

多罐法即多罐并用，一般用于治疗病变范围比较广泛或患病反应点较多的疾病。在拔罐时，可根据病变部位形态等具体情况，酌情吸拔数个至10余个罐具。根据罐具之间排列的形态，多罐法又可以分为排灌法、密排法、疏排法和散罐法等。

排灌法：是指按照某一条经络走向顺序排列拔罐。这种方法多用于慢性疾病、内脏气血淤阻，神经肌肉疼痛等症。罐具少而排列稀疏的称为疏排法。这种方法多用于年老体衰、儿童等患者，或者病症模糊、耐受能力差的患者。罐具多而排列紧密的称为密排法。这种方法多用于身体强壮的年轻人，或者病症反应强烈、发病广泛的患者。

散罐法：又称星罐法，这种方法的特征是在人体上零星选穴拔罐。此法主要适用于一人患有多种疾病或者虽只患有一种疾病，但有多种病情的患者。

如果病在体表，除要在局部拔火罐外，还要在支配的神经根部拔火罐，以提高治疗效果，称神经节段拔罐法。如膝关节炎、膝关节损伤，除在局部拔火罐外，还可在腰椎第 3 ~ 5节和骶椎 1 ~ 2节拔火罐。

多罐法

多罐法即多罐并用，一般用于治疗病变范围比较广泛或患病反应点较多的疾病。

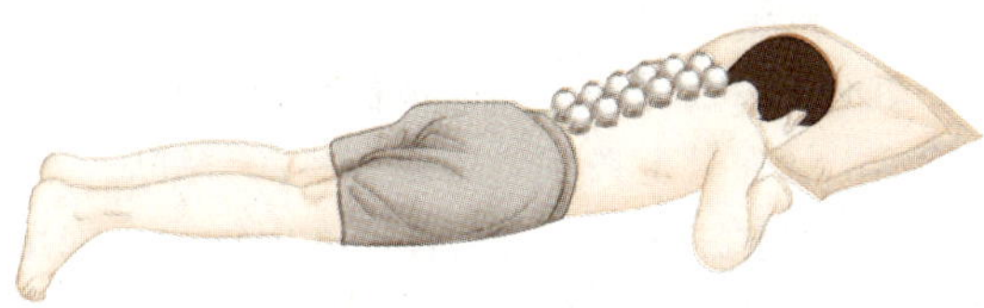

密排罐法

指罐具多而排列紧密的排罐法，一般罐与罐的间距为小于3.5 厘米。这种方法多用于身体强壮的年轻人，或者病症反应强烈、发病广泛的患者

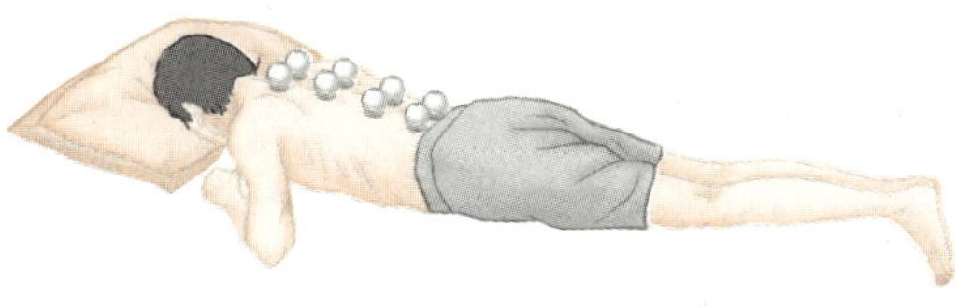

疏排罐法

指罐具少而排列稀疏的排罐法，一般罐与于7 厘米。这种方法多用于年老体衰、儿童等患者，或者病症模糊、耐受能力差的患者

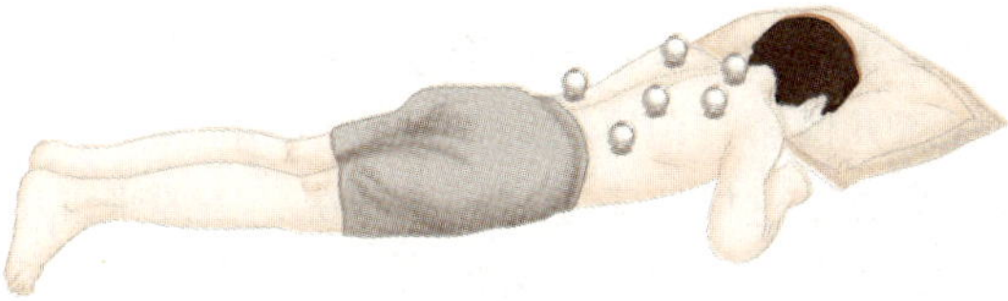

散罐法

散罐法又称星罐法，这种方法的特征是在人体上零星选穴拔罐。此法主要适用于一人患有多种疾病或者虽只患有一种疾病，但又具有多种病情的患者

什么是留罐法？

又称坐罐法，是指罐具吸拔在应拔部位后留置一段时间的拔罐法。留罐法一般留罐的时间为5～10分钟，可用于治疗大部分病症，是最常用的拔罐法。在采用此法时应注意以下几点：罐大吸拔力强的应适当减少留罐时间；夏季及皮肤薄弱处留罐时间不宜过长；如需拔淤血罐，时间可稍延长，但不能拔破皮肤。

什么是闪罐法？

闪罐法是指罐具吸拔在应拔部位后随即取下，反复操作至皮肤潮红时为止的一种拔罐方法，若连续吸拔20次左右的，则称为连续闪罐法。由于闪罐法拔后在皮肤上不留淤紫斑，故比较适合面部拔罐。闪罐法的兴奋作用较为明显，适用于肌肉萎缩、局部皮肤麻木、中风后遗症、内脏病等病症。

什么是针罐法？

这是一种针刺与拔罐相结合的综合拔罐法，也很常用。具体来讲它还可以细分为两类：一是留针拔罐法，此法多用于治疗时体位变动不大以及局部病痛而又病程较长的患者。操作方法是先选定穴位，并对其进行针刺，然后不出针在其上拔罐。留罐10～20分钟后，起罐取针；一是不留针拔罐法，是指对穴位进行针刺后就立即出针，或者虽不出针，但须至出针后，才在该部位拔罐的一种方法。除此之外，近年来还发明出了一种针药罐法。这种方法是在留针的基础上，再吸拔一贮药罐，以提高疗效。

什么是血罐法？

也称刺络罐法。本法适用于各种急慢性软组织损伤、高热、神经痛和神经性皮炎等症。具体操作方法是先用三棱针、梅花针或注射针等按病变部位的范围大小和出血量的要求，针刺穴位或病变部位。针刺时的力度是：轻刺以皮肤出现红晕为标准；稍重刺是以轻微出血为标准；重刺是以点状出血为准。针刺后再拔罐并留罐，留罐时间长短按不同部位和病症需出血的量而定。在选用罐具时，最好采用透明罐具，这样便于观察出血状况，一般来说出血量要控制在 20毫升左右即可。起罐后用消毒棉球将伤口擦净，必要时涂以龙胆紫等消毒药水。注意，瘢痕体质者或出血性疾病患者忌用本法。

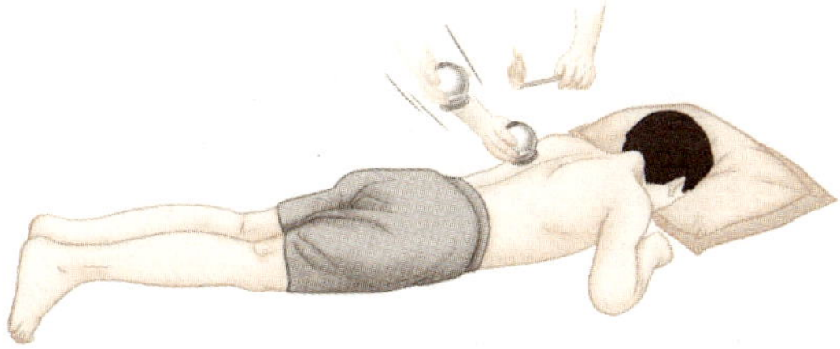

闪罐法

指罐具吸拔在应拔部位后随即取下，反复操作至皮肤潮红时为止的一种拔罐方法。此法的兴奋作用较为明显，适用于肌肉萎缩、局部皮肤麻木、中风后遗症、内脏病等病症

闪罐法

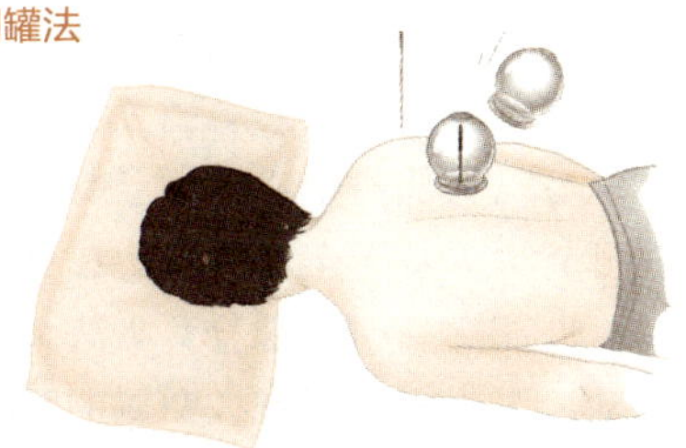

❶ 不留针拔罐法，是指对穴位进行针刺后就立即出针，或者虽不出针，但须至出针后，才在该部位拔罐的一种方法

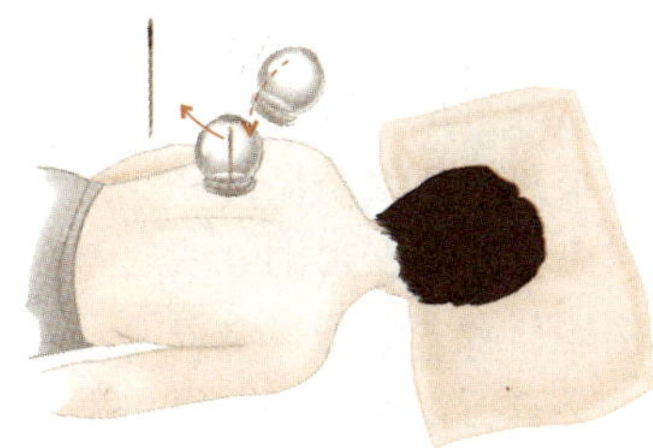

❷ 留针拔罐法，是指先选定穴位，并对其进行针刺，然后不出针在其上拔罐。此法多用于治疗时体位变动不大以及局部病痛而又病程较长的患者

①

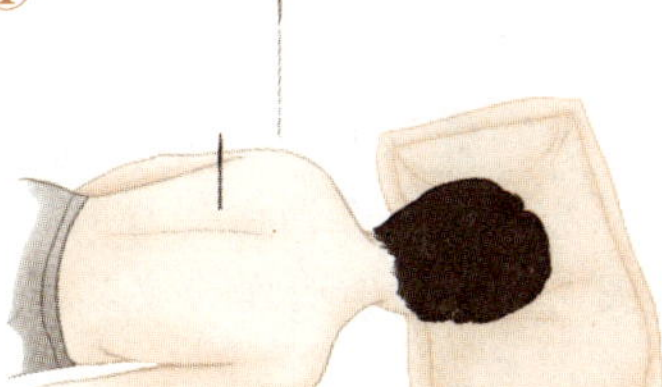

②

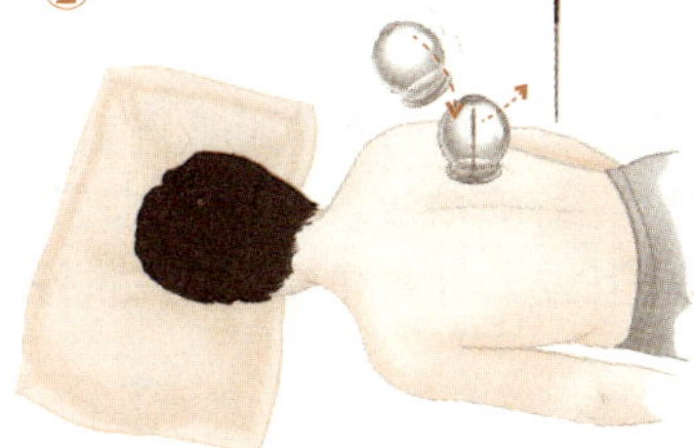

血罐法

本法也称刺络罐法，具体操作方法是先用针刺穴位或病变部位，然后再拔罐并留罐

走罐法

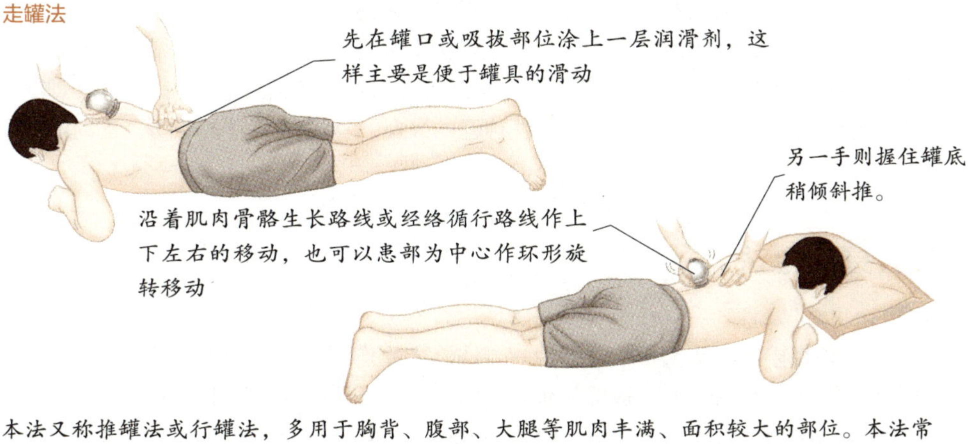

本法又称推罐法或行罐法，多用于胸背、腹部、大腿等肌肉丰满、面积较大的部位。本法常用于治疗麻痹、肌肉萎缩、神经痛和风湿痹痛等症

什么是走罐法?

本法又称推罐法或行罐法，多用于胸背、腹部、大腿等肌肉丰满、面积较大的部位。本法常用于治疗麻痹、肌肉萎缩、神经痛和风湿痹痛等症。具体操作方法是，先在罐口或吸拔部位涂上一层如石蜡、凡士林等的润滑剂，当然也可以选用风油精、红花油等膏剂，这样主要是便于罐具的滑动。吸拔后用一手按住罐口前缘皮肤，另一手则握住罐底稍倾斜推，沿着肌肉骨骼生长路线或经络循行路线作上下左右的移动，也可以患部为中心作环形旋转移动。走罐时间以患部皮肤变得潮红或起丹痧点为宜，随后即可起罐。基于本法特点，在选择罐具时，宜选用罐口较大、罐口壁较厚且光滑的玻璃罐或有机玻璃罐。如果细分，本法又可以分为两种：一是直行走罐法，即以单手握住罐体作直线运动，多用于背部脊柱两侧的肾经和膀胱经循行线上；一是旋转走罐法，即以单手握住罐体作顺时针或逆时针旋转式运动，此法多用于腰骶、腹部或肩关节等部位。

什么是指罐法?

此法是指在需要拔罐的穴位上或病患处先用手指点按穴位或按揉患部，然后再拔罐的方法。此法常用于治疗病情较急、疼痛剧烈等病症，尤其对软组织挫扭伤和劳损等症有明显疗效。指罐法具有拔罐、针刺和按摩的三重作用，可以极大提高拔罐治疗的效果。

什么是平衡罐法?

此法也称为内脏神经调节吸拔法。其特点是在人体交感神经和副交感神经效应区内拔火罐。如果在胸、腰部拔火罐，那么可以使人体的交感神经兴奋；在颈、骶部拔火罐，就可以提高副交感神经效应。比如便秘，患者多为交感神经兴奋升高而抑制了胃肠蠕动。那么治疗时就在腰、骶部拔火罐，这样能提高副交感神经的兴奋，从而增加胃肠蠕动，达到治疗目的。

什么是灸罐法?

这是一种将拔罐与艾灸相结合的治疗方法。主要作用机制是增强拔罐的刺激作用。一般的操作方法是先灸法后拔罐。根据灸法的不同，此法又可以分为以下 4种：

单纯艾灸罐法，即先点燃艾绒，使之燃烧产生的热量对皮肤产生刺激，直到皮肤潮红。温灸 10分钟后拔罐。

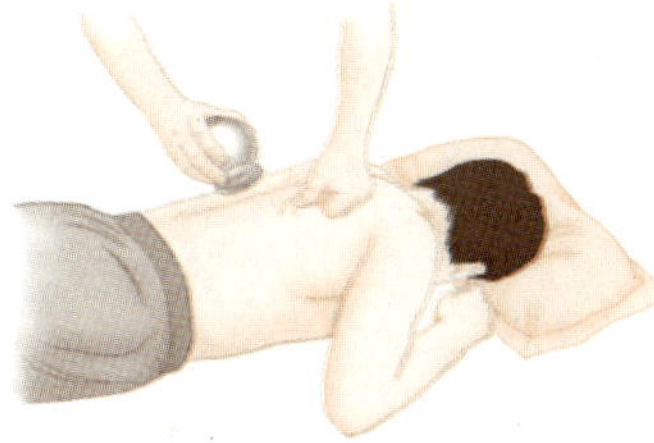

指罐法

指在需要拔罐的穴位上或病患处先用手指点按穴位或按揉患部，然后再拔罐的方法

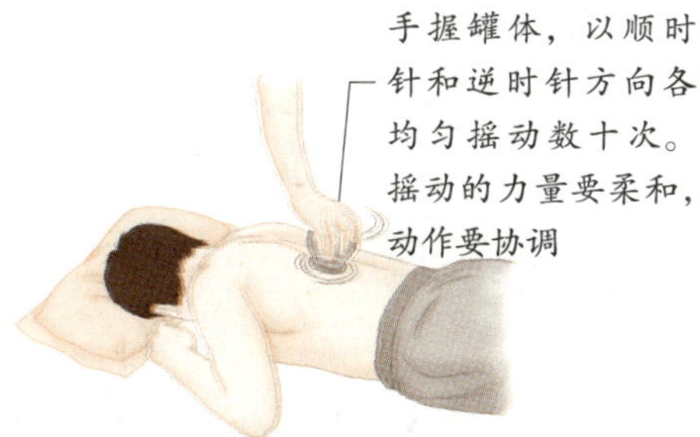

摇罐法

指对留在皮肤上的罐具进行有节奏的摇动

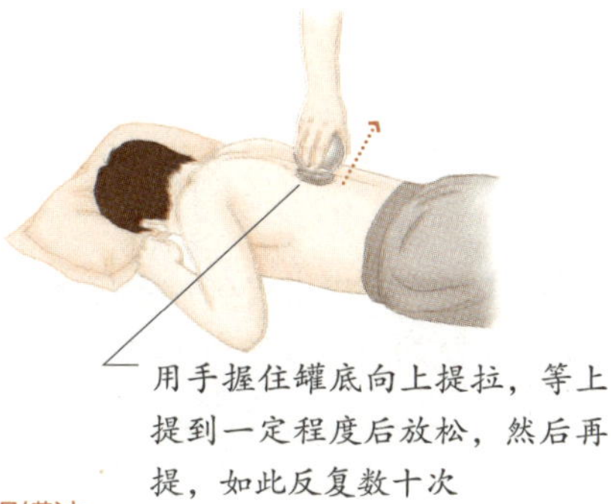

提罐法

指将吸拔在皮肤上的罐体向上提拉，其作用机制是通过肌肤的上下移动，可以振荡与之相应的内脏，增强其功能

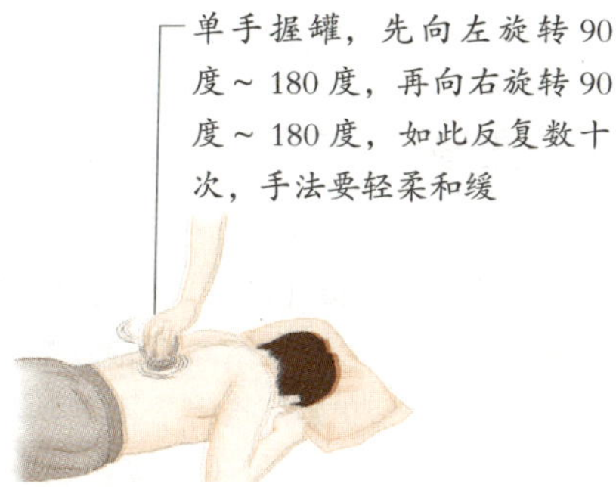

转罐法

转罐法是在摇罐的基础上发展起来的。通过增大对所留罐具的旋转力量，达到促进血液循环，增强治疗效果的目的

蒜艾灸罐法，先将大蒜切成厚约2毫米的薄片，将艾绒捻成上尖下大的圆锥柱状，然后在蒜片上刺出小孔，贴在要拔罐的部位上。然后放上艾炷点燃，等患者逐渐觉得很热并烧灼难忍时再拿走蒜片，反复多次后，直到患者皮肤潮红，然后拔罐。此法多用于痤疮、气管炎、肠炎等感染性和风湿痹证。

姜艾灸罐法，此法与蒜艾灸罐法的操作大致相同，只是将蒜片换成姜片即可。

药艾灸罐法，此法是指在艾绒中加入一定量的药物粉末或易挥发药液，使药物燃烧后产生的烟雾被人体吸入，然后再拔罐的一种治疗方法。

什么是发泡罐法？

这是一种通过增大吸拔力量和延长吸拔时间等手段，使拔罐皮肤下产生水泡而增强疗效的拔罐方法。此法多用于感冒、水湿、湿温、湿毒等寒湿类疾病。通常在起罐后，可见皮肤上会有许多大小不等的微小水泡，这些水泡不会产生疼痛感，可以不挑破，1～2天后自会消退。但也可以用灭菌针挑破这些水泡，挑破后涂上龙胆紫消毒即可。本法不可用于水肿和瘢痕体质的患者。

什么是摇罐法?

这种罐法是指对留在皮肤上的罐具进行有节奏的摇动。这种罐法的作用机制是通过对穴位的反复牵拉，可以增大局部刺激，等同于按摩与拔罐同时进行，从而提高治疗效果。具体操作手法是手握罐体，以顺时针和逆时针方向各均匀摇动数十次。摇动的力量要柔和，动作要协调。如果患者能够忍受，就可以逐渐加大摇动力量。

什么是提罐法?

此法是指将吸拔在皮肤上的罐体向上提拉，以不脱罐为宜，等上提到一定程度后放松，然后再提，如此反复数十次。提罐法的作用机制是通过肌肤的上下移动，可以振荡与之相应的内脏，增强其功能。此法常用于治疗消化系统的疾病，如食少纳呆、腹痛泄泻、小儿疳积，以及妇科痛经、月经不调等。

什么是转罐法?

这种方法是在摇罐的基础上发展起来的。通过增大对所留罐具的旋转力量，提高牵拉程度，达到促进血液循环，增强治疗效果的目的。具体操作方法是单手摇罐，先向左旋转90~180度，再向右旋转90~180度，如此反复旋转数十次。旋转的手法要轻柔和缓，切不可强拉硬拽，以免造成伤害。此法多用于软组织损伤、无菌性炎症所致的肌肉紧张或疼痛等病症。

什么是药罐法?

这是一种将药物治疗与拔罐疗法相结合的罐法。多用于四肢关节风寒湿痹等证。细分之下，又可以分为如下两种：

煮药罐法，先根据病情选用适宜药物，并放入锅中煮沸。然后将选好的竹罐或木罐放入其中煮10~20分钟，罐口朝下取出，擦干罐口后立即吸拔到施术部位，留罐即可。

纳药罐法，先根据病情选用一定的药膏、药水或药酒等，并将之涂抹在穴位上或将药末、药泥等用胶布敷贴在所要拔的穴位上，然后拔罐。

拔罐对诊病有什么意义？

通过观察拔罐部位皮肤的变化就可以推断疾病的性质，下面就试举几例以说明这个问题：

如果在拔罐处的皮肤上有轻微出血的现象，而且还有紫色块状出现，那么这说明皮下毛细血管可能已经受损。导致受损的原因可能是由风疹、麻疹以及猩红热的疾病引起的。这时就要做好相关疾病的预期治疗工作。

在患者的肩井穴上拔罐后，如果有紫色斑点出现，那么很有可能是患者有气淤型颈椎病；如果紫斑颜色很深且伴有局部发热，那么患者很可能是体内热毒炽盛；如果没有紫斑出现且没有发热现象，那么患者很可能是气虚或阳虚。如拔罐后患者局部皮肤有轻微瘙痒和皮纹出现，那么很有可能是受风引起的。

拔罐后，如果患者被吸拔部位的皮肤上有许多小水疱出现，那么这说明患者很有可能有发生水肿的可能。心脏病、肝脏病、肾脏病和内分泌系统疾病都有发生水肿的可能。所以此时患者要着重查明自身有无此类疾病。除此以外，营养不良和某些寄生虫病也可能会导致水肿的发生。

拔罐的适应证是什么？

循环系统方面的疾病：高血压、心脏供血不足以及心律失常等。呼吸系统方面的疾病：急性支气管炎、慢性支气管炎、肺水肿、肺炎、哮喘、胸膜炎等。消化系统方面的疾病：急性胃炎、慢性胃炎、急性肠炎、慢性肠炎、消化不良、胃酸过多等。神经系统方面的疾病：神经性头痛、肋间神经痛、坐骨神经痛、四肢神经麻痹、面神经痉挛、颈肌痉挛等症。运动系统方面的疾病：肩关节痛、肩胛痛、颈椎痛、肘关节痛、腰椎痛、膝关节痛、髋部痛、踝部痛等病。妇科系统方面的疾病：痛经、月经过多、闭经、盆腔炎等症。外科疮伤方面的疾病：毛囊炎、急性乳腺炎、疖肿等疾病。

健康保健方面：中医认为，拔罐疗法不仅可以治疗疾病，而且还可以无病防病、强身健体、固本培元。其原理是通过对皮肤、经络穴位等部位的吸拔，可以鼓动经脉气血在周身输布，濡养脏腑组织器官，调整机体的阴阳平衡，使气血得以调整，这样就可以达到强身健体的作用了。

拔罐疗法的禁忌证是什么？

精神病、水肿病、心力衰竭、活动性肺结核等病症不适宜拔罐；

患急性骨关节软组织损伤者，患病部位不宜拔罐；

关节肿胀或患重水肿者，不宜拔罐；

皮肤溃烂者，不宜拔罐；

患有严重过敏者，不宜拔罐；

患有传染性皮肤病者，不宜拔罐；

皮肤肿瘤患者，不宜拔罐；

患有出血倾向性疾病的，不宜拔罐；

颈部以及其他体表有大血管经过的部位不宜拔罐；

眼、耳、乳头、前后阴、心脏搏动处、毛发过多的部位以及骨骼凹凸不平的部位等，均不宜拔罐；妇女在经期、妊娠期的，腰部、腹部、乳房等部位不宜拔罐；

70岁以上的老人和7岁以下的儿童，不宜采用重手法拔罐。

“罐”有哪些种类？

在古代，拔罐疗法一般选用动物的角来做罐具，但在后来漫长的发展过程中，罐具的种类逐渐丰富起来，主要有以下几种：

竹罐：竹罐的特点是价格低廉、不易摔碎而且轻巧灵便，但是却容易爆裂、漏气。

陶罐：由陶土烧制而成，罐的两端较小，中间略向外展，形同腰鼓，口径的大小不一，

种类繁多的罐具

在古代，拔罐疗法一般选用动物的角来做罐具，但在后来漫长的发展过程中，罐具的种类逐渐丰富起来，主要有以下几种。

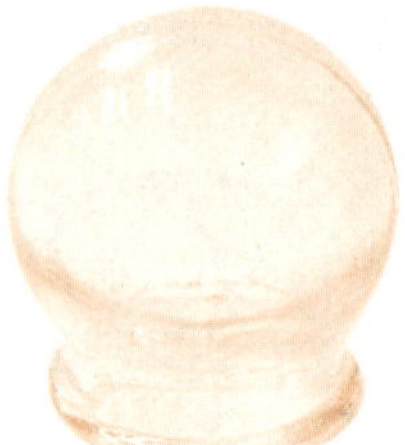

玻璃罐

采用耐热质硬的透明玻璃制成，形状如笆斗，肚大口小，罐口平滑。优点是使用时可以窥见罐内皮肤的淤血、出血等情况，便于掌握拔罐治疗的程度

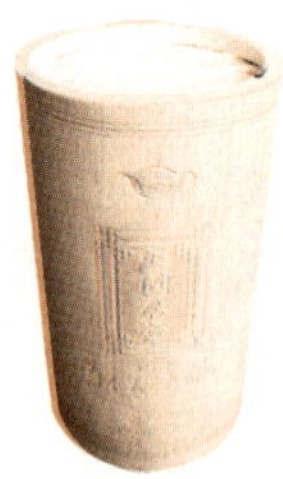

竹罐

竹制品，用直径3～5厘米的竹子截成，一端留节为底，一端为口，磨制光滑，中间略粗，呈腰鼓状

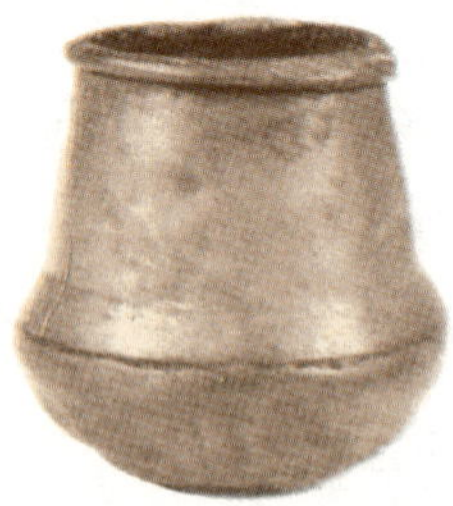

陶罐

用陶土烧制而成，罐口平滑，中间略粗，吸附力强，不透明，易破碎

玻璃罐：采用耐热质硬的透明玻璃制成，形状如笆斗，肚大口小，罐口平滑，口边微厚而略向外翻，分大、中、小三种型号。优点是质地透明，使用时可以窥见罐内皮肤的淤血、出血等情况，便于掌握拔罐治疗的程度。缺点也是容易破碎。

橡胶罐：此种罐用质地优良的橡胶材料制成，形状可根据临床需要而任意设计，口径可大可小，大的可以覆盖整个人体，小的可用于吸拔在耳穴上

抽气罐：是将罐与抽气器连结为一体。其上半部为圆柱形的抽气唧筒，下半部呈腰鼓型的罐体，穴位吸附力可随意调节，便于临床应用，又不易破损。

拔罐需要哪些辅助材料？

在拔罐治疗中，除选用根据病情所需的罐具外，还需要燃料、针具等一些其他的辅助工具，具体如下：

燃料

酒精：在采用火罐法时，是以燃烧作为排气手段的，所以在治疗时一般均选用热能高而又发挥快的酒精作为燃料。

油料：在即没有酒精又没有白酒的情况下，食用油料亦可作为燃料使用。但是油料作为燃料的缺点是它燃烧的比较慢，而且有烟，容易把皮肤弄脏。

纸片：纤薄的纸片也可作为燃料使用，但需要注意的是一定不能选用那些厚硬且带色的纸张。因为这些纸张的燃点较低，热力不够，影响排气，而且还很容易烫伤皮肤。

拔罐时所用的燃料

酒精

一般均选用热能高而又发挥快的酒精作为燃料。如果没有酒精，也可以采用高度数的白酒代替

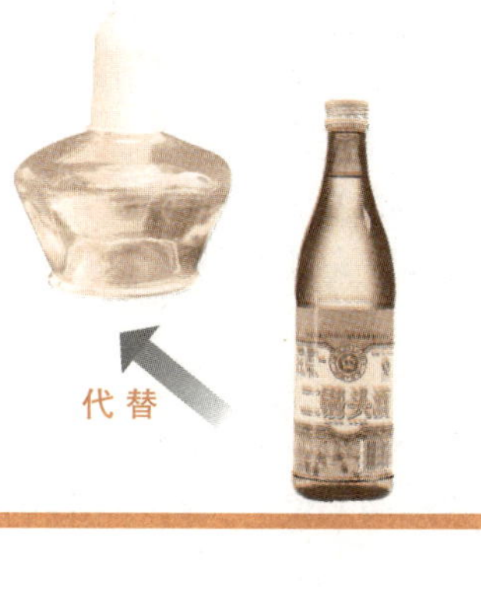

食用油

食用油料亦可作为燃料使用。但它的缺点是它燃烧比较慢，而且有烟，容易把皮肤弄脏

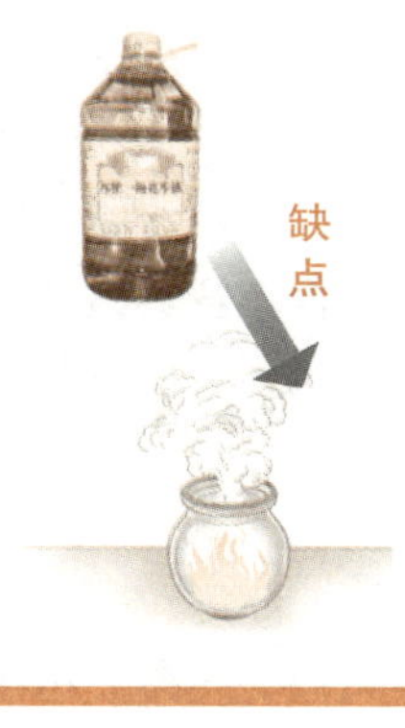

纸片

纸片也可作为燃料使用，但不能选用那些厚硬且带色的纸张。因为这些纸张的热力不够，而且还很容易烫伤皮肤

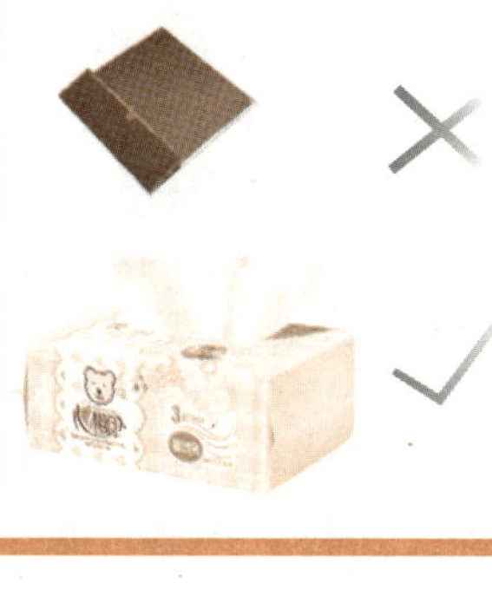

针具

因在拔罐治疗中有刺络罐法，所以在进行这种方法的治疗中，应准备针头、针灸毫针、三棱针、皮肤针等各种相应的针具。

润滑剂

在拔罐中使用润滑剂主要是为了加强罐口与皮肤接口的密度，以保持火罐的吸拔力。此时的润滑剂一般应选用凡士林、石蜡和植物油等。除此之外，有的润滑剂还有保护皮肤，提高治疗效果的作用。比如红花油、按摩乳等，他们都可以增强人体的活血功能。

消毒用品

在进行拔罐治疗前一般都要清洁皮肤、消毒罐具，此时就需要有消毒用品。拔罐选用的消毒用品一般都用酒精脱脂棉球。

治疗烫伤的药物

因为火罐法是最常用的一种拔罐疗法，故在拔罐治疗的过程中很有可能因操作者的失误而烫伤患者的皮肤。所以，最好在进行拔罐前准备好纱布、医用胶带、龙胆紫和其他一些治疗烫伤的药膏等。

如何给罐具排气？

按照罐具借以产生吸力的不同的排气方式，拔罐疗法可以分为这样几种：火罐法、水罐法、抽气罐法和挤压罐法等。

火罐法

这是最常用的一种拔罐方法，即借助火焰燃烧时产生的热力，排去罐内空气，使之形成负压而吸着于皮肤上。

水罐法

即利用煎煮水热力排去空气的方法。这种方法又可以细分为两类：一是水煮罐排气法，是指用水煮罐以形成罐内负压的一种排气方法。具体操作是指先将竹罐放在沸水中煮 2～3 分钟，随后用镊子将罐具取出，甩去水液，或用折叠的毛巾紧捂罐口，乘热扣在皮肤上，即能吸住；一是水蒸气排气法，是指用蒸气熏蒸罐具以排出罐内气体的方法。具体操作方法是先用一个水壶烧水，当水蒸气从壶嘴中喷出时，即将罐具套上几秒钟，随后即可将罐具取下扣在应拔皮肤上。

抽气罐法

即直接将空气从罐内抽出的方法。可以先将罐具扣在需要拔罐的部位上，然后用注射器

火罐法

火罐法是指借助火焰燃烧时产生的热力，以排去罐内空气产生负压的方法，这也是最常用的一种排气方法。具体来讲，火罐法又可以细分为以下几种：

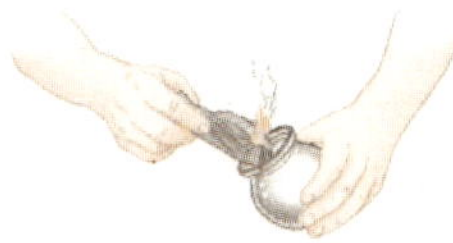

投火法

将质地柔软的纸点燃后投入罐内，迅速将罐扣在应拔部位上

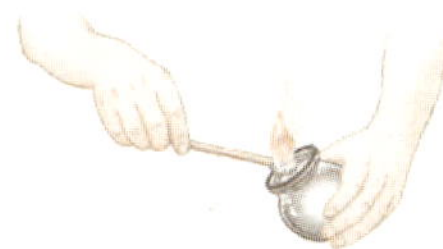

闪火法

用镊子挟着燃烧的酒精棉球，伸进罐内旋转片刻，然后迅速抽出，并立即将罐扣在应拔的部位上

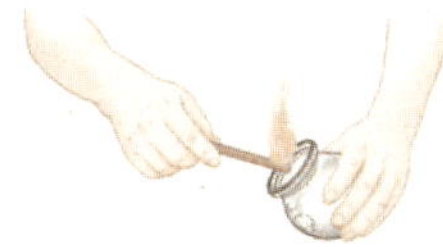

贴棉法

先取一块大小为 1 平方厘米左右的脱脂棉片，拉薄后用酒精浸湿，贴在罐内壁上中段处，用火点燃后迅速将罐扣在应拔部位上

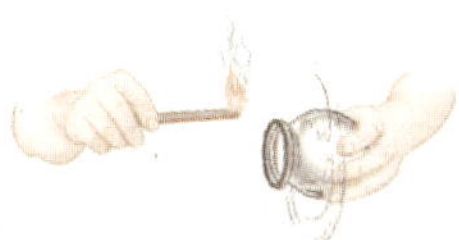

滴酒法

先在罐内底部滴入几滴酒精，然后将罐口横放旋转，以使酒精均匀地流过罐内壁上，点燃后迅速将罐具扣在应拔部位上

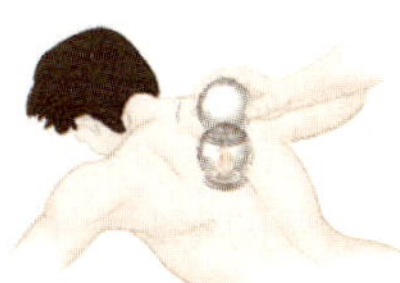

架火法

用不传热、不易燃的小物品放在应吸拔的部位上，然后再放上一酒精棉球，点燃后将罐扣在其上

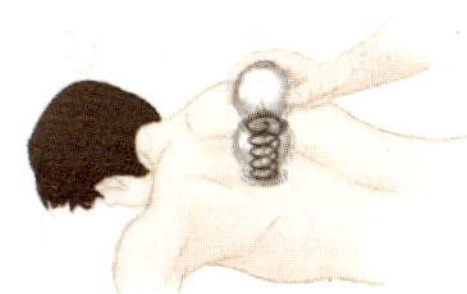

弹簧架法

指先用 1 根长短适宜的铁丝绕成弹簧状，将弹簧的一端制成钩状。需要时将一个浸有酒精的棉球挂在钩上，点燃后将罐扣住即可

从橡皮塞中抽出瓶内空气，使产生负压吸住。也可以用抽气筒套在塑料罐具的活塞上，将空气抽出。

拔罐前要做哪些准备工作？

选择适当的体位

选择体位的原则是便于拔罐施治，在治疗期间，患者能够比较舒适以长久保持这种姿势。一般主要有以下几种体位：

（1）仰卧位：即让患者仰卧于床上，以暴露出前胸、腹部及四肢前侧，这样的姿势主要用于吸拔前胸、腹部及四肢前侧的穴位和患病部位。

（2）侧卧位：即让患者侧身躺在床上，这样有利于吸拔患者胸胁、髋和下肢外侧等部位的穴位和患病部位。

（3）俯卧位：即让患者趴在床上，以暴露背部及下肢外侧，这种姿势有利于吸拔患者背部、腰部、脊椎两侧及腿部后侧等部位的穴位和患病部位。

（4）俯伏位：即让患者坐于椅上，趴在椅背上，暴露出后颈和背部，这种姿势有利于吸拔患者颈肩部、腰背部、脊椎两侧及膝部等处的穴位和患病部位。

罐具的选择

选择罐具的原则是根据所拔部位的大小而定。具体来说，是指对于比较平坦宽阔的部位，比如前胸、后背、腰部、臀部及大腿处，宜选用大号火罐；而对于肩部、颈部、胳膊等相对比较小的部位则宜选用中等口径的火罐；对于头部、关节等骨骼凹凸不平且软组织薄弱处，宜选用小号口径的火罐。

如果是在秋、冬等寒冷季节拔火罐时，应先将火罐放在火上烘烤，注意此时只能烘烤罐的底部，当火罐的温度与人体温度相近时再拔火罐。此举主要是为了使患者不至于感冒着凉。

如何确定拔罐时间？

确定拔罐时间的首要原则是要根据患者的年龄、体质、病情以及所拔罐的部位。比如年轻的患者时间可以长些，年老的患者时间就可短些；病轻的就可以短些，病重的时间就可以长些；拔罐在头、面、颈、肩、上肢等部位的，时间就可以短些，拔罐在腰背、臂部、腹部及下肢部位的，时间就可以长些。

其次，还要根据罐具的不同来确定时间。比如大罐吸力强，那么1次只可拔5～10分钟；而小罐的吸力较弱，那么1次就可拔10～15分钟。

再次，还要根据拔罐的方法来确定时间。比如，在采用闪罐和走罐时，其留罐治疗时间应以罐下局部皮肤出现潮红或呈红豆点状的痧块、痧斑和淤斑等为准；在采用其他罐法时，则要因具体方法的不同而要求罐下皮肤出现紫斑、潮红、肿胀、灼热、疼痛、抽拉感等为准；在采用针罐时，留罐时间的决定因素则取决于针感和出血情况等。

拔罐过程中应怎样采取哪些护理工作？

在拔罐过程中，应让患者保持一定的舒适体位，保证拔罐部位的平整，以使罐具稳定。

在拔罐过程中，应保持室内温暖，让患者躺卧的地方远离风口，防止着凉。

在拔罐过程中，应为患者加盖衣物以免着凉。施术者应仔细观察罐内皮肤隆起的程度和皮色变化，既要防止吸力不够，火罐脱落，又要防止因吸力过大或留罐时间太长而使患者皮肤出现较大水泡。

如在患者身上拔出脓、血的，应用无菌棉球将之清洗干净，清洗后用纱布包裹；若拔罐局部皮肤出现水泡的，要用无菌针头刺破水泡边缘，挤出渗出液，然后再涂上龙胆紫等药水。

如何用拔罐治疗神经衰弱？

神经衰弱是一种常见的疾病，多见于青年人和中年人，其表现主要为：头痛、头晕、睡眠不好、记忆力减退，疲惫无力等等。神经衰弱的病因不明，但是通常认为，这是由于高级神经过度紧张后，神经活动处于相对疲乏的一种状态。

选穴及治疗方法：

● 单纯火罐法

所选穴位：心俞、膈俞、肾俞穴和胸至骶段脊柱两侧膀胱经循行线。

操作方法：让患者取俯卧体位，以充分暴露背部。医生先用拇指指腹在以上各穴反复用力按摩5次，然后再在膀胱经循行线上用闪火法各吸拔4罐，留罐30分钟。每3天治疗1次，连续6次为1个疗程。

● 刺络罐法

所选穴位：心俞、肾俞、脾俞、三阴交、足三里、内关。

操作方法：让患者取坐位，对穴位皮肤进行常规消毒后，先用三棱针点刺各穴，然后再用闪火法将罐吸拔在点刺后的穴位上，留罐5分钟。吸拔的顺序是，先吸拔身体的一侧穴位，然后等第二天再吸拔身体的另一侧穴位。在以后治疗过程中，两侧的穴位要交替吸拔。这种治疗每日1次，10日为一疗程。

如何用拔罐治疗慢性胃炎？

慢性胃炎，是以胃黏膜的非特异性慢性炎症为主要病理变化的慢性疾病。成因一般来自三个方面：一是由急性胃炎转变而来；二是由其他疾病引起的续发炎症，如溃疡病、胃癌、胃扩张、胃下垂等；三是由饮食无节制、爱吃生冷辛辣、长期饮酒、过度吸烟、精神刺激等因素诱发所致。

选穴及治疗方法：

● 单纯火罐法

所选穴位：胆俞、肝俞、脾俞、膈俞、胃俞、三焦俞、内关、足三里。

操作方法：让患者取俯卧位，先用闪火法将火罐吸拔在穴位上，留罐15分钟。两日治疗一次，5次为一个疗程。

● 刺络罐法

所选穴位：大椎、脾俞、胃俞或者身柱、中脘、胃俞。

操作方法：让患者取俯卧位或坐位，在对穴位皮肤进行常规消毒后，先用三棱针点刺穴位到出血的程度，然后再用闪火法将罐吸拔在点侧穴位上，留罐10分钟。每次作1组穴位，

治疗慢性胃炎精确取穴

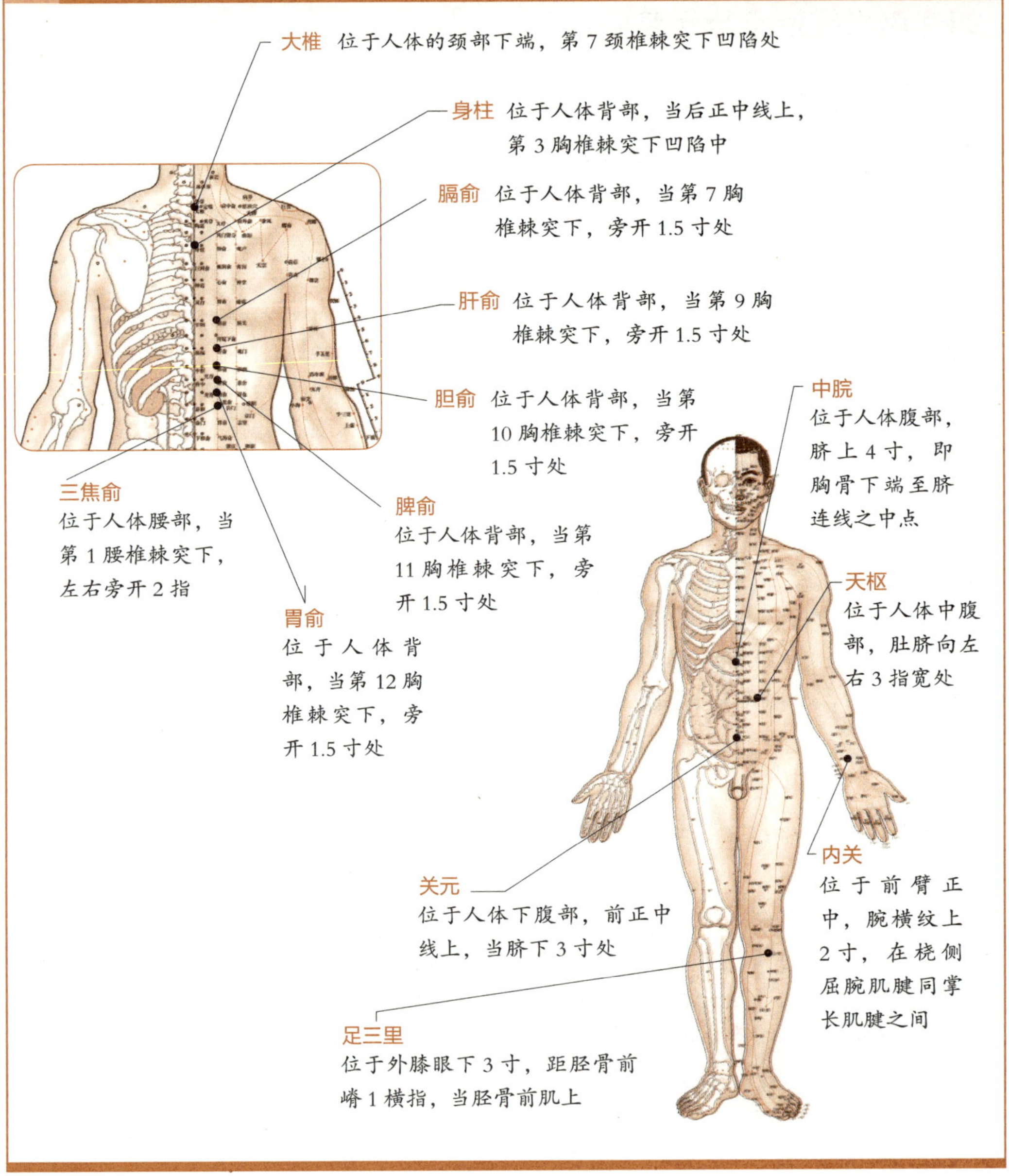

每两天做一次治疗。

● 闪罐法

所选穴位：中脘、天枢、关元。

操作方法：让患者取俯卧位，暴露出腹部。首先用闪火法将玻璃火罐吸拔在穴位上，然后再在每个穴位上连续闪罐20～30下，最后再留罐10分钟。病重时每日1次，待症状缓解后改为每两日1次。

如何用拔罐治疗糖尿病?

糖尿病，即尿中含糖的一种病症，它是一种以糖代谢紊乱为主的慢性内分泌疾病。它的发病原因是人体中促使糖代谢的胰岛素分泌过少时，糖的代谢速度变慢，从而使患者血糖上升，尿中含糖。糖尿病在严重的时候，会出现酮中毒昏迷，有可能危及生命。

选穴及治疗方法:

● 单纯火罐法（1）

所选穴位: 肺俞、脾俞、三焦俞、肾俞、足三里、三阴交、太溪。

操作方法: 让患者取俯伏位，先采用闪火法将罐吸拔在穴位上，留罐10分钟。每日治疗1次。

● 单纯火罐法（2）

所选穴位: 肾俞、肺俞、胃俞、大肠俞、阳池。

操作方法: 让患者取俯卧位以暴露出背部。然后用闪火法将罐吸拔在穴位上，留罐15～20分钟。每次选一侧穴位，每日1次，10次为1疗程。

如何用拔罐治疗慢性肾炎?

慢性肾炎，全称为慢性肾小球肾炎，是指由各种不同病因所引起的原发于肾小球的一种免疫性炎症性疾病。此病一般可分为下列几种类型：隐匿型、肾病型、高血压型和混合型。

选穴及治疗方法:

● 单纯火罐法

所选穴位: 志室、胃仓、京门、大横。

操作方法: 让患者取一定适当体位，用闪火法将火罐吸拔在穴位上，留罐10分钟。每日一次。

● 温水罐法

所选穴位: 天枢、气海、腰阳关、足三里、三阴交及第11～12胸椎棘突间、第1～2腰椎棘突间、第17椎下。

操作方法: 让患者取侧卧位，先将玻璃火罐中到入三分之一的温水，然后用投火法将玻璃罐吸拔在穴位上并留罐10～15分钟。每日1次，两日一次也可以。

如何用拔罐治疗支气管炎?

支气管炎是指气管、支气管黏膜及其周围组织的慢性非特异性炎症。临床上以长期咳嗽、咳痰或伴有喘息及反复发作为特征。支气管炎有急、慢性之分。急性支气管炎是由病毒和细菌感染，或因物理、化学因素的刺激而引起的急性炎症。其主要症状是咳嗽、胸骨后疼痛，偶尔也有哮鸣音和气急。慢性支气管炎也是由病毒、细菌感染或是由物理、化学因素刺激所引起的。本病多发于中年以上的人。

选穴及治疗方法:

● 单纯火罐法（1）

所选穴位：大椎、风门、身柱、脾俞、膻中、中府、尺泽。

操作方法：让患者取适宜体位，用闪火法或投火法将火罐按穴位吸拔，留罐20分钟。每日1次。

● 单纯火罐法（2）

所选穴位：肺俞、脾俞、肾俞、中府、膻中、足三里、丰隆。

操作方法：让患者取适宜体位，对穴位皮肤进行消毒后，再用闪火法吸拔穴位，留罐15分钟，以穴位皮肤红紫为准。每日治疗1次。

如何用拔罐治疗心绞痛?

心绞痛，是冠状动脉供血不足，心肌急剧的、暂时缺血与缺氧所引起的以发作性胸痛或胸部不适为主要表现的临床综合征。本病多见于男性，多数病人在40岁以上，劳累、情绪激动、饱食、受寒、阴雨天气、急性循环衰竭等为常见的诱因。

选穴及治疗方法:

● 刺络罐法

所选穴位：至阳。

操作方法：当心绞痛发作时，首先要对穴位皮肤进行消毒，然后用三棱针迅速点刺至阳穴并使之点刺出血，最后采用闪火法将罐吸拔至阳穴上，留罐5分钟，疼痛可得到快速缓解。

● 单纯火罐法

所选穴位：心俞、膻中、巨阙、膈俞。

操作方法：让患者取右侧卧位，采用闪火法将罐吸拔在上述穴位上，留罐10分钟。患者疼痛可得到缓解。

如何用拔罐治疗坐骨神经痛?

坐骨神经痛，是指坐骨神经通路及其分布区域内的疼痛，是一种常见的周围神经疾病。根据病因，它可以分为根性坐骨神经痛和干性坐骨神经痛两种。前者多由如腰椎间盘突出、脊椎肿瘤等脊椎病变等引起；后者则多由坐骨神经炎等引起，发病较急。

选穴及治疗方法：

● 留针罐法

所选穴位：气海俞、环跳、殷门、关元俞、秩边、居髎。

操作方法：让患者取侧卧位，在对穴位皮肤进行消毒后，首先用毫针刺入穴位中，然后用火罐吸拔在穴位上，留针并留罐10分钟。

● 刺络罐法

所选穴位：气海俞、环跳、殷门、关元俞、秩边、居髎。

操作方法：让患者取俯卧位，在对穴位进行常规消毒后，首先用三棱针在穴位上作点刺，然后用闪火法将罐具吸拔在穴位上，留罐10～15分钟。每次吸拔一组穴，两日1次。

如何用拔罐治疗落枕?

落枕或称“失枕”，是一种常见病，好发于青壮年，以冬春季多见。落枕的常见发病经过是入睡前并无任何症状，晨起后却感到项背部明显酸痛，颈部活动受限。这说明病起于睡眠之后，与睡枕及睡眠姿势有密切关系。

选穴及治疗方法

● 走罐法

所选穴位：患侧颈背

治疗方法：让患者取坐位，首先在患侧部位涂上风湿油，然后再用闪火法将罐吸拔在疼痛处，随后进行推拉走罐，推拉程度以皮肤潮红为度，最后再将罐留在痛处10～15分钟。每日1次。

● 留针罐法

所选穴位：承山

治疗方法：让患者取俯卧位，在对穴位皮肤进行常规消毒后，首先用2寸毫针直刺穴位。得气后，以针捻转提插穴位。然后再用闪火法将罐吸拔在穴位上，留针、罐15～20分钟。这样的治疗每日1次，1～2次即可治愈。

治疗落枕精确取穴

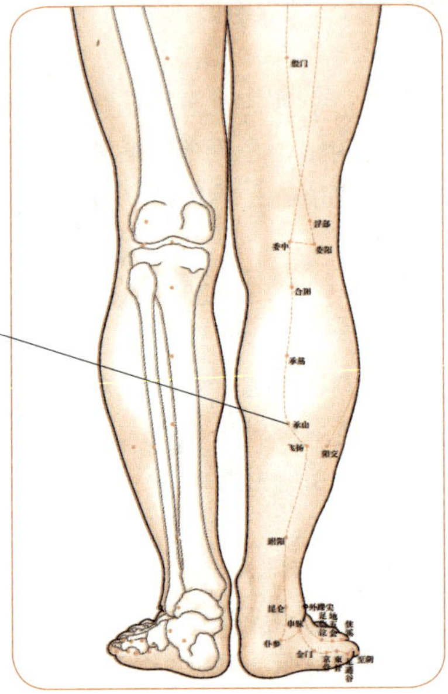

承山

位于人体小腿后面正中，当伸直小腿和足跟上提时腓肠肌肌腱下出现的凹陷处即是

如何用拔罐治疗颈椎病？

颈椎病又称颈椎综合征，是一种以退行性病理改变为基础的疾病，是颈椎骨关节炎、增生性颈椎炎、颈神经根综合征、颈椎间盘脱出的总称。

选穴及治疗方法：

● 刺络罐法（1）

所选穴位：大椎

治疗方法：让患者在椅子上倒坐以充分暴露背部，在对穴位皮肤进行消毒后，用梅花针重叩穴位，以轻微出血为度，然后再用闪火法将大号火罐吸拔在大椎穴上，留罐10~15分钟，以被拔罐部位充血发紫，并有少量淤血和黏液（5~10毫升）被拔出为度。这样的治疗两日1次，10次为1个疗程。

● 刺络罐法（2）

所选穴位：大杼

治疗方法：让患者取坐位，先用双手在大杼穴周围向中央部位挤压，已使血液聚集于针刺部位。在对穴位皮肤进行常规消毒后，先捏紧穴位皮肤，然后将三棱针迅速刺入穴位1~2分深，出针后用闪火法将罐吸拔在点刺穴位上，以渗血为度，留罐10~15分钟。两日1次，10次为1个疗程，每个疗程之间间隔1周时间。

如何用拔罐治疗肩周炎?

肩周炎，又称漏肩风、冻结肩，全称为肩关节周围炎，是一种以肩关节疼痛和活动不便为主要症状的常见病症。本病如得不到有效治疗，有可能严重影响肩关节的功能活动，妨碍日常生活。

选穴及治疗方法：

● 单纯火罐法

所选穴位：患侧部位压痛点

治疗方法：先在患者身上找出压痛点，然后让患者取坐位或侧卧位。医者先在痛处按揉一会，然后再用闪火法将罐吸拔在痛处及肩部周围，并留罐10～15分钟。每日1次，10次为1个疗程。

● 刺络罐法

所选穴位：天宗

治疗方法：让患者取坐位，在对穴位皮肤进行常规消毒后，先用双手在穴位周围向穴位中央部分推按，以使血液聚集在针刺部位。随后，用手捏紧穴位皮肤，用三棱针在穴位上刺入1～2分的深度，随即将针拔出，最后再迅速用闪火法将大号火罐吸拔在穴位上，留罐5～10分钟，使之出血10毫升左右。起罐后，可用棉球擦干净皮肤以免感染。急性肩周炎患者每日治疗1次，3～5次即可痊愈；慢性肩周炎患者3日1次，5次为1个疗程。

如何用拔罐治疗痔疮?

痔疮，是肛门直肠底部及肛门黏膜的静脉丛发生曲张而形成的一个或多个柔软的静脉团的一种慢性疾病。通常当排便时持续用力，造成此处静脉内压力反复升高，静脉就会肿大。痔疮包括内痔、外痔和混合痔。内痔是长在肛门管起始处的痔。如果膨胀的静脉位于更下方，几乎是在肛管口上，这种就叫外痔。无论内痔还是外痔，都可能发生血栓。在发生血栓时，痔中的血液凝结成块，从而引起疼痛。

选穴及治疗方法

● 刺络罐法（1）

所选穴位：大肠俞

治疗方法：让患者取俯卧位，在对身体两侧的大肠俞穴位皮肤进行消毒后，用细三棱针快速刺入身体一侧的大肠俞中，一般刺入的深度为0.5～1分左右。针刺入后要在身体内左右摇摆5～6次，以使身体同侧下肢有明显的酸胀放射感。此时可立即出针，然后用闪火法将

治疗痔疮精确取穴

大肠俞
位于人体腰部，当第 4 腰椎棘突下，旁开 1.5 寸处

长强
位于人体尾骨端下，当尾骨端与肛门连线的中点处

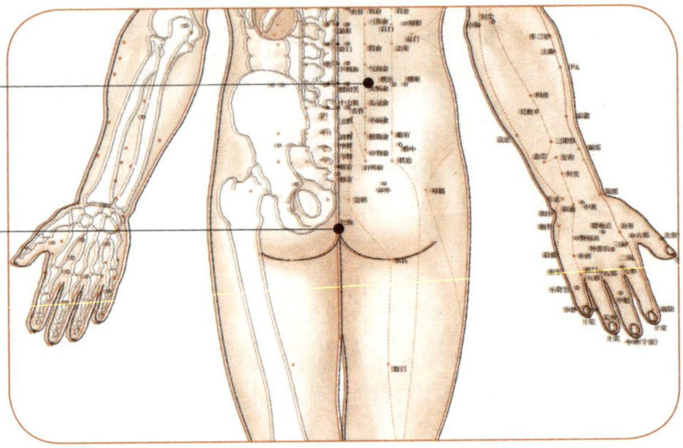

大玻璃罐吸拔在穴位上，留罐20分钟。起罐后，用干棉球擦净血污。每3日治疗1次，3次为1疗程。

● 刺络罐法（2）

所选穴位：长强

治疗方法：让患者取俯卧位，在对穴位皮肤进行常规消毒后，用手将穴位皮肤捏紧，然后用三棱针快速刺入穴位并挑破之，随后即以闪火法将罐吸拔在穴位上，留罐10～15分钟。每日1次，5次为1个疗程。

如何用拔罐治疗脱肛？

脱肛又称肛管直肠脱垂，是直肠黏膜、肛管、直肠全层和部分乙状结肠向下移位，脱出肛门外的一种疾病，多见于体质虚弱的小儿和老年人，身高瘦弱者也易发生。女性因骨盆下口较大，多次分娩，可使盆底筋膜和肌肉松弛，故女性发病率高于男性。在临床上按脱垂程度轻重分成三度：一度为直肠黏膜脱出，二度为直肠全层脱出，三度为直肠及乙状结肠脱出。

选穴及治疗方法：

● 单纯火罐法

所选穴位：次髎、足三里、脾俞、肾俞、气海。

治疗方法：让患者取俯卧位，以闪火法将火罐吸拔在穴位上，留罐15分钟。然后变换体位为仰卧位，在以闪火法用罐吸拔气海、足三里，留罐15分钟。每日1次。

● 温灸罐法

所选穴位： 神阙、中脘。

治疗方法： 让患者仰卧，用闪火法将罐吸拔在穴位上，留罐10～15分钟。起罐后，再在上述穴位上加温灸5～8壮。每日1次，5次为1个疗程。

如何用拔罐治疗类风湿关节炎？

类风湿性关节炎，又称类风湿，是一种病因尚未明了的慢性全身性炎症性疾病。类风湿性关节炎可能与患者自身内分泌、代谢、营养、地理、职业、心理和社会环境的差异、细菌和病毒感染及遗传因索等方面有关系。

选穴及治疗方法：

● 单纯火罐法

所选穴位： ①大椎、膈俞、脾俞、血海、气海 ②肩髃、曲池、外关 ③环跳、阳陵泉、昆仑④身柱、腰阳关

操作方法： 如果是上肢有病症，那么就取 ①②组穴位；如果是下肢有病症，那么就取①③组穴位；如果是脊柱有病症，那么就取 ①④组穴位。

首先让患者取一定适当体位，然后对上述穴位均施以单纯火罐法，并留罐10分钟。每日1次。

● 煮药罐法

所选穴位： ①大椎、膈俞、脾俞、血海、气海 ②肩髃、曲池、外关 ③环跳、阳陵泉、昆仑④身柱、腰阳关

操作方法： 如果是上肢有病症，那么就取①②组穴位；如果是下肢有病症，那么就取①③组穴位；如果是脊柱有病症，那么就取①④组穴位。

首先上药煎水煮罐1～3分钟，然后取出竹罐并擦去水分，随后将罐吸拔在所选取的穴位上，留罐15～20分钟。每日治疗1次。

附药方： 麻黄、祁艾、防风、川木瓜、川椒、竹茹、秦艽、透骨草、穿山甲、乳香、没药、土鳖虫、川乌、千年健、钻地风、羌活、苍术、防己、当归尾、刘寄奴、乌梅、甘草。上述草药各10克。

如何用拔罐治疗前列腺炎？

前列腺炎是指前列腺特异性和非特异感染所致的急慢性炎症，从而引起的全身或局部症状。前列腺炎可分为非特异性细菌性前列腺炎、特发性细菌性前列腺炎、特异性前列腺炎、非特异性肉芽肿性前列腺炎、其他病原体引起的前列腺炎、前列腺充血和前列腺痛。

选穴及治疗方法：

● 刺络罐法（1）

所选穴位：八髎、关元、阴陵泉、三阴交。

治疗方法：让患者先取俯卧位，对八髎穴位进行常规消毒，针刺穴位后，将火罐吸拔在八胭穴上，留罐5分钟。然后再取仰卧位，将其他穴位进行常规消毒，针刺后将火罐吸拔在穴位上，留罐10～15分钟。每日治疗1次，10次为1个疗程。

● 刺络罐法（2）

所选穴位：八髎、关元、阴陵泉、三阴交。

治疗方法：让患者取一定体位，对穴位进行常规消毒后，用针刺穴位，然后将火罐吸拔在穴位上，留罐15～20分钟。起罐后再以艾条灸之。

在治疗期间，热炒250克食盐用布包之，然后热敷于小腹上。每日或者两日1次，10次为1个疗程。

如何用拔罐治疗带下病？

白带是指妇女阴道内白色或淡黄色分泌物。在青春期、月经期、妊娠期时，白带可能增多，这些都属正常现象。如果白带比平时增多，颜色异常，有特别的腥臭味，并且伴有阴部瘙痒的症状，则是带下。

带下可能是由于生殖道各种炎症或身体衰弱等原因引起的，治疗时应分析病因，对症治疗。

选穴及治疗方法：

● 刺络罐法

所选穴位：腰阳关、腰眼、八髎（指人体双侧上、次、中、下胭之合称）。

操作方法：让患者取俯卧位并对穴位皮肤进行常规消毒，然后用三棱针迅速刺入穴中，出针后立即用闪火法将火罐吸拔在穴位上，留罐10～15分钟。每隔3～4日作1次这样的治疗，7次为1个疗程。

● 艾灸罐法

所选穴位：关元、曲骨、足三里、丰隆。

操作方法：让患者取仰卧位，先用艾灸每个穴位10分钟，灸后再以闪火法将火罐吸拔在穴位上，留罐10～15分钟。每隔1～3日1次。

如何用拔罐治疗痛经？

痛经是指经期前后或行经期间，出现下腹部痉挛性疼痛，恶心呕吐，全身不适的现象。痛经分为原发性痛经和继发性痛经两种。

原发性痛经又称为功能性痛经，指生殖器官并没有明显的异常，而出现痛经的现象。继发性痛经则是由于生殖器官的病变导致的痛经，如子宫内膜异位症、盆腔炎、肿瘤等。

选穴及治疗方法：

● 单纯火罐法（1）

所选穴位：次髎、关元、归来、三阴交、足三里。

操作方法：在患者经期前2～3日或者来月经时，采用闪火法将火罐吸拔在上述穴位上，留罐15～20分钟。每日1次，7次为1个疗程。

● 单纯火罐法（2）

所选穴位：中极

操作方法：让患者取仰卧位以充分暴露穴位，然后用转火法进行吸拔，使患者皮肤局部有抽紧感。如果在施治5分钟后疼痛并没有减轻，那么施治者可用手握住罐底上下提拉，注意提拉罐具时不可离开皮肤。提拉火罐时间以半分钟为宜，这样可以有效改善疼痛处的肌肉血流情况，以使疼痛得以缓解，最后留罐15分钟。这样的治疗每日1次，2～4次为一疗程。

治疗痛经精确取穴

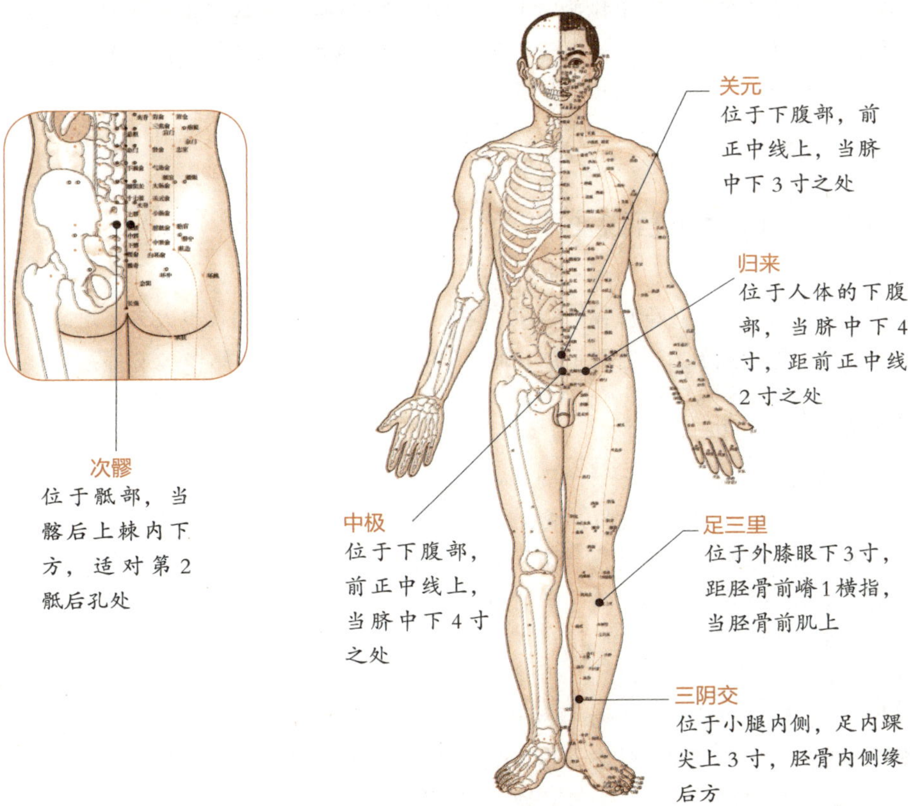

如何用拔罐治疗慢性盆腔炎？

慢性盆腔炎是指盆腔内生殖器官及盆腔周围结缔组织的慢性炎症，多因急性盆腔炎治疗不及时所致。

选穴及治疗方法：

● 温水罐法

所选穴位：肾俞、腰眼、腰阳关、八髎、关元、曲骨、气海、归来、三阴交、足三里。

操作方法：让患者取侧卧位并露出腰骶部。随后选用内置半罐温水的中号玻璃罐，用投火法迅速将罐吸拔在各穴上，一般都是先拔左侧再拔右侧。待罐拔好后让患者身体改为俯卧位，留罐15分钟（在留罐约3分钟时，水罐内会有小水泡连续上冒）。起罐后，亦用上述方法吸拔腹部穴位并也留罐15分钟。每日1次，10次为1疗程。

● 挑刺罐法

所选穴位：肾俞、腰眼、腰阳关、八髎、关元、曲骨、气海、归来、三阴交、足三里。

操作方法：让患者取一定适宜体位并对穴位皮肤进行常规消毒（每次仅选2～4个穴位），用三棱针先在所选穴位上挑刺至出血，随后用闪火法将火罐吸拔在挑刺的穴位上，最后在其他穴位上再施以单纯火罐法，留罐10～15分钟。这样的治疗每周1～2次，挑刺治疗完每个穴位为1个疗程，在两个疗程之间间隔10日再做。

如何用拔罐治疗子宫脱垂？

子宫脱垂是指子宫从正常位置沿阴道下降，宫颈外口达坐骨棘水平以下，甚至子宫全部脱出于阴道口以外的现象。子宫脱垂是一种常见的妇科病，俗称“落袋”或“阴挺”。

选穴及治疗方法：

● 单纯火罐法

所选穴位：天枢、肺俞、心俞、灵台、肝俞、脾俞、胃俞。

操作方法：先让患者取俯卧位，随后用闪火法将火罐吸拔在背部穴位上，并留罐15～20分钟。待起罐后再让患者取仰卧位，随后用闪火法将罐吸拔在天枢穴上，留罐15～20分钟。每日1次，10次为1个疗程。

● 密排罐法

所选穴位：第12胸椎至骶尾段脊柱中线及两旁的膀胱经循行线。

操作方法：先让患者取俯卧位，然后再采用闪火法在12胸椎以下督脉及两侧膀胱经密排罐法，留罐15～20分钟。隔日1次，10次为1个疗程。

如何用拔罐治疗更年期综合征？

更年期综合征是由雌激素水平下降而引起的一系列症状。更年期妇女，由于卵巢功能减退，垂体功能亢进，分泌过多的促性腺激素，引起植物神经功能紊乱，从而出现一系列程度不同的症状，如月经变化、面色潮红、心悸、失眠、乏力、抑郁、多虑、情绪不稳定、易激动，注意力难于集中等，称为“更年期综合征”。

选穴及操作疗法：

● 刺络罐法

所选穴位：胸至骶段脊柱两旁全程膀胱经循行线。

操作方法：让患者取俯卧位并暴露背部，在对穴位皮肤进行常规消毒后，首先用皮肤针从上到下轻叩胸至骶段脊柱两旁全程的膀胱经循行线（以皮肤潮红为度），然后再施以疏排灌法，将罐吸拔在穴位上，留罐15～20分钟。每日1次，10次为1个疗程。

● 点按拔罐法

所选穴位：心俞、膈俞、肾俞、肝俞、内关

操作方法：让患者取俯卧位，先在患者所选穴位上点压按摩3～5分钟，然后再用闪火法将罐吸拔在相应的穴位上，留罐20～25分钟。每日 1次，5次为1个疗程。

如何用拔罐治疗急性乳腺炎？

急性乳腺炎是由细菌感染所致的急性乳房炎症，常在短期内形成脓肿，多由金葡球菌或链球菌沿淋巴管入侵所致。多见于产后2～6周哺乳妇女，尤其是初产妇。病菌一般从乳头破口或皲裂处侵入，也可直接侵入引起感染。本病虽然有特效治疗，但发病后痛苦，乳腺组织破坏引起乳房变形，影响喂奶。

选穴及拔罐疗法：

● 刺络罐法（1）

所选穴位：肩井、乳根。

操作方法：让患者取坐位，并对穴位进行常规消毒后，先用三棱针在穴位及压痛点处点刺出血，然后再用闪火法将罐具吸拔在相应的穴位上，留罐15分钟。每日1次。

● 刺络罐法（2）

所选穴位：膻中

操作方法：让患者取仰卧位，并对穴位皮肤进行消毒后，先用三棱针对准穴位进行数次点刺，然后再用闪火法使小号火罐吸拔膻中穴，使其出血5～15毫升。每日1次，一般3次即可痊愈。

图书在版编目（CIP）数据

养生百科 / 于雅婷，高海波主编. —南京：江苏凤凰科学技术出版社，2019.8
ISBN 978-7-5537-9013-8

Ⅰ.①养… Ⅱ.①于… ②高… Ⅲ.①养生（中医）－问题解答 Ⅳ. ①R212-44

中国版本图书馆CIP数据核字（2018）第029908号

养生百科

主　　编	于雅婷　高海波
责任编辑	樊　明　张远文
责任监制	曹叶平　方　晨
出版发行	江苏凤凰科学技术出版社
出版社地址	南京市湖南路1号A楼，邮编：210009
出版社网址	http://www.pspress.cn
印　　刷	三河市华润印刷有限公司
开　　本	787mm×1092mm　1/16
印　　张	22
版　　次	2019年8月第1版
印　　次	2019年8月第1次印刷
标准书号	ISBN 978-7-5537-9013-8
定　　价	68.80元